El Médico Botá

Compendio de Tera
de las Antillas

Parte Primera, Tomo I

Renato de Grosourdy

(1864)

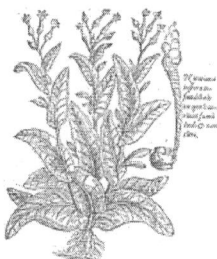

COLECCIÓN BOTÁNICA MÉDICA

Editorial Nuevo Mundo
San Juan, Puerto Rico

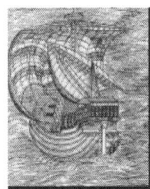

Si desea mantenerse informado sobre nuestras publicaciones,
sólo tiene que enviarnos su nombre y dirección a:
Editorialnuevomundo@hotmail.com

© 2011, Editorial Nuevo Mundo

ISBN-13: 978-1456559403
ISBN-10: 1456559400

Texto literario, diseño tipográfico, portada realizados
por Editorial Nuevo Mundo

Ilustración de portada: Planta de tabaco tomada de *Plantarum
seu stirpium historia* de Matthias de L'Obel (1538-1616)

Prólogo a la Edición

El Editorial Nuevo Mundo fue creado con la misión de divulgar libros sobre temas hispanoamericanos en los campos de las ciencias sociales, antropología, arqueología e historia. Nuestra visión es una de rescate y divulgación cultural al reimprimir libros cuyas ediciones ya se han agotado o son difíciles de conseguir. Con la impresión de la siguiente obra, *El Médico Botánico Criollo.*Compendio de Terapéutica Vejetal de las Antillas (Parte Primera, Tomo I) por Renato de Grosourdy, publicado originalmente en 1864 por la Imprenta de Poupart-Davyl y C.ª, París, Francia, continuamos con este esfuerzo que hemos emprendido de proteger, preservar y promover el conocimiento y el legado cultural de Nuestra América. Este libro es una reproducción facsimilar del texto original impreso.

Dr. René (Renato) de Grosourdy , distinguido médico y químico francés, que estudió la flora de Puerto Rico en 1861. Publicó en 1864: *El médico botánico criollo,* obra monumental orientada al estudio de la botánica con aplicación a la medicina. En Puerto Rico realizó estudios botánicos en Cangrejos, Loíza, Coamo, Ponce, Mayagüez y Aguada a la vez que recopiló información sobre los nombres nativos de las especies estudiadas así como de sus usos particulares.

Este libro es una reproducción auténtica del texto original impreso. A pesar de que hemos tratado de mantener la integridad de la obra original, la presente impresión puede tener errores de menor importancia fuera de nuestro control como: manchas, páginas perdidas o borrosas e imágenes pobres debido al estado de conservación del libro por su antiguedad.

La presente publicación se encuentra protegida por la ley de propiedad intelectual. Este derecho de autor es independiente de cualquier otro derecho de autor y aplica específicamente a esta edición. Por lo tanto, queda terminantemente prohibido bajo las sanciones escritas en las leyes de todo plagio, reproducción total o parcial y el registro o la trasmisión por cualquier medio o procedimiento técnico, mecánico, electrónico o digital y la distribución de ejemplares o partes de la misma mediante alquiler o préstamos públicos sin permiso previo solicitado por escrito del titular del Copyright de esta edición.

Ángel Rodríguez Ph.D.,R.P.A.
Editor

EL
MÉDICO BOTÁNICO
CRIOLLO

POR

D. Renato de GROSOURDY

DOCTOR EN MEDICINA DE LA FACULTAD DE MEDICINA DE PARIS
EX-REPETIDOR DE QUÍMICA EN LA MISMA FACULTAD, EX-PROFESOR PARTICULAR
DE QUÍMICA Y BOTÁNICA MÉDICAS EN LA MISMA CIUDAD
SOCIO CORRESPONSAL DE VARIAS CORPORACIONES CIENTÍFICAS FRANCESAS
Y ESTRANJERAS

PARTE PRIMERA

FLORA MÉDICA Y ÚTIL DE LAS ANTILLAS

Y DE LA PARTE CORRESPONDIENTE DEL CONTINENTE AMERICANO

TOMO I

Conteniendo la Botánica elemental, el Método dicotómico, etc.

> Con miras tan sublimes como sabias, la vida de las plantas y la
> de los animales están enlazadas, la una con la otra, por medios
> tan sencillos como duraderos y que asombran.
> LIEBIG, *Introduccion á la Química orgánica.*

TOMO I (de la obra)

PARIS
LIBRERIA DE FRANCISCO BRACHET
8, CALLE DE L'ABBAYE, 8

1864

EL MÉDICO BOTÁNICO CRIOLLO

PARTE PRIMERA

FLORA MÉDICA Y ÚTIL DE LAS ANTILLAS

ADVERTENCIA

C. T. V. Compendio de terapéutica vejetal.

F. significa (en el Compendio) formulario.

′ pié: 1′.

″ pulgada : 1″.

‴ línea: 1‴.

F. significa (en la Flora) familia

T. tribu.

S.-T. sub-tribu.

S.-F. sub-familia.

O. órden.

S.-O. sub-órden.

G. género.

M. D. método dicotómico.

DOCUMENTOS

REAL UNIVERSIDAD LITERARIA DE LA HABANA.

La obra que con el título de *El Médico botánico criollo* piensa V. dar á luz, fué examinada por una comision del claustro de esta real Universidad, lo que, al evacuar su informe, lo ha hecho en los términos mas satisfactorios para V.

Segun la comision, la obra está escrita bajo un plan enteramente nuevo, es rica en datos importantes y puede considerarse como la mas completa de cuantas hasta la fecha se han publicado con referencia á las Antillas; la considera además útil y conveniente para toda clase de personas, porque abraza la ciencia bajo todos sus aspectos.

Enterado el claustro, y habiéndose conformado con el espresado dictámen, acordó se manifestase á V. que la Universidad coadyuvará á la circulacion del *Médico botánico criollo* recomendándolo del modo que considere mas á propósito.

Dios guarde á V. muchos años. — Habana, junio 6 de 1860. — El Rector, Antonio Zambrana.

INFORME DE LA COMISION.

Los catedráticos que tuvieron el honor de anunciar al claustro la obra de Botánica médica de Don Renato de Grosourdy, tienen hoy la satisfaccion de informar sobre ella y de repetir que es un verdadero tesoro para la ciencia. Su modesto título es *El Médico botánico criollo*, y se divide en dos partes : la Flora médica y útil de las Antillas y, el Compendio de terapéutica vejetal de las mismas.

La primera parte tiene una introduccion en que se esplica su objeto y plan, con citacion de las obras que para su formacion se han consultado; un discurso preliminar en que aparecen todos los datos científicos que tienen relacion mas ó menos directa con la botánica, de cuyo conocimiento se hacen aplicaciones diversas á la economía doméstica, á la agricultura, etc., terminándose con un resúmen muy completo de geografía botánica. Siguen á la introduccion y al discurso preliminar unos elementos de botánica igualmente completos, en que los ejemplos se toman de las plantas mas conocidas de las Antillas, con sus nombres vulgares: se comprende en esta parte el método dicótomo, y para él se describen las plantas, cuyo número pasa ya de 2,000, y se termina por un apéndice de agricul-

tura y tres índices alfabéticos, castellano, francés y latino. Esta
parte es el resúmen de mas de cincuenta volúmenes, conteniendo
los trabajos orijinales del autor, y constará de dos tomos.

El Compendio de terapéutica, que constará así mismo de dos tomos, comprende estudios prácticos hechos sobre las plantas de estos
paises, consideradas ya como medicamentos, ya como venenos, ya
como sustancias alimenticias, señalando además sus otros usos domésticos y sus varios empleos en las artes. Esta segunda parte es
igualmente rica en datos y está severamente arreglada á los buenos
principios científicos.

En una palabra, *El Médico botánico criollo* es la obra de un profesor de conciencia que posee los mas completos y exactos conocimientos en la ciencia, de un profesor conocido, doctor en medicina
de la facultad de Paris, encargado durante seis años de las repeti-
ciones químicas en la escuela práctica de la misma facultad, profesor particular de química é historia natural y miembro de muchas
sociedades sabias, del cual tenemos en nuestro poder un tratado de
química considerada en sus aplicaciones á la medicina, en dos volúmenes.

El Dr. de Grosourdy posee de un modo admirable el conocimiento
práctico de las plantas de las Antillas, y su obra, repetimos, será
una adquisicion preciosísima.

Los que suscriben se contentan con este breve pero exactísimo
informe, pidiendo al claustro conceda al Dr. de Grosourdy el permiso para anunciar que publica su obra bajo los auspicios de la
real Universidad literaria. Esto es á cuanto aspira, dejando que
los que deseen suscribirse, así catedráticos como alumnos, lo hagan espontáneamente. Quiere tener el honor de que la primera
corporacion científica de América aparezca protejiendo sus esfuer-
zos, y seguramente el claustro, viendo que no hay que hacer el mas
mínimo sacrificio, se complacerá en dar este nuevo testimonio de
su ilustracion y de sus benéficas tendencias.

Habana y mayo 24 de 1860.— Dr. Ramon Zambrana.— Dr. Joa-
quin F. de Aenlle.

———————

Persuadido del mérito de la obra que piensa dar á luz el Dr. don
Renato de Grosourdy, con el título del *Médico botánico criollo*, bajo
los auspicios de la real Universidad literaria, cuyo claustro ha calificado aquel mérito, recomiendo á los Sres. Directores de los cole-
jios y escuelas que están en relacion con la Universidad. la conveniencia de que se proteja la suscricion á dicha obra, de cuya publicacion deben resultar notables ventajas en favor de la ciencia y de
la instruccion pública.

Habana y junio 23 de 1860. — El Rector, Antonio Zambrana.

DOCUMENTOS.

SUBDELEGACION DE FARMACIA DEL DISTRITO DE LA HABANA.

Persuadido del mérito de la obra que piensa dar á luz el Dr. don Renato de Grosourdy, con el título del *Médico botánico criollo*, bajo los auspicios de la real Universidad literaria, cuyo claustro ha calificado aquel mérito, recomiendo á los Sres. profesores de farmacia con oficina pública ó sin ella, la conveniencia de que protejan la suscricion á dicha obra, de cuya publicacion deben prometerse notables ventajas en favor de la ciencia á que están dedicados y á la salud pública.

Habana y junio 26 de 1860. — Dr. Cayetano Aguilera.

GOBIERNO, CAPITANÍA GENERAL Y SUPERINTENDENCIA DELEGADA DE HACIENDA DE LA SIEMPRE FIEL ISLA DE CUBA.

Secretaría del Gobierno.

CIRCULAR.

Celoso siempre de todo adelanto que influya en bien del pais y de la humanidad en general, y penetrado al mismo tiempo de las importantes ventajas que reportarán el uno y la otra con la publicacion de la obra que trata de dar á luz el Dr. D. Renato de Grosourdy, con el título de *El Médico botánico criollo*, cuya primera parte comprende la Flora médica y útil de las Antillas, y la segunda el Compendio de terapéutica vejetal de las mismas, he tenido por conveniente impartirle la proteccion que de este Gobierno superior civil ha solicitado el promovente con el objeto de llevar á cabo su útil proyecto, que no es otro que estudiar concienzudamente las propiedades medicinales de cada una de las diversas plantas que produce esta isla.

Pero como quiera que para la investigacion delicada y científica que se propone, necesita adquirir los datos y noticias convenientes á la ilustracion de su obra, encargo eficazmente á todas las autoridades á quienes ocurra, con esta circular, que le faciliten los medios mas adecuados, obvios y posibles al esclarecimiento indicado, ya por la esperiencia que tengan del pais, ya poniéndole en contacto con personas capaces de ilustrar su propósito.

Habana 18 de marzo de 1860. — Serrano.

Sres. Gobernadores y tenientes Gobernadores de la isla á quienes esta circular fuere presentada.

tos orgánicos que, al parecer sin uso determinado, cubre la tierra; y solo la gran idea de hermosura y de adorno del universo les ha resuelto su difícil problema. Pero el hombre no existiera sin esos seres, sin ese gran número de cuerpos vivos cuyo alto objeto puede sernos desconocido aun en gran parte, sin que por eso lo supongamos un juego de la naturaleza ni del acaso, porque siglos hace que esa naturaleza y ese acaso nada hacen en medio de los sucesos estraordinarios de tantos siglos que cuenta la historia del hombre. No se nutriera él de elementos si antes no se les presentase ya elaborados y despues de haber sufrido la accion poderosa de la vida. A la manera que el hombre de nuestras sociedades no come la carne cruda y precisa que antes se disponga y se prepare para que su estómago la lleve bien y la dijiera mejor, así el reino vejetal y el animal son para el hombre grandes laboratorios en donde los elementos sufren una preparacion indispensable y necesaria para que no sean refractorios á la accion del organismo. Así es que los cuerpos simples no son alimentos ni los binarios tampoco, sino los ternarios y los cuaternarios? Porqué? Estos últimos son por lo comun combinaciones que se han efectuado bajo la accion vital y en cuyos fenómenos han intervenido ya. Toda combinacion elemental debe, pues, haber sido el efecto de la accion orgánica para que pueda ser alimenticia. Por otra parte el alimento vejetal y animal es capaz de ser asimilado al hombre en el estado en que se halla, es decir, ¿se apropia la planta y el animal para nutrirse la misma albumina, el mismo mucílago que la tierra ó el alimento contienen? Todas estas partes son descompuestas en los órganos del hombre, todo se transforma, se combinan de nuevo sus elementos, se forma nueva fibrina, nueva jelatina, y estas partes que entraban con el alimento no llevaron al hombre mas que los elementos necesarios para nuevas elaboraciones poco acondicionadas y aptas para responder á la accion de la vida. Así es que los que solo comen vejetales tienen por eso huesos, cerebro, músculos, sangre lo mismo que los que comen animales que poseen estas partes; luego si el animal se nutre y saca de los vejetales igual resultado que alimentándose de otros animales, es bien claro que lo mismo suministran ambos reinos; ambos dan elementos dispuestos á combinaciones orgánicas, por esta razon dan en último análisis los mismos principios constitutivos ó elementos orgánicos los animales herbívoros que los carnívoros y que el hombre. De aquí inferimos que el alimento debe considerarse como una sustancia que reune cierto número de elementos combinados bajo la influencia de la organizacion, porque su gran receptáculo es el universo.

El hombre saca el alimento de las plantas ó de los animales herbívoros, porque los animales carnívoros ya presentan estos elementos en un estado poco propio para sujetarse á la accion de sus órganos; su influencia es penosa para el estómago é intestinos, su decomposicion es rápida al menor obstáculo; la sangre que se produce de su elaboracion es escitante y escesivamente vitalizada, todas las secreciones tienen un olor particular y todo su físico parece demostrar que los elementos tienden á volverse al gran receptáculo

UTILIDAD DE LA BOTÁNICA.

común de donde salieron. Toma pues, el hombre, el alimento por el intermedio del reino vejetal y de los herbívoros, y al tomar de ellos las partes que los constituyen sólo recibe elementos combinados para combinaciones nuevas? y cuál de estos alimentos es mas propio al hombre, el vejetal ó el animal? El género humano ni es herbívoro, ni es carnívoro esclusivamente, es polífago ú omnívoro. Su organizacion, las diversas posiciones en que puede hallarse; los diferentes climas en que reside, los hábitos que puede adquirir; en fin su carácter, los deberes sociales, todo le constituye un ser que precisaba unir la facultad de conformar sus necesidades á su variable posicion sobre el globo, y el sinnúmero de modificaciones que tiene que sufrir bajo mil influencias variadas. Así lo vemos frujívoro en los paises calientes y en medio de una vida simple y natural, carnívoro inmediato á los polos, polífago en los paises templados, herbívoro en las frescas campiñas, voraz y carnívoro á las orillas de los mares; alimentándose de cereales los de ocupacion agrícola, de semillas y de animales herbívoros cuando pastores, de las fieras indomables en medio de las cazas, de peces cuando pescadores, y reuniendo todas las producciones del globo en sus espléndidos banquetes para ostentar su soberbia opulencia. Pero no impunemente desoye los gritos de la simplicidad; el castigo le amenaza cuando mas se estiende su poder para gozar, porque detras de los grandes placeres están los grandes dolores. »

¡Habrá quizás uno quien ignorará cuán dulces é inapreciables goces saca el aficionado al estudio de las plantas, y cuan mayor utilidad le reporta su aplicacion diaria? En demasía es sabido de todos cuán hermosos colores saca de los vejetales el arte de teñir; cuántos remedios enérjicos y muy poco costosos las plantas suministran al arte de curar; para todos es demasiado notorio que el agricultor laborioso é inteligente saca de los vejetales mas abundantes, mas variadas y mas ricas cosechas, que se vuelven para su familia un manantial inagotable de goces inocentes y de riqueza, á la par que reporta utilidad á la sociedad entera, cuyo comercio activa; ¿quién no habrá visto al horticultor instruido sacar de sus huertas las mas sabrosas y mas variadas hortalizas, los frutos mas deliciosos y las mas primorosas flores, que le dejan mucho provecho? ¿No son los vejetales que suministran al comercio sus mas abundantes productos y hacen la riqueza de los paises que se dedican sea á su cultura, sea á la fabricacion y á la aplicacion de sus varios productos? En fin, ¿qué sucederia á esa asombrosa diversidad de animales ó de seres vivientes que hormiguean á la superficie del globo terrestre y que sirven sea directa ó indirectamente al bien estar y al sustento del rey de la creacion, si todos los vejetales desaparecieran de repente?

La botánica, como lo tenemos ya dicho, no solo reporta provecho y utilidad á los que la cultivan y á los paises cuyas artes favorece muchísimo, sino que puede además suministrar datos históricos á sus aficionados; en efecto, por su medio se puede saber aproximadamente cuanto tiempo hace que un edificio está arruinado atendiendo á los vejetales que ya cubren sus ruinas. Los edificios abandonados y arruinados tardan poco tiempo en cubrirse de vejetacion como nadie lo ignora; lo que primero se presenta son los líquenes, sencillas manchas que cubren las piedras por acá y por acullá, al descomponerse forman una capa terrosa muy delgada en que los musgos pueden fácilmente introducir sus raices filamentosas, y entónces una alfombrita verde y á veces rojiza reviste la mayor parte del edificio. Esos musgos se pudren á su vez y dejan en pos de sí un mantillo que basta para que broten algunas plantas herbáceas anuales, y se van sucediendo así los vejetales los unos á los otros hasta que aparezcan los árboles, lo que sucede como á los 15 ó 20 años despues de la destruccion del edificio. Esos árboles forman, por decirlo así, como una cronolojía viva en que se leen los años del edificio arruinado, porque esta ciencia nos enseña y nos demuestra con la mayor claridad que los árboles forman cada año una capa nueva de madera; eso puesto, si se corta uno de ellos por la parte mas inferior se advertirá en el corte que su tronco se compone de un cierto número de capas concéntricas de madera, correspondiendo cada una de ellas con un año de edad; si el árbol tiene por ejemplo 60 capas, se podrá afirmar que las ruinas no tienen menor edad, y que el edificio no ha podido estar arruinado ó abandonado en una época mas reciente; pero como los árboles no han aparecido sino á los 20 ó 30 años de arruinado, se puede calcular que las ruinas tienen á lo menos 80 años de edad.

Antes de pasar mas adelante nos parece de mucha utilidad señalar aquí la ley de las analojías botánicas, tan fecunda en resultados de mayor consideracion y por desgracia muy poco conocida, y cuya existencia está hasta enteramente ignorada por la mayor parte de los agricultores, bien que tenga para ellos mayor interés haciéndoles partícipes de conocimientos que les reportarian provecho. El estudio pues de la botánica es cosa muy útil no solo para los médicos, sino tambien para todos, porque á favor de las analojías botánicas se adivina á primera vista, si es lícito espresarnos así, como nos ha sucedido á nosotros tantas veces durante nuestros viajes, las propiedades de vejetales análogos. Las propiedades médicas de las plantas están pues, por lo regular, en relacion con sus formas esteriores ó botánicas; en efecto, la ley de analojía entre las propiedades y las formas esteriores ha servido de base á los trabajos interesantes de los médicos que han tratado, como estamos haciendo tambien hace ya mas de 10 años, de sustituir los medicamentos indíjenas á los exóticos. ¿Se hubiera intentado y hasta atrevido en muchos paises alimentarse con los tubérculos de los Aros, si no se hubieran conocido de antemano las propiedades nutritivas de la yautia, ocumo ó col de los Caribes, haciendo los ensayos con la debida prudencia y cautela, aconsejadas además por el conocimiento de las propiedades venenosas de muchísimas especies de esa familia? Si se estiende la vista veremos los centros nuevos de civilizacion y de colonizacion que se han formado ó que se van formando cada dia en cualquier lugar del mundo, aprovechar los conocimientos de los médicos botánicos; pero pocos lo son, bien que se lo figure así la sociedad, porque tiene el derecho de exijir de ellos tales conocimientos, no solamente indispensables al complemento de sus estudios médicos, sino tambien casi de utilidad pública, porque á ellos solos hay que dirijirse cuando se trata de datos científicos, cuya aplicacion es necesaria tan pronto á la vida material y agrícola de los pueblos como á sus adelantos futuros. La América, tanto septentrional como meridional, es sin duda alguna la parte del mundo en que la teoría de las analojías botánicas tendrá mas numerosas aplicaciones y por consiguiente será utilísima; en la primera, porque está situada casi en la misma latitud que Europa, esa analojía será mucho mas pronunciada y casi sobresaliente á primera vista, esos paises estando poblados casi de los mismos géneros pero con especies diferentes; no será tan simple ni tan patente para la segunda, porque difiere tanto de la Europa por su latitud y por su clima como por el aspecto general de su maravillosa vejetacion, de tal manera que las analojías botánicas se hallan mas disfrazadas y que necesitan ya de un ojo bastante práctico y botánico para manifestarse á primera vista, aunque sean tan numerosas y quizás en mayor número que en ninguna otra parte del mundo. Vemos pues los viajeros célebres lejos de su patria, cansados por larguísimas navegaciones, hallar en una costa estraña y desconocida vejetales parecidos á los de su pais ó teniendo con ellos analojías botánicas mas ó menos pronunciadas; así fué como el célebre Forster halló una crucífera, el lepidio de hortaliza, en las islas del mar del Sur, y le aprovechó con muy buen éxito contra el escorbuto que acababa con la tripulacion de su buque, y Labillardière, reconociendo una nueva especie de perifolio en su viaje de circumnavigacion al rededor del orbe, proporcionó á todos sus compañeros un alimento sano y agradable á la par; nos ha sucedido lo mismo á nosotros muchísimas veces en la aplicacion médica de los vejetales intertropicales y tropicales, para reemplazar los sacados de Europa, y siempre con inmejorable efecto.

Se ha de aprovecharse tambien del instinto de los animales herbívoros para ayudarse en la busca de los vejetales útiles; pero entre los herbívoros hay que hacer dos clases de ellos; en efecto, los unos se alimentan indistintamente de todos los vejetales, mientras los otros están destinados á nutrirse de una sola planta ó de las de una familia única; entre los primeros observaremos no los vejetales que están buscando, porque seria eso demasiado largo, trabajoso y hasta fastidioso, sino los que desechan, y podremos así notar con la mayor facilidad que, á escepcion de las plantas que por sus espinas ó dureza se libran de la voracidad destructora de los animales, estos desechan ó codician igualmente todas las especies de un género ó de una familia; así los bueyes dejan intactas todas las labiadas y todas las verónicas; los caballos casi todas las crucíferas; los bueyes, los caballos, los carneros, los cerdos y las cabras no comen casi nunca las solaneas, mientras que con avidez devoran las gramíneas, las leguminosas, las compuestas, etc.; los animales limitados naturalmente á un solo alimento estienden solamente sus estragos á especies del mismo género ó de las mismas familias. Los insectos especialmente pudieran presentar mil ejemplos de ese instinto, así vemos el *curculio scrofulariæ*, el *cinips rosæ*, la *psilla juncorum*, el *curculio rumicis*, el *cinips salicis*, etc., atacar varias especies de los géneros de que toman su nombre, y algunos de entre ellos viven indistintamente en todos ; si vamos mas lejos encontraremos algunos insectos cuyo instinto les hace traspasar los límites del género ; así todos han observado en el mediodia de Europa que en los bosques las cantáridas atacan primero á los fresnos; despues de haber acabado con sus hojas se arrojan sobre los lilas y albeñas, que destrozan, y en fin llevan sus estragos hasta los olivos, únicos géneros de la familia de las jazmíneas que se cultivan generalmente en mayor escala. En todos estos ejemplos parece decirnos la naturaleza misma que los jugos de las especies conjeneres gozan propiedades análogas y que debemos aprovecharlas siempre, como un aviso benévolo que nos ha regalado. Los mismos fenómenos que acaban de presentarnos los animales y los insectos, nos les ofrece tambien la historia ó estudio de los vejetales parásitos : entre los parásitos lejítimos hemos de distinguir los que viven indistintamente sobre un gran número de vejetales, como el muerdago y sus hermanos intertropicales ; los hongos parásitos están en la segunda clase y nos ofrecen mas notables ejemplos, pero no los que viven en los troncos muertos ó en la corteza de los árboles, sino los uredos, los œcidios, las puccinias que nacen bajo la epidermis, se alimentan del jugo de las plantas y están casi siempre limitados á una especie, si bien cuando les falta el alimento pasan de una especie á la otra y aun de un género á otro como si conocieran la clasificacion natural.

Cuando se habrá pues reconocido en un género una propiedad bien marcada se la encontrará siempre y seguramente, pero en grado mas ó menos pronunciado en todos los demas géneros de la misma familia, si es muy natural, ó al menos en los de la misma tribu ó grupo ; casi todas las crucíferas se pueden reemplazar las unas con las otras; todo el género casia, así como todos los géneros de la tribu de las casieas, tienen propiedades purgantes, etc.; la analojía es algunas veces tan pronunciada que la familia entera participa de la misma virtud ; todas las gramíneas por ejemplo tienen semillas harinosas y nutritivas y los tallos llenos de una savia mas ó menos azucarada; todas las labiadas son estomacales, cordiales y tónicas; todas las umbelíferas tienen semillas tónicas y estimulantes; el jugo de las coníferas es resinoso, así como el de muchas terebentináceas ; la corteza de las amentáceas es astrinjente y con bastante frecuencia febrífuga, etc.; además añadiremos á tales ejemplos que la lectura comparativa de los relatos de los viajeros prueba que las plantas del mismo género ó de la misma familia han sido, quizás por casualidad ó por una especie de intuicion natural, empleadas en iguales usos por pueblos muy distantes los unos de los otros y que nunca se habian comunicado entre sí ; así vemos las raices de la *dracena terminalis* usadas en las indias orientales por sudorífico, lo mismo que las de la zarzaparrilla, *smilax salsaparilla* y demas especies del mismo género en la América meridional ; la corteza del *rhizophora gymnorrhiza* sirve en las Indias orientales para teñir de negro y para el curtido, como en las Antillas la del *rhizophora mangle*, mientras los habitantes del Chile hacen igual uso de la de la *loni-*

cera corymbosa, la *eugenia malucensis* ó manzana de malaca y varias mirtáceas se usan en el Perú contra la disentería, mientras que en las Antillas se echa mano, para cumplir iguales indicaciones terapéuticas, de los psidios ó guayabos y otras mirtáceas ; los convólvulos ó alboholes de las cinco partes del mundo tienen propiedades purgantes, y muchísimos pueblos les utilizan en tal concepto y corresponden siempre á lo que se está esperando de su administracion.

No se debe omitir sin embargo, en medio de esa multitud de hechos que tienden todos á confirmar la teoría, los que presentan algunas escepciones notables : ¿ quién ignora, en efecto, que la peligrosa y venenosa cicuta se encuentra al lado de la útil y sabrosa zanahoria, pero en dos tribus distintas; que la dulce batata está junto á la acre y purgante jalapa ; que la amarguísima coloquíntida quiere engañar la vista por su semejanza con cierta clase de melon ; que la venenosa cizaña se cria junto con los trigos, las cebadas y otras gramíneas útiles, y que el árbol mas próximo al ceroso produce uno de los venenos mas activos del reino vejetal, el ácido prúsico? pero el laurel cerezo tiene esa propiedad, solamente mucho mas desarrollada que las demas especies del género cerezo y de los demas géneros de la misma tribu ; en efecto, escusado es decir que todos los cerezos, ciruelos, albaricoqueros y melocotoneros, etc., lo tienen tambien en sus huesos, flores y con frecuencia hasta en sus hojas y semillas. En fin la alimenticia papa se encuentra entre venenos y hasta su tallo lo es. Observaciones debidas al perfeccionamiento de la ciencia contribuirán ciertamente en lo sucesivo á disminuir el número de escepciones conocidas, y se puede ya notar en muchos casos que las plantas que se distinguen del grupo tipo por sus propiedades se diferencian tambien de él por algun carácter botánico mas ó menos importante y algunas veces hasta por su estructura, de manera qne muchas han sido ya separadas de las familias en que se hallaban para formar familias nuevas. El terreno en que crecen y vejetan las plantas influye muchísimo en su composicion química y por consiguiente en sus propiedades, especialmente cuando es muy húmedo ó seco ; el período de la vejetacion influye tambien mucho sobre la naturaleza de los principios constitutivos de los vejetales.

Aquí asentaremos consideraciones generales sobre la nutricion y demas funciones desempeñadas por los vejetales y tambien sobre el sinnúmero de metamórfosis que el corto número de elementos que les forman han de esperimentar durante el acto de la vejetacion para producir el sinnúmero de principios inmediatos que la química ha conseguido estraer de ellos y el número mucho mayor todavía que no ha podido aislar hasta ahora.

La facultad que tienen pues tales cuerpos elementales para solos formar tan numerosas combinaciones ó compuestos particulares que se producen sin cesar al favor de la vejetacion, ne es sino la afinidad química modificada por la fuerza vital, la cual impide que obedezcan á la tendencia que les solicita á unirse entre sí y les hace resistir á la atraccion continua que bajo otras circunstancias ó condiciones

DISCURSO PRELIMINAR.

les llevaria los unos hácia los otros. Tal fuerza enteramente desconocida en su esencia se manifiesta continuamente por sus efectos. Si por casualidad y casi de repente cesaran ó desaparecieran las condiciones indispensables á la existencia de tales combinaciones, por causa de apagarse poco á poco la vida vejetal, sin embargo la mayor parte de las moléculas orgánicas se quedarian con su propia forma y con su naturaleza química, únicamente á causa de la inercia, propiedad inherente á la materia. En tal estado de causas el solo contacto del aire, la mas débil é insignificante accion química, á veces la sola presencia de otro cuerpo cuyas moléculas están ya en movimiento y esperimentando ya un principio de descomposicion ó de fermentacion, bastará para alterar ó para destruir el equilibrio; entónces saliendo de su inercia sus elementos se agrupan de otro modo, entran en nuevas combinaciones mas simples y todas minerales ó inorgánicas en la formacion de las cuales predomina la fuerza química sola, de la misma manera que cada dia lo presenciamos en nuestros laboratorios de química. ¿Quién ignora que un solo movimiento mecánico, un simple roce ó un golpecito, por débil que sea, basta para destruir el equilibrio de los elementos que forman cierta clase de cuerpos ó compuestos químicos, el fulminato de mercurio y de plata, el ioduro de azoe, el fulmicoton verbigracia? La electricidad, la luz y el calórico tienen poder para modificar continuamente y á cada instante los resultados de la afinidad química, además es sabido perfectamente de todos los que se han dedicado un tanto al estudio de la química, que la atraccion recíproca de los cuerpos está sometida á un sinnúmero de causas que siempre están prontas para hacer cambiar su estado tanto físico como químico y para modificar mas ó menos la tendencia recíproca de sus varios elementos. De igual manera la fuerza vital influye en estremo sobre la manifestacion de las fuerzas químicas obrando en medio de los actos de la economía viviente tan pronto vejetal como animal. La fuerza vital pues tan misteriosa y tan poco conocida en sí reparte su poder con las fuerzas químicas que mete en movimiento y que modifica á la par, para que se puedan verificar cuantas maravillosas y numerosas metamórfosis durante las cuales, la materia, cual nuevo Proteo, se va agrupándose, dedoblándose y volviéndose de mil maneras diferentes y sucesivas para formar el sinnúmero de productos vejetales que existen y tambien á la vez y acto continuo para hacer desarrollarse los varios órganos que necesitan esos seres para vivir.

En efecto durante todo el tiempo que sigue la vejetacion se van verificándose sin cesar, entre los elementos de las combinaciones orgánicas ya existentes en los vejetales, movimientos moleculares, de que resultan metamórfosis, cuya consecuencia necesaria es la formacion de secreciones, tan pronto gaseosas, que se derraman en la atmósfera al salir de las hojas, flores y demas partes verdes, como sólidas ó líquidas, que despues de filtradas á través de la corteza se recojen, con forma de goma, de resina, de sustancias azucaradas, etc. Al mismo tiempo otras sustancias líquidas solubles están eliminadas por las raices y son mas abundantes en la estacion de la floracion que durante la fructificacion; esas escreciones radicales se observan casi en todos los vejetales y consisten en productos orgánicos muy ricos en carbono, que se quedan en el suelo, enteramente inútiles para la nutricion ulterior de las plantas que les han producido, pero que están en depósito en la tierra para despues de podridas servir de abono para los vejetales venideros, lo que estamos presenciando diariamente, sin saberlo, en las praderas ó pastos naturales llamados savanas ó pampas, y tambien en los montes y selvas en donde las hojas, ramas muertas y caidas al suelo, pudriéndose, forman sin cesar humus que cada dia hace el terreno mas rico en carbono, de tal suerte, que en tales lugares vemos la vejetacion seguir tan lozana y tan vigorosa durante siglos enteros, como estuvo en los primeros años de su creacion, lo que llena al observador de relijioso asombro y de admiracion para con la divina sabiduría. De lo dicho resulta evidentemente que, en el estado normal de la vejetacion, las plantas no agotan ni empobrecen tampoco la riqueza del suelo, pero lo vuelven al contrario mas apto para otra generacion vejetal diferente venidera, porque restituyen á la tierra mayor cantidad de carbono en general que la que habian sacado de él; en efecto, en la atmósfera sola chupan todo el ácido carbónico que ha de proporcionarles el carbono que necesitan para el aumento de su masa total; pero sin embargo, á pesar de eso, para que los vejetales produzcan tanto cuanto pueden, es preciso cambiar las especies y hasta las familias cada año ó lo mas frecuentemente posible en el mismo suelo, porque las secreciones de las unas son abono para las otras, mientras que sin esa precaucion, indispensable en Europa y en los terrenos entregados al cultivo hace siglos y por esa razon empobrecidos, que necesitan estercolarse, vejetarian raquíticos y no darian utilidad.

Los órganos de los vejetales no cesan de funcionar un solo instante en el estado normal de la vejetacion; en efecto, las raices y demas partes que han de desempeñar las funciones de la nutricion absorben sin cesar agua y chupan sin interrupcion alguna ácido carbónico; esa propiedad orgánica de esos órganos es enteramento independiente de la accion de la luz del sol, de tal manera que durante el discurso del dia tan pronto á la claridad como á la sombra el ácido carbónico se va acumulando y concentrándose en ellas, lo que sigue tambien de noche, pero cuando los rayos directos ó difusos del sol vienen á tocar las hojas ó demas partes verdes, entónces y acto continuo el ácido carbónico está descompuesto, como si estuviera sometido á la accion de la mas poderosa pila eléctrica, y principia á verificarse la solidificacion y asimilacion del carbono al estado naciente y vuelto libre que entra en la organizacion vejetal que alimenta; la mayor parte del oxíjeno así puesto en libertad se va derramándose sin cesar en la atmósfera cuyas pérdidas continuas remedia. En los paises intertropicales, en donde estamos escribiendo estos renglones, en los tropicales y en general en todas las comarcas cálidas, en donde las nubes no detienen sino muy raras veces los rayos del sol, cual lluvia abrasadora y á la par fecundadora caen directos sobre los vejetales, cuya maravillosísima vejetacion activan en sumo grado, están los manantiales inagotables y eternos del oxíjeno del orbe entero, mientras que en las zonas templadas y en los paises frios, en donde un cielo nebuloso poniendo casi constante obstáculo á la accion de los rayos solares se produce ácido carbónico en mayor abundancia. Eso puesto se puede sin ningun inconveniente admitir que la misma corriente de aire que, por medio de la rotacion continua de la tierra, se va estendiéndo desde el ecuador hasta los polos, lleva consigo á Europa y otros paises del norte el oxíjeno producido en la zona tórrida, mientras que al favor de otro movimiento retrógrado, igual corriente lleva á los paises cálidos el ácido carbónico acumulado durante los inviernos.

De los trabajos físicos del célebre Teodoro de Saussure sale que las capas superiores de la atmósfera son siempre mas ricas en ácido carbónico que las inferiores, porque estas últimas están en continuo contacto con los vejetales, que lo chupan sin cesar, y además su proporcion es mayor de noche que de dia, por la razon que en este último caso hay mayor absorcion de oxíjeno, y aunque las descomposiciones siguen sin cesar, las reacciones son mas lentas y por otra parte todo el oxíjeno se queda acumulado en el vejetal, hasta que salga una parte bajo la influencia de la luz. Los vejetales purifican pues el aire de la atmósfera, absorviendo sin cesar ácido carbónico y derramando casi sin interrupcion oxíjeno en ella para reemplazar al que está consumido por los animales. Con el movimiento horizontal de la atmósfera se nos viene tanto oxíjeno como se nos va de ese cuerpo; por otra parte las corrientes de aire, efecto de la variacion de temperatura, aunque muy útiles, son poca cosa en comparacion de los trastornos atmosféricos producidos por los vientos, que, mezclando las varias capas que forman la atmósfera, mantienen así el equilibrio de su composicion y lo hacen siempre propio para la respiracion.

Sabido es perfectamente de los mas incultos, como de los mas sabios, que la cultura mejora muchísimo el estado sanitario de los paises, como lo tiene probado la observacion diaria de los hechos, y sin el cultivo se verian, como ya se ha observado demasiadas veces, las mas ricas y mas saludables comarcas volverse pronto perniciosas ó inhabitables. Por otra parte, sin el concurso activo, continuo y benéfico de los vejetales, la espantosa cantidad de ácido carbónico derramada diariamente en la atmósfera, y por consiguiente en la superficie de la tierra, y que proviene tan pronto de la respiracion del sinnúmero de seres vivientes que la pueblan, de la combustion y de las artes químicas, como de la descomposicion pútrida de los cuerpos organizados muertos, porque sea el reino á que pertenezcan, y además la proporcion incalculable de ese cuerpo que sale sin cesar de las entrañas de la tierra, no tardaria en viciar la atmósfera de tal manera, que el aire ya no serviria para la respiracion, y en lugar de dar la vida, se habria vuelto veneno y daria la muerte.

Cuando falta á los vejetales la influencia de la luz, entónces el ácido carbónico absorvido no está descompuesto, y por esa causa otra accion química principia al favor de la influencia del oxíjeno sobre las hojas, flores y frutos; pero tal reaccion, puramente quí-

DE LA NUTRICION EN LOS VEJETALES.

mica, no tiene nada que ver con la vida de las plantas, porque se presenta de la misma manera en los vejetales despues de muertos; en efecto, si pudiéramos conocer de antemano y préviamente la composicion química de varias plantas, nos seria fácil señalar á priori y con acierto cuales de entre ellas han de absorver mas cantidad de oxíjeno durante su vida y en la oscuridad. Por medio de esperimentos bien hechos se sabe, en efecto, que las hojas y demas partes verdes que contienen esencia ó principios aromáticos volátiles, que con el oxíjeno pueden volverse materias resinosas ó parecidas á las resinas, absorven mucha mayor proporcion de oxíjeno que las que no tienen esa composicion química; se sabe tambien que los vejetales cuya savia es muy rica en tanino ó en sustancias azoadas, chupan mucho mas oxíjeno que los que no contienen esos principios orgánicos. Los vejetales al descomponer el agua absorvida sea por sus raices, sea por sus hojas, asimilan el hidrójeno que se organiza y entra en la formacion de la partícula orgánica, mientras que al mismo tiempo se derrama en la atmósfera una proporcion correspondiente de oxíjeno. En la produccion del leñoso, del almidon, goma. azúcar, etc., cuya composicion elemental consiste en carbono y en los elementos del agua, oxíjeno é hidrójeno, las plantas echan siempre en la atmósfera el oxíjeno que resulta de la descomposicion del ácido carbónico. cuyo carbono se junta al estado naciente ó molecular con los elementos del agua, que sin duda están en igual circunstancia, y la molécula orgánica ya ha nacido, y segun el modo con que se agrupa con las otras que sucesiva á incesantemente se forman, produce una de las sustancias señaladas. En la formacion de la cera, de los aceites fijos y volátiles, del caucho y demas principios orgánicos hidrocarbonados, los vejetales tienen la propiedad de descomponer el agua de tal manera, que su hidrójeno se organice, y reunido con el carbono y los elementos del agua, sin duda agrupados de otra manera que en ese líquido, forme los cuerpos orgánicos mencionados. El amoniaco, que se halla casi en todas las aguas, en los terrenos, en los estiércoles, proviniendo de la descomposicion de las sustancias orgánicas, que se forma sin cesar en la superficie de la tierra y en la atmósfera bajo la influencia electro-química, suministra á los vejetales todo el azoe necesario para la formacion de los principios azoados y quizás tambien una parte del hidrójeno que entra en la composicion de la albumina, fibrina, caseina, de las materias rojas y azules, de los álcalis vejetales, etc. Al examinar y estudiar con el debido cuidado los órganos de los vejetales, se observará que cada fibra del leñoso está envuelta con savia, conteniendo siempre alguna sustancia azoada, que los granitos de almidon ó fécula y el azúcar mismo están depositados en celdillas que; contienen en su composicion una cierta cantidad de sustancia azoada, en fin, que el suco sacado por espresion de todas las flores contiene siempre sustancias azoadas, junto con otras. que de lo dicho y de trabajos científicos hechos con todo el cuidado deseable, resulta que el azoe tiene en el organismo vejetal un papel tan importante, que sin la presencia de ciertos principios azoados orgánicos, la mayor parte de los fenómenos de la vida vejetal no podrian verificarse; en efecto, el leñoso no se puede elaborar en las hojas al estado perfecto, pero estos órganos tienen poder para elaborar y preparar sustancias orgánicas especiales capaces, despues de haber esperimentado varias metamórfosis sucesivas, caminando por el vejetal, junto con sustancias azoadas, de volverse leño; será quizás muy probable que el leñoso y la gliadina, el almidon y el tejido celular se vayan organizando simultáneamente y al lado los unos de los otros, ya que no se diferencian sino por el agrupamiento diferente de las moléculas orgánicas, su composicion química siendo idéntica, y en tal caso una proporcion definida de cada uno de ellos será condicion esencial para su formacion recíproca. Por otra parte, todas circunstancias siendo iguales, las sustancias orgánicas formadas por las hojas no podrán estar asimiladas sino en proporcion ó en relacion con la cantidad de azoe que se encuentra con ella; pero, si por casualidad faltase ese cuerpo, cierta cantidad de sustancia no azoada formada se quedaria entónces sin empleo alguno y estaria eliminada tan pronto por las hojas y las raices, como por la corteza, etc.; á esta clase de fenómenos, sin duda normales en la vida de ciertos vejetales, se han de atribuir las exudaciones de maná, de azúcar, de goma, de resina, etc., que diariamente se observan, y además corresponden quizás con ese órden de fenómenos los depósitos de fécula que se forman tan pronto en las raices y tubérculos, como en los troncos y semillas. Tales fenómenos parecen tener bastante analojía con lo que pasa en la dijeccion considerada en los animales mamíferos; en efecto, para restituir á cada parte del cuerpo lo que está perdiendo sin cesar por medio de las secreciones continuas, es preciso proporcionar á los órganos dijestivos alimentos formados á la par de sustancias azoadas y no azoadas, y cuando todas las pérdidas orgánicas están remediadas, las sustancias no azoadas sobrantes, no encontrando empleo se depositan con forma de grasa; otras veces están eliminadas por el canal intestinal y botadas junto con los escrementos.

La produccion anómala de algunos principios vejetales hace suponer con razon en las hojas una fuerza asimilatriz mayor que cualquier accion química por poderosa que sea; en efecto, para formarse de ella una idea, por supuesto bien incompleta, es preciso tener presente que tal fuerza tiene mucho mayor poder que la batería eléctrica mas poderosa, porque con ese aparato cuesta mucho trabajo descomponer el ácido carbónico, fenómeno que se verifica sin cesar y con mayor facilidad en las hojas, no solamente vivas y haciendo parte del vejetal, sino tambien en las que están separadas de él, las cuales siguen sin embargo, bajo la influencia de la luz solar á descomponer el ácido carbónico que tenian absorvido; en ese caso no son para nosotros sino un aparato electro-galvánico muy poderoso, puesto en accion por la luz del sol; todos los trabajos científicos publicados por muchos físicos y botánicos célebres demuestran con mayor evidencia que las hojas verdes, aunque separadas del vejetal y colocadas en agua cargada de ácido carbónico, el aparato espuesto á la accion de los rayos solares, la descomposicion principia inmediatamente y sigue hasta que todo el ácido carbónico haya desaparecido del líquido, el oxíjeno se recoje en una campana de vidrio dispuesta á propósito, mientras que el carbono se queda en ellas: lo que comprueba nuestro parecer. Para cumplir pues con una de sus principales funciones, las hojas no necesitan del concurso del azoe, cuya presencia parece al contrario necesaria, con forma de alguna sustancia azoada, para que se verifique la asimilacion de los nuevos productos resultando de esa descomposicion. El carbono pues del ácido carbónico así descompuesto por las hojas y organizado, se vuelve líquido ó soluble y está propio entónces para que la savia en su circulacion continua se le lleve consigo á todas las partes del vejetal que se le asimilan, segun sus necesidades, y entónces se forman el leño, el azúcar, las gomas, féculas y demas productos orgánicos y tambien los órganos.

En las hojas pues la savia ascendente se vuelve nutritiva, y despues desciende, principalmente por la corteza y tambien por el cuerpo leño, si bien en menos cantidad y en casos mas raros; tal materia no está, y no puede estarlo tampoco, organizada, ya en fibras ó en celdillas del tejido celular, sino que contribuye á su formacion local; su composicion química ha de ser análoga á la de la goma: en efecto, en la corteza y en la albura de los vejetales vasculares hay una gran facilidad para producir esta sustancia. Se depositan pues á propósito en diferentes puntos interiores ó esteriores de los vejetales mas materiales, como la fécula, el azúcar, la liñina, que teniendo igual composicion química se transforman en ella por medio de metamórfosis muy sencillas y sin duda para nosotros tambien vice-versa. El célebre de Candolle dice que la goma es el jugo nutritivo descendiente, pero que para obrar convenientemente en la nutricion, debe trasformarse en fécula, en azúcar, en liñina y otros productos enteramente análogos, que han de permanecer algun tiempo almacenados ó depositados en ciertos órganos, y despues trasformarse y disolverse de nuevo para entónces servir directamente á la nutricion. Esa disolucion se verifica con frecuencia al pasar la savia ascendente por esos depósitos: de ese modo se esplica con mayor facilidad la vejetacion tan activa de la primavera, el desarrollo casi espontáneo de las yemas, la nutricion de las flores y de las frutas, la prolongacion rápida de los tallos florales y la vida de las plantas jóvenes. En todos esos casos la savia ascendente se carga de materia gomosa, acumulada anteriormente en los órganos situados debajo ó al lado de los que crecen; el líquido viscoso de donde proceden las nuevas capas de leñoso y de corteza, es una mezcla de ambas savias, que constituye el cambium de unos autores de botánica. Kinght ha probado tal mezcla examinando el peso específico de la savia ascendente á diferentes alturas, y ha observado que se va cargando de moléculas nutritivas al subir por el tronco de los árboles; supone además que una parte de ella se dirije horizontalmente por los radios medulares y va á contribuir á la formacion de las capas nuevas. Por la misma razon las plantas pueden vivir algun tiempo sin elaborar alimento alguno, entónces su vida sigue á espensas suyas y acaban por estenuarse; lo mismo sucede diuriamente á los animales puestos á dieta severa y que viven algunos dias de su gordura y se van enflaqueciendo á medida que se va prolongando, hasta que por fin se mueren estenuados. Si las plantas bulbosas y carnosas viven mucho mas tiempo en tal estado, es porque tienen un depósito de materia alimenticia mucho mas surtido que las demás. Las hojas no se producen, ni se pueden presentar tampoco, sin que antes el alimento que han de necesitar haya sido almacenado de antemano; es preciso pues que siempre otras hojas les hayan precedido en su desarrollo, sea el mismo año, sea el anterior. Las especies perennes producen cada verano lo que han de necesitar para la florescencia del año siguiente, mientras que las anuales, al contrario, se mueren estenuadas despues de haber dado su fruto; pero en la primera categoría de plantas las flores pueden en la primavera desarrollarse antes de las hojas, porque hay alimento depositado á propósito y de antemano, mientras al contrario las plantas anuales, no teniendo sustancia alimenticia guardada, no pueden florecer antes que las hojas la hayan preparado. De todo lo dicho sobresale con mayor evidencia que, segun la proporcion de sustancia nutritiva suministrada simultáneamente á una planta, se puede variar mucho la cantidad y la naturaleza de los productos de su vejetacion.   •

Hay en la ciencia razones suficientes para admitir sin inconveniente ninguno que los aceites esenciales cuyo oxíjeno está reemplazado por azufre, provienen de la metamórfosis que tuvo lugar entre los elementos de los principios orgánicos azufrados y de su naturaleza poco conocida hasta ahora; en efecto, algunos cuerpos azufrados, como la albumina, febrina, caseina y emulsina, se hallan en todos los vejetales.

Aunque de todo lo que acabamos de referir sobresalga que el ácido carbónico, el agua y el amoniaco sean cuerpos indispensables para la vida de los vejetales, porque tales cuerpos inorgánicos contienen los elementos, no solamente de sus órganos, sino tambien de los productos que han de elaborar despues, sin embargo no bastan, y se necesita además la presencia de otras sustancias minerales para que se pueda efectuar el desarrollo normal de ciertos órganos vejetales; tales sustancias son el ácido silícico, los oxidos de yerro y de manganeso, la potasa, la sosa, la cal y la magnesia, y por fin los fosfatos, sulfatos y cloruros de cal, potasa y sosa, que los vejetales sacan del suelo por medio de sus raices. Los álcalis están siempre en los vejetales al estado de sales orgánicas, que serán tan pronto tartratos, malatos y oxalatos, como acetatos, quinatos, citratos, etc., segun la clase de vejetal que se estudia, las cuales son indispensables para su normal y completa vejetacion. Por otra parte se sabe muy bien que los alcaloídeos están siempre en los vejetales en proporcion inversa de la de los álcalis minerales, cuya mayor cantidad escluye siempre su presencia y vice-versa.

Todos los órganos de las plantas, tanto las hojas, nodrizas naturales y necesarias de la madera ó leño, como las raices que han de proporcionar lo necesario para el primer desarrollo de dichas hojas y que además elaboran los principios que han de servir para la formacion de los frutos, contienen sin escepcion alguna sustancias

DE LAS PLANTAS ANUALES Y VIVACES.

azoadas cuya proporcion varia muchísimo; las raices y los frutos
son mucho mas ricos en tales sustancias que las demas partes
de los vejetales y son por esa razon mucho mas alimenticios para
los animales. La atmósfera sola suministrará pues todo el azoe primitivo que para su normal desarrollo puedan necesitar las plantas,
y se le apropian solamente despues de haberse vuelto amoniaco,
cuyos elementos sufren, cual los del agua y del ácido carbónico, en
la economía vejetal, bajo la influencia poderosa de la fuerza vital,
un sinnúmero de metamórfosis. El desarrollo de los vejetales es tenido por normal ó completo solamente cuando han parido semillas perfectas ó capaces de propagar la especie : pero si cada vejetal no pro-
dujera sino uno ó algunos frutos y semillas, en número nada mas que
suficiente para la conservacion de la especie en la superficie de la
tierra, no cumpliria enteramente con el sabio objeto para que fue-
ron criados ; en efecto, el Supremo Hacedor no ha formado el sinnúmero de vejetales que se hallan en la superficie del orbe sino para
servir sea directa, sea indirectamente á la alimentacion de los animales, y con una disposicion llena de sabiduría les ha dotado de la
maravillosa propiedad de volver el azoe de la atmósfera sustancias
organizadas azoadas apropiadas á la constitucion de los animales
que habian de sustentarse; esas sustancias son la fibrina, albumina
y caseina vejetal, cuya composicion química elemental es idéntica
á la de las mismas sustancias contenidas en los animales, solamente
difieren las unas de las otras. á nuestro corto parecer, por su agrupamiento molecular diferente. Las plantas anuales, despues de
cumplido el desarrollo completo de sus frutos, cesan de vejetar, sus
ramas se vuelven algo leñosas, se amarillentan y marchitan sus hojas que no tardan en morir, mientras que los vejetales vivaces, al
contrario, cuales los arbustos y árboles llegados á igual período de
su vida y aunque paridos sus frutos no se mueren, porque se establece desde luego en su interior una nueva vejetacion oculta, pues
que no se manifiesta de ninguna manera esteriormente, y sin embargo sigue así á escondidas hasta el principio del invierno en los
paises frios y templados, lo que sucede tambien en los paises cálidos
para el corto número de vejetales que se despojan de su follaje sea
en correspondiente estacion ó en otra : entónces parecen muertos ó
descansándose en apariencia, pero no es así ya que su savia está
todavía en movimiento y sale abundante por las heridas que reciben.
Durante ese aparente descanso ó sueño, las capas leñosas del tronco
siguen formándose, se vuelven mas compactas, mas duras las que
existian y la madera se va perfeccionando. Desde el mes de agosto
en adelante el ácido carbónico absorvido por las hojas ya no sirve
para la formacion de nuevas capas leñosas : entónces se lo aprove-
cha el vejetal para preparar una provision suficiente de sustancias
nutritivas, que se quedan almacenadas para despues proporcionar
lo necesario al principio de la vejetacion del año venidero ó al desarrollo de las primeras hojas; en tal caso, en lugar de leñoso se
forma almidon, que llevado por la savia de agosto se va depositando en todas las partes del vejetal, en donde se le puede ver con un
buen lente de aumento. Entónces á medida que se va manifestando

la vida por la salida y el desarrollo mas ó menos rápido de los órganos contenidos en las yemas, se va tambien desapareciendo la fécula, poco á poco, de los órganos que la tenian guardada, como se observa en las raices y tubérculos que la contenian con abundancia, pero que despues de salido de su sueño el vejetal para vivir de nuevo, se marchitan ó se ablandan y ya no la contienen mas. ¿Qué mayor prueba se puede desear del papel de ese cuerpo orgánico en el acto de la vejetacion? Quién no tendrá presente que la caña de azúcar pierde la mayor parte de su dulce durante la florescencia ó cuando está echando su guajano ó flecha? Las plantas anuales producen, recojen y tienen tambien guardados unos principios nutritivos para suministrar alimento al individuo naciente, pero con la diferencia que esos principios son á la par sustancias azoadas y no azoadas, mientras que para los vejetales perennes son siempre no azoadas y repartidas por todas sus partes; los de las yerbas al contrario se hallan solamente en las semillas, en donde se quedan depositados hasta que, llegada la estacion favorable para la germinacion, sus elementos, esperimentando entónces las metamórfosis necesarias bajo la influencia vital que tiene sobre ellas el embrion, suministran el alimento necesario para el desarrollo de la radícula y de las hojas primordiales del feto vejetal, para que se vuelva niño vejetal, si así puede espresarse, ya capaz de disfrutar un tanto de su vida propia. Despues de la formacion de esos primeros órganos indispensables, principia solamente su nutricion, propiamente dicha, porque cuando el gérmen empieza á salir del suelo, á reverdecerse poco á poco desde arriba hácia abajo, entónces solo la plantita principiará á sacar algo de afuera para formar las materias que han de ayudar á su desarrollo y al aumento gradual de su masa. Si el grano de trigo en germinacion, verbigracia, contuviera solamente almidon y gluten, evidente seria entónces que ambos tomarian parte por medio de sus elementos, sufriendo metamórfosis á propósito, con la influencia necesaria del aire, de una temperatura suficiente, de bastante humedad y tambien de la electricidad, porque cuando en la atmósfera hay movimientos eléctricos insólitos, especialmente acompañados de lluvia, cuya agua está sin duda cargada de electricidad ó llevando consigo una cierta proporcion de ozona, la germinacion es mucho mas activa y se pueden casi seguir sus progresos con la vista. El resultado de las reacciones ó metamorfosis que tienen lugar durante la germinacion, en ese caso, consiste en ácido carbónico que se exhala en la atmósfera, un poco de ácido acético y azúcar; entónces el gluten se ha vuelto soluble y ha producido algunas sustancias azoadas, quizás óxido de amonio ó alguna otra sustancia análoga cuya existencia es hipotética, pero probable, y cuyo papel, por no ser bien conocido, no está menos evidente para nosotros: los elementos pues de ambas sustancias siguen así esperimentando metamórfosis sucesivas hasta que hayan salido las fibras de la radícula y las hojas primordiales; pero si sobrase despues de eso una cierta cantidad de uno de ellos, se quedaria entónces sin empleo hasta que se le necesitara, y en tal caso esperimentará las metamórfosis necesarias para volverse alimenticia ó asimilable. Sabido es perfectamente que durante la germinacion de los cereales, como el trigo, cebada, arroz, maiz, etc., la transformacion del almidon en glucosa se verifica á favor de la influencia de la diastasia sobre él y constituye quizás la primera manifestacion físico-química de la vida del nuevo ser ó del feto vejetal. El gluten, la albumina, etc., y demas sustancias azoadas ya señaladas mas arriba pueden suplir la diastasia en los actos de la germinacion, con la sola diferencia que su efecto es un poco mas lento y hace por consiguiente la germinacion algo mas tardía; la diastasia que se halla sobrante en la cebada germinada no se debe tener por inútil, porque sin duda alguna junto con los de la fécula, sus elementos toman parte activa en las metamórfosis que producen el azúcar ó glucosa. En la primavera, estacion en que las plantas en germinacion no tienen todavía órganos que las proporcionan alimento sacado de la atmósfera, las semillas han de suministrarlo, y la plantita recibe en cada fibra radicular en que nace una boca, un pulmon y un estómago á la vez, si podemos espresar así nuestro parecer; en efecto, las primeras raices han de desempeñar casi en el acto de su nacimiento las funciones de las hojas que faltan todavía, y tienen que suministrar pues á la planta recien nacida lo que chupan en la atmósfera subterránea que las envuelve y que se compone de ácido carbónico proviniendo de la reaccion continua sobre el humus del oxíjeno de la atmósfera, cuyo aire contenido en la tierra movediza que penetra sin cesar, y en que se condensa sin interrupcion, obedeciendo en eso á la porosidad y á la capilaridad, propiedades inherentes á la materia inerte, suministra otro oxíjeno á medida que el ácido carbónico formado está absorvido, y se sigue así hasta que tenga órganos suficientes para sacar alimento de la atmósfera; entónces el jóven vejetal se alimenta á la vez y simultáneamente por las raices y por las hojas de tal suerte, que se desarrolla con mayor ó menor prontitud segun sus órganos funcionen mas ó menos normalmente. Cuando hayan llegado á su perfecto y completo desarrollo sus órganos, no necesitarán ya mas del ácido carbónico del suelo, ni hasta cierto punto de su humedad, porque sus hojas bastarán para sacar de la atmósfera lo que necesiten, el aire y el rocío suministrarán de ordinario bastante humedad para que se puedan verificar los actos de la nutricion vejetal. Sabido es que durante los estíos mas cálidos y en los paises intertropicales, los vejetales sacan de la atmósfera casi todo lo que necesitan; es notorio en las comarcas de América, en las cuales no llueve nunca, como en la isla de Margarita verbigracia, que los copiosos rocíos que caen de noche bastan para la vejetacion; pero sin embargo, cuando la estacion seca se prolonga en demasía, entónces los vejetales padecen mucho, la vejetacion está parada y sus productos se hallan muy modificados. El ácido carbónico, el amoniaco y el agua son pues las tres sustancias inorgánicas cuyos elementos, despues de haber sufrido reacciones químicas y metamórfosis sucesivas, son capaces de formar la molécula orgánica que constituye el alimento que necesitan los vejetales para su desarrollo normal, mientras el almidon, la glucosa, y la goma, junto con una sustancia azoada cualquiera que sea, pero siempre orgánica, tienen igual papel para con el feto vejetal naciente ó ya recien nacido.

El feto de los animales mamíferos que se alimentan de la sangre de su madre no necesita del aire y no esperimenta pues ningun perjuicio por su falta; pero no es así para con los huevos de las aves, de los reptiles, etc., cuyo germen, como el de las semillas de los vejetales, necesita del oxíjeno del aire y no puede desarrollarse sin su presencia, y se muere ó no germina cuando le hace falta; por esa razon el agua pura hace mas provecho á las plantas recien nacidas que la cargada de ácido carbónico, lo que es contrario para el vejetal adulto.

Reasumiendo pues todo lo dicho, diremos que el reino mineral ó inorgánico es el manantial inagotable con que cuentan los vejetales para proporcionarse el alimento y los elementos necesarios para remediar sus continuas ó incesantes necesidades y perdidas. Tenemos que volver á señalar en primer lugar el ácido carbónico y el amoniaco de la atmósfera, de los cuales sacan los vejetales todo su carbono, todo su azoe, una parte de su oxíjeno y de su hidrójeno, mientras los que necesitan mas oxíjeno é hidrójeno se los proporciona el agua, que sin descomponerse entra en su composicion, ó bien cuyas moléculas, quedándose en igual proporcion atómica, se agrupan de otra manera ó se organizan sufriendo metamórfosis á propósito, junto con el oxíjeno y el carbono, para formar la partícula orgánica, que al agruparse convenientemente, da la celdilla, principio de toda organizacion vejetal. La atmósfera les suministra tambien una cierta proporcion de oxíjeno. Por otra parte los sulfatos terrosos y alcalinos, obedeciendo á la fuerza vital, se hallan quizás del mismo modo que lo vemos suceder diariamente en nuestros laboratorios químicos, cuando estas sales, sometidas á la accion de una pila eléctrica, sus dos elementos compuestos se separan de manera que el uno, la base, se va al polo negativo, mientras el otro, el ácido, se encuentra al positivo; las primeras se combinan con los ácidos órgánicos, mientras el ácido sulfúrico, esperimentando mas íntima descomposicion, análoga á la del ácido carbónico, suministra azufre, que al estado naciente entra en la composicion de la molécula orgánica, y de esas metamórfosis salen ciertas sustancias orgánicas ó principios inmediatos especiales, el aceite esencial de mostaza, por ejemplo, la albumina, caseina, etc. Además, para la formacion de sus órganos, los vejetales necesitan siempre de las sustancias inorgánicas ó minerales ya señaladas mas arriba y tambien de sales orgánicas cuyo ácido es muy variado, combinado sea con las bases inorgánicas ú orgánicas mencionadas. Un suelo será fértil ó feraz cuando, conteniendo los elementos minerales propios á los vejetales, tendrá además poder para condensar el aire de manera que se forme en su seno amoniaco y ácido carbónico, y bastante humedad para que los vejetales se desarrollen en él con toda la lozanía deseada y suministren un alimento copioso y perfecto para el sustento de los animales. Los vejetales, tan indispensables á la vida de los demas seres vivientes, son pues los productos últimos y constantes de la descomposicion pútrida de todos los cuerpos organizados

DE LA PROPAGACION DE LOS VEJETALES.

muertos y perteneciendo á las generaciones anteriores. Todos los productos, sin escepcion ninguna, tan variados y tan numerosos de la fuerza vital, despues de muertos los seres que les contenian se vuelven á sus primitivas formas ó se trasforman en ácido carbónico, hidrójeno carbonado, amoniaco, agua y en humus ó residuo orgánico, cuya transformacion es lentísima. La muerte, disolucion ó descomposicion completa de una generacion, se vuelve pues el manantial inagotable de donde han de salir las generaciones futuras; de la muerte de los unos sale pues necesariamente la vida de los otros. Con miras tan sublimes como sabias, la vida de las plantas y la de los animales son enteramente enlazadas la una con la otra por medios tan sencillos como duraderos y que asombran. Se puede muy bien figurar una vejetacion abundante y lozana sin el concurso ni la presencia de ningun individuo del reino animal, mientras al contrario no puede ser así de los animales, cuya existencia depende necesaria y esencialmente de la presencia y del desarrollo normal de los vejetales, sin los cuales no podrian encontrar alimento alguno.

Aunque la fecundidad de las plantas sea frecuentemente asombrosa: en efecto Lineo ha visto una mata de tabaco producir 40,320 semillas y una adormidera 32,000, etc., y que la naturaleza tan proveedora no haya puesto límites á tan enorme multiplicacion de los vejetales, su número es sin embargo casi siempre igual, porque una porcion bastante limitada de las semillas sirve para la conservacion de las especies, mientras otra se utiliza para la alimentacion de los animales, para los usos domésticos, para las artes, y en fin la mayor parte de ellas perece sin reproduccion por faltarle las circunstancias á propósito para la germinacion. Las semillas pueden sin embargo conservarse aptas para germinar durante larguísimo tiempo, especialmente cuando no son oleojinosas; en efecto, la superficie de la tierra está llena de semillas en depósito que no esperan para desarrollarse sino circunstancias favorables: despues de tumbado un monte ó una selva se presentan plantas cuya existencia no se sospechaba en esa comarca, en donde parecen nuevas. Los medios de diseminacion que emplea la naturaleza para repartir las semillas por la superficie del orbe son los siguientes: los rios se las llevan desde la cumbre de las montañas con sus aguas hasta la mar que las transporta á los paises mas lejanos: los vientos las esparcen en la inmensidad cuando están provistas de vello ó de alas; los animales mamíferos y las aves que se tragan los frutos enteros para alimentarse con su carne, sin dijerir las semillas las arrojan con sus escrementos; en fin, algunas semillas provistas de ganchitos se pegan al pelo de los animales que se las llevan consigo hasta que se caigan al suelo, etc.

Además de las semillas la naturaleza emplea accidentalmente otros medios de propagacion de los vejetales; en efecto, cuántas veces hemos visto ramos enteros separados del tronco, llevados mas ó menos lejos, sea por las tormentas, sea por las crecientes y avenidas de los rios, producir un vejetal; otras veces ramitas dobladas accidentalmente y en parte cubiertas de tierra, han echado tambien raices y se han vuelto otro vejetal, etc. Entónces el observador atento ha aprovechado esas lecciones de la naturaleza, las ha sometido á las reglas de la ciencia, ha perfeccionado los procedimientos y les ha aplicado á la propagacion de las especies útiles con muchísimo provecho.

Propagacion artificial de los vejetales. — 1º Por estaca, esquejes ó cogollos : ese primer modo consiste en tomar una rama provista de algunas yemás por su parte inferior, y, despues de haberla hendido por la base, en introducirla en la tierra bastante húmeda como de unas 6 á 8 pulgadas, de manera que algunas yemitas estén enterradas, á fin que de ellas salgan raices, como sucede de ordinario ; es preciso para eso escojer la estacion en que la savia principia á estar en movimiento ; el semillero ó almaciga debe estar dispuesto de manera que esté al abrigo de los rayos fuertes del sol ó casi á la sombra y en un terreno bastante húmedo. Ese procedimiento se aplica á la propagacion de los árboles de madera blanda y tambien de las plantas herbáceas, y surte muy buen efecto ; la caña de azúcar, la caña brava, etc., se propagan así ; las hojas de algunas plantas son igualmente susceptibles de arraigar por su inves á lo largo del peciolo, como se ve en las del naranjo y otras bastante coriáceas para mantenerse vivas durante algun tiempo despues de clavadas en la tierra. — 2. Por margullo ó acodo : consiste en sacar del pié del vejetal que se quiere propagar ramitas ó retoños que tengan raices, y en sembrarles ; otras veces se les prepara artificialmente como sigue : se aplica á la parte inferior de una rama baja escojida para la propagacion una ligadura bien apretada ó se le quita un anillo de corteza, para obligar á la savia descendiente á pararse en este lugar y á formar un rejuelgo ó rodete circular de donde mas tarde han de salir las raices ; eso hecho se dobla la rama y se entierra en el suelo la parte correspondiente á la ligadura, sujetándola así para que se quede enterrada durante algunos meses ; al cabo de ese tiempo y cuando ya tendrá bastantes raices, se la corta sea de una vez sea poco á poco si es delicada y se la sembrará en el lugar á propósito. Ese método es muy bueno y con él se pueden propagar muchos vejetales ; pero como hay muchos árboles que no tienen ramas bastante bajas, se suple á ese inconveniente de la manera siguiente: la ramita escojida y la ligadura aplicada como conviene, se la aplica una hoja de zinc, una yagua, un trozo de bambú, etc., dispuesto á manera de embudo y sujetado sólidamente como pulgada y media por debajo de la ligadura ; eso hecho se llena el aparato de tierra buena y desmenuzada, pero bastante apretada y suficiente húmeda : el único cuidado que hay que tener es, en la estacion seca, echarle agua de cuando en cuando y á los 3 ó 4 meses de colocado, algo mas ó menos, se corta el ramo, se le siembra y ya se tiene otro individuo de la especie ó variedad que se quiere propagar : los naranjos, los nísperos y la mayor parte de los árboles se pueden propagar así con facilidad ; es pues un procedimiento que se debería emplear diariamente y vulgarizarse muchísimo en los paises intertropicales para la multiplicacion de las buenas especies frutales. — 3. Por injerto : tres modos principales hay de practicarle : 1. injertar de canutillo ó de pua, llamados tambien injertos de vástago ó vareta ; 2. de escu-

DEL INJERTO.

dete ó de yema; 3. en fin, por aproximacion. El primero consiste
en introducir una pua ó vástago de un árbol en otro para injertarle,
y esta operacion se practica como sigue: despues de escojido el patron ó sujeto, que siempre debe ser bien vigoroso, de una especie
mas duradera y fuerte que la que hay que propagar, pero siempre
muy vecina de ella ó teniendo con ella la mayor analojía botánica
posible; se le corta transversalmente á una altura mayor ó menor
del suelo, segun el tamaño y el objeto que se propone el agricultor,
y eso hecho se le hace una hendidura vertical por la parte mediana
ó segun su diámetro transversal ó solamente uno de sus radios, con
un instrumento cortante y al sacarle se le reemplaza por una cuña
de madera á propósito que tenga la hendidura abierta por la circunferencia especialmente; todo así dispuesto, se corta triangularmente
ó á manera de la hoja de un cuchillo la base de la ramita escojida
para injertar, de tal manera, que la cara mayor del triángulo corresponda con la corteza, que ha de ser bien sana, bien viva, fina y
de igual espesor que la del patron; se introduce esa parte despues
en la hendidura de modo que la corteza de la pua corresponda perfectamente con la del patron; entónces, quitando la cuña se cierra
la hendidura y la pua está cojida de manera que sus partes herbáceas estén en contacto íntimo con las del sujeto, cuya savia no solo
la va á soldar íntimamente con él, pero le va á llevar la vida y el
alimento, de tal suerte, que ya no serán mas sino un solo individuo.
Eso hecho hay que preservar la herida del aire, lo que se consigue
cubriendo la herida del patron y la parte inferior de la pua con una
mezcla hecha con barro, bosta de buey y yerba seca, fina y bien
flexible, y bastante agua: se la aplica de manera que forme un cono
cuya base, mucho mas ancha que el sujeto, envuelva bien como
una pulgada y hasta mas de su parte superior; se la puede sujetar
con un trapo, ó dejarla sin él, si la mezcla está bastante pegadosa.
Se ha de escojer para hacer esta operacion la estacion en que la savia principia á entrar en movimiento; se debe dar la preferencia á
los sujetos jóvenes del tamaño como del dedo pulgar ó algo mas, y
cojer la pua ó vástago en un árbol de buena especie que ha producido frutos; debe tener la corteza fina, lisa y ser casi tan espesa;
debe además tener yemas sin hojas y ha de ser del año anterior. El
injerto en corona ó cabeza no es sino una variedad del precedente,
del cual se diferencia solo en que se practica sobre árboles ya adultos que han salido de mala especie; entónces se cortan horizontalmente sus ramas gruesas y se aplica por su circunferencia un número mayor ó menor de puas; de esa manera el patron es multiple
en lugar de ser único como en el primer caso: ordinariamente sale
bien, pero no con tanta facilidad; solamente, en lugar de henderle,
se despega su corteza con cuidado y se introduce la pua, cortada á
manera de escarbadientes, entre ella y la madera, y despues se
aplica la mezcla como lo tenemos dicho. Se debe practicar cuando la
savia está ya en completo movimiento; de esa manera se renueva
un árbol entero y se le hace producir frutos muy buenos y muy sa-
brosos, en lugar de los malos que paria antes; 2. injerto de escudete ó de yema: se practica haciendo en la corteza del patron,

cuando la savia está en movimiento ó en la estacion de las lluvias en los paises intertropicales, una incision con figura de T, eso hecho se toma del árbol que hay que propagar una yemita con su corteza y hoja correspondiente, despues de cortado el limbo, dejando solamente el peciolo á veces con la base de la hoja, de quitado una parte de la leña que se queda pegada á la yema, de cortada horizontalmente la parte superior de la corteza del escudete, cuya inferior es puntiaguda, se le introduce con precaucion por la parte vertical de la T, despegando al mismo tiempo con mucho cuidado la corteza del sujeto; introducido así se aplica esactamente el corte horizontal del escudete al de la T, de manera que las cortezas se correspondan perfectamente ; eso hecho se le sujeta con un pávilo de algodon ó un hilo de lana, apretando bastante para que la incision esté casi cerrada ; es preciso darle sombra, los que se debe hacer tambien para los demas injertos, porque el sol lo mataria con mayor prontitud. Se reconoce que ha pegado ó que está para salir felizmente cuando el peciolo se despega con facilidad, que la yemita es bien verde y viva; es preciso vigilarla y cuando principiará á brotar se soltará el pávilo y se quitarán las principales ramas del sujeto, á fin de que reciba mayor cantidad de savia, y á veces hasta todas, pero dejándole hojas. Es preciso tener mucho cuidado en sacar todos los retoños que se presentan por debajo del escudete ; el injérto de corteza no es otra cosa para nosotros sino una variedad del de escudete; en efecto, se diferencia solamente en que se quita de la rama escojida para injertar, despues de cortado el vértice, un anillo de corteza largo como de una pulgada, teniendo á lo menos una yema y mejor algunas ; al sujeto escojido de antemano y del mismo tamaño que la rama se le quita tambien un anillo de corteza igual al de la ramita que ha de reemplazarle ; eso hecho se aplica el anillo sacado del ramo en el lugar de el que se ha quitado al patron, de manera que los cortes de las dos cortezas se correspondan perfectamente, y despues se le sujeta con un pávilo y se le da sombra ; las higueras se injertan de esa manera ; 3. por aproximacion : consiste en hacer sobre dos ramas vecinas dos cortaduras triangulares iguales, de manera que, aplicándolas la una á la otra, la parte cortada de la corteza corresponda perfectamente, y se les sujeta así leña contra leña, y se cubre de mezcla. Esta sencilla operacion ha de practicarse durante la estacion de la savia, y al cabo de algunos meses de contacto, cuando ya la soldadura se habrá verificado y que estará sólida, se separará la rama que constituye el injerto y se cortará el vértice de la que es el sujeto, y asunto concluido. Los injertos por aproximacion son los únicos que puede verificar la naturaleza sin el auxilio del arte, bastando que cualesquiera parte similar cuya corteza llegue á rozarse ó desprenderse, se ponga en contacto por algun tiempo. Para que los injertos salgan bien es necesario que haya siempre analojía botánica entre el vejetal que hay que propagar y el sujeto ó patron ; deben ser pues á lo menos de la misma familia natural y en la misma tribu, de géneros muy vecinos, y mejor, si se puede verificarse esa operacion, entre especies del mismo género. Esta operacion es no solamente muy útil, pero á nuestro pobre parecer, de absoluta necesidad para la agricultura; en efecto, por su medio se pueden multiplicar á su gusto las especies y variedades de los vejetales útiles, se mejoran y perfeccionan las especies y so consiguen mejores y mas prontos productos ó frutos. Se habrá pues de injertar el níspero sobre las especies silvestres del mismo género, como balatas, ausubos, etc., tan comunes en los paises intertropicales; las mameyes dulces sobre sujetos que no han parido todavía, á fin de tener seguridad que darán buenos frutos; hacen lo mismo con los naranjos, los mangos, etc., y repitiendo esa operacion durante algunos años de seguida, con el cuidado de escojer siempre para injertar el último palo injertado y por consiguiente cuyo producto ya está mejorado, se conseguirán frutos deliciosos y se hará desaparecer sea el sinnúmero de pepitas que contienen, como las guayabas, guanabanas, etc., ó los huesos tan gruesos que forman casi todo el fruto, como sucede en el mamey, ó esas fibras tan desagradables que visten el de los mangos. Se podrá muy bien injertar la parra de Europa sobre la vid silvestre de las Antillas, la higuera de Europa, tan raquítica en los paises intertropicales, sobre una de esas higueras tan vigorosas y tan abundantes en las Antillas, y sin duda para nosotros se conseguirán muy buenos resultados; el lechi, fruta deliciosa de la China, que hemos comido en Trinidad, sobre el mamon. Se puede además con el injerto volver los árboles dioicos monoicos, dando al pié masculino ramas femeninas que le hagan fecundo y al femenino algunas masculinas que aseguren la fecundacion.

Esplanacion de los fenómenos que los frutos esperimentan al madurarse, y de los cambios químicos que de eso resultan en su composicion. Los fenómenos químicos que pueden servir para plantar la teoría de la maduracion de los frutos, han sido estudiados pocos años hace por los señores Decaisne y Fremy; por los trabajos de esos sabios se sabe ahora : 1. que la proporcion de agua contenida en el pericarpio ó parte carnosa de los frutos es siempre mayor y varia desde 75 hasta 90 por 100; en algunos frutos esa proporcion se queda igual durante los varios períodos que han de transcurrir para llegar á la madurez completa; sin embargo, por lo comun, al principiar tales movimientos orgánicos, la proporcion de agua se va aumentando poco á poco y gradualmente, para mas tarde ir disminuyendo de la misma manera y asaz notablemente; 2. que los frutos de la misma clase, analizados en igual estacion del año, contienen constantemente igual proporcion de agua; las varias partes del pericarpio del mismo fruto han dado siempre al análisis igual proporcion de agua; 3. que la proporcion de sustancia sólida contenida en el pericarpio de los frutos puede variar desde 10 hasta 25 por 100, y consiste en principios orgánicos solubles que, unidos con el agua, forman el suco de los frutos y tambien en otras sustancias insolubles que forman la membrana azoada ó no que forra las celdillas y cuyo papel tenemos esplicado mas arriba, fibra vejetal, etc.; 4. que la cantidad de las sustancias solubles se va siempre aumentando con los adelantos de la madurez, mientras al contrario y necesariamente el peso de la parte insoluble del pericarpio va al mismo tiempo dis-

DISCURSO PRELIMINAR.

minuyendo. Se puede decir pues que una parte de los principios solubles contenidos en el suco de los frutos se forma á espensas de la
parte no soluble del pericarpio. Los cuerpos que se vuelven entónces
solubles son el almidon, la pectosa y otro principio particular llamado gomosa y que se transforma en goma. A tales reacciones ó metamórfosis se puede sin duda alguna atribuir. los varios cambios que
se observan en el color, la transparencia y el ablandamiento que
esperimentan los frutos al madurarse. La presencia de la pectina
en los frutos maduros proviene de la accion de los ácidos orgánicos
y de la pectasa sobre la pectosa; 5. muchas veces vemos salir de los
frutos ácidos un suco neutro que despues de seco parece goma, constituye la gomosa, sustancia insoluble en el agua, y que, bajo la influencia de las sustancias azoadas, tiene papel de fermento y quizás
al favor de los ácidos se modifica y se vuelve goma, que mas luego
ha de transformarse en azúcar en el interior del pericarpio; la parte
que de ella sobra sale por afuera, por las grietas naturales de las
frutas y se solidifica en su superficie; 6. el azúcar que se halla en
los frutos maduros proviene de varias metamórfosis que han esperimentado los elementos de algunos principios inmediatos; así el
almidon, que se halla en proporcion mayor en los frutos verdes, como verbigracia el plátano, el mamey, el mango, etc. desaparecerá
mas ó menos completamente cuando habrán llegado á su completa
madurez y se habrá vuelto glucosa, que lo reemplaza y que proviene
sin duda de la reaccion de los ácidos orgánicos sobre él ; la goma
tambien debe volverse azúcar ó concurrir á su formacion. El tanino
ó curtiente, que existe con tanta abundancia en la mayor parte de
los frutos no sazonados y especialmente en los ya mencionados, va
disminuyendo poco á poco y gradualmente á medida que se van madurando los frutos, que despues de maduros no tienen sino una corta
cantidad de ese cuerpo que ha sido reemplazado tambien por glucosa. En efecto, ese principio orgánico puede, obedeciendo á la influencia de los demas ácidos que están junto con él en las frutas, de
los fermentos y tambien del oxíjeno del aire, dedoblarse y volverse
glucosa; 7. la desaparicion de la acidez en los frutos maduros ó solamente sazonados es un hecho de que se puede dar razon de varios
modos. En efecto, los esperimentos hechos á propósito han probado
que ese fenómeno no se puede atribuir ni á la saturacion de los ácidos orgánicos contenidos en ellos, por las bases sea terrosas sea alcalinas, porque analizado el zumo en varios períodos de la maduracion, se ha siempre hallado en él igual proporcion de las bases
minerales, y nunca ha aumentado aunque vayan desapareciendo los
ácidos libres ; ni tampoco la acidez está disfrazada por el azúcar ni
por la presencia de las sustancias mucilajinosas que se hallan siempre en mayor ó menor cantidad en los frutos maduros. Si se aprecia
comparativamente la acidez de los frutos verdes con la de los ya sazonados ó maduros, esos últimos son siempre mucho menos ácidos ó
contienen menor proporcion de ácidos libres, cuyos elementos sin
duda esperimentan metamórfosis tales que se vuelven otros cuerpos
y quizás glucosa y mucílago.
Cuando los frutos privados de la influencia de la luz se van madu-

ACCION DEL CALÓRICO SOBRE LOS FRUTOS.

rando en la oscuridad, entónces la clorófila ó resina verde y el hidrójeno disminuyen al absorber el oxíjeno del aire y unas materias colorantes rojas y amarillas salen de esta reaccion; entónces los ácidos tartárico, málico y tánico desaparecen y están reemplazad por azúcar, fécula ó goma; esta reaccion aunque maravillosa puede esplicar con facilidad como sigue : en efecto, 6 equivalentes de ácido tartárico pueden, con otros tantos equivalentes de oxíjeno atmosférico, volverse glucosa, y 12 equivalentes de ácido carbónico nacidos de esa metamórfosis se exhalan en la atmósfera, de la misma manera 2 equivalentes de ácido tánico con 8 de oxíjeno y 4 de agua pueden trasformarse en 1 equivalente de almidon y 6 de ácido carbónico que se evaporiza, y el almidon así formado se vuelve azúcar mas tarde. Se podria pues, siguiendo así, interpretar con bastante facilidad la formacion ó produccion de la mayor parte de los principios inmediatos orgánicos que nacen en iguales circunstancias y por consiguiente dar razon de las varias metamórfosis ó trasformaciones ulteriores que han de sufrir sus elementos; pero lo que acabamos de escribir sobre el particular nos parece suficiente para que se comprendan bien tan numerosos y tan maravillosos fenómenos. Durante el tiempo que los frutos gastan para llegar á su madurez completa, su pericarpio tiene que esperimentar tres modificaciones principales ó ha de pasar por tres períodos distintos que se pueden caracterizar del modo siguiente : en el primero, los frutos obran sobre el aire atmosférico á manera de las hojas, de tal suerte que se forman entónces los principios solubles, y su proporcion se va aumentando cada dia mas y á medida que se desarrolla el fruto, los principios inmediatos formados en ese período son el tanino, el azúcar, la pectina, goma, ácidos cítrico, tartárico, oxálico, etc. El segundo período consiste en la madurez completa y lejítima de los frutos que ya no tienen igual accion sobre el aire, porque en ese último caso, al absorber el oxíjeno, que se transforma en ácido carbónico, sus principios solubles esperimentan una especie de combustion lenta y succesiva, cuyo efecto consiste, en primer lugar, en que los ácidos orgánicos estén destruidos, ó mejor, sus elementos sufren las variadas metamórfosis que tenemos señaladas algo mas arriba, y se han vuelto pues azúcar y demas cuerpos que no tardan á su vez á desaparecer ó á descomponerse ellos mismos; en efecto, en el último período que principia cuando el fruto ya bien maduro se ha vuelto ya muy blando y que su naturaleza ha cambiado ya, como sucede para los nísperos de Europa, ciertas clases de peras, etc., y que se concluye al podrirse el fruto; el aire penetrando entónces en la celulosa, las sustancias azoadas se vuelven prietas y se trasforman en fermentos alcohólicos, y la celulosa está destruida. Tales fenómenos tienen por objeto final destruir y desagregar completamente el pericarpio para que, puesta en libertad, la semilla pueda cumplir con su objeto que es germinar y producir un vejetal nuevo.

Accion del calórico artificial sobre los frutos y formacion de las jaleas vejetales. La pectina, que se halla, como todos lo saben muy bien, en mayor abundancia en el caldo de los frutos cocidos, que en

ACCION DEL CALÓRICO SOBRE LOS FRUTOS.

rando en la oscuridad, entónces la clorófila ó resina verde y el hidrójeno disminuyen al absorber el oxíjeno del aire y unas materias colorantes rojas y amarillas salen de esta reaccion; entónces los ácidos tartárico, málico y tánico desaparecen y están reemplazad por azúcar, fécula ó goma; esta reaccion aunque maravillosa puede esplicar con facilidad como sigue : en efecto, 6 equivalentes de ácido tartárico pueden, con otros tantos equivalentes de oxíjeno atmosférico, volverse glucosa, y 12 equivalentes de ácido carbónico nacidos de esa metamórfosis se exhalan en la atmósfera, de la misma manera 2 equivalentes de ácido tánico con 8 de oxíjeno y 4 de agua pueden trasformarse en 1 equivalente de almidon y 6 de ácido carbónico que se evaporiza, y el almidon así formado se vuelve azúcar mas tarde. Se podria pues, siguiendo así, interpretar con bastante facilidad la formacion ó produccion de la mayor parte de los principios inmediatos orgánicos que nacen en iguales circunstancias y por consiguiente dar razon de las varias metamórfosis ó transformaciones ulteriores que han de sufrir sus elementos; pero lo que acabamos de escribir sobre el particular nos parece suficiente para que se comprendan bien tan numerosos y tan maravillosos fenómenos. Durante el tiempo que los frutos gastan para llegar á su madurez completa, su pericarpio tiene que esperimentar tres modificaciones principales ó ha de pasar por tres períodos distintos que se pueden caracterizar del modo siguiente : en el primero, los frutos obran sobre el aire atmosférico á manera de las hojas, de tal suerte que se forman entónces los principios solubles, y su proporcion se va aumentando cada dia mas y á medida que se desarrolla el fruto, los principios inmediatos formados en ese período son el tanino, el azúcar, la pectina, goma, ácidos cítrico, tartárico, oxálico, etc. El segundo período consiste en la madurez completa y lejítima de los frutos que ya no tienen igual accion sobre el aire, porque en ese último caso, al absorber el oxíjeno, que se transforma en ácido carbónico, sus principios solubles esperimentan una especie de combustion lenta y succesiva, cuyo efecto consiste, en primer lugar, en que los ácidos orgánicos estén destruidos, ó mejor, sus elementos safren las variadas metamórfosis que tenemos señaladas algo mas arriba, y se han vuelto pues azúcar y demas cuerpos que no tardan á su vez á desaparecer ó á descomponerse ellos mismos; en efecto, en el último período que principia cuando el fruto ya bien maduro se ha vuelto ya muy blando y que su naturaleza ha cambiado ya, como sucede para los nísperos de Europa, ciertas clases de peras, etc., y que se concluye al podrirse el fruto; el aire penetrando entónces en la celulosa, las sustancias azoadas se vuelven prietas y se trasforman en fermentos alcohólicos, y la celulosa está destruida. Tales fenómenos tienen por objeto final destruir y desagregar completamente el pericarpio para que, puesta en libertad, la semilla pueda cumplir con su objeto que es germinar y producir un vejetal nuevo.

Accion del calórico artificial sobre los frutos y formacion de las jaleas vejetales. La pectina, que se halla, como todos lo saben muy bien, en mayor abundancia en el caldo de los frutos cocidos, que en ese líquido esprimido sin la intervencion prévia de un calor graduado y á la par manso, resulta de la accion química que tienen los ácidos orgánicos del fruto sobre la pectosa contenida adentro de sus celdillas. La formacion de las jaleas vejetales se ha pues de atribuir : 1. á la transformacion de la pectina en ácido péctico, metamórfosis que se verifica por medio de la pectosa; 2. á la formacion del ácido pectoso al favor de la accion menos prolongada de dicha pectosa sobre la pectina ; 3. en fin á la disolucion del ácido péctico formado bajo la influencia de las sales orgánicas contenidas en las frutas. Diariamente vemos cuajarse y volverse jalea con mayor facilidad, el caldo de grosellas de Europa al mezclarle con el de frambuesas, lo que se esplica porque este último tiene una gran proporcion de pectosa que haciendo papel de fermento obra de tal manera sobre la pectina que la vuelve acto continuo ácido pectórico jelatinoso, el cual constituye la jalea vejetal. Cuando un fruto carnudo, como las guayabas ó guanabanas por ejemplo, se pone al fuego con bastante agua, entónces esperimenta las modificaciones siguientes : su parte ácida formada por los ácidos vejetales málico, cítrico, tartárico, tánico y agálico tiene en primer lugar sobre la pectosa una accion química tal que la vuelven pectina, la cual hace el caldo viscoso y de esta manera disfraza la acidez del fruto, lo que diariamente sucede con las limonadas ó naranjadas cocidas; en segundo lugar la otra parte de pectina formada produce una cierta cantidad de ácido pectósico que, disuelto en el líquido caliente, se cuaja en jalea por su enfriamiento ; y además si la accion de la pectosa estuviera mas prolongada el ácido pectósico formado se podria á su vez volverse ácido péctico. Si al contrario el fruto estuviera espuesto á la accion casi repentina de una lumbre fuerte, de tal manera que su coccion se verificase con mucha prontitud, en tal caso la pectosa estaria cuajada acto continuo y perderia por consiguiente su poder catalítico y seria incapaz de obrar sobre la pectina, la cual no esperimentando las metamórfosis señaladas el caldo vejetal al enfriarse no se volveria jalea. Durante el cocimiento de un fruto la pectosa sola está esperimentando las reacciones mencionadas, mientras la celulosa se queda tal cual sin sufrir nada de la accion del calórico.

Las plantas parásitas teniendo mayor interés para la agricultura por causa del perjuicio que sufren de ellas los agricultores, nos parece no fuera de propósito echar sobre ellas al paso algunas consideraciones. Tienen, como todos lo saben muy bien, sobre los vejetales que atacan , una influencia mas ó menos funesta y siempre perjudicial, que tiene relacion íntima con su manera de vivir. En efecto las unas son parásitas lejítimas, es decir que viven á espensas de los vejetales sobre los cuales están pegadas, mientras las seudoparásitas no sacan nada de los vejetales sobre los cuales viven, tales son ciertos musgos, líquenes, muchas orquídeas, muchas tillandsias, etc., solamente están pegados en la superficie del vejetal que han invadido, y el inconveniente que tienen consiste en que está siempre mas ó menos húmedo, tapan con sus raices las estomas, entorpeciendo así la respiracion cutánea ; ocultan los insectos nocivos, comprimen ó aprietan con sus raices las ramitas que necesitan engrosar

DEL ENVENENAMIENTO DE LOS VEJETALES.

é incomodan las hojas porque se desarrollan con demasiado vigor, por esas razones se recomienda quitarlas con cuidado de todos los vejetales útiles. Las verdaderas parásitas al contrario viven siempre á espensas de los vejetales sobre los cuales están pegadas y sanguijuelas vejetales sacan de ellos mas ó menos sangre vejetal ó savia ; no estando en general provistos de órganos completos, no pueden bastarse á sí mismos, y por consiguiente no devuelven nada nutritivo á los que les cargan, de modo que no hacen mas que perjudicarlos. Todas las parásitas fanerógamas, como los lorantos, los muerdagos, etc., atacan las plantas por el esterior y por consiguiente se sacarán del mismo modo que las falsas parásitas, y bastará para eso limpiar con cuidado de ellas los vejetales que tienen acometidos. Pero no es así para las parásitas criptógamas, cuya mayor parte nacen en el interior de los vejetales, sino cerca de la superficie, lo que hace que se necesita mucho mas cuidado y atencion para poder destruirles.

Para que sobresalga todavía mas la analojía que existe entre los seres organizados de la naturaleza asentaremos aquí algunas consideraciones generales sobre el envenenamiento de los vejetales. En efecto, los animales no son los solos que se pueden envenenar : los vejetales están casi sujetos á iguales leyes y los venenos tienen sobre ellos una accion análoga cuyo efecto es tambien la muerte. Escusado es decir que los animales se pueden envenenar ya sea por la introduccion directa del tósigo en las vias dijestivas, ya en la circulacion de la sangre, á consecuencia de las heridas, ya indirectamente por medio de los pulmones ú órganos análogos respiratorios. Tales distinciones se pueden tambien establecer para los vejetales : en efecto la absorcion por las raices puede muy bien considerarse como correspondiendo al primer modo ; la introduccion forzosa de una sustancia tósiga en una herida practicada en una parte á propósito del vejetal corresponderá pues con la segunda manera, y en fin, la accion de los gases deletéreos en la superficie entera del vejetal representará perfectamente el último modo. Cada veneno puede obrar con mas ó menos intensidad y puede ser ó no venenoso, segun se emplea de una ó de otra de esas tres maneras, lo que sucede lo mismo tambien en el reino animal : el ácido carbónico, verbigracia, respirado en cierta cantidad es veneno, mientras que al contrario, introducido en el estómago, no pasa mas allá entónces de ser un escitante agradable y muy empleado ; el veneno de las culebras bravas ó ponzoñosas puede tragarse sin peligro alguno, mientras que el animal mismo que lo tiene puede ser muerto por su propia mordedura. Casi todas las sustancias venenosas para los hombres y los animales lo son tambien para los vejetales, y hay además sustancias muy inocentes para los primeros que son venenos para los segundos. La intensidad de la accion tósiga no es la misma pues para los dos reinos, y eso no podia ser tampoco ; así vemos diariamente el alcohol, los éteres, los aceites, las aguas aromáticas, las materias amargas lejítimas, no dañar por lo regular á los animales, sino tomados en dósis muy fuertes, mientras que para los vejetales son sustancias muy venenosas ; los óxidos de plomo, venenosos para los hombres, no lo son ó lo son muy poco para los vejetales. Los venenos obran con mayor prontitud en los vejetales que en los animales, pero su accion se queda limitada á los órganos á donde llegan, mientras que se estiende á toda la economía animal ; se puede decir pues que en los vejetales el envenenamiento es local, mientras que en los animales es siempre general. De lo dicho se ha de inferir que no se deberá omitir cuidado alguno para preservar los vejetales útiles de los vapores y de los gases que vician artificial ó naturalmente el aire atmosférico; en efecto, basta visitar una sola vez los alrededores de una de las numerosas fábricas que echan en la atmósfera gases ó vapores ácidos ó solamente mucho humo de ulla para convencerse al momento de la influencia funesta de tales emanaciones sobre la vejetacion.

No pasaremos adelante sin estender aquí algunos renglones sobre la geografía botánica, ciencia enteramente nueva y por dicha razon muy poco conocida y estudiada solamente por los sabios, muy vasta por supuesto y del mayor interés, porque, como la botánica su madre, está íntimamente enlazada con las demas ciencias, y cuando se trata de los vejetales útiles, tiene para la agricultura mayor importancia para la aclimatacion de las especies exóticas. Apenas hace 60 años que los magníficos trabajos del célebre A. de Humboldt han echado los cimientos de esta ciencia, que ha sido despues cultivada . en Inglaterra, en Francia y especialmente en Alemania por muchos sabios cuyos trabajos la han hecho adelantar mucho, y sin embargo hoy en dia apenas ha salido de sus mantillas.

La geografía botánica es pues aquella parte de la botánica que trata de la distribucion de los vejetales en la superficie del globo. Los vejetales espontáneos, en efecto, no están repartidos uniformemente en toda la tierra; cada cual tiene su patria ó su pais de predileccion en que se le encuentra siempre, y los límites que tienen asignados dependen de algunas leyes ó causas tan pronto físicas como fisiolójicas, de tal manera que no pueden vivir y multiplicarse sino en los lugares en donde las varias circunstancias ó condiciones correspondientes con su organizacion, tan diversamente modificada en el sinnúmero de vejetales diferentes conocidos y clasificados, están reunidas ; espresándonos de otra manera diremos que la diversidad de las numerosísimas circunstancias que les rodean y que son especiales á cada lugar, ha dado nacimiento á vejetales mas ó menos distintos los unos de los otros, y una vez ya nacidos se han esparcido en otras comarcas en donde habrán hallado casi iguales condiciones, modificándose sin embargo con el tiempo en aquellas nuevas circunstancias climatéricas y demas que les tienen constantemente rodeados. La observacion pues demuestra con mayor claridad que todos los vejetales no han salido de un único centro de creacion, de donde despues de nacidos se habrán esparcido por todo el orbe, y cada dia se va reconociendo mejor por los trabajos de los botánicos que cruzan por todos los paises del mundo, que al principio hubo muchos centros de creacion para los vejetales, teniendo cada uno su flora propia, bien que algunas especies parezcan haber salido á la vez de algunos centros diferentes. La distribucion de los

como geográficas de una localidad preexistiendo al nacimiento de
los vejetales de tal region, tienen preparado de antemano lo que
por su presencia ha de determinar necesariamente su organizacion
particular y apropiada á las necesidades de su vida en esa comarca.
Los vejetales están repartidos de una manera muy desigual por
la superficie de la tierra; en efecto, ciertas especies se hallan reunidas en un espacio muy limitado, mientras otras, al contrario, están
esparcidas en muchos lugares á la vez; algunos hay que son especiales de unos paises, á veces bastante limitados; otros aparecen al
contrario en muchas comarcas á la vez; los límites entre los cuales
está contenido ó encerrado un vejetal, una especie, un género y
hasta una familia, se llaman area, y las especies cuya area se va
estendiendo mucho en latitud como en lonjitud, no pueden servir
para caracterizar una rejion especial; al contrario, aquellas cuya area
está muy limitada caracterizan muy bien la vejetacion de tal comarca, cuyos límites no traspasan; se ha de considerarlos pues como
estando con el clima y con las condiciones físicas del pais ó de tal
sitio en correspondencia mas íntima que los demas vejetales; se de-
berán pues elejir con preferencia tales vejetales para caracterizar
las rejiones botánicas á que pertenecen, y además, entre aquellas
especies se habrá siempre de dar la preferencia á los árboles, porque estando espuestos todo el año á las muchas vicisitudes del clima,
suministran una designacion mucho mas exacta; las plantas herbáceas, en efecto, especialmente las anuales, que viven durante una
sola estacion del año, no pueden pues esperimentar todas las influencias climatéricas, y por esta razon no deben ni pueden tampoco tomar parte en la formacion de la fórmula representativa del clima y
de la rejion botánica. El señor A. de Candolle dice que los géneros
que contienen mayor número de especies tienen tambien area mayor, así tambien, la area de las tribus y hasta de las familias es
tanto mas vasta cuanto mas considerable es el número de géneros
que la componen. Cuando una especie vejetal se cria espontánea en
dos ó en algunas comarcas separadas por grandes intervalos, en los
cuales se hallan paises en que faltan, se puede decir que su patria
es multiplice y su area disjunta; hay pues algunas especies que viven
á la vez en las rejiones polares, verbigracia, y en las cumbres nevo-
sas de los Alpes, tanto europeos como americanos y hasta asiáticos.
Con mayor frecuencia, cuando unos climas, bien que lejanos, se parecen, se encuentra en los paises que les tienen vejetales de iguales
géneros, pero rarísimas veces las mismas especies; si la analojía
climatérica está ya menos íntima, se hallan solamente los de las
mismas familias. Algunos géneros hay cuyas especies todas están
agrupadas en una comarca única, y otros por el contrario cuyas especies, bien que poco numerosas, están muy esparcidas. La area de
las familias y de los géneros puede estar dispuesta así como la de las
especies, y aun con mayor razon y mayor frecuencia lo es, porq
es habitualmente mucho mas vasta. Unos géneros se pueden llama
sociales, así como algunas familias y tambien ciertas especies, po
que sus individuos viven siempre juntos, casi agrupados y poco es
parcidos. La zona intertropical, en donde estamos escribiendo est

DE LA GEOGRAFÍA BOTÁNICA.

renglones, así como la tórrida ó equatorial, presentan una vejetación enteramente diferente de la de Europa, tanto por su asombrosa lozanía y por la maravillosa variedad de las especies que la forman y por el sinnúmero de formas mas estravagantes las unas que las otras que afectan, como por los caracteres particulares de un gran número de los vejetales que la constituyen, cuyas leñosas están en proporcion bastante mayor en aquellos paises, y si, lo que sucede con frecuencia, la humedad y la riqueza del terreno se hallan junto con el calor contínuo de la temperatura elevada de tales paises, se ven monstruosos árboles formando vastísimas selvas de un aspecto particular y característico, compuestas de una multitud asombrosa de especies diferentes que todas concurren á porfía para hermosear tan grandiosos paisajes. Se observan pues en tales montes, cuya existencia remonta casi á los primeros dias del mundo, tan larga es la vida de la mayor parte de los árboles que la forman, un sinnúmero de bejucos ó enredaderas cuyos tallos, mas ó menos gruesos, mas ó menos largos, tan pronto volubles como trepadores, se van enlazando por encima de los estipes y de los troncos para formar impenetrables retiros nunca jamás pisados por la planta del hombre y en donde la naturaleza todavía vírjen reina como dueña absoluta. En las rejiones ó climas mas templados, en donde las estaciones del año están bien marcadas, en la una se ven aparecer las flores, la otra hace madurar los frutos, en la cuarta se ve con mayor placer la naturaleza salir del sueño letárjico en que se encontraba sepultada durante algunos meses de la tercera, para adornar casi de repente con una hermosísima alfombra verde la tierra ya descansada. Durante esta triste estacion parecia vestida de luto, porque la mayor parte de los vejetales que la adornan, habiendo perdido todas sus hojas, se quedaban palos desnudos que parecian muertos, pero que en realidad no estaban sino dormidos, porque durante ese período seguian vejetando interiormente y sus funciones orgánicas se verificaban sin interrupcion ninguna, aunque á escondidas, como sucede diariamente á los animales y tambien á los hombres cuando despues de una larguísima carrera se caen como muertos de cansancio y se quedan como privados, durante el tiempo necesario para el descanso de sus órganos, y entónces vuelven en sí listos para volver muy luego á emprender iguales trabajos ó carreras.

En las zonas equatorial é intertropical, como el año no tiene sino una sola estacion, que se suele sin embargo dividir en dos, la del calor seco y la del calor húmedo ó de las lluvias, todas las fases de la vejetacion están por consiguiente confundidas, y por otra parte la fuerza de la vejetacion, estimulada casi siempre por los ajentes esteriores físicos es tanta, que siempre tienen tendencia los vejetales á brotar hojas ó á echar flores; las primeras por lo comun no se desprenden y no se caen simultáneamente, lo que se ve suceder sin embargo por algunas especies; por esta razon habrá siempre menos abundancia de flores abiertas á la vez en un tiempo y en un espacio dado, que en los paises templados, en donde casi todas las plantas se adornan á la vez de sus flores, que no tardan en desaparecer por la mayor

DE LA GEOGRAFÍA BOTÁNICA.

renglones, así como la tórrida ó equatorial, presentan una vejetacion enteramente diferente de la de Europa, tanto por su asombrosa lozanía y por la maravillosa variedad de las especies que la forman y por el sinnúmero de formas mas estravagantes las unas que las otras que afectan, como por los carácteres particulares de un gran número de los vejetales que la constituyen, cuyas leñosas están en proporcion bastante mayor en aquellos paises, y si, lo que sucede con frecuencia, la humedad y la riqueza del terreno se hallan junto con el calor continuo de la temperatura elevada de tales paises, se ven monstruosos árboles formando vastísimas selvas de un aspecto particular y característico, compuestas de una multitud asombrosa de especies diferentes que todas concurren á porfía para hermosear tan grandiosos paisajes. Se observan pues en tales montes, cuya existencia remonta casi á los primeros dias del mundo, tan larga es la vida de la mayor parte de los árboles que la forman, un sinnúmero de bejucos ó enredaderas cuyos tallos, mas ó menos gruesos, mas ó menos largos, tan pronto volubles como trepadores, se van enlazando por encima de los estipes y de los troncos para formar impenetrables retiros nunca jamás pisados por la planta del hombre y en donde la naturaleza todavía vírjen reina como dueña absoluta. En las rejiones ó climas mas templados, en donde las estaciones del año están bien marcadas, en la una se ven aparecer las flores, la otra hace madurar los frutos, en la cuarta se ve con mayor placer la naturaleza salir del sueño letárjico en que se encontraba sepultada durante algunos meses de la tercera, para adornar casi de repente con una hermosísima alfombra verde la tierra ya descansada. Durante esta triste estacion parecia vestida de luto, porque la mayor parte de los vejetales que la adornan, habiendo perdido todas sus hojas, se quedaban palos desnudos que parecian muertos, pero que en realidad no estaban sino dormidos, porque durante ese período seguian vejetando interiormente y sus funciones orgánicas se verificaban sin interrupcion ninguna, aunque á escondidas, como sucede diariamente á los animales y tambien á los hombres cuando despues de una larguísima carrera se caen como muertos de cansancio y se quedan como privados, durante el tiempo necesario para el descanso de sus órganos, y entónces vuelven en sí listos para volver muy luego á emprender iguales trabajos ó carreras.

En las zonas equatorial é intertropical, como el año no tiene sino una sola estacion, que se suele sin embargo dividir en dos, la del calor seco y la del calor húmedo ó de las lluvias, todas las fases de la vejetacion están por consiguiente confundidas, y por otra parte la fuerza de la vejetacion, estimulada casi siempre por los ajentes esteriores físicos es tanta, que siempre tienen tendencia los vejetales á brotar hojas ó á echar flores; las primeras por lo comun no se desprenden y no se caen simultáneamente, lo que se ve suceder sin embargo por algunas especies; por esta razon habrá siempre menos abundancia de flores abiertas á la vez en un tiempo y en un espacio dado, que en los paises templados, en donde casi todas las plantas se adornan á la vez de sus flores, que no tardan en desaparecer por la mayor parte, porque á unos vejetales privilejiados solamente toca echarlas casi todo el año; tales son cierta clase de rosales, por ejemplo, mientras que en las afortunadas comarcas en donde estamos asentando esas consideraciones, la mayor parte de los vejetales están casi todo el año con flores, con frutos verdes y hasta maduros á la vez. Numerosas escepciones hay sin embargo: en efecto, bastantes árboles y arbustos pierden sus hojas y se desnudan como los de los paises templados, y tienen entónces, y por consiguiente, su estacion de descanso, de vejetacion y de floracion, y son esas dos últimas mucho mas largas que en los climas templados.

Pero si el suelo, bien que bastante rico en sí para el desarrollo normal de las especies arborescentes, no está por su propicia naturaleza y por la favorable distribucion de las suficientes aguas en su superficie y en su interior, bastante y contentamente húmedo; además si tales aguas son solamente suficientes por intervalos, por medio de las lluvias mismas que dependen de ciertas alternativas regulares en el estado de la atmósfera, se observan entónces unos cambios análogos á las estaciones de los paises templados; en efecto, la seca hace detenerse la vejetacion y unos árboles se despojan de su follaje y parecen así como muertos durante algun tiempo, para volver á echar nuevas hojas y flores tan luego como las abundantes lluvias periódicas les rieguen con sus fecundantes aguas, lo que hemos presenciado en la costa Sur de la isla de Cuba, que parece privada de vejetacion durante los meses de diciembre, enero, febrero, marzo y hasta de abril; eso sucede tambien para los catingas del Brasil, para la Guayana, Upata, por ejemplo, etc. Un suelo arenoso é irregularmente regado no puede producir sino plantas frutescentes y herbáceas, cuya vejetacion, detenida durante la seca, se va reanimando con las lluvias y cubre como de paso de una preciosa alfombra verde sembrada de primorosas flores, la tierra que pocos dias antes desnuda parecia estéril y casi muerta. Durante otra parte del año se observa lo mismo en vastísimos valdíos de las rejiones tropicales, tan pronto llanos como ondulosos y privados de la irrigacion natural y continua que resulta siempre de la vecindad de las altas montañas. De tales espacios, los unos crian muchísimas especies cuya variedad infinita produce el mas maravilloso aspecto y tiene al viajero asombrado de tanta lozanía, mientras los otros están cubiertos de una vejetacion tan vigorosa, pero muy uniforme y por eso mismo monótona, como sucede en los campos del Brasil, en las pampas del Paraguay, en los llanos del Apure, etc.

Las palmeras y los demas monocotiledóneos arborescentes, así como los helechos arbóreos, contribuyen notablemente por su presencia á dar á la vejetacion tropical su fisonomía particular y específica, las Escitámineas y las Cácteas además la caracterizán todavía mejor. Se han llamado Escitámineas á los vejetales que forman las familias de las Musáceas, caracterizadas por el plátano, y de las Amomáceas; además esa rejion contiene un cierto número de familias que no se encuentran mas allá de sus límites y cuyo maximum de especies se halla entre ellos, tales son: las Bromeliceas, Miristíceas, Anonáceas, Bombáceas, Esterculiáceas, Ternstræmiáceas, Bixá-

DE LA GEOGRAFÍA BOTÁNICA.

ceas, Gultíferas, Maregraviáceas, Maliáceas, Ochnáceas, Anachoildáceas, Connáreas, Vochisiáceas, Mirtáceas, Turneráceas, Cactáceas, Mirsináceas, Sapotáceas, Ebenáceas, Verbenáceas, Cisthandráceas, Acantáceas y las Gesneriáceas, etc. Hay algunas grandes familias que existen á la vez en las rejiones templadas y tambien en las tropicales, pero en estas últimas sus especies están en mucho mayor número, tales' son las Gramíneas, Cyperáceas. Orquídeas epífitas ó parasitas, porque pocas terrestres hay en comparacion del sinnúmero de las primeras; otras se distinguen por carácteres particulares y propios para formar tribus enteras, tales serán, verbigracia: las Mimóseas y las Cesalpíneas, entre las leguminosas; las Cinchóneas y las Cofeáceas, etc., entre las Rubiáceas. Las plantas enredaderas ó bejucos constituyen uno de los principales elementos de las selvas vírjenes de la América meridional, que hermosean tanto con sus primorosas guirnaldas de flores entrelazadas las unas con las otras y formando así el conjunto mas estravagante y mas elegante que se pueda uno imajinar, pertenecen á las familias siguientes: Malpighiáceas, Sapindáceas, Menispérmeas, Bignoniáceas, Apocíneas, Asclepiádeas, Pasifloráceas, Ampelídeas, Esmiláceas, Dioscóreas, etc. Las plantas parásitas, lejítimas como falsas, que tambien se encuentran muy numerosas en tales rejiones, pertenecen especialmente á las familias de las Lorantáceas, Raflesiáceas, Balanofóreas, Orquídeas, Bromeliáceas, etc.

Por debajo del Equador unos grados hácia el Norte y otros tantos hácia el Sur, el clima es, como lo tenemos ya señalado, siempre cálido é invariable, pero á medida que se va uno alejando de esta zona, la distincion de las estaciones climatéricas se va haciendo mas sensible y se pronuncia mas; la zona tórrida se puede dividir en tres partes ó zonas secundarias, como sigue: la Equatorial, que corresponde como á unos 15 grados de cada lado del Equador y corresponde á los paises cuyos nombres siguen: al Norte del Equador corresponde toda la parte Sur de la provincia de Honduras, principiando por el cabo Gracia de Dios, todo el pais de los Indios Mosquitos, la República de la Nueva Granada, y especialmente las provincias de Panamá, Cartajena y Santa María, la República de Venezuela, las Guyanas inglesa, francesa y holandesa; en fin, la parte Norte del Brasil correspondiendo à la Guyana portuguesa; las Antillas siguientes están tambien en esta zona: la Martinica, Sta. Lucía, Tabayo, Barbadas, San Vicente, Trinidad, Curaçao, Margarita, etc. Al Sur del Equador la zona tórrida comprende una parte del Brasil, de la República de Nueva Granada, el Perú, etc. Las dos zonas intertropicales que principian al grado 15 y se estienden hasta el 24 de cada lado del Equador comprenden: la del Norte, la República de Méjico desde la parte Sur de la provincia de Tamaulipas, la de Veracruz, de Tabasco y el Yucatan, la República de Guatemala y especialmente las provincias Verapaz y la parte Norte de Honduras; además corresponden á esta zona todas las grandes Antillas, que son Cuba, Santo Domingo, Jamaica y Puerto-Rico, y tambien la mayor parte de las pequeñas, como Santómas, Bieques, Tortola, Anguilla, Sta. Cruz, Antigoa, Nevis, San Cristóbal, Monserrate, Guadalupe, Marie-Ga-

lande, etc. La del Sur contiene el Brasil desde la provincia de Ba
hía y la de Riojaneiro, solamente algo mas acá de la capital. Hemos
señalado en esta enumeracion solamente las provincias bañadas sea
por el mar de los Caribes, sea por el Océano, porque á esta sola
parte corresponde nuestra obra; la flora de las provincias interiores
haciendo parte del gran continente americano, tiene un flora distinta y mucho mas abundante, pero la parte indicada de esos paises
es la mas poblada y por consiguiente la que puede aprovechar mejor
nuestros desvelos, su flora difiriendo muy poco de la de las Antillas,
por estar estas en las mismas zonas botánicas. La zona equatorial
está, como ya lo tenemos dicho, caracterizada especialmente por la
presencia en ella de las Palmeras, de las Escitamíneas, que desde
el nivel del mar se estienden hasta como 600 metros de altura; pero
si sigue uno elevándose mas en los Andes hasta alcanzar una altura
como de unos 1,200 metros, entónces se halla en una zona que corresponde á las tropicales, caracterizadas principalmente por la presencia en ellas de los Helechos arborescentes, de las Quelastomáceas, de las Piperáceas, etc.

Las grandes zonas, llamadas templadas, que señalamos solamente
de paso, porque no corresponden de manera alguna con el objeto de
nuestra obra, se van estendiendo desde los trópicos hasta los polos
y presentan necesariamente en tan vasta estension y entre sus límites estremos diferencias muchísimo mas marcadas, tan pronto por
el clima, como por la vejetacion, que las que se observan en la zona
tórrida ; por esa razon se la ha subdividido en mayor número de zonas secundarias, cuyos límites no están determinados, tanto por la
latitud como por las líneas isoternas que han de tomarse en mayor cuenta, porque á medida que se aleja mas del Equador, van ellas
coincidiendo de menos en menos con las paralelas. Los límites de
dos zonas vecinas se van confundiendo entre sí á medida que se acercan mas la una de la otra; en primer lugar se encuentran solamente algunos individuos esparcidos de la mas al Norte, que centi-
nelas avanzadas han invadido la tropical, señalando por su presencia
en ella que está ya pronta para desaparecer, mientras que en la
otra los pocos individuos que se hallan mas acá de los límites son la
retaguardia del ejército vejetal del Sur que ya ha vuelto á sus eternos campamentos. Eso supuesto, se ve que nuestra obra, escrita especialmente para las Antillas tropicales y equatoriales, se habrá de
aprovechar en los paises americanos que corresponden á ellas del
otro lado del Equador, los cuales tenemos ya señalados algo mas
arriba.

El botanista que va subiendo uno de los Andes de la América meridional despues de haber salido de las tierras calientes, en donde
ha dejado las palmeras y los plátanos y haber alcanzado hasta como
600 metros de altura, se encuentra en medio de la vejetacion tropical que se estiende como hasta los 1,200 metros de altura, en donde
se hallan los helechos arbóreos y los cenchonas; se pasa entónces á las
tierras frias, en donde se encuentra en primer lugar el *Ceroxilon andi-
cola*, que parece como la transicion de las zonas tropicales á las templadas, caracterizadas por la presencia de las Encinas, Rododendron,

Wintherias, Escallonias; se hallan tambien en ellas los Retamos, Vibumos, Clematides, Zumaques, Evonimos, las Rubias, etc. Tal zona pues corresponde á la templada de Europa, cuyo aspecto tiene, y se encuentran en ella, como en la otra, las Encinas, Ceceres ó Acres, Carpes, Alamos, formando bosques enteros; el Boj, el Torvisco y el Almez allí forman maleza; en fin, se encuentran hasta algunos árboles frutales europeos, como Duraznos, Manzanos, Cerezos, Morales, que se crian silvestres y espontáneos, mientras otros, como Albaricoqueros, Melocotoneros, así como muchas hortalizas europeas, están perfectamente bien aclimatadas; en fin, mas arriba se hallan hasta los vejetales alpestres, los Ranunculos, las Gencianas, los Astrágalos, etc., entónces ya se ha llegado como hasta 4,000 á 4,500 metros de altura, y casi al límite de las nieves perpetuas. Lo mismo será pues elevarse uno hácia la cumbre de una montaña muy alta, como viajar por mas altas latitudes, porque en ambos casos las metamórfosis vejetales y el empobrecimiento de la vejetacion se verifican siguiendo las mismas leyes.

De todo lo dicho se debe inferir pues que el calor es siempre la causa principal que determina la distribucion geográfica de los vejetales; así vemos cada dia que los medios de aclimatacion y de naturalizacion que el hombre pone en obra están basados en estas consideraciones, y que han hecho decuplar las riquezas vejetales de ciertos paises, lo que para todos puede suceder. Los vejetales de los paises tropicales van ganando de año en año mas hácia los climas templados, mientras que muchísimos de las rejiones frias no abandonan sino con mucho sentimiento su patria glacial. Hemos visto pues que las montañas de la zona tórrida presentan con bastante frecuencia desde su base hasta su cima los vejetales que se encuentran desde el Equador hasta los polos, y además, sabido es que en Europa se ha logrado reproducir en las sierras, segun la temperatura, el grado de humedad y la naturaleza de los terrenos que las forman, una infinidad de vejetales perteneciendo á todos los climas del mundo. Las diferencias geográficas que presentan los vejetales dependen pues, casi únicamente, como lo tenemos ya señalado algo mas arriba, de los diferentes grados de calor y demas circunstancias como la luz y la humedad que reciben en mayor ó en menor cantidad, así como de la naturaleza de los terrenos en que vejetan, y además de la influencia de diversos fenómenos meteorolójicos que vemos en la naturaleza; tenemos que añadir no obstante, que existe un gran número de plantas cosmopolitas, ó que se acomodan á todos los climas y á todas las localidades. Se sabe que la facultad de resistir al frio aumenta en los árboles en razon del número y de la densidad de las capas leñosas, así como de la naturaleza resinosa de sus jugos propios, etc. Sin embargo, bien que en los paises cálidos la corteza de los árboles sea por lo regular mucho mas delgada que en los climas frios, algunos de aquellos pueden aclimatarse en estos últimos, especialmente cuando tienen sus yemas ó capullos provistos de escamas y reuniendo en sí, por otra parte, las demas circunstancias favorables ya señaladas. Como lo tenemos ya mencionado algo mas arriba, las estaciones de los vejetales varian muchísimo, pero se ha de advertir que siempre serán las mismas para los mismos géneros ó familias en cualquiera pais que se le observe, lo que se habrá de tomar siempre en mayor consideracion cuando se tratará de la aclimatacion provechosa de algunas especies útiles; en efecto, los vejetales viven, los unos tan pronto en el mar ó en sus orillas, como en las aguas dulces y en las márjenes de los rios, quebradas, arroyos, y á la vez en los lugares pantanosos; los otros, al contrario, no necesitan para vivir sino una cierta cantidad de humedad, y por consiguiente se les encuentra mas ó menos distantes de los cursos de agua, como sucede en los prados y en los terrenos cultivados; se crian tambien algunas especies en las rocas, murallas y sitios pedregosos; ciertos vejetales viven especialmente en los arenales, en los lugares estériles, en los escombros; muchos habitan los bosques, los matorrales, los sotos, los vallados, etc. Algunas especies se hallan en los subterráneos, en las cavidades ó cuevas únicamente, y hay aligunos que no se encuentran sino dentro del suelo mismo, sin salir nunca á su superficie; por fin, y en una palabra, la localidad hace variar muchísimo, no solamente las especies y los géneros, sino tambien las familias; en efecto, los vejetales que se crian espontáneos en las montañas varian muchísimo, segun su elevacion, como lo tenemos ya señalado, y tambien segun su posicion geográfica, y por consiguiente deben ser, como lo son en realidad, muy diferentes de los que se crian en las llanuras. La posicion geográfica de los paises influye pues mucho en los vejetales; en efecto, el número de las especies criptógamas aumenta, relativamente á la de las fanerógamas, á medida que se va uno alejando del Equador, mientras la proporcion de las dicotiledóneas, al contrario, se va aumentando, relativamente á las monocotiledóneas, á medida que se van acercando del Equador, en donde el número absoluto y la proporcion de las especies leñosas es siempre mayor que en cualquiera otra parte del globo. La reunion de las especies vejetales que se crian espontáneas en un pais determinado constituye la flora propia de aquel pais: así se dirá pues la flora de Francia, de Inglaterra, del Brasil, de las Antillas, etc. Las familias vejetales son mas ó menos abundantes y numerosas bajo las diferentes latitudes y en los diversos lugares de la tierra; si uno marcha pues de los polos hácia el Equador, verá aumentar el número de las Malváceas, de las Euforbiáceas, de las Compuestas, de las Mirtáceas, etc., mientras las Labiadas, las Amentáceas y las Crucíferas que pertenecen especialmente á las zonas templadas, van disminuyendo y casi desaparecen en la zona tórrida.

Como lo tenemos ya señalado mas arriba, la humedad ó el agua obra sobre los vejetales de un modo muy notable; los unos en efecto absorben mucho de ese líquido, mientras los otros necesitan muy poca agua para vivir; los primeros, que viven en las localidades húmedas, tienen un tejido flojo y esponjoso, hojas glandulosas que presentan mayor superficie y son desprovistas de pelos, mientras los segundos, que habitan lugares secos, son de una testura dura, tienen hojas pequeñas y velludas, su vejetacion es muy lenta; desde luego se debe concebir que los primeros no podrán acomodarse mu-

cho á la localidad de los segundos, y que estos no podrán habituarse
á vivir en los lugares húmedos. El suelo además, por su composicion química y su consistencia, debe necesariamente influir en la
vejetacion; pero esta influencia puede estar modificada por algunas
de las causas ó circunstancias esteriores; se sabe, en efecto, que ciertas plantas prosperan á pesar de la naturaleza desventajosa del suelo, si este tiene una buena esposicion, mientras que otro terreno
semejante, mal espuesto, se quedará estéril. Las Saliconias, las
Salsolas, etc., no pueden vivir sino en las orillas del mar ó en los
lugares en donde el suelo contiene la sal de comer ó cloruro de so-
dio necesario á su vejetacion y que transforman en oxalato de sosa
indispensable á su constitucion; las Gramíneas crecen con preferencia en un terreno silíceo y algo calcáreo á la vez, las Soláneas, las
Crucíferas y los Hongos prefieren un suelo impregnado de materias
orgánicas descompuestas ó reducidas á detritus. Estos pocos ejemplos bastan para hacer comprender que una planta orijinaria ó natural de una localidad que se trasporta á otra y que vive en ella,
debe sufrir una especie de aclimatacion que puede modificar mas ó
menos considerablemente su tamaño, su consistencia, su color, su
desarrollo y hasta la forma misma de sus órganos; además otras muchas causas que están ocultas á nuestro alcance, tienen una influencia muy marcada en la distribucion geográfica de los vejetales. Las
plantas que vivén en el seno de las aguas del mar no son tan numerosas como las que vejetan en la superficie de la tierra, y las familias que contienen las primeras son muy poco numerosas y ocupan
el grado mas inferior de la escala botánica; la zoolojía marina, al
contrario, es mucho mas rica, de manera que no hay relacion entre
la cantidad de animales y la de vejetales marinos, así como tampoco
la hay entre los vejetales terrestres y los animales que viven en la
superficie del globo.

Los vejetales influyen mucho los unos sobre los otros, como cuerpos
estraños, con la sombra que dan, con sus raices, con los restos de
sus hojas, etc.; se dañan ó se favorecen recíprocamente. La sombra
de los árboles hace en efecto que unas plantas pueden vivir en sitios
en donde las otras están escluidas; pero en general debajo de ellos
hay poca vejetacion; las raices no se dañan solamente por su entre-
cruzamiento, sino tambien por sus secreciones, que son perjudiciales á las plantas de la misma familia, como lo tenemos ya mencionado, mientras que al contrario favorecen á las de otras. Las plantas
que crecen mucho y se desarrollan con mayor prontitud, como las
Gramíneas, verbigracia, escluyen á las demas, especialmente á los
árboles, cuyo crecimiento es mucho mas lento, de modo que las
ahogan cuando jóvenes. En los paises en que el cultivo no ha cambiado todavía la distribucion natural de los vejetales, no se hallan
en efecto sino bosques estensísimos y prados muy dilatados, y es porque la sombra de los árboles mata las plantas herbáceas, las que á
su vez impiden á las semillas de los primeros germinar ó mejor ahogan casi siempre el arbolito naciente. Las especies mas vigorosas
perjudican siempre á las plantas herbáceas ó delicadas, como diariamente se observa; las parásitas matan frecuentemente y siempre

4

dañan mas ó menos á los vejetales que tienen acometidos; en fin, las que crecen de prisa perjudican á las que con mayor lentitud se desarrollan y hasta las ahogan. Se puede decir pues que las plantas se hallan casi en guerra abierta y constante unas con otras, poco mas ó menos, cuales los animales que se disputan el alimento ó se devoran mutuamente : mientras los vejetales en su pelea pasiva, se disputan solamente el sitio y el sol.

El estudio de la geografía botánica tiene pues por objeto no solamente distribuir los paises en un cierto número de rejiones vejetales, sino tambien determinar, en cada uno de ellos, los pisos ó localidades que corresponden con las rejiones botánicas de las otras comarcas, lo que es de mayor interés para la parte de la agricultura que se ocupa de la aclimatacion de los vejetales exóticos ó estranjeros al pais en que se trata de aclimatarles. Si se comparan entre sí las varias rejiones botánicas del orbe, se quedará asombrado uno al ver la gran analojía que presentan entre sí las que se encuentran colocadas en iguales ó análogas condiciones climatéricas; como rarísimas veces hay identidad perfecta entre las condiciones, se esplica por eso mismo porque es tan raro hallar en comarcas diferentes y muy lejanas las unas de las otras algunas especies idénticas, pero sí con mayor frecuencia especies del mismo género. De esta diferencia se ha sacado la conclusion que cada pais ha recibido, en los primeros dias de la creacion, sus vejetales especiales y no los de las demas comarcas, aunque los de estas últimas hubieran muy bien podido vivir en ellas ; es muy fácil, en efecto, averiguar casi diariamente ese hecho, porque vemos plantas de un pais llevadas á otro, en donde se aclimatan y se van naturalizando de tal manera, que despues de algun tiempo mas ó menos largo salen espontáneas en ese pais y se van confundiendo mas cada dia con las indíjenas.

La comparacion del número de las especies, de los géneros, de las familias, de las clases especiales á cada rejion, la determinacion de su relacion entre sí, el cálculo de los coeficientes numéricos que son casi la medida del poder vejetal de cada rejion, de cada zona. de cada paralelo, constituye la aritmética botánica, uno de los ramos mas importantes de la geografía botánica; el exámen de los límites propios á cada género, á cada especie, la determinacion de la area de cada tipo, de cada vejetal, constituye otro ramo de esta ciencia, inverso con el estudio de las rejiones, pero que es su complemento indispensable; tal estudio, aplicado á los vejetales útiles, enlaza la geografía botánica con la agricultura; pero los límites de nuestra obra nos prohibon dilatar mas ese párrafo quizás ya demasiado estenso.

Nos queda para concluir ese discurso preliminar hablar de las herborizaciones y de la preparacion de los herbarios. Todos los botanistas célebres están acordes en que el medio mas seguro para conseguir el conocimiento completo de las plantas consiste en herborizar y en componer herbarios, y lo tienen escrito y aconsejado en sus obras; en efecto, la descripcion mas completa y los dibujos mas perfectos no pueden reemplazar sino de un modo muy imper-

fecto los vejetales conservados con todo el cuidado posible, á fin de
que la muerte no les prive de sus carácteres distintivos y específicos; pero para formar una hermosa y útil coleccion de plantas secas
es preciso primeramente saber herborizar, y esta parte de la botánica tiene sus reglas y exijencias particulares.

Las escursiones que se hacen pues en busca de las plantas tan
pronto para estudiar como para conservarlas se llaman herborizaciones, para las cuales se necesitan unos útiles ó ustensilios indispensables. Tales útiles consisten pues primeramente en una caja de
hoja de lata para colocar las muestras ó ejemplares á medida que
se recojen, á fin de poder conservarles durante el dia y á veces por
mas tiempo sin peligro que se marchiten y sequen, y á fin de poder
á la vez transportarles consigo sin que se estropeen y por consiguiente se vuelvan inútiles para el estudio posterior; tal caja suele
tener unas 18 pulgadas de largo y como 6 de ancho, la forma cilíndrica comprimida, que es la mas cómoda tanto para la colocacion
de las plantas recojidas como para llevarla al hombro, la tapadera ó
puerta ha de ser lateral y poco menos larga que la caja, y es preciso
que se cierre de un modo tan fácil como seguro ; debe disponerse
de modo que se pueda llevar á la espalda colgando de una correa
dispuesta á propósito y sugetar los cabos por sus dos estremos, hácia el costado izquierdo, para poderla abrir cómodamente é ir colocando las plantas conforme se recojen ; en segundo lugar hay que
tener una pequeña podadera y una azadilla que puedan engastarse
y asegurarse por medio de una rosca en un baston fuerte provisto
de un robusto y puntiagudo regaton, que estando enroscado sea fácilmente sustituido por una pequeña pala, la azadilla ó podadera ya
señaladas ; tales instrumentos, con una navaja fuerte, son muy necesarios, pues que llenan á la vez mas de un objeto. En efecto, hay
que arrancar de raiz muchas plantas, mientras que el tamaño de
otras solamente permite cortar ramitas á veces demasiado altas ó
lejanas, y además al trepar por las montañas ó al saltar todas las veces que el terreno lo exije, presta apoyo y seguridad el baston convenientemente dispuesto. En fin un buen lente do aumento, una
aguja botánica, papel de estraza y algun blanco, papeletas y cortadas y dispuestas á propósito, lápiz ó tintero y plumas, un libro de
memoria y una botella algo aplastada y de boca ancha, con espíritu
de vino ó alcohol cualquiera debilitado, ron blanco, para conservar
ciertos objetos, y otra con aguardiente ó ron añejo y lejítimo, por
ser mas saludable, para mezclar con el agua que se bebe durante el
calor, completan lo mas indispensable que se debe llevar consigo en
las escursiones; además, si se han de prolongar, es preciso no olvidar algunas provisiones para comer. El que en Europa herboriza
suele cargar con todo lo que tenemos señalado y llevarlo así consigo,
pero no puede hacerlo así en los paises tropicales sin que se esponga
á enfermarse muy pronto por la demasiada fatiga que esperimenta
muy pronto y porque todo eso le estorbaria muchísimo para penetrar en el monte, además no debe ir solo pero sí siempre acompañado de un peon de confianza bien baqueano ó práctico y conocedor
del pais, quien cargará con lo mas indispensable dejando con los ca-

ballos ó mulas lo que no es de absoluta é inmediata necesidad llevar consigo; hay además para mayor seguridad que andar con armas : un buen revolver basta por lo comun, pero una buena escopeta de dos tiros no seria de mas, especialmente cuando recorre uno el continente americano, y nunca se ha de olvidar su buen cuchillo de monte, indispensable para abrirse camino á través de las malezas y bejucos ; escusado es decir que se debe siempre llevar consigo el estuche de que hemos hablado en las generalidades sobre los contravenenos, C. T. V., T. 2, páj. 27, para preservarse de las consecuencias de la mordedura de las culebras ponzoñosas.

Esos pormenores indispensables cumplidos se ha de ocuparse del modo con que se deben cojer las plantas ; escusado es decir que las muestras de las plantas que se recojen han de reunir en cuanto sea posible todos los caractéres genéricos y específicos, lo cual se logra comunmente respecto de muchas plantas pequeñas que pueden colocarse enteras en el herbario ; pero relativamente á las demas hay que suplir esto por medio de ramitas que á la vez tengan flores y frutos, si es posible, y siempre hojas, ó si no solo una cosa, y aguardando en tal caso la época oportuna para conseguir las otras ; si las hojas se desenvolvieren despues de salidas las flores se conseguirán cuando se coja el fruto ; pero hay especies cuyas hojas se presentan al tiempo que el fruto se cae y entónces de aquellas se necesitan tres ramitas cojidas en distintas épocas para completar los caractéres ; no deben estar enteramente maduros los frutos cuando son carnudos, porque se podririan en el herbario ; entónces se les conserva en espíritu de vino ó ron blanco ; los capsulares ó secos han de serlo al contrario, con la precaucion de sujetar sus valvas con un hilo á fin de que no se abran. Todos los ejemplares recojidos de una planta se colocan en la caja conforme se cojen, procurando siempre que las raices ó las partes inferiores de los ramos estén todas á un solo estremo con su tapa á propósito para poner con facilidad un poco de musgo mojado que la sustente cuando hayan de permanecer mucho tiempo en la caja; y por este medio, cuidando de no abrirla con demasiada frecuencia, se logra conservarlas bastantes dias sin que las flores sufran aun. Pero algunas plantas hay cuyas corolas son muy fugaces y caedizas, las de otras se cierran y se marchitan al momento y únicamente colocándolas entre papel de estraza en el ácto mismo de cojerlas es como se consigue conservarlas ; ofrece pues ventaja para estas la cartera grande con papel de estraza, que soliamos llevar siempre con nosotros con muchísimo provecho en nuestras herborizaciones ; tambien se podria no necesitarla haciendo abrir los botones ó flores en casa, pero no siempre es posible hacerlo así.

Las plantas criptógamas, si bien no todas, necesitan cuidados especiales al cojerlas ; sin embargo, las semivasculares tales como las Equisetáceas, Azóleas, Rizocárpeas, Licopodiáceas, Musgos, Hepáticas, Líquenes, etc., casi no necesitan otro sino aguardar que se hayan desarrollado sus órganos reproductores, porque se secan con la mayor facilidad y prontitud ; tienen las Charáceas el inconveniente de hacerse muy friables cuando se desecan. Entre las plantas puramente celulares, hay que cojer una multitud de líquenes adheridos á ramos, pedazos de corteza, piedras, etc., sobre que se encuentran; muchos hongos son tan frájiles, tan blandos y putrecibles ó se desecan con tanta prontitud, que es necesario submerjirlos en espíritu de vino en el acto de cojerlos; en fin, la hermosa familia de las Algas, y principalmente las marinas, exigen mucha paciencia y minuciosidad. Con las mayores, los fucus por ejemplo, no se hace otra cosa mas sino aprovechar el influjo del sol hasta lograr la desecacion; muchos se encuentran en las orillas del mar en buen estado despues de una tormenta, pero no sucede lo mismo con las pequeñas y blandas : las hay, en efecto, tan finas y delicadas que apenas bastan los cuidados mas esmerados para no echarlas á perder. Antes de sacarlas del agua, es necesario observarlas bien, porque fuera de ella no se presentan del mismo modo y para que no se rompan debe buscarse el punto por donde están adheridos, cortándolas con toda precaucion ó mejor despegándolas. Algunas se pegan de las manos y primero se rompen que desprenderse; por el contrario otras se escurren con mucha facilidad; para cojer unas y otras se ha de usar pues una vasija de vidrio con boca ancha, submerjiéndola de manera que la planta quede dentro; sacándola luego y tapando con la mano la boca, se hace salir por un pequeño espacio toda el agua que contiene, dejando la planta sola, y despues de repetida igual operacion bastantes veces, se llega á tener suficiente número de estas delicadas algas dentro de la vasija, que se puede transportar llena de agua y tapada sin temor que se echen á perder; y tambien convendrá conducir en agua las grandes confervas para conservar sus órganos reproductores en buen estado. Muchas plantas marinas se descoloran y se pudren tan pronto como se hallan en contacto con el aíre, y este inconveniente se evita espolvoreándolas con arena gruesecita y seca, despues de haberlas dejado escurrir, y colocándolas de ese modo en la caja de herborizacion, ó mejor en otra de madera dispuesta á propósito; en casa se esponen al aire pero no al sol, y se conservan así secas y con la arena hasta que llegue el momento de la preparacion para colocarlas en el herbario.

Despues de haber examinado la planta cojida y escrito sobre una de las papeletas á propósito su nombre científico, si se ha llegado á determinarle, así como el vulgar cuando lo tenga en el pais, el lugar en que se haya cojido, la altura sobre el nivel del mar, la naturaleza del terreno en que se cria, y en una palabra, cualesquiera observaciones que no pudiesen hacerse cuando la planta estuviera seca, como por ejemplo si es árbol ó frutice, su altura, tamaño, etc.; todo eso cumplido, lo que hay que hacer entónces se reduce á colocar la planta fresca entre papeles de estraza sin cola, siendo su tamaño igual al que tenga el herbario y someterla á una conveniente compresion; sin embargo, ciertos cuidados, los unos comunes á todas las plantas y los otros aplicables á algunas solamente, se necesitan. En efecto, al colocar la planta en el papel de estraza se debe abrir y estender con cuidado todas las partes de la muestra, y al estender cada parte sobre el papel se sujetará con un pequeño peso, un pedazo de plomo ó una moneda, para que no se vuelvan á doblar

ó á ponerse debajo de las otras; todas así arregladas se las deja hasta
que se hayan marchitado, y entónces, al quitar la moneda se aplica
por encima una hoja de papel; las partes que se sobrepusieren han
de separarse con papel de estraza fino; se procurará dejar algunas
flores bien abiertas, poniéndolas adentro un papel plegado con su
correspondiente peso encima, y se hará de modo que se hallen á la
vista en algunas los órganos sexuales; otras se dispondrán de manera que presenten su forma natural miradas por debajo y por encima, cosa mas fácil en las de corola regular que en las irregulares,
pero se procurará tambien dejarla patente; se tratará que los pétalos
y otras partes arrolladas ó plegadas naturalmente subsistan del mismo modo, mientras que se habrá de impedir el arrollamiento de
otras mojando un poco el papel; se procurará que no se cierren las
corolas que lo verifican, valiéndose de un papel algo mas fuerte ó
mejor de un pedacito de carton sin cola, y de ese modo se conser-
vará la situacion de los pétalos. No son necesarios por lo comun tantos cuidados y basta ordinariamente estender sencillamente cada
planta entre hojas de papel, procurando que las partes de la misma
no queden unas sobre otras, al menos en cuanto lo permite la conservacion de su natural postura; sin embargo, á nuestro parecer,
será siempre mejor tomarlos cuando habrá lugar de hacerlo. Si las
plantas fuesen grasas ó bulbosas no seria suficiente esto, porque su
vida es bastante tenaz para que continuen vejetando en el herbario.
lo que suele suceder para las Orquídeas epifitas y otras parásitas tan
comunes en los paises tropicales; para evitar tal inconveniente y
para que lleguen á desecarse completamente y con bastante facilidad, no hay mas sino zambullirlas durante unos minutos, cuyo número habrá de variar segun su grado de espesor y su tamaño, en
agua hirviendo, preservando tan solamente las flores, operacion
que produce una muerte segura y además hace la desecacion muchísimo mas pronta; si las plantas son muy carnosas ó que se enne-
grezcan, como á las orquídeas terrestres suele suceder, tambien se
recomienda secarlas, pasándolas diestramente una plancha caliente.
sin omitir la precaucion de cubrirlas con un papel de estraza antes
de proceder á esta operacion. Conviéne aplastar con el pulgar los
tallos y ramas de las plantas herbáceas y tambien las costillas y
nervaduras de las hojas, para que pierdan mas fácilmente su humedad, y el volúmen de las leñosas se disminuirá con estraer el leño
por una hendidura lonjitudinal de la corteza, no siendo perjudicial
en algunos casos colocar tan solo la mitad de un tallo ó de otro órgano voluminoso. Reunidos así convenientemente los ejemplares en
cada pliego ó entre dos pliegos de papel y puestos entre cada dos
pliegos ocupados algunos otros vacios, ó mejor, como solemos hacerlo, una hoja de carton sin cola, se forman paquetes de poco espesor, que deben entónces someterse á la compresion, que ha de ser
moderada, á lo menos al principio, porque siendo demasiada se pe-
garian los órganos unos á otros de un modo tal, que no serian fáciles
de examinar ó de estudiar despues de secos. Puede hacerse de distintas maneras esta compresion, y la prensa que se solia usar otras
veces con mas frecuencia no es muy preferible á los pesos, libros,

piedras, etc., con que se suele cargar el paquete puesto entre dos
tablas; pueden tambien estas ser apretadas por medio de algunas
correas provistas de sus correspondientes hebillas, lo cual es muy
ventajoso y sobre todo muy cómodo para cuando en el discurso de
una herborizacion larga ó de algunos dias, se quiere secar andando
las plantas recojidas y que con dificultad se conservarian tanto
tiempo en buen estado, conviene pues cargar en los caballos algunos
pares de esos aparatos guarnecidos de su correspondiente papel y
cartones: hemos adoptado ese método de compresion durante nuestras herborizaciones en las Antillas y en el continente americano,
y siempre ha salido muy bien. De cualquier modo que se haga la
compresion es necesario mudar el papel todos los dias, con el cuidado de arreglar las partes que se encuentran mal dispuestas. Una
pronta desecacion es muy ventajosa por la razon de que conservan
mejor los colores, y por esto deben ponerse las plantas en un sitio
seco y ventilado y aun caliente, con tal que no pase de como 35',
porque las haria friables. Tambien favorece mucho la desecacion
el descomponer el paquete en otros paquetitos, que se dejarán al
aire sueltos y desparramados, sin comprimirlos despues de los primeros dias. En verano bastan dos ó tres dias para secar las plantas,
si el papel que se sustituye no tiene humedad alguna, lo que se procurará poniéndole al sol ó al fuego; en tiempo húmedo se puede ob-
tener una pronta desecacion poniendo el paquete en un horno, algun
tiempo despues de sacado el pan, lo que nos ha siempre surtido inmejorable efecto.

En lugar de papel de estraza solemos usar el primer dia hojas de
carton gris sin cola alguna, colocando entre ellas las plantas con
tanto cuidado como cuando se emplea el papel, separando las varias
partes de ellas con papel de estraza, á fin de hacer la superficie
mas igual posible, y especialmente entre las hojas y flores, á fin de
que su espesor llegue á igualar el de los tallos y ramos, mas frecuentemente empleamos para eso tiras ó pedacitos de carton gris
mas delgado; despues de 12 á 15 horas de compresion se las muda
en pliegos de papel de estraza y los paquetes dispuestos se ponen
cada uno en una redecilla de alambre doblada á manera de pliego de
papel y del mismo tamaño que él, se sujeta ese sencillo aparato con
tres correas provistas de sus correspondientes hebillas, de las cuales
hay dos transversales y una lonjitudinal, las correas apretadas como conviene se cuelga el aparato al sol y por único cuidado basta
voltearle dos ó tres veces al dia, y la desecacion se verifica perfectamente bien y con prontitud; es preciso colocar siempre las plantas mas delicadas y mas fáciles para secar en el centro del paquete
y las mas carnosas y mas difíciles de desecar á la superficie. Escusado es decir que antes de volver á poner el aparato al sol es preciso
abrirle para sacar las que ya están secas. Tal método nos ha salido
siempre perfectamente bien y no empleamos otro porque nos parece
ser ese el mas pronto y además porque da tan buenos resultados como el horno y la coqueta del botanista Lecocq.

La mayor parte de las plantas no necesitan nunca para su buena
desecacion mas cuidados sino los ya señalados; pero no sucede

siempre lo mismo con gran número de plantas acuáticas, tanto fanerógamas como criptógamas y con otras de esta última clase; sin embargo en tales circunstancias nuestro método ha siempre cumplido muy bien con el objeto. Los musgos y los líquenes podrán colocarse en el herbario casi al momento mismo de ser cojidos y no habrá inconveniente en estenderlos despues de secos, teniendo la precaucion de humedecerlos un poco antes; los hongos podrán secarse si no fuesen muy carnosos, y siéndolo se necesitará entónces conservarlos en espíritu ú otro líquido conservador, agua con sal de comer y alumbre verbigracia. Son las algas plantas que exijen minuciosísimas precauciones, compensadas solamente por el gusto de poseer una bella coleccion de tan curiosos vejetales.

Una vez preparadas y secas las plantas, no está hecho aun todo lo que exije su conservacion, si el herbario ha de ser duradero, si no ha de ser mas ó menos pronto pasto de los insectos; deben pues envenenarse las plantas, por mas que algunas puedan haber sido atacadas en ciertos casos, á pesar de tal precaucion. Cuando el herbario no es muy numeroso y se visita con frecuencia hay menos peligro, así es que generalmente no se envenenan sino los ricos herbarios ó los que han llegado á ser interesantes; sin embargo esta precaucion es siempre necesaria y hasta indispensable en los paises tropicales sobre todo; en donde tantísimos insectos hay, porque en tales paises no basta visitar frecuentemente su herbario para evitar que sean carcomidas sus plantas, como lo tenemos esperimentado tantas veces; familias hay que son las víctimas preferidas de los insectos, y otras al contrario que no atacan casi nunca; en el primer caso se hallan á la cabeza de todas las compuestas, las umbelíferas y las crucíferas, despues vienen las euforbiáceas y algunas otras familias; bien que habiéndose librado en los primeros años de la voracidad de los insectos, suelen verse menos atacadas en lo sucesivo. Se hace el envenenamiento de las plantas zambullendo ó sumerjiéndolas en alcohol teniendo sublimato corrosivo en disolucion, como media onza por cada botella y media de líquido, al cual se puede añadir además algunas veces alcanfor ó una esencia cualquiera, pero esa adicion no es indispensable; escusado es decir que no se les volverá á colocar en el herbario sino despues de secas, y además que se deben tomar las precauciones que exije tan peligrosa preparacion.

Así preparadas falta colocar las plantas metódicamente y disponer el herbario en regla; pero eso tambien necesita sus instrucciones particulares, las cuales tenemos que esponer ahora: para facilitar la colocacion se deben primeramente separar los ejemplares por familias, reuniendo todos los correspondientes á cada especie, de manera que no se confundan los que provendrán de localidades diferentes. El tamaño del papel, elejido y con cola, vale mas que peque por grande que por pequeño; debe ser siempre igual, estando plegado en dos hojas cada pliego; no ha de contener este mas que los ejemplares de una sola especie, los cuales nunca deben estar sin su correspondiente papeleta, hecha del modo ya enseñado mas arriba, en la que se debe anotar de quien procede, cuando no sea es-

DE LOS HERBARIOS.

crita por uno mismo, la espresada papeleta podrá fijarse en el ejemplar con una tirita de papel engomado ó solamente por una ó por dos hendiduras, si hubiese varios ejemplares de la misma especie que se diferenciasen por las localidades, no hubiera inconveniente en reunirlos todos, lo mismo que los cojidos en diversos estados ó épocas y aun las variedades; pero cuando se prefiere tenerlos en hojas distintas, habrá que meterlas todas dentro de un pliego doblado á manera de cubierta comun. Como quiera, cada ejemplar con su papeleta fija en él debe quedar libre y no pegado al papel, como lo hacian los antiguos y preceptuó Linneo, porque además de otras desventajas, tenia este método la de no poderse examinar bien las plantas, mientras que con el otro se concilia todo, sujetando el ejemplar al papel á favor de tiritas prendidas con alfileres. Además de la papeleta que va siempre unida al ejemplar es bueno poner dentro del pliego otra independiente en la que se escriba la sinonimia científica, vulgar, etc., pudiéndola sujetar en el ángulo inferior de la izquierda, de manera que sin abrir el pliego y aunque se halle entre otras, pueda verse pronto cuál es la especie contenida en él; se reunen despues los pliegos por secciones, géneros, tribus y familias formando paquetes parciales, que podrán segun su volúmen formar un solo ó mas por familia; y para hallar fácilmente los diversos grupos que cada familia contiene, se pondrán rótulos salientes que los indiquen, colocándolos en una regular sucesion. Hecho eso, hay que aplicar cartones ó tablas superior é inferiormente y atarlo todo en cruz con una cinta fuerte, ó al traves con dos correas provistas de hebillas ó por otro medio adecuado; finalmente, los paquetes de las familias se colocan aproximándose segun su analojía en un armario ó estante, poniéndolos vertical ú horizontalmente, variando segun la posicion que se adopte la situacion de los rótulos salientes, y el herbario se halla entónces en disposicion de ser consultado con la mayor facilidad y de ir sucesivamente en aumento con la intercalacion de nuevas plantas.

Además de los herbarios generales, hay otros particulares, sea compuestos de plantas aplicables á la medicina, á las artes ú otros, y siempre á las que deposite para los cambios. Además de los herbarios de especies hay otros de géneros y carácteres siendo de menor tamaño, que suplen con ventaja á las mejores láminas para la intelijencia de los términos botánicos, y cuando reunen los carácteres bien manifiestos de las familias constituyen uno de los mas eficaces medios de aprender la botánica; por lo tanto aconsejamos con mayor empeño á los aficionados que quieren aprender pronto y con facilidad esta ciencia principien por hacer un herbario de la última clase y despues de hecho con el debido cuidado sabrán ya la parte elemental, y entónces podrán con mayor provecho hacer el herbario de la comarca en donde viven, ó bien podrán, si quieren, y quizás será mejor así, á la vez que van herborizando y coleccionando, hacer á la par el herbario de géneros y carácteres de familias que llamaremos elemental, destinado á ser consultado diariamente, y el general; de este modo harán adelantos muy rápidos en esta agradable, instructiva y utilísima ciencia.

Para hallar las plantas en el herbario se necesita un órden rigu-
roso, que se ha de establecer desde el principio, porque las dificul-
tades se van aumentando á la par que la coleccion, y por eso debe
formarse desde luego un catálogo dispuesto como sujiera á cada
uno su jenio, atendiendo que con los aumentos diarios habrá de esperimentar muy frecuentes alteraciones. A. de Candolle dice que
conviene establecer : 1. un registro de entradas en que se mencio-
nen brevemente las plantas desecadas por sí mismo ó recibidas con
la indicacion general de su pais ó de su oríjen ; 2. otro alfabético de
los nombres de los géneros, con la indicacion de la familia donde se
hallan colocados en el herbario, segun el autor que se siga ó segun
sus propias observaciones.

PROLEGÓMENOS

ó

RESÚMEN DE BOTÁNICA ELEMENTAL

LIBRO I

CAPÍTULO PRIMERO

PORMENORES Ó CONSIDERACIONES GENERALES SOBRE LOS VEJETALES COMPARADOS Á LOS ANIMALES.

Al principiar esta primera parte enteramente botánica de nuestra obra, que hemos tenido por esta razon que titular « Flora médica y útil de las Antillas y de la parte del continente americano correspondiente á ellas, » nos ha parecido necesario, antes de pasar adelante, asentar aquí algunas consideraciones generales sobre los vejetales y entrar en algunos pormenores muy necesarios y hasta indispensables para mayor intelijencia del estudio botánico de las plantas tropicales, cuyo estudio terapéutico tenemos hecho en la segunda parte enteramente médica de esta obra y por tal razon titulada « Compendio de terapéutica vejetal de los mismos paises. » Empezaremos pues nuestra tarea señalando las diferencias principales que existen entre los animales y los vejetales, porque han de servir para caracterizarles. Escusado es decir, porque todos en demasía lo saben, que todos los cuerpos de la naturaleza han sido agrupados en dos grandes divisiones ó secciones ó reinos, de las cuales una contiene los cuerpos inorgánicos ó quizás mejor inorganizados, porque no teniendo órgano alguno son por consiguiente enteramente privados de vida, tales son todos los minerales, los flúidos y los gases, que constituyen el reino inorgánico ó mineral; mientras en la otra, llamada reino orgánico, se vienen á agrupar y colocar todos los cuerpos orgánicos, es decir todos los seres que, dotados de órganos á propósito, tienen vida, tales son los animales y los vejetales: ese reino ha sido además partido en dos grandes clases ó secciones, de las cuales una, con el nombre de zoolojía, se ocupa del estudio y de la clasificacion de los animales, mientras la otra, que se llama botánica, trata de los vejetales. La botánica es pues esta parte de la historia natural que trata de los vejetales ó plantas consideradas como seres dotados de vida y constituye esta tan interesante y tan agradable ciencia cuyo objeto consiste en el conocimiento racional del reino vejetal; tal estudio, muy vasto por supuesto, es muy agradable, divertido y sobre todo tiene mas poderoso interés y á la vez muchísima utilidad por causa de sus aplicaciones diarias tan pronto á las artes y á la medicina doméstica como á la agricultura y por consiguiente á la alimentacion del hombre y de los animales útiles. Los vejetales que constituyen la parte mas notable y mas numerosa de los seres organizados ó vivientes se diferencian de los animales porque se alimentan y pueden reproducirse pero no sienten ni se mueven voluntariamente tampoco. El célebre Linneo decia en su estilo tan enérjico y tan conciso: los minerales crecen, los vejetales crecen y viven, los animales crecen, viven y sienten : *Mineralia crescunt; vegetabilia crescunt et vivent; animalia crescunt, vivent et sentiunt*. Los vejetales están fijos en el suelo; tienen el carbono por base principal de su composicion; están compuestos de 4 ó de 5 elementos, encuentran y toman en derredor de sí sus elementos ; los animales al contrario se mueven en la superficie de la tierra ; tienen el azoe por base de su composicion ; están á menudo compuestos de 8 ó 10 elementos; tienen necesidad de obrar sobre los alimentos para hacerlos nutritivos. Considerados respecto á sus actos químicos, se diferencian los animales porque queman carbono, hidrójeno y amonio ; exhalan ácido carbónico, agua, óxido de amonio y azoe ; consumen oxíjeno, materias azoadas neutras, crasas, féculas, azucares y gomas; producen calor y electricidad; devuelven sus elementos al aire y á la tierra; transforman las materias orgánicas en materias minerales; pueden pues considerarse como un aparato de combustion locomotor ; mientras los vejetales al contrario reducen carbono, hidrójeno y amonio; fijan ácido carbónico, agua, óxido de amonio y azoe; producen oxíjeno, materias azoadas neutras, crasas, féculas, azúcares y gomas ; absorben calor ; atraen electricidad ; toman sus elementos al aire ó á la tierra; transforman las materias minerales en orgánicas : constituyen pues aparatos de reduccion inmóviles.

Los vejetales son formados de sustancia homójena mas ó menos diáfana, flexible y sin color, dispuesta ó no en masas, pero en la cual no se han distinguido órganos propiamente dichos, pero eso no es especial de los solos vejetales menos perfectos, porque suele suceder tambien para los animales mas inferiores, de tal manera que en este último grado de la escala orgánica, la transicion del reino vejetal al reino animal es tan insensible y tan poco apreciable que uno pasa al otro sin que se lo pueda casi reparar y que en esos últimos límites se confunden el uno con el otro. La pequeñita alga llamada *protococcus pluvialis* produce un infusorio llamado *anastasia nivalis*, el cual á su vez da nacimiento á una alga; tales seres son pues el punto de transicion del reino vejetal al reino animal. Pero las mas veces esta sustancia va dilatándose y estendiéndose con figura de membranitas que se vuelven las unas tan pronto tubos como las otras celdillas, para constituir por su conjunto el tejido celular vejetal y sus diferentes variedades ó formas, de las cuales saldrán mas tarde los varios órganos que han de constituir el vejetal perfecto.

Las plantas, como lo tenemos ya dicho en el discurso preliminar, se alimentan siempre de sustancias inorgánicas tan pronto gaseosas como líquidas, que son el agua, el ácido carbónico, el óxido de carbono, el hidrójeno carbonado, el oxíjeno, el amoniaco, el hidrójeno, el azoe y algunas bases y ácidos minerales. En efecto, como los vejetales no teniendo ningun aparato dijestivo ni órganos de locomocion tampoco, debian hallar su alimento preparado de antemano y vivir siempre envueltos y bañados sin cesar en él, para que se lo pudieran sin interrupcion alguna chupar por medio de todos sus órganos á propósito ; la gran funcion de la nutricion resulta pues para tales seres del cumplimiento continuo y regular de actos orgánicos secundarios que consisten en la absorcion y en la transpiracion, en la espiracion ó exhalacion y por fin en la escrecion ó secrecion. Mientras la mayor parte de los animales pueden ir cuando les conviene ó mejor cuando lo necesitan en busca de su alimento que consiste siempre en sustancias orgánicas tan pronto vejetales como animales, y cada especie animal sabe perfectamente escojer el que mejor corresponde á su organizacion ; despues de escojidas y cojidas las sustancias que han de alimentarle, el animal las hace sufrir una preparacion preliminar al mascarlas y despues se las va depositando en un órgano á propósito llamado estómago, verdadero laboratorio de química viviente, en donde estas sustancias encontrándose en contacto con ciertos reactivos á propósito salidos de sus paredes y preparados en ellas, los cuales, obrando á manera de un fermento, determinan en ellas por su presencia y concurso un sinnúmero de reacciones y metamórfosis elementales sucesivas que tienen por objeto presentar á la asimilacion los elementos casi desagregados y listos para entrar en nuevos agrupamientos moleculares que les harán aptos á remediar, vueltos quilo, las necesidades y pérdidas orgánicas del animal, cuya alimentacion ó nutricion se verifica por absorcion interna ó intus-suscepcion; mientras en los vejetales la nutricion se verifica por absorcion esterna ó extus-suscepcion, como sucede tambien para los animales inferiores cuyo volúmen se aumenta pues por la parte esterior.

Los vejetales no tienen ningun sistema circulatorio lejítimo; en efecto, la savia, que constituye la sangre de tales seres, corriendo por lo largo de tubos repartidos por todas sus partes y mas ó menos anastomosados entre sí, obedeciendo á la capilaridad ayuda á los fe-

nómenos de la vida ó quizás les determina por su presencia, sube
primeramente por los que ocupan el centro del vejetal, y al favor
de sus muchísimas anastomosis penetra por todas partes, por todos
los órganos, y así se estiende del centro hasta la circunferencia en
donde llega en los pulmones vejetales ú hojas y se halla sometida á
la influencia vivificadora del oxíjeno, y entónces se verifica la hematosis vejetal, y sale de estos órganos ya dotada de vida ú organizada ya que se presentan en ella glóbulos que no existian antes; se
ha vuelto pues capaz al bajar de llevar la vida ó el alimento en todas
las partes ú órganos del vejetal que necesitan remediar sus pérdidas
ó desarrollarse para cumplir con su objeto. Tal líquido ó la savia
descendiente, llamada *latex* ó *cambium*, es pues el análogo de la
sangre arterial de los animales mamíferos ó superiores, pues que
tiene igual papel que ella; en efecto, bajo la influencia de la luz y
sin duda de la electricidad, la savia ascendiente, análoga á la sangre
venosa, cargada de todas las sustancias que ha cojido en el trayecto
transcurrido, llegada en las hojas ó pulmones vejetales, esperimenta
varias y sucesivas metamórfosis que le comunican propiedades físicas
y químicas tales que la vuelven propia para desempeñar la nutricion del vejetal en toda su plenitud, suministrando pues los varios
elementos orgánicos necesarios para que se puedan verificar las varias secreciones vejetales, cuyos productos especiales ó principios
inmediatos orgánicos particulares deben un dia ó en lo venidero,
cuando la química orgánica, mucho mas adelantada, habrá hallado
reactivos á propósito para hacerlos reconocer con facilidad, caracterizar así químicamente los varios géneros de plantas.

Los vejetales no están tampoco provistos de sistema nervioso alguno; sin embargo, muchas plantas de la familia de las leguminosas
y perteneciendo á las sub-familias de las cesalpíneas y de las mimóseas, hay cuyas hojas compuestas ó surdecompuestas tienen una especie de sensibilidad, que llamaremos orgánica, la cual se manifiesta por ciertos movimientos automáticos que tienen lugar bajo la
influencia directa de los ajentes físicos esteriores; así por ejemplo,
cuando se tocan con los dedos las hojas del morivivi ó *mimosa pudi-
ca*, casi acto continuo sus hojuelas se inclinan las unas hácia las
otras, se aplican á los peciolos secundarios, que á su vez se aplicau
los unos á los otros á manera de los dedos de la mano cuando se
cierra, y por fin la hoja entera así cerrada se inclina y se viene
á aplicar al ramo que la lleva; el viento, una nube opaca que obscu-
rece el sol producen igual efecto; la falta de luz produce un efecto
análogo en muchas plantas de las mismas familias, las cuales al
anochecer cierran sus hojas como si quisieran dormir, lo que Linneo habia llamado el sueño de las plantas; no se debe tener ese fenómeno por nada mas que un efecto físico de la irritabilidad orgánica, mas pronunciada y mas desarrollada en tales vejetales que en
los demás, enteramente independiente de la voluntad y que difiere
esencialmente de una lejítima sensibilidad de parte de la planta, que
carece de los órganos á propósito, manifestándose además esteriormente por una simple contractibilidad organica sin nada mas particular, enteramente diferente por consiguiente de la sensibilidad de

los animales, los cuales poseen los órganos á propósito que constituyen su sistema nervioso mas ó menos complicado ó perfecto, segun el grado que ocupan en la escala animal, de tal manera que los mas inferiores parecen tan pronto vejetales como animales, porque tampoco tienen sistema sanguíneo lejítimo.

Escusado es decir, porque nadie lo ignora, que en general, para cumplir el importantísimo acto de la generacion, los animales necesitan del concurso y de la union íntima de ambos sexos, que casi siempre están separados sobre individuos diferentes y que, incitados por el instinto irresistible de la conservacion y de la propagacion de la especie, los machos, en la sazon oportuna, buscan con empeño á las hembras, se acercan á ellas y las fecundan á favor de un líquido particular depositado directamente por el órgano masculino en el femenino; pero tambien animales hermafroditas hay, ó que, dotados de los dos sexos, se bastan á sí mismos sin necesitar del concurso de otro individuo de su clase para que se verifique la fecundacion, tales son las ostras, las almejas, etc.; además animales andrójinos hay, los cuales, bien que teniendo ambos órganos sexuales, no se bastan á sí mismos y necesitan, para que se verifique la fecundacion, del concurso activo de otro individuo de su especie, de tal manera que uno sirve de hembra al que es su macho; se verifica pues así una doble y mutua fecundacion : en ese caso están los caracoles, las lombrices de tierra, etc.; pero estos dos últimos, modos de fecundarse los animales son casi escepcionales, porque el mayor número de ellos tienen los órganos sexuales aislados en individuos especiales, los cuales, dotados de locomocion, pueden buscarse en la sazon de los amores para, obedeciendo á las leyes de la naturaleza, cumplir con un acto tan sencillo á primera vista, pero tan complicado y tan maravilloso, que asombra á quien lo quiere profundizar. Los vejetales, al contrario, condenados á vivir y á quedarse siempre en el lugar donde han nacido, siendo enteramente desprovistos de órganos de locomocion, han debido ser, como lo son, en efecto, hermafroditos y mas raras veces unisexuales; bastantes vejetales hay sin embargo unisexuales, cuyas flores femeninas y masculinas, situadas en un mismo individuo, las hace corresponder á los animales andrójinos; los vejetales unisexuales cuyas flores masculinas y femeninas están colocadas en individuos distintos pueden por esa disposicion considerarse como análogas á la mayor parte de los animales, con la diferencia esencial que no pudiendo acercarse los unos á los otros, no hay ni puede haber nunca reunion voluntaria ni inmediata tampoco de ambos sexos, la fecundacion será pues siempre mediata y casual, los órganos con que se desempeña esta funcion siendo por otra parte casi siempre pasivos, bien que algunas raras veces se hayan observado algunos fenómenos particulares ó insólitos al verificarse el acto de la fecundacion; en algunas flores, en efecto, hay aumento muy notable de calor ; en otras hay una especie de sensibilidad y unos de sus órganos sexuales ejecutan ciertos movimientos, etc. La fecundacion en los vejetales se hace al favor de una sustancia pulverulenta ordinariamente, mas ó menos fina y siempre muy sutil, que se llama pólen ó polvo fecundante, cuyo vehículo natural es el aire atmosférico, que llevándole consigo lo derrama en las flores femeninas abiertas; en las flores hermafroditas, al contrario, está casi mediata cuando las anteras están aplicadas al estigma al reventarse ó cuando echan su pólen antes de abrirse la flor, como sucede frecuentemente; pero si las anteras están algo distantes del estigma y especialmente estrosas, es decir vueltas hácia afuera, entónces el aire ha de intervenir para que se efectue la fecundacion; los insectos, al buscar alimento en las flores favorecen mucho esa funcion llevando mucho pólen consigo y esparciéndole en las flores.

Si se estudiase esa importante funcion detenidamente y con todo el cuidado posible en todos los seres de la naturaleza se repararia pronto que, aunque los varios modos de generacion parezcan á primera vista muy diferentes los unos de los otros, las diferencias van poco á poco desapareciendo, están casi todos unidos entre sí. En efecto, cualquiera que sea la clase en que está colocado el ser que se estudia, se hallan siempre algunas capas mas ó menos resistentes y á veces muy duras que tienen el embrion ó feto encerrado, protejido y escondido; colocado entónces en una cajita ó cavidad á propósito, cuarto reservado en donde se desarrolla poco á poco con el alimento que por medio de vasos particulares recibe de su madre. Además siempre algunas sustancias nutritivas están en depósito aguardando el momento en que listas sufrirán las metamórfosis necesarias para hacerlas propias á remediar las primeras necesidades del ser nacedero ó recien nacido, ú órganos hay prontos para prepararle el primer alimento que ha de necesitar. Todas las plantas pues producen huevos vejetales ó semillas, cualquiera que sea su clase, de forma y organizacion bastante variada y hasta desconocida para algunas de ellas; del mismo modo todos los animales producen huevos, cualquiera tambien que sea su clase, lo que es evidente para las aves, peces, moluscos, insectos, etc.; tocante á los mamíferos ó animales vivíparos, se puede muy bien admitir que, como los ovíparos, han producido huevos, pero con la diferencia que, en lugar de estar puestos, se han quedado en un órgano á propósito en donde se han desarrollado, sufriendo en él una especie de incubacion interna mucho mas larga y mas perfecta que la de los huevos propiamente dichos despues de puestos, pero enteramente análoga, cuyo resultado es la salida afuera del chiquillo desarrollado y apto para vivir, como sucede diariamente para los de las aves, peces, reptiles al romper la cáscara de los huevos que les contienen despues de la incubacion necesaria ó sin ella. Existen tambien plantas cuyas semillas ó huevos vejetales germinan en el interior mismo de la fruta, pegada todavía al vejetal, sea por ejemplo el mangle sapatero, *rizophora mangle*, el lirio sanjuanero, *pancratium caribœum*, etc.

Muchas plantas como muchos animales no paren ninguna semilla ni huevos algunos, y las unas como los otros se propagan ó multiplican por separacion espontánea de trocitos de su propia sustancia, y se llaman entónces gemíparos; en ese caso se hallan algunas algas, las diatomáceas por ejemplo, así como muchos zoófitos. En efecto, nadie ignora que, picado un polipo, cada pedacito se vuelve un ser nuevo enteramente parecido al que ha sido así dividido, de la misma manera una hoja, una yema, una rama ó estaca separadas de una planta y puestas en ciertas condiciones indispensables se desarrollan y producen un vejetal.

De todo lo dicho en ese capítulo se ve claramente que los vejetales y los animales son muy estrechamente unidos los unos con los otros y casi enlazados por medio de la analojía que existe entre las funciones que desempeñan sus principales órganos, de tal manera que diferenciarles con un carácter seguro, específico y constante es cosa casi imposible, á lo menos ahora, especialmente cuando se trata de las especies mas imperfectas y que ocupan los grados mas inferiores de la série de los seres, mientras que los carácteres diferenciales y específicos se hacen tanto mas numerosos y sobresalientes cuanto mas elevados estén en la escala orgánica. Los animales y los vejetales pueden pues considerarse como formando dos séries graduales ó como dos cadenas ascendientes saliendo de un punto ó de un oríjen comun; pero á medida que se van apartando la una de la otra, los seres que forman sus eslabones se van modificando gradual é insensiblemente, de tal manera, que no tardan á parecer seres enteramente distintos y que á primera vista no se pueden comparar los unos á los otros por ser tan notables las diferencias que entre ellos existen.

LIBRO II

ORGANOGRAFIÁ Ó DE LOS ÓRGANOS DE LOS VEJETALES

Y

DE LAS FUNCIONES QUE TIENEN QUE DESEMPEÑAR

Un vejetal perfecto se compone de las raices, por medio de las cuales se queda pegado y sugetado en el suelo; del tallo que carga con las ramas y ramitas, las cuales llevan las hojas, las flores y los frutos; el estudio de tales órganos constituye pues la organografía ó descripcion de los órganos vejetales.

Los vejetales así como los animales presentan al estudio dos grandes funciones que en sí reunen todas las demas, y que tienen por objeto, la una, la conservacion del individuo, y se llama nutricion, mientras que á la otra, que es la de la generacion, toca la conservacion de la especie.

SECCION I

DE LA NUTRICION Y DE LOS ÓRGANOS CON QUE SE HA DE VERIFICAR

CAPÍTULO PRIMERO

DE LA RAIZ.

Se llama así al órgano con que el vejetal está sujetado al suelo y en que penetra mas ó menos, segun la clase de planta á que pertenece, pero que siempre saca de la tierra, por medio de los chupaderos que terminan sus divisiones mas delgadas, los líquidos y los gases que necesita y á la vez las sales y otras sustancias terrosas y alcalinas indispensables á su existencia, como lo tenemos dicho en el Discurso preliminar, Se llama *base* á la parte superior que se continua con el tallo, y el punto de juntura ha recibido el nombre de *cuello* ó *nudo vital*, porque es la parte de la raiz en donde reside la vida y de donde ha de salir siempre el-tallo ; el ápice será pues la parte diámetralmente opuesta ó inferior, la intermedia se dice *cuerpo* de la raiz ó nabo, como se ve en las zanahorias. G. 1137. La raiz se divide poco ó mucho, dando oríjen á raices secundarias, ramas y ramos radicales dirijiéndose siempre de arriba abajo, que adelgazándose cada vez mas, produce el conjunto de filamentos que se denomina *hebras* ó *cabellera.* Hay fibrillas ó barbillas diferentes de las ramillas radicales, sin que puedan convertirse en estas por ser perecederas, cuyas funciones absorben el jugo de la tierra, etc., como lo hacen las estremidades celulares tiernas, pero no siempre desprovistas de película epidérmica, á las que se ha dado el nombre de *esponjillas.* Iguales órganos absorbentes tienen en sus estremidades las *raices compuestas* ó que proceden de muchas bases, formando un manojo de *raices simples* con frecuencia, mientras que son casi siempre *ramosas* las de base única.

Es el primer órgano que se desarrolla en la vejetacion y tiene una tendencia manifiesta á huir de la luz. Plantas hay cuyas raices nunca penetran en la tierra, pero sí en los vejetales sobre los cuales viven, mas no son raices lejítimas pero chupaderos mas ó menos desarrollados que sacan de los otros vejetales su alimento, tales son las parásitas lejítimas, los viscos y lorantos. F. 47. Las raices suelen faltar muy raras veces ; sin embargo se conocen plantas pegadas en las rocas ó en la corteza de los árboles que no tienen raices lejítimas : tales son los líquenes, F. 3, ciertos hongos, F. 2. Las algas no tienen raices lejítimas tampoco, porque son garras que las sujetan en las piedras, F. 1. Las orquídeas epifitas tienen raices lejítimas á veces muy largas con que se quedan sólidamente sujetas en los troncos ó ramas de los árboles sin penetrar de ninguna manera en su corteza y sin sacar por consiguiente nada de ellos, no penetran nunca jamas en el suelo pero chupan el agua y el alimento de la especie de humus formado por medio de las sustancias vejetales que se amontonan mas ó menos en su derredor y en donde se descomponen.

La duracion de las raices determina la de las plantas á que pertenecen, y de aquí se suelen dividir unas y otras en *anuales, bienales* y *perennes* ó *perenales,* segun si duran un año, como el maiz, G. 172; dos años, floreciendo y fructificando en el segundo, como la zanahoria, G. 1137, ó mas de dos años, lo que sucede para muchísimos vejetales. La consistencia de las raices variando en diversas plantas se las ha llamado *herbáceas, leñosas, carnosas, huecas* y *sólidas* ó *macizas.*

Segun su direccion, su forma y su estructura se les ha dado los nombres siguientes : 1. segun su direccion relativa con el suelo se dicen *perpendiculares* ó *verticales, oblicuas* ó *inclinadas, horizontales* y *descendentes :* en ese último caso bajan despues de haber caminado horizontalmente ; consideradas en sí mismas se llamarán *rectas, en-*

corcadas, ondeadas ó *tortuosas* y *retorcidas;* 2. atendiendo á sus formas se les ha impuesto los epítetos de *filiformes, cilíndricas; tuberosas,* cuando tienen bultos mas ó menos redondeados, en oposicion de las simplemente *fibrosas,* que no les presentan pero se ramifican mucho; *ahusadas* ó *fusiformes,* las que parecen como huso; *nabiformes* asemejándose á un nabo; *engrosadas* cuando se hacen abultadas; *redondas* ó *esféricas ; nudosas* ensanchándose de trecho en trecho, juncos santos, *ciperus juncifolius,* por ejemplo, G. 341; *articuladas,* formadas de artejos soldados entre sí; *granujientas* ó *granosas,* es decir formadas de granos ó cuerpecillos redondos mas ó menos numerosos y reproductores; *troncadas* cuando su estremo parece como roido; *capilares,* las que consisten en un hacecillo de fibras ó barbillas llamadas radículas ó raicitas, tales son las de las gramíneas, F. 10, y de muchos otros vejetales; las *tuberosas* ó *turmosas :* se llaman así á las que llevan tubérculos mas ó menos gruesos saliendo de sus fibras, las batatas, G. 582; las papas, G. 622; á ellas pertenecen las *globosas* ó *redondas,* las *nodosas* ó *pendoleras,* las *moniliformes* ó dispuestas á manera de rosario ; las *agamonadas* ó *fasciculadas* y *amanojadas,* la mellia tuberosa, G. 534, las cuales son compuestas de muchas piernas mas ó menos carnudas y pareciendo tuberculitos ; las *didimas,* compuestas de dos tubérculos redondeados, el género orquis, G. 430; las *palmeadas* ó *digitadas,* cuando los dos tubérculos están divididos á manera de los dedos de las manos, algunos orquis; se llaman *bulbosas* cuando consisten en una ó en algunas cebollas reunidas, de cuya parte inferior salen las raices propiamente dichas y capilares siempre ; lirio sanjuanero, G. 452. Por la superficie se distinguen las raices en *lisas, rugosas, tuberculosas* y *anilladas,* segun si la tienen limpia, cubierta de arrugas, de proeminencias dispersas ó de eminencias circulares.

Nunca jamas las raices son verdes en su estado normal, pero pueden tomar este color en las partes espuestas á la accion del aire ; ordinariamente son mas blandas que los tallos y carecen siempre de médula. Algunas tienen la propiedad de echar retoños cuando separadas del árbol su parte superior está en contacto con el aire durante bastante tiempo. Su epidermis difiere de la de los tallos por faltar siempre en ella las estomas.

Plantas seudo-parásitas hay que tienen raices aéreas, la cuscuta por ejemplo, G. 585, perdiendo pronto la raiz primitiva y subterránea, presentan en el tallo verrugas llamadas chupadores, que son otras tantas raices suplementarias destinadas á la absorcion de los jugos que hallan dentro de los vejetales sobre los cuales se encaraman ; no pierde sus raices lejítimas la margravia de flores en umbela, G. 683; pero sus larguísimos tallos se apoyan fijándose por medio de infinidad de raices asidoras lo mismo en las piedras que en los árboles; muchos higuerotes ó higueras americanas, G. 111; la clusia rosea ó cupey, 874, echan raices aéreas muy largas que no principian á engrosar sino cuando han alcanzado el suelo, tales raices se llaman *adventivas,* se las observa ordinariamente saliendo de los últimos nudos de la caña del mais, G. 172. Con frecuencia la vainilla echa raices adventivas muy largas; las raices de las orquideas epifitas se han de agrupar en la clase de las aéreas, G. 440 443, etc.

Dos son pues los usos á que están destinadas todas las raices en general : fijar las plantas y absorver las sustancias que se necesitan para su nutricion. Hay vejetales, sin embargo, que no tienen ó no necesitan raices, porque pueden verificar la absorcion por otros medios, y las hay cuyas raices son muy pequeñas y casi solamente destinadas á sujetar los tallos. Otras veces sirven solamente para la absorcion y no para fijar las plantas: tales son las de la lenteja de agua. F. 31.

CAPÍTULO II

DEL TALLO.

El tallo es esta parte del vejetal que sale siempre del cuello de la raiz, de la cual es la continuacion aérea, su direccion siendo pues siempre opuesta á la suya; tiene por objeto llevar las hojas, flores y frutos. Hay plantas cuyos tallos son tan cortos que parecen faltar, entónces se las llama *acaules*, mientras que las provistas de un tallo se dicen *caulescentes*.

Los botánicos han repartido los tallos en 5 clases ó divisiones diferentes, á las cuales han impuesto nombres específicos :

I. El *tronco;* se llama así al tallo leñoso mas ó menos grueso, mas ó menos largo y que se eleva á veces hasta 80 piés de altura, cónico, mas ó menos ramoso y que pertenece á los árboles ó á los arbustos, sean por ejemplo el *jobo*, G. 276, 273, 270; el *mamey*, G. 876, 877, 295. Su parte inferior ó base es siempre desnuda y simple, mientras la superior se va dividiendo y subdividiendo en ramas, ramos y ramitas mas ó menos numerosos, los cuales á su vez se ramifican mas ó menos. Es cilíndrico y mas ó menos cónico á la vez, ordinariamente duro y resistente, constituye las maderas de construccion, de carpintería y de ebanistería y es susceptible con frecuencia de un hermoso pulimento; su color varia muchísimo, así como su dureza y su fuerza ó resistencia; esa clase de tallo pertenece especialmente á los vejetales dicotiledóneos y es formado de dos partes bien distintas, cuya parte esterior ó cortical constituye la corteza y se compone de la epidermis, la capa ó envoltura corchosa, la envoltura herbácea y las fibras corticales ó liber que ocupan la parte interior y son contiguas á la parte interior leñosa ó madera, que es compuesta del leño y de la médula.

1. La epidermis es una membrana delgada, algo diáfana, que cubre ó viste todas las partes de la planta, de las cuales se la puede separar con mas ó menos facilidad; esta membrana está formada de una parte esterior película delgada, continua y mas duradera, estendiéndose sobre toda la superficie vejetal, mientras la otra mas interior ó la epidermis, propiamente dicha y lejítima, se compone de celdillas justapuestas, formando una capa única y de un espesor

uniforme. Se observa ordinariamente en la epidermis mayor ó menor número de aberturas ó boquillas organizadas, visibles solamente con el lente, llamadas *estomas*, que establecen comunicacion
entre la atmósfera y el parénquima mas superficial de las plantas
en que existen y con cuyos intersticios corresponden, sirviendo así
á la respiracion y sin duda á la vez á la espiracion de los fluidos que
salen de los vejetales; son unas hendiduras ó aberturas ovales prolongadas, cuya forma determina un rodete generalmente compuesto
de dos células semilunares que se tocan por sus estremidades, y varia
en las diferentes plantas, desde la circular hasta la oval tan estrecha, que se aproxima á la lineal, y en un mismo vejetal varia tambien, segun el grado de humedad de la atmósfera y la accion mas ó
menos intensa de la luz solar. Lo que es un efecto higrométrico solamente, porque se efectua tambien en pedazos de epidermis aislados, bajo el influjo de iguales causas. Esos órganos no se encuentran
indiferentemente en todas las partes espuestas al aire, y son mucho mas numerosas en las hojas, en especial por su cara inferior; su
número varia muchísimo, segun las plantas, y son tanto mas abundantes cuanto mas pequeñas; su disposicion varia tambien mucho;
en efecto, están ya esparcidas sin órden ninguno, ya dispuestas por
séries rectas, á veces esparcidas por trechos iguales; otras veces parecen agruparse, etc. Pero si las plantas están sumerjidas del todo,
no tienen estomas, pues les falta la epidermis organizada, cual corresponde á los vejetales superiores, y tampoco las hay en las sencillas
plantas celulares, donde quiera que vivan, los hongos, por ejemplo,
F. 2, los líquenes, F. 3. La cara inferior de las hojas de las nínfeas,
aplicada en la superficie del agua, está desprovista de estomas,
mientras la superior las tiene bastante numerosas, F. 91; el medio
en que viven las plantas determina pues la presencia ó la falta de
epidermis, y por consiguiente de los estomas. En los vejetales semi-
vasculares, como las licopodíaceas y los helechos, F. 6-5, cuya epidermis es distinguible del tejido vascular subyacente, comienzan á
presentarse esos órganos, que faltan en las raices, los peciolos no
foliáceos, los pétalos, los frutos carnosos, las semillas, etc. La epidermis de las raices difiere mucho menos del tejido subyacente que
la de los tallos, y á veces esa diferencia desaparece del todo. La
película epidérmica ó cutícula existe hasta en los vejetales desprovistos de epidermis lejítima, y en los acuáticos: consiste en una
membrana continua agujereada en los lugares correspondiendo con
los estomas. Los progresos de la edad la hacen desaparecer, así
como la epidermis misma, y quedan entónces solamente capas de
un tejido celular endurecido, que viene á ser la epidermis de los
troncos y ramas viejas. La dilatacion que esperimenta la epidermis
por el crecimiento de los órganos que cubre, llega á resquebrajarla,
y si á esto se agrega su desecacion por la accion atmosférica, se es-
plicará con facilidad por qué se cae á pedazos en muchas plantas,
sucediendo lo mismo en las capas celulares que van apareciendo en
su lugar, sea por ejemplo la *Péndula*, G. 560; los *Guayabos* y otras
Mirtáceas, G. 1112, 1122.

2. La *envoltura suberosa* ó corcho de color mas ó menos moreno,

á veces se desarrolla mucho, pero ordinariamente está muy poco pronunciada y generalmente falta mas ó menos.

2. La *envoltura herbácea, celulosa* ó *mesodermis* de color verde, suculenta especialmente en la estacion en que la savia está en moviento, envuelve toda la superficie del vejetal y comunica con la médula por medio de los radios medulares, cuya parte mas interna está formada por las capas corticales ó liber que se hallan entre la parte celulosa, compuesta del tejido celular y la madera, mientras que ella está formada de laminitas aplicadas las unas á las otras, constituyendo el liber lejítimo, cuya capa interior se forma todos los años, de manera que las mas viejas son las mas esteriores. Se observan en las capas corticales los vasos por donde circula la savia, los que contienen los sucos propios á cada clase, llamados *propios* ó *lactíferos;* en esa porcion del vejetal es en la que se verifican la mayor parte de los fenómenos de la vida vejetal, y en la que se identifica el injerto con el sujeto.

4. El leño ó madera que constituye la parte dura y sólida de los árboles y arbustos, sigue á la corteza y se divide en albura ó parte mas esterior, mas ó menos blanda y de ordinario blanca, y en madera lejítima ó corazon cuyo centro está ocupado por la médula. La albura no es otra cosa sino la madera imperfecta, cuya capa mas interior se vuelve cada año madera, mientras que esteriormente se forma una capa nueva, volviéndose el liber albura, y así se efectua el crecimiento de los árboles, por medio de una nueva capa ó cono que todos los años envuelve á los anteriores, tanto mas cortas cuanto mas viejos; esa disposicion se puede muy bien representar con cartuchos de papel desiguales puestos los unos dentro de los otros, y con la base sobre una mesa y cuyo mas esterior y mas largo, por consiguiente, represente la última capa de albura formada. Los arcos que en el corte de un árbol representan cada capa leñosa, corresponden pues á los años que haya vivido ese vejetal; su número dará pues su edad. Todas las capas leñosas no son iguales, lo que proviene de la reparticion mas ó menos igual de la savia organizatriz ó cambium; ordinariamente las capas que corresponden á las ramas gruesas y á las raices muy desarrolladas son mucho mas espesas, lo que modifica mas ó menos la forma cilíndrica del vejetal, sea por ejemplo la ceiba, G. 918. El aumento ó crecimiento de los árboles se hace pues entre la corteza y la madera ó en su punto de contacto por donde circula la savia descendiente ú organizatriz, suministrando á la par los elementos necesarios para la capa mas interior del liber y la mas esterior del leño ó de la albura.

La médula consiste en una sustancia esponjosa compuesta de células, cuyo tamaño va disminuyendo desde el centro hasta la circunferencia, á la vez que se pronuncia mas su color verde, están llenas de sucos abundantes que faltan casi en el centro, y gozan durante el primer año de mucha vida, que disminuye los años siguientes y no tarda en desaparecer del todo, y entónces es blanca generalmente y á veces mo una, rojiza, amarillenta, etc. Está contenida en un arco leñoso que constituye el canal medular, que representa una estructura particular en la parte en contacto inmediato con la

médula y se compone de muchas tráqueas que se pueden desarro-
llar, mientras su parte esterior está formada de vasos anulares, rayados ó puntiagudos, cuyo diámetro es mucho mayor. La médula se
amolda siempre sobre la forma del canal medular, ordinariamente
mas ó menos anguloso y raras veces enteramente cilíndrico. Las
plantas herbáceas cuyo desarrollo es muy rápido y la vida muy corta, son formadas solamente por la médula y el canal medular, que
algunas veces toman un poco mas de consistencia.

II. El *astil* ó *estipe* es cilíndrico, nunca cónico, pero bastantes
veces algo fusiforme, casi siempre sencillo y sin ramos, mas ó menos alto, derecho, coronado por las hojas y terminado por una yema
que ocupa el centro de ellas, sean por ejemplo el cocotero, la palmera real, etc., G. 91, 95, 99, 101, 205; pertenece pues esa clase de
tallo á los vejetales monocotiledóneos especialmente, y su estructura difiere mucho de la del tronco; en efecto, su parte mas dura
está en la circunferencia, mientras la mas blanda ocupa el interior;
no tienen capas concéntricas distintas y la médula, en lugar de ocupar el centro, forma toda la parte interior, pero atravesada verticalmente por un sinnúmero de fibras mas ó menos gruesas, y anastomosadas entre sí, mas ó menos paralelas, dirijiéndose de la base
hácia el vértice, de cuyo centro sale todos los años una yema nueva
que aumenta así la altura del estipe; en la parte esterior no se puede distinguir ninguna corteza lejítima, pero sí una zona mas ó menos espesa, muy dura, compacta, morena, formada de haces fibro-
sos muy apretados, que corresponde á la madera de los troncos,
cuya fuerza y resistencia posee. El estipe se observa tambien en
ciertos vejetales acotiledóneos, los helechos arborescentes por ejemplo, G. 53; pero en ese caso su estructura es muy diferente de la del
astil de las monocotiledóneas; en efecto, cortado transversalmente
se le ve reforzado hácia la circunferencia por una zona leñosa compuesta de diferentes trozos mas ó menos distantes y algunas veces
unidos, cuyo tamaño y forma irregular varian mucho, y compuestos
de hacecillos leñosos cuyo color es ordinariamente moreno, y constituyen una especie de canal medular conteniendo mucho parénquima que representa la médula; al esterior de este anillo que resulta
de la aproximacion de los hacecillos enteros ó de su reunion, presentan ordinariamente la forma de una cinta, que, plegada ó encorvada diversamente sobre sí misma, hace dibujos mas ó menos bizar-
ros y elegantes; se halla una zona celular cubierta por la epidermis
durante la primera edad del vejetal, y mas luego por una envoltura
dura que proviene de la soldadura de la base de las hojas que se han
caido á medida que se ha ido elevando el estipe.

III. La *caña* consiste en un tallo, por lo comun cilíndrico, pero
tambien algunas veces triangular, mas veces herbáceo que leñoso;
con mayor frecuencia hueco ó acanutado; sin embargo lo hay á veces lleno, como en el maiz y en la caña de azúcar por ejemplo; casi
siempre simple y raras veces ramoso, como en el bambú, provisto
de nudos y tabiques, cuando hueco, dispuestos á trechos casi iguales; de esos nudos salen hojas sencillas cuya base, ó mejor cuyo pe-
cíolo se ha vuelto vaina; esta clase de tallo pertenece á las mono-

cotiledóneas, y en especial á las gramíneas y á las ciperáceas, G. 172, 324, 326.

IV. El *rizoma* ó *cepa*, se llama así á los tallos subterráneos, ordinariamente horizontales, otras veces oblícuos, de cuyo estremo y de su cara superior salen hojas y tallos aéreos ó bojordos, mientras que de su inferior salen raices son mas ó menos escamosos y con frecuencia marcados de anillos; son carnudos ó leñosos, cilíndricos, cónicos, radiciformes, etc., sean por ejemplo el genjibre, G. 339, 477; la yuquilla ó maranta, G. 480, 476, 341.

V. El *tallo* lejítimo ó própiamente dicho pertenece á los vejetales dicotiledóneos; se habrán pues de agrupar en esa clase todos los tallos que no vienen á colocarse en las divisiones anteriores. Es mas ó menos largo, por lo regular delgado y con figura de varita, simple ó ramoso. Se llama herbáceo cuando blando y mas ó menos carnudo, no vive mas que un año; pertenece pues á las plantas herbáceas ó anuales, la verdolaga por ejemplo, G. 1127; la mostaza, G. 830. Se dice *semi-leñoso* ó *sub-leñoso*, cuando su base dura y vive algunos años, mientras sus ramas herbáceas se mueren y se renuevan todos los años; en ese caso se llama tambien *sub-fruticoso*, *subfrutescente* ó *fruticuloso*, y el vejetal á que pertenecerá tomará el nombre de *sub-frutice*, *mata pequeña* ó *matita;* la salvia de Europa, G. 501: son raros en los paises cálidos. Lleva el nombre de *leñoso* cuando vive algunos años y se vuelve como madera, cuya dureza y estructura anatómica tiene; su tamaño y su altura varia mucho, pero no pasa de 8 á 10 piés lo mas y tiene 1 á 2 pulgadas de diámetro: su forma es muy variada, sea por ejemplo el cariaquillo, G. 550, 510.

Pueden ser los tallos anuales, bienales y perenales ó perennes, como ya hemos visto para las raices; se han impuesto á los vejetales perennes nombres especiales para diferenciarlos entre sí, atendiendo á la altura del tallo; en primer lugar vienen los árboles de que ya hemos tratado al hablar del tronco y del estipe, despues los arbolitos, que se diferencian de los árboles solamente por ser mas bajitos y mas ramosos; los *arbustos* se ramifican desde la base y rara vez esceden de 5 á 8 piés de altura, los *arbustitos* son mas bajitos, pero enteramente semejantes, los *frutices* ó *matas* mas ramosos, saliendo algunos vástagos de la misma cepa y cuya altura no escede 3 á 4 piés; *matitas* ó *sub-frutices* son mas pequeñas todavía, y por fin las yerbas, cuyo tallo, cuando existe, tiene poca consistencia y nunca es leño. Atendiendo á la direccion, el tallo ha recibido los nombres de *recto*, de *inclinado*, *oblícuo*, *levantado*, si despues de inclinado mas ó menos hácia el suelo recobra la posicion vertical; *decumbente* ó *acostado*, aplicado en la superficie del suelo, sin echar raices en él; *tendido* ó *postrado*, el que por débil está caido y solo tiene erguidos los estremos; *rastrero*, cuando hallándose tendido enraiza por sus nudos; *cundidor* ó *estólonífero*, cuando rastrero echa estolones ó hilos delgados prendiendo en la tierra á cierta distancia y produciendo en este lugar una nueva planta, sea por ejemplo el fresal, F. 132, — G. 744; *reclinado* ó *doblado*, el que al elevarse de la tierra forma recorvándose un arco desde la base hasta el vértice;

decumbente ó *tendido*, al que sin formar arco alguno, despues de haberse elevado un poco se recorva prolongándose; *ascendente* ó corporado, cuando por la base toca la tierra, enderezándose despues de manera que el vértice mire al cielo; *cabizbajo*, cuando derecho su vértice se dobla hácia la tierra; *flexuoso* ú *ondeado*, cuando forma zigzag; *arrodillado, sarmentoso* ó pareciendo sarmiento; *trepador*, el que se encarama sobre algun cuerpo, mediante órganos asidores ó raices aéreas, sean por ejemplo la parra, G. 818; el bejuco de jabon ó de sopla, G. 847; la margravia umbelada, G. 683; *voluble*, cuando sube en los otros vejetales, enroscándose constantemente sea de la izquierda á la derecha, como el lúpulo, sea de la derecha á la izquierda, los albójoles, los frijoles, etc., G. 1077, 1070. Se da vulgarmente en América el nombre de bejucos á los vejetales leñosos, volubles ó trepadores que en los bosques primitivos de los paises intertropicales y tropicales se estienden asombrosamente y producen las mas veces un efecto maravilloso.

Segun su forma, los tallos han recibido los nombres de *cilíndricos*, la mayor parte de ellos son así: *comprimidos* ó *aplastados*, sin formar ángulos salientes por los bordes; *ancípites* ó de dos filos; *triangulares* ó *tricuetros*, los carices, etc., G. 339, 341; *cuadrangulares* ó *tetrágonos*, las labiadas, F. 76; *pentágonos, hexágonos* y *polígonos*, segun tienen 5, 6 ó mayor número de ángulos; en el último caso se les llama solamente angulosos; *acanalados, asurcados*, cuya superficie está señalada lonjitudinalmente con surcos anchos y hondos, provistos ellos mismos de surquitos; *estriados* ó *rayados*, cuando la superficie presenta surcos poco profundos y numerosos; *puntados*, cuando hay puntos esparcidos por su superficie; *escabrosos* ó *ásperos*, muchas plantas de la familia de las borrajíneas, F. 66; *agrietados, nudosos, articulados*, muchas plantas de la familia de las cariofíleas, F. 148; *membreados* ó con forma de varita. Atendiendo á la vestidura de los tallos se les ha llamado *lisos* cuando su superficie está sin asperidades; *lampiños* ó sin pelo alguno; *alisados*, cuando están desprovistos de asperidades y de pelo; *pulverulentos, verdemar, manchados, pubescentes*, cuando están cubiertos de pelo suave, corto, distinto y denso; *sedosos* ó *sedeños*, con pelo suave, largo, lustroso, aplicado al tallo y no entremezclado; *pelosos* ó *peludos* con pelo blando, largo, aproximado, no aplicado y distinto; *afelpados, tomentosos* ó *bozosos*, cuyo pelo largo y blando está entremezclado á manera de fieltro; *lanudos* ó *lanosos*, cuando el pelo es largo y rizado en abundancia y no suave; *hirsutos* ó *peludos, hirtos* ó *pelierizados, híspidos* ó *pelitiesos*, cuyo pelo mas ó menos abundante, poco largo, duro y recto es mas ó menos apretado, las borrajíneas, F. 66; *picantes, quemantes* ó *pruriosos*, cuando la picadura de los pelos que les cubren causa quemazon ó escozor, las ortigas, G. 249; el guaritoto, G. 134; *aguijonosos, pinchudos* ó *erizados*, cuando están provistos de aguijones, sea por ejemplo los rosales, G. 1151; la zarzaparrilla, G. 236, etc.; *desnudos*, es decir, sin hojas, escamas, ni zarcillos tampoco, como la cuscuta, G. 585; *afileos* ó sin hojas; *escamosos* ó provistos de escamas, como se observa diariamente en muchas plantas parásitas; *envainados*, cuando están cubiertos por las vainas de las hojas, las gramíneas y ciperáceas, F. 10, 11; *empizarrados* é *imbricados*, escondidos por hojas dispuestas á manera de las tejas de los techos de las casas; *alados*, *glandulosos*, *aterciopelados*, etc.

Se llama simple al tallo cuando no tiene ramos; al contrario, se llama ramoso cuando se va dividiendo en ramas mas ó menos numerosas, las cuales son simples ó se van subdividiendo á su vez en ramitas; los tallos ramosos han recibido algunas denominaciones que indican su disposicion; en efecto, se llaman *fastijiados* ó *arramilletados*, cuando están formados de ramos que todos llegan á la misma altura; *bifurcados* ó *ahorquillados*, cuando tienen solamente dos ramos; *dicótomos*, en ese caso los ramos se van bifurcando sucesivamente, la siciliana, G. 397; *tricótomos*, cuando se dividen por á tres y siguen así sucesivamente los ramos, sea por ejemplo la adelfa, G. 656; *prolíferos*, cuando echan ramos solamente por el vértice.

La disposicion de los ramos sobre el tallo varia bastante y ha recibido nombres á propósito para espresarla. Son *alternos*, cuando saliendo de varios puntos del tallo tienen entre sí una distancia casi igual, las hojas siguen siempre la misma disposicion : muchísimos vejetales los tienen así; *opuestos*, salen de dos puntos opuestos : en las labiadas son así, F. 76; *verticilados*, cuando salen de tres ó mas puntos formando anillo en derredor del tallo: muchísimas rubiáceas están en ese caso, G. 732; *dísticos*, si están situados de dos lados opuestos en una direccion lateral; *diverjentes*, se llama así á los que se apartan del tallo, formando un ángulo muy abierto y con frecuencia derecho; *esparcidos*, los que salen de muchos puntos del tallo sin órden alguno : muchísimos árboles les tienen así; *amontonados*, cuando están aproximados por la base, como el naranjo, G. 977; *recojidos*, acercándose del vértice y afectando la forma piramidal: el sauce blanco, G. 213; *cabizbajos*, *inclinados*, *acorimbados*, cuando llegan todos casi á igual altura; *pendoleros*, *péndulos* ó *colgantes*, los que están doblados hácia la tierra: el sauce lloron, G. 213; *patentes*, *estendidos* ó *abiertos*, apartados los unos de los otros y mas ó menos horizontales; *divaricados* ó *desparramados*, cuando se estienden repentinamente sin direccion fija; *horizontales*, los hay doblados por adentro y otros hácia afuera del vejetal á que pertenecen. Los ramos inferiores están siempre mas apartados del tallo que los superiores y forman con él un ángulo mas abierto, y acaban por destruirse, porque los superiores les quitan la luz y el aire que necesitan para vivir.

YEMAS, BULBOS Y TUBERCULOS. — I. *Yema*, se llama así al boton escamoso que termina los vejetales y que encierra el rudimento de los órganos que han de desarrollarse para hacer el vejetal, sea mas alto, sea mas ramoso, etc., llevan tambien los nombres de *boton* y de *ojo;* se llaman *terminales* cuando salen de las axilas de las hojas, fuera de las mismas axilas y hasta sobre las hojas, pueden salir, en especial siendo crasas, como en las de la yerba bruja, G. 677; pueden, mediante circunstancias favorables, desarrollarse yemas llamadas *adventivas* ó *fortuitas*. Las yemas normales ó saliendo de un modo regular y de antemano pre-

visto, faltan en las raices; pero no es así en las adventivas, por que á
veces aparecen en ellas. La yema encargada de una germinacion de
hojas que han de suceder á la axila, de la cual se ha producido, so-
brevive naturalmente á ella, y cuando se marchita ó se desprende,
se queda en el tallo en un estado estacionario hasta que llegue la
estacion en que ha de desarrollarse. En los paises cálidos en que estamos escribiendo estos renglones, pocos vejetales esperimentan ese
intervalo de descanso, y en ellos está siempre sin peligro para la
yema, que por causa de la temperatura no está provista de las envolturas que tiene en los paises templados y hasta frios, de manera
que sus primeras hojas son casi tan completas é iguales á las que
han de salir en seguida; en ese caso se llaman *foliáceas;* serán *escamosas* cuando estarán provistas de escamas mas ó menos grandes,
mas ó menos numerosas é imbricadas, algunas veces como barnizadas esteriormente por una sustancia resinosa, otras veces forrada
interiormente por una borra mas ó menos abundante; en los árboles tropicales las yemas están generalmente *desnudas;* las hojas esteriores que les forman presentan muy pocas modificaciones. Los *tegumentos* ó las *escamas* de las yemas pueden ser *pecioláceas* , *estipuláceas, fulcráceas* ó *foliáceas,* denominaciones que se aplican á
las yemas que visten; serán pues formadas por la parte inferior de
los peciolos, ó por las estípulas, otras veces por las estípulas y el
peciolo juntos, y en fin por el limbo solo de la hoja, mas ó menos
metamorfoseado. Segun su forma se llaman *globosas, aovadas,* oblongas, etc. Se distinguen en *folíferas* , *floríferas* y *mistas* , segun
contengan hojas, flores ó ambas cosas á la par, lo cual se conoce de
antemano por la forma mas prolongada que tienen las primeras.

La *prefoliacion* ó *vernacion,* que es la disposicion del limbo de las
hojas en el interior de las yemas, es susceptible de muchas modificaciones, y de tal manera están dispuestas las hojas, que ocupan
muy poco lugar. Decandolle agrupa todas estas modificaciones en
las tres divisiones siguientes : 1º *plegadas:* pueden estarlo de varios
modos y se llaman entónces *reclinadas,* la parte superior hallándose
doblada sobre la inferior, acercándose así el vértice de la base; *con-
duplicada,* cuando la mitad derecha está aplicada á la izquierda, las
estremidades y la nervadura no esperimentando nada; *replegadas:*
están en ese caso dobladas al contrario, de manera que la parte superior se aplica á la inferior; *plegadas* algunas veces ordinariamente
á lo largo de las nervaduras y á manera de abanico; 2º *arrolladas,*
presentan tambien algunas modificaciones que se espresan con vocablos á propósito; se llaman pues *convolutas,* cuando arrolladas
sobre sí mismas á manera de cartucho, su eje se queda recto; *su-
pervolutivas* ó *sobre-arrolladas,* las que conservando derecha la costilla, tienen arrollada una de las mitades hácia dentro y sobre esta
la otra en sentido contrario, como en el plátano, G. 448; *revueltas,*
cuando tienen los bordes arrollados hácia fuera sin que la costilla
cambie de direccion: el romero, G. 500; *envueltas,* las que lo están
lijeramente; *circinadas,* cuando están arrolladas sobre su eje de arriba abajo á manera de báculo de obispo, como los helechos, F. 5.
Tales modificaciones pueden combinarse ó complicarse la una

con la otra, como por ejemplo, cuando un limbo plegado está recli- nado sobre el peciolo, etc. Considerando ahora las hojitas en la misma yema, las unas respecto de las otras, se las ve dispuestas de varios modos, lo que ha necesitado que se les aplique epítetos á propósito para designar tales disposiciones; se dicen pues *valvadas*, las que permaneciendo planas ó estando poco corvadas, se tocan por sus bordes, lo que es la *vernacion valvada; empizarradas ó recargadas*, siendo igualmente poco corvadas, pero cubriéndose parcialmente unas á otras, y por los bordes en muchos casos, lo cual constituye la *vernacion espiral*, que corresponde á igual disposicion en las hojas; *V. induplicada*, cuando las hojas, estando dobladas lonjitudinalmente sobre sí mismas, se tocan por sus caras mas próximas, y tambien doblándose menos, lo hacen por sus bordes únicamente. Se llaman *equitantes*, las hojas cuando conduplicadas se conjen unas á otras, resultando la central ó primera dentro de la segunda, y esta dentro de la tercera, etc.; *obvolutas*, *semi-equitantes* ó *semiabrazadas*, siendo hojuelas igualmente conduplicadas que se cojen á medias, quedando la mitad de cada una dentro del pliegue de la otra. Como estas diversas maneras de disponerse las hojas dentro de las yemas pueden presentarse tambien en todas las demas partes planas de los vejetales, como por ejemplo en las flores contenidas todavía en el boton, se deben conocer bien esos términos, porque se aplican á todos los casos en que tales disposiciones se observan. Las yemas de muchas raices perennes, ó quizás mejor las de cepas y rizomas se llaman *turiones*, tales son por ejemplo los del espárrago, G. 246. del bambú, G. 324, etc.

II. El *bulbo* ó *cebolla* no es otra cosa sino una yema, pero separada del vejetal, la cual, puesta en circunstancias adecuadas ó sembrada, puede vivir de su propia vida y desarrollarse para producir un vejetal perfecto. Se compone de tres partes distintas, cuya superior está formada de escamas mas ó menos distintas y mas ó menos suculentas, destinadas á suministrar á la parte mediana, en la cual está dormido el ser que está pronto para despertarse y vivir, el alimento que necesita en ese primer período; esa parte se llama *escudo* ó *corona*, y tambien *disco* ó *platillo;* del bulbo y de su parte inferior salen las raices siempre fibrosas.

Las varias formas de los bulbos los han hecho denominar *globosos* ó casi *globosos*, *aovados*, *prolongados*, *apeonzados*, *campaniformes*, etc., adjetivos cuyo significado, siendo de todos conocido, no necesita esplicacion alguna. Se diferencian además entre sí segun su estructura, y entónces se llaman *tunicados*, cuando las escamas grandes y numerosas se envuelven enteramente : la cebolla comun, F. 16; *escamosos* ó *empizarrados*, las escamas en ese caso son pequeñas, numerosas é imbricadas, sea verbigracia el del jacinto y de muchas otras liliáceas, F. 16 ; *sólidos* ó *macizos*, las capas que les forman parecen íntimamente adheridas : la cipura de Martica, G. 461; atendiendo al número, se distinguen los bulbos en *solitarios*, *hermanados*, *agregados* y *duplicados*. De la axila de las escamas mas ó menos desarrolladas, salen del disco yemas ó búlbulos, que desenvolviéndose se vuelven bulbos lejítimos y se separan de la madre, que se ha marchitado. En los bulbos sólidos, las yemas ó bulbillos salen lateralmente. Los bulbos se llaman *simples*, *múltiples*, *compuestos*, en ese último caso están formados de algunas cebollas ó dientes, como verbigracia en el ajo comun, G. 414. Los bulbulos no se diferencian de los bulbos lejítimos sino por su tamaño mucho menor y porque pueden salir de todas las partes del vejetal y considerarse como la transicion entre la yema y el embrion, de que hablaremos mas luego. Los bulbos ó cebollas pertenecen siempre á las plantas monocotiledóneas.

III. Se ha dado el nombre de *tubérculos* á unos bultos mas ó menos gruesos y carnosos ó feculentos, de aspecto, forma, color y tamaño muy variados, que se presentan en la raiz de ciertas plantas, y merecen esa denominacion solamente cuando están provistos de yemas, como las papas, G. 622; los que no presentan ojos, como las batatas, G. 582, no serán tubérculos lejítimos, pero sí raices tuberculosas. Algunas veces los tubérculos lejítimos salen de la axila de las hojas, como sucede para con algunas dioscóreas : la gunda, G. 243.

ORGANOS ACCESORIOS Ó TRANSFORMADOS.— I. *Zarcillos:* se llama así á unos órganos generalmente filiformes, herbáceos ó leñosos, simples ó ramosos, mas ó menos largos, flexibles y susceptibles de arrollarse en derredor de los cuerpos que se encuentran, proviniendo de la transformacion de otros órganos, y sirviendo á los vejetales provistos de ellos para sostener sus débiles tallos y trepar por ese medio por encima de los árboles mas altos. Unas veces la estremidad de sus ramos sola está así modificada y el zarcillo es *terminal;* otras veces es el ramo entero y el zarcillo ocupa su lugar, como sucede en las pasífloras, G. 1085; ya los pedúnculos se vuelven zarcillos, ya es la costilla de las hojas, como en los guisantes, F. 130, S.-F. 1; en la parra y en los cisos, G. 815,818, los zarcillos están opuestos á las hojas; en las cucurbitáceas, F. 141, salen del lado del peciolo; en algunas leguminosas nacen del ápice del peciolo ó del raquis ; en la zarzaparrilla, F. 17, están los dos zarcillos situados uno á cada lado de la insercion del peciolo; en las pasífloras, G. 1085, salen de la axila de las hojas. En ciertas plantas son mas cortos y se clavan á manera de garra en la corteza de los demas vejetales y se llaman entónces *asideros*, G. 683: el bejuco de palma.

II *Espinas:* se ha dado ese nombre á puntas fuertes y muy punzantes que adhieren con la madera y provienen de la transformacion ya de los ramos, ya de las nervaduras de las hojas, ya de las stípulas endurecidas, etc. Son solitarias, apareadas, ó dispuestas por a tres ó á cuatro, etc., simples ó ramosas, iguales ó desiguales, etc.

III. *Aguijones :* no son otra cosa sino la continuacion de la parte corchosa de la epidermis, no teniendo pues adherencia alguna con la madera, se despegan con facilidad, no ocupan en los vejetales un lugar fijo, están apartados ó agrupados sin órden alguno, y se presentan, no solo sobre los tallos y sus ramificaciones, sino tambien sobre las hojas y los cálices, pero sin embargo, en especial en los peciolos y en las nervaduras : el solano mamoso y otros, G. 622; su forma general es la de un cono, algunas veces rectos, pero frecuentemente á manera de gancho y de ordinario comprimidos, sean verbigracia los rosales, G. 1151; son simples ó ramosos, solitarios ó agrupados y dispuestos en pincel, como en los cardones á cirios, F. 146.

IV. *Pelos:* provienen de la epidermis y pueden hallarse en todos los órganos, sin escluir las raices jóvenes, y tambien en las cavidades interiores de algunas plantas; pero mas comunmente cubren los tallos, ramas y hojas, notándose que aun cuando falten en la cara superior de estas, se hallan muchas veces en la inferior, particularmente sobre las nervaduras ó los nervios. Las plantas que crecen en parajes secos, ventilados y espuestos al sol están mas provistas de ellos. Se llaman *pelos* lejítimos á los que son ásperos, tiesos, simples y aislados : las borrajíneas, F. 66 ; *cerda*, los que, muy distintos, son suaves y blandos; *tomento*, cuando las cerdas son numerosas y muy cortas; *lanosidad :* en ese caso las cerdas son largas, muy entrelazadas y parecen algodon; *lana*, cuando las cerdas, muy espesas y numerosas, son largas. Los pelos son *simples* ó *ramosos, huecos* ó *llenos, cilíndricos, alesnados, ganchosos* ó en forma de anzuelo; *bulbosos* ó con la base abultada y á veces glandulosa; *cabezudos* ó terminados por una cabezuela; *mazudos* ó con la estremidad libre y á manera de maza; *cupulados* ó con una cabecita en el ápice. Los pelos ramosos se llaman *policéfalos*, si tienen algunas cabezuelas; *malpiguiáceos* ó *anavetados*, los que presentan dos ramas horizontales colocadas sobre una base glandulosa y cuyo conjunto parece una naveta pegada por su parte inferior y mediana, G. 948; *ahorquillados* ó *bifurcados*, cuando parecen una Y; *trifurcados*, los que tienen tres ramas saliendo de un punto; *dicótomos*, cuando se ahorquillan mas de una vez; *dentados, amanojados*, si saliendo de las ramas inferiormente se elevan en forma de manojillo; *verticilados*, cuando tienen antes de su punta las ramas dispuestas en uno ó mas círculos ; *apincelados*, ramificándose cerca de la punta y asemejándose á un pincel; *agarabatados*, si se terminan por dos ó mas ganchitos ; *estrellados* ó *radiados*, cuando están dispuestos á manera de estrella sobre la superficie de la planta; algunas veces los radios de tales pelos se soldan entre sí y la epidermis parece cubierta de escamitas, sostenidas por el centro á manera de esuditos, y se llaman en ese caso *escamosos* ó *escudados; monilifor-mes* ó con figura de rosario. Se llaman *pestañas*, cuando algo tiesos y apartados los unos de los otros, los pelos están situados sobre los bordes de los órganos. La direccion de los pelos, aunque muy comunmente perpendicular, puede ser oblícua inclinándose hácia arriba ó hácia abajo : en ese caso se llaman *retrorsos* y *adpresos* ó *arrimados;* cuando están paralelos á la superficie, presentan igualmente mucha variedad en su color y consistencia, y aunque por lo comun sean lisas sus paredes, tienen á veces porcion de granillos que les dá un aspecto particular. La existencia y las funciones de los pelos parecen en relacion con las partes jóvenes y con el aflujo de los líquidos y la actividad de la evaporacion, que es la consecuencia de él y la cual probablemente están destinados á moderar, raras veces se hallan en la corteza de las ramas adultas de los vejetales leñosos.

V. *Glándulas :* se llaman así en los vejetales, por analojía con esos órganos de los animales, á unos aparatos conteniendo un líquido de naturaleza particular y distinto de los demas de la planta y siempre elaborado á espensas de los que abundan en ella. *Pelos glandulíferos:* conservan á veces sin modificacion alguna una de las formas que acabamos de estudiar y difieren de los demas pelos solamente porque sus últimas células contienen un líquido, pero las mas veces están abultadas por el ápice. La transicion de los pelos glandulíferos á las glándulas pediceladas especialmente es casi insensible. De las dos modificaciones notables que pueden presentar las glándulas lejítimas, la una consiste en ahuecarse y presentar paredes formadas de varias células, y la otra en permanecer macizas, sin cavidad central, tengan ó no la base adelgazada de modo que parezcan sostenidas por un piececillo en el primer caso y sentadas en el segundo. A veces están húndidas en la corteza, pero se quedan casi superficiales é inmediatamente debajo de la epidermis, en cuya superficie sobresalen todavía algunas veces. Entre las interiores se han de notar las *vesiculares*, que contienen en paredes trasparentes un aceite esencial, sin color. y que se ven con mayor facilidad en las hojas de muchos vejetales, mirándolas interpuestas á la luz : las del naranjo, 977, de muchas mirtáceas, 133, y aparecen entónces mas ó menos numerosas. Otras glándulas hay que se llaman *vasculares*, consistiendo en espansiones del tejido celular epidérmico destinadas á escretar algun líquido segregado : tienen vasos que comunican con el interior de las plantas, y varian por su forma y tamaño, pudiendo ser tambien pediceladas y sentadas : se observan en los peciolos de algunas pasifloras, G. 1085; de bastantes euforbiáceas : el ricino, G. 144; el manzanillo, G. 123 ; en los ráquices de muchas leguminosas, F. 130, S.-F. 3 ; de la tribu de las mimóseas, la guama, G. 1047. Entre las glándulas verdaderas y las vasculares, hay algunas que con dificultad pueden reducirse á cualquiera de esas clases, y otras forman el tránsito de las verdaderas ó superficiales á las vasculares. Por simples modificaciones de las superficiales se tienen las *verrugas*, los *pezoncillos* ó *glándulas papilares*, los *pezones* ó *glándulas utriculares*.

VI. *Lentejillas*, llamadas otras veces glándulas lenticulares, se hallan únicamente en las ramas de muchos árboles y arbustos dicotiledóneos, y consisten en manchitas prolongadas algo proeminentes, mas ó menos abundantes, un poco de atencion basta para reconocerlas. Al engrosarse las ramas se ensanchan las lentejillas, se convierten en estrías transversales, y la corteza de los troncos comienza á resquebrajarse por ellas cuando produce corcho.

CAPÍTULO III.

DE LAS HOJAS.

§ I. — CONSIDERACIONES GENERALES.

Se ha dado tal nombre á unas espansiones membranosas, ordinariamente planas y verdes, mas ó menos grandes, de tamaño, forma y figura muy variados, mas ó menos horizontales y de poca duracion; se las puede muy bien considerar como las raices aéreas ó tenerlas por los pulmones de los vejetales cuya superficie multiplican de un modo asombroso. En efecto son á la vez los órganos de la respiracion, de la absorcion ó nutricion y tambien de la exhalacion vejetal. Se las puede definir unos órganos membranosos formados por la espansion mayor ó menor de un hacecillo de fibras vejetales saliendo de cualquier punto de la superficie de una planta, y cuyas divisiones, mas ó menos numerosas anastomosando entre sí, forman una redecilla llena de un tejido celular particular verde llamado parenquima. Cuando el hacecillo se prolonga antes de separarse sus fibras constituye una parte mas estrecha que se llama *peciolo* mientras que se da el nombre de *limbo* á la parte formada por sus fibras separadas, mas ó menos grande y sostenido por el peciolo de cuyo vértice sale ; las hojas así formadas se dicen *pecioladas*, la mayor parte de los vejetales las tienen así ; cuando las fibras del hacecillo peciolar se separan las unas de las otras al salir de la planta la hoja que forman estando inmediatamente aplicada al vejetal se llama *sentada ó sesil.*

El peciolo es simple ó ramificado, en cuyo caso se llama *peciolo comun ó raquis* y se da á sus divisiones y sub-divisiones los nombres de *peciolos parciales ó secundarios* y de *peciululos*. El peciolo, sea simple sea compuesto, ha recibido los nombres de *cilíndrico, comprimido, triangular, cuadrangular, acanalado, unido, espinoso, aguijonoso, pubescente, velludo, aterciopelado, afelpado, lampiño, escabroso, liso, recto, enderezado, horizontal, inclinado, desnudo, alado, tieso ó blando, delgado ó filiforme, espeso ó carnudo,* etc., segun corresponda por su forma, su vestidura, su posicion, su tamaño ó su consistencia a la idea espresada por el sentido literal de los adjetivos calificativos empleados, y harto conocidos de todos para necesitar esplicacion. En el limbo ó parte constitutiva de la hoja se distinguen dos *caras*, una *base*, un *vértice ó ápice* y una *circunferencia ó márjen*. De las dos caras una mira siempre al cielo ó está vuelta hácia el sol ó la luz y se llama *superior*, cuyo color es siempre verde mas ó menos oscuro, las mas veces es lisa, como barnizada, mas rara vez pubescente, con pocas estomas, de epidermis mas adherente, sirve especialmente á la exhalacion y á la transpiracion ; en efecto, está con bastante frecuencia cubierta de una sustancia como viscosa. La otra, que mira al suelo, se llama *inferior*. la epidermis que la cubre es menos adherente, provista de mayor número de estomas, nunca lustrosa, siempre de un color verde mucho mas pálido, frecuentemente pubescente, peluda ó escamosa y sirve especialmente para la absorcion. Se llama *base* la parte por donde la hoja está pegada al vejetal sea mediata ó inmediatamente, y *ápice* la parte diametralmente opuesta; en fin se da el nombre de *circunferencia* á la línea ficticia que delimita la figura ó la configuracion de la hoja cuyos lados se llaman *bordes* ó *márjen*.

Entre la epidermis que cubre las dos caras del limbo de la hoja se halla un espesor mayor ó menor formado por el esqueleto fibrovascular y el parénquima, en que se observan vasos y tejido celular como en las demas partes del vejetal, pero modificado y apropiado á ese órgano; los vasos son tráqueas que se pueden desenvolver, vasos anulares, rayados ó punteados, con fibras leñosas, y por afuera están los vasos propios y las fibras corticales. El parénquima de las hojas en que se verifica la respiracion vejetal y por consiguiente la descomposicion química ó el análisis orgánico, si podemos espresar así nuestro parecer, del ácido carbónico está compuesto de dos rejiones ó capas, de las cuales una es superior y la otra inferior. En ambas las celdillas están en el estado normal y llenas de granulos colorados en verde por el *clorófilo*, pero no tienen ni la misma forma ni la misma disposicion en la una y en la otra.

La organizacion de las hojas sumerjidas y que por consiguiente viven debajo del agua es muy diferente de la de las aéreas; en efecto, les falta la epidermis y por consiguiente los estomas; están tambien desprovistas del esqueleto fibro-vascular reemplazado solamente por algunas celulas prolongadas : son pues únicamente compuestas de parénquima.

Al separarse los hacecillos de fibras forman las *nervaduras* ó *nervios* mucho mas pronunciados por la cara inferior de las hojas que por la superior, en donde son raras veces notables, y su disposicion se dice *nervacion*; ordinariamente uno mayor y mas pronunciado sigue la direccion del peciolo cuya continuacion parece, y llega hasta el ápice de la hoja despues de haber dividido su limbo en dos mitades iguales por lo ordinario, se llama *costilla;* de sus lados salen otros ordinariamente simétricamente dispuestos, los cuales se llaman nervios secundarios ó solo *nervaduras*, las cuales, continuando dividiéndose, dan lugar á divisiones terciarias que se dicen *venas*, y las divisionds de estas se llaman venillas y se anastamosan las unas con las otras.

En las hojas de las plantas monocotiledóneas casi siempre las nervaduras salen junto á la base y caminan á lo largo rectas por lo comun y aproximadas sin ramificarse sensiblemente, mientras que en las de las dicotiledóneas nacen unas nervaduras de otras, aun cuando algunas salgan juntas de la base, se van dividiendo y acaban por anastomosarse entre sí. Pero esa diferencia no es tan marcada en todos los casos. porque hay plantas monocotiledóneas cuyas hojas son *enerves* ó sin nervaduras, mientras que en otras participan de la disposicion que tienen en las dicotiledóneas : el plátano, G. 448, cuyas hojas son provistas de una costilla muy pronunciada, de la cual sale lateralmente una multitud de nervaduras horizontales; en los yaros, G. 156, 160 ; en los esmilaces, F. 17, las nervaduras se ramifican y las venas se anastomosan.

Atendiendo á la nervacion , las hojas han recibido nombres particulares para espresarla; se dicen pues *peninervias* cuando de la costilla salen nervaduras transversales dispuestas á manera de las barbas de una pluma, las del plátano, G. 448; *retinervias*, si tienen rectas y casi paralelas todas las nervaduras lonjitudinales procedentes de la base: se dicen tambien en ese caso *basinervias :* así están las de las gramíneas, F. 10 ; de las ciperáceas, F. 11 ; liliáceas, F. 16 ; *curvinervias*, cuando las nervaduras lonjitudinales se encorvan, como se observa en las del canelo, G. 352, y en casi todas las de los vejetales de la familia de las melastomáceas, P. 136; según el número de nervaduras se dicen *tri, quinque, septem* ó *novem nervias; digitinervias* se llaman cuando en lugar de converjer las nervaduras diverjen, afectando la disposicion de los dedos de la mano abierta; *peltinervias* cuando salen todas del ápice del peciolo é irradiando hacen tomar á la hoja la forma de un escudo : las de la capuchina, G. 843, y las de la yerba de cuarto, G. 1177 ; *palminervias*, en ese caso están dispuestas á manera de abanico : muchas palmeras, G. 204 *bis*; la vid, G. 818 ; se dicen *pedatinervias* siempre que la costilla se queda sumamente corta. Todas las nervaciones no se pueden sin embargo referir con exactitud á estos tipos: hay hojas curvinervias cuyas nervaduras lonjitudinales no nacen precisamente de la base, sino de mas arriba, procediendo de la costilla, y entónces se dicen *triplinervias, quintuplinervias, septuplinervias*, etc., segun el número de ellas.

La forma de las hojas depende de la disposicion de las nervaduras, así como de ser simples ó compuestas; se llaman *simples* á las formadas de una pieza única mas ó menos grande, entera ó mas ó menos profundamente dividida, pero cuya division alguna, por profunda que sea, no se puede quitar sin lastimar mas ó menos á sus vecinas, tales son las de todas las plantas monocotiledóneas y de muchísimos vejetales perteneciendo á las dicotiledóneas, las familias 14, 20, 51, etc.; la figura del limbo ó de la hoja simple varia tanto que puede decirse no existen dos especies de plantas que la tengan exactamente igual, y hasta especies hay cuyos individuos están lejos de ofrecer uniformidad entre sus hojas : el cadillo de jaquiman ó triunfeta heterofilla, G. 867.

Las hojas compuestas, al contrario, resultan de un número mayor ó menor de piezas distintas en uno ó en algunos peciolos comunes y se puede quitar una de ellas sin lastimar de modo alguno las demas; esas piezas se llaman hojuelas y se las ha de aplicar todo lo que estamos para decir de las hojas sencillas ; las plantas de la familia de las leguminosas son compuestas, muchas terebintáceas, etc., están tambien en ese caso, F. 130, 125, 126, etc.; para la formacion de tales hojas el hacecillo fibro-vascular secundario al separarse de la costilla se comporta, relativamente á la costilla, del mismo modo que el peciolo lo hizo con el tallo ó la rama de donde ha salido, y si la espansion del hacecillo no se hace sino á alguna distancia, entónces la nervadura toma el aspecto de una ramita adornada de hojitas, y ya habrá nacido la hoja compuesta.

§ II. — HOJAS SIMPLES Ó SENCILLAS.

Consideradas segun su posicion ó insercion en las varias partes de los vejetales las hojas se llaman : *radicales* cuando salen del cuello de la raiz, sea las de la yautia, G. 160, 159 ; *caulinares* si nacen del tallo, las del rábano cimarron, G. 156 ; del maiz, G. 172 ; *ramales*, las que salen de las ramas y ramitas, como se observa diariamente para la mayor parte de los vejetales dicotiledóneos ; en fin *florales*, si, acompañando a las flores, han sin embargo conservado su configuracion y carácteres especiales, sea la albejaca, G. 516. Atendiendo á la edad del vejetal que las lleva se les ha dado los nombres como sigue : *seminales*, cuando salen de la tierra en el acto de la germinacion ; en ese caso son formadas por los cotiledones ; *primordia'es* las que se presentan inmediatamente despues de las seminales y que tienen, sin embargo, la estructura anatómica comun á las demas, de las cuales se diferencian por su figura siempre diferente: *caracteristicas*, se llaman así á las de los vejetales adultos y que sirven para diferenciarles, las cuales han recibido por consiguiente nombres adecuados para espresar su forma, su disposicion, su vestidura, etc., á fin de hacerles entrar con mayor facilidad en las descripciones botánicas. En atencion á su disposicion relativa en los vejetales que las llevan se las ha dado los nombres de *opuestas* cuando salen de dos puntos diametralmente opuestos del tallo ó de las ramitas : todas las labiadas, F. 76 ; el café, G. 738 ; *verticiladas ó estrelladas* las que opuestas están en número mayor que dos y forman así un anillo en derredor del tallo ó de la ramita : muchas plantas de la familia de las rubiáceas están en ese caso, como el bálsamo real, 732 ; borrerias, spermacoces, G. 704. 705, etc., serán verticiladas por á tres, por á cuatro. por á cinco, etc., y entonces se dirán *ternas, cuaternas. quinas, senas, octonas*, etc : *cruzadas*, así se llaman las opuestas cuyos pares unos á otros se cortan en ángulos rectos, como se ve en algunos euforbios, G. 122 ; *alternas*, cuando salen de puntos que no se corresponden siendo á alturas diferentes, como en muchísimos vejetales, como verbigracia las crucíferas, las coles, G. 828 ; mostaza, G. 829 ; las anonáceas. el guanábano, G. 900 ; las borrajináceas, F. 66 : *disticas* son las alternas que forman dos carreras opuestas ; *esparcidas ó dispersas*, las alternas que á primera vista no parecen serlo por hallarse próximas ó por haber abortado lo alguna ; *amontonadas* cuando siendo muy numerosas casi cubren los ramos y parecen desordenadas ; *fasciculadas* ó en hacecillos las que los forman en apariencia por estar muy proximas ó por pertenecer á ramitas muy cortas procedentes de la axila de una de las hojas que entra en el hacecillo, como en los pinos ; *coronantes* las que, estando muy próximas en las estremidades de los ramos. forman un manojillo ; *arrosetadas* las alternas numerosas y aproximadas formando una roseta, como el maguey, G. 460, el aloes, G. 413;

geminadas ó *mellizas:* en ese caso dos salen del mismo punto, de las cuales la una es casi siempre mayor que la otra : el sacabuche, G. 618; *trabadas* ó *reunidas* son las opuestas que están unidas por las bases : muchas rubiáceas están en ese caso, F. 62; *perfoliadas, traspasadas,* cuando una hoja única está atravesada por el tallo; *escurridas* ó *decurrentes* cuando, sentadas, su base parece prolongarse en el tallo con forma de alas, G. 1045.

Segun su posicion sobre el eje de que proceden se les llama *horizontales,* lo que es el caso mas comun, *erguidas, derechas, verticales; arrimadas* cuando lo están al tallo ó ramo ; *pegadas* ó *apoyadas* estando sentadas y unidas al tallo ó ramo por la cara superior de la base; *empizarradas* ó *imbricadas* cuando hallándose muy próximas se cubren unas á otras á manera de las tejas; entónces pueden presentarse imbricadas de todos lados ó ser *biseriadas, triseriadas, cuadriseriadas,* etc.; *abiertas* si estando separadas del tallo no llegan á formar con él un ángulo recto; *oblicuas,* cuando tal es su direccion; *enderazadas* cuando han principiado por ser inclinadas ú horizontales; *encortadas* formando un arco cuya estremidad libre mira hácia arriba; *reflejas* cuando se encorvan hácia abajo; *dobladas* las que se doblan hácia abajo; *inflexas* estando dobladas hácia adentro; *colgantes* cuando están como colgadas á causa de la debilidad del peciolo; *envueltas* las que se arrollan hácia dentro; *revueltas* arrollándose hácia fuera; *arrolladas* si lo están y forman un hilo; *inversas* cuando presentan hácia arriba el envés; *humifusas* ó *tendidas* en la tierra; *nadadoras; sumerjidas* ó que no salen del agua. Atendiendo á su figura han recibido los nombres como sigue : *lineares,* cuyos bordes casi paralelos distan muy poco; *acintadas* ó *gramíneas* las que teniendo sus bordes casi paralelos son mas anchas y largas que las lineares. G. 321 ; *alesnadas* las que siendo lineares se terminan insensiblemente en punta; *cabelludas* ó *capilares* y *filiformes* las que son delgadas y largas : el espárrago, G. 246 ; *aciculares* ó *cerdosas* las lineares, persistentes y pinchudas : los pinos, G. 1(5; *ensiformes* ó en forma de estoque, teniendo sus bordes paralelos al tallo, estando acanalada por la base con las dos mitades aproximadas mas arriba y por fin unidas por la superficie superior: la cipura de Martinica, G. 467 ; *falciformes* las que se asemejan á una hoz; *espatuladas* las que se parecen á una espátula ; *oblongas* ó *prolongadas* las que, presentando la forma de elipse prolongada, son tres veces mas largas que anchas ; *parabólicas* las que son oblongas, redondeadas por arriba y truncadas por la base; *elípticas* ú *ovales* ; *trasovadas* ó aovadas al revés, es decir, con la base estrechada; *lanceoladas* ó *alanceadas* las que van estrechándose insensiblemente hácia ambos estremos: la adelfa, G. 656; *redondas* y *circulares,* las de esta forma con corta diferencia; *arredondeadas* las que son casi redondas; *cuneiformes* las que parecen una cuña; *deltóideas* cuando se parecen á la letra griega llamada delta ; *triangulares, cuadrangulares, rombeas* ó *romboidales* teniendo estas formas geométricas ; *trapeciformes* las cuadrangulares que se aproximan mas bien á la figura de un trapecio : *angulosas* cuando tienen ángulos en número indeterminado. Respecto á la punta se califican las hojas de *agudas, puntiagudas, ganchosas, romas* ú *obtusas, truncadas, mordidas, escotadas, remelladas* ó sea *obtuso-escotadas, trascorazonadas* ó sea acorazonadas al revés, *bífidas, bilobadas, bipartidas*, términos todos de fácil intelijencia y que no necesitan por consiguiente esplicacion alguna. En atencion á la base toman las hojas los nombres de *acorazonadas* ó *cordiformes* cuando siendo escotadas por la base, presentan dos porciones salientes y obtusas, terminando superiormente en punta mas ó menos aguda; *arriñonadas* cuando son mas acorazonadas por la base y arredondeadas por la punta: el bejuco de guaba, G. 744; *semilunadas* ó en media luna; *aflechadas* las que estando terminadas en punta aguda tienen en la base dos tiras, agudas tambien, largas, casi paralelas al peciolo ó poco diverjentes: la espadaña, G. 174; *alabardadas* cuando son triangulares con dos porciones salientes en la base casi perpendiculares al peciolo: la yautia, G. 160; la base puede, como la punta, ser aguda, puntiaguda, obtusa, etc.; *abroqueladas* cuando el peciolo sale poco mas ó menos del centro del limbo: la capuchina, G. 843; *inequilaterales* se llaman cuando su limbo está desigualmente dividido por la costilla.

Las hojas son *enteras* y *entérrimas* ó mas ó menos profundamente divididas, y á veces lo son tanto y sus divisiones parecen tan independientes en algunos casos, que el tránsito de ellas á las compuestas es casi insensible. Estos varios grados de division que pueden presentar las hojas simples se indican por medio de los términos adecuados siguientes: *dentadas* las que presentan dientes agudos separados por senos obtusos; *festoneadas* si los dientes al contrario son obtusos y los senos agudos; *aserradas*, cuando los senos y los dientes son agudos é inclinados estos últimos hácia la punta de la hoja; *duplicado-dentadas, duplicado-festoneadas, duplicado-aserradas*, siempre que los dientes ó festones se hallan á su vez dentados, festoneados ó aserrados; *incisas* las que tienen dientes grandes y desiguales con senos agudos intermedios; *rasgadas* cuando tienen en la márjen recortes desiguales y poco profundos; *sinuosas* si los senos y las partes salientes son igualmente redondeadas y en número indeterminado; *sinuadas* con escotaduras ó senos redondeados y en número determinado; *panduriformes* ó en forma de violin, cuando á los estremos tienen dos grandes lobos redondeados y separados por dos senos laterales; *culebreadas* ó *serpeadas* si la márjen forma tortuosidades; *roidas* cuando, además de ser sinuadas, tienen otros senos marjinales, pequeños, obtusos y desiguales; *quebrantadas, gajientas* ó *lobadas*, si, teniendo su contorno mas ó menos redondeado, presentan senos agudos que sin penetrar hasta el medio separan partes salientes, tambien redondeadas, que se llaman *gajos* ó *lobos; bilobadas, trilobadas, cuadrilobadas, quinquelobadas*, etc., segun el número de lobos; *pinatilobadas, palmatilobadas, pedatilobadas*, estando fundadas con la nervacion indicada por esas palabras; *liratílobas* si terminan por un grande lobo; *hendidas* si presentando en su contorno partes salientes agudas, llamadas divisiones, lacinias ó tiras, no penetran mas allá del medio los senos igualmente agudos que las separan: sea el ricino, G. 144; se dirán pues *bífidas, trífidas, cuadrífidas, quinquefidas* y por fin *multífidas* ó *recortadísi-*

mas, según el número de tiras que tengan, sean pocas ó muchas; *pinatífidas* ó *almenadas*, *palmatífidas*, *peltatífidas* y *pedatífidas*, cuando afectan las divisiones, la disposicion indicada; *liradas* ó de hechura de laud, cuando, á pesar de hallarse hendida al través, difiere de la pinatífida por tener una gran porcion terminal indivisa; *runcinadas :* no difieren de las pinatífidas en otra cosa mas que por estar dirijidas sus lacinias hácia abajo; *pectinadas*, cuando están hendidas á manera de peine ; *bipinatífidas*, estando nuevamente hendidas las lacinias que ofrecen lateralmente ; *laciniadas*, siempre que están hendidas en tiras mas ó menos profundas que se subdividen de varios modos; *partidas* se dicen las hojas cuando penetran mas allá del medio los senos que separan las divisiones, llamadas tan pronto lobos como lacinias y permaneciendo siempre unidas por la base ; *bipartidas*, *tripartidas*, *cuadripartidas* y *multipartidas*, segun el número de divisiones; *pinatipartidas*, *palmatipartidas*, *pedatipartidas*, las que están partidas segun la nervacion espresada por esas denominaciones ; *bipinatipartidas*, *tripinatipartidas* cuando las divisiones, que presentan lateralmente, están divididas una y otra vez; *cortadas* estando divididas de modo que tengan sus segmentos independientes unos de otros, aunque carezcan de rabillo : el berro, G. 830; *trisectas*, *cuadrisectas*, *multisectas*, segun el número de los segmentos ; *pinatisectas*, *palmatisectas*, *pedatisectas* y en fin *liratisectas* cuando el segmento terminal es grande; *pestañosas*, cuyos bordes son provistos de pelo sedoso y paralelo; *espinosas*, aquellas cuya márjen tiene espinas; *agudas* las que se terminan por una punta delgada; *acuminadas*, *puntiagudas* ó *aguzadas* cuando se van terminando gradualmente en una punta blanda; *arrejonadas* ó *mucronadas* y *mucróneas*, las que se terminan de repente en una punta pequeña y recta ; *cuspidadas* cuando la punta que las termina es tiesa y corva; *zarcillosas* ó terminadas en zarcillo; *estipuláceas* ó acompañadas de estípulas : las de las papilionáceas, F. 130, S. F. I; *orejudas* cuando hay en el peciolo, cerca de la base del limbo, unos apéndices foliáceos llamados orejas. Atendiendo á la superficie las hojas han recibido denominaciones adecuadas para espresarlo ; se dicen pues *unidas*, *lampiñas*, *lisas*, *ásperas*, *pubescentes*, *sedosas*, *velludas*, *algodonosas*, *pelierizadas*, *hispidas*, *aguijonosas*, *espinosas*, *pertusas* ó *agujereadas ; arrugadas*, *ampollosas* ó *abolladas*, *ondeadas*, *plegadizas* y *rizadas; lustrosas* cuando parecen barnizadas; *viscosas* aquellas cuya superficie es algo pegadosa ; *coloridas* cuando su color es diferente del propio á las hojas ; *enerves* ó *desnerviadas*, si ningun nervio parece en su superficie ; *nerviosas* ó *nervudas* las que tienen nervaduras salientes que se estienden de la base hasta el ápice sin ramificarse : muchas monocotiledóneas; *trinervias* las que tienen tres nervaduras principales; *rayadas* cuando están con muchos nervios poco pronunciados; *venosas* aquellas cuya superficie presenta muchas nervaduras poco salientes, muy ramificadas y anastomosándose las unas con las otras ; *rugosas* ó *arrugadas* cuando las nervaduras al ramificarse y anastomosarse cortan la superficie en arrugas ; *punteadas* aquellas cuya superficie está provista de muchísimos puntitos sea opacos sea transparentes : los naranjos, G.

977; *glandulosas*, cuando están provistas de glándulas; *planas ó llanas*, cuyas dos superficies superior é inferior son llanas y paralelas; *acanaladas*, las provistas de un surco á manera de canal dispuesto á lo largo de ellas; *c´ncavas* cuando está un poco hueco el disco con sus bordes mas elevados; *convexas* aquellas cuyos bordes se acercan del peciolo; *cuculiformes ó acogolladas* cuando los bordes se acercan por arriba; *plegadas ó plegadizas*, cuando las nervaduras hacen sobre el disco partes mas salientes y otras mas hondas alternativamente y principiando al peciolo.

Consideradas segun la sustancia que las forma, las hojas se denominan: *membranosas* cuando casi sin parénquima, son casi secas y transparentes; *escariosas ó aviteladas* las que parecen secas; *apergaminadas* si parecen pergamino; *cartáceas ó papiráceas* las que tienen la apariencia del papel; *crasas ó gruesas* cuando la sustancia que las forma es bastante resistente y sólida: la sabila, el maguey, G. 413 y 460; *carnosas ó pulposas* las que á la par que espesas son jugosas: la yerba bruja ó de patria, G. 677; las hojas crasas se llaman segun su forma como sigue: *cilíndricas* cuando tienen esa forma geométrica, bien que el ápice se termine por una punta: la cebolla comun, G. 414; *ovoídeas* las que tienen la forma de un huevo; *deprimidas* aquellas cuyo disco es mas achatado que los bordes; *comprimidas, achatadas y aplastadas*, redondas y achatadas á la par; *tricuetras* ó de tres caras: el ajo comun, G. 414; *tetragonas* ó con tres caras; *lingüiformes, alengüetadas ó alenguadas*, las lineares carnudas y convexas por la cara inferior; *dolabriformes*, las carnosas sub-cilíndricas en la base, aplastadas en la cima y que presentan dos bordes, uno espeso y rectilíneo y otro ensanchado, circular y cortante. En atencion á la duracion, las hojas han recibido las denominaciones siguientes: *caducas* cuando se desprenden y se caen á fines del estío: la mayor parte de los vejetales están en ese caso; *decíduas* las que se caen durante el otoño; *marcescentes, marchitas* las que en lugar de desprenderse y de caer despues de secas persisten pegadas hasta la primavera; *siempreverdes*, quedándose verdes durante todo el año: en los paises tropicales é intertropicales muchísimos vejetales están en ese caso. Son *concolores* las hojas cuando tienen igual color por ambas caras, y *discolores*, al contrario aquellas cuyo color es diferente por ambas superficies: la sanguinaria, G. 411; *verdes:* la mayor parte de los vejetales las tienen así; *blanquecinas* las que tienen un color pálido que tira al blanco; *abigarradas ó jaspeadas* cuando son matizadas de varios colores.

§ III. — HOJAS COMPUESTAS.

Se llaman así las hojas formadas de un número mayor ó menor de piezas sueltas ó de hojas sencillas pegadas de un peciolo comun llamado *raquis*; se las ha dado el nombre de hojuelas, son sentadas ó pecioladas, llamando *peciolulo* á su peciolo, y afectan las mismas formas é iguales maneras de ser que las hojas simples que acabamos de estudiar, por consiguiente se les aplicarán iguales denominacioses. Se dividen las hojas compuestas en las *simplemente compuestas*, en las *recompuestas* y por fin en las *mas que recompuestas*.

1. *Hojas simplemente compuestas :* en estas las hojuelas son inserías en un raquis simple y siempre único y se dicen, segun su disposicion en él : *articuladas* cuando hay una sola hojuela y que esté articulada en el ápice del peciolo : el naranjo, G. 977 ; *conyugadas, eyugadas y apareadas* aquellas cuyo raquis lleva en los lados y casi en el ápice un solo par de hojuelas ; *binadas* ó *hermaneadas* cuando las dos hojuelas están situadas en el ápice del raquis ; *ternadas, trifoliadas* ó sea de *tres en rama*, aquellas cuyo raquis lleva tres hojuelas : los gandules, la picapica, G. 1054 ; *digitadas* ó *aventalladas* las compuestas de cinco hojuelas y hasta mas saliendo del vérvértice del raquis : el baobab, el castaño de América. G. 954, 950 ; pero puede indicarse el número de las hojuelas usando las calificaciones de *quinquefolioladas, septemfolioladas, multifolioladas*, y la disposicion de ellas en algun caso se espresa por el término de *pellado-digitadas* ó *umbeladas: cuaternadas* ó de *cuatro en rama* las que tienen dos hojuelas á cada lado en la estremidad del raquis. En todos los casos en que la hoja compuesta presenta sus hojuelas situadas de uno y otro lado á lo largo del raquis, como en el zantoxilo clave de hércules, G. 229, 835, y muchas terebentáceas, G. 276. Se llama *pinada* ó *alada*, y es susceptible de varias modificaciones que se designan como sigue : se dirá pues *alternativamente pinada* ó *pinada con oposicion*, es decir, *conyugada*, si sus hojuelas son alternas ú opuestas, y en el primer caso puede ser *bifoliolada, trifoliolada, multifoliolada*, etc., conforme al número de sus hojuelas, así como en el segundo *uniyugada, biyuda, triyugada, multiyugada*, etc., segun el número de pares que la forman ; *pinado-trifoliada* la uniyugada compuesta de un solo par de hojuelas laterales y de una terminal que le da el aspecto de hoja ternada sin serlo rigurosamente, porque es menester para esto que las tres hojuelas procedan de la estremidad del peciolo ; *imparipinadas* ó *pinadas con impar* son las conyugadas que terminan por una hojuela solitaria : el nogal, G. 140 ; *paripinadas* las que no tienen hojuela terminal ; *pinadas con interrupcion* ó *interpoladas* las que tienen hojuelas alternativamente grandes y pequeñas ; *pinado-escurridas* ó *pinado decurrentes* son las que tienen alado el raquis por prolongarse las hojuelas sobre él, de manera que son hojas profundamente divididas mas bien que compuestas ; *articulado-pinadas* cuando las hojuelas son articuladas sobre el raquis ; en esas hojas se observa el sueño de las plantas : las varias senes, el tamarindo, etc., G. 1019, 1039.

2. *Hojas recompuestas :* se diferencian de las primeras porque su raquis, en lugar de tener hojuelas á cada lado, lleva peciolos secundarios provistos de hojuelas por sus lados, de manera á constituir con ellas tantas hojas compuestas llamadas *pínulas*, que reemplazan las hojuelas en el raquis y forman así la hoja recompuesta que recibe las denominaciones siguientes : *pedáleas, pedarias y apedadas* cuando el raquis bífido lleva hojuelas situadas únicamente en el lado esterior de sus divisiones : *bigeminadas* ó *dos veces hermaneadas*, si cada uno de los peciolos secundarios que salen del vértice del raquis

sostiene un solo par de hojuelas: el pitecolobio uña de gato, G. 1050; *biternadas* ó *dos veces ternadas*, siendo tres los peciolos secundarios que nacen del estremo del raquis y tres las hojuelas que hay en el vértice de cada uno; *digitado-pinadas* cuando del ápice del raquis salen varias hojas pinadas ó pinulas, como en la vergonzosa, G. 288; *pinado-conyugadas* ó *binado-pinadas*, *pinado-ternadas* ó *ternado-pinadas*, *pinado-cuaternadas* ó *cuaternado-pinadas*, segun si son dos, tres ó mas las hojuelas pinadas que proceden del estremo del raquis; *bipinadas* ó dos veces pinadas cuando del raquis salen lateralmente peciolos secundarios en número variado, constituyendo con las hojuelas correspondientes tantas pinulas: sea el aromo, G. 296.

3. Se ha dado el nombre de *mas que recompuestas* ó *surcompuestas* á las hojas compuestas por lo menos bipinadas situadas por cada lado del raquis, y se las ha denominado como sigue: *trigeminadas* ó *tres veces hermaneadas* cuando de la estremidad del raquis salen dos peciolos secundarios y del vértice de estos otros dos terciarios con su par de hojuelas cada uno; *triternadas* ó *tres veces ternadas* siendo tres los peciolos secundarios nacidos del estremo del raquis, tres los terciarios saliendo del ápice de los secundarios y tres las hojuelas que aquellos sostienen; tripinadas ó *tres veces pinadas* cuando del raquis salen lateralmente los secundarios é igualmente de estos los terciarios que llevan las hojuelas; *decompuestas* si el raquis lleva otros raquises secundarios mas de tres veces pinados: el perifolio, G. 1135.

CAPÍTULO IV

ESTÍPULAS, BRÁCTEAS, FILLODIOS, ETC.

1. *Estípulas.* Se ha llamado así á unas producciones foliáceas y á veces escamosas que están de ordinario situadas á los lados de la base de los peciolos ó de la insercion de las hojas; pero en algunas plantas se hallan entre las hojas. Las plantas monocotiledóneas carecen siempre de estípulas que no se encuentran sino en una porcion de dicotiledóneas, las otras faltando tambien de ellas, sin embargo faltan con menor frecuencia que lo que se cree comunmente: en efecto á veces son tan pequeñas que para verlas se necesita del lente; otras veces no se las puede observar por causa de ser demasiado fugaces ó demasiado corta su duracion, sin embargo buscándolas con cuidado y en las hojas muy tiernas y hasta contenidas en las yemas prontas para abrirse, entónces se las halla en muchos vejetales que se creia desprovistos de ellas. Atendiendo al tamaño varian muchísimo; en efecto, con frecuencia están reducidas á una puntita, á un hilito, á una escamita; otras veces se desarrollan de tal manera, que parecen casi hojas pequeñas con sus nervaduras, dientes, lóbulos y cuya base está estrechada y forma una especie de peciolo, de tal suerte que á primera vista se las puede confundir con

las hojas lejítimas. Hay familias numerosas, tales como las malváceas, leguminosas y rosáceas, en que jamás faltan estando notables bajo mas de un aspecto y sirviendo por consiguiente para caracterizarlas.

Son enteramente libres ó soldadas con el peciolo, y en ese último caso se llaman *peciolares :* el rosal, G. 1151 ; *caulinares :* el café, G. 738; *laterales* se dicen cuando están situadas á los lados del peciolo, y *axilares* las que parecen nacer de la parte interna de la base de las hojas, pero ordinariamente proceden del tallo en la axila de ellas : no muchas plantas las tienen así ; pueden, como las laterales, rodear el tallo ó el ramo, segun se observa en las higueras, G. 111, cuyas estípulas caducas y membranosas, dando la vuelta completa, cubren enteramente las yemas. Son libres en casos análogos las estípulas axilares periféricas, pero hay otros en que se hallan adheridas á la base de la cara interna del peciolo, como en los polígonos y romazas, G. 384, 247 ; son pues estípulas *envainadoras tubulosas* llamadas *ocreas* características de aquella familia y susceptibles de varias modificaciones de forma y de consistencia que se espresan por términos comunes; las estípulas *entrafoliáceas* no son otra cosa mas que las axilares ; *estrafoliáceas* son las que salen en el tallo ó en los ramos; *interpeciolares* se llaman las que perteneciendo á dos hojas opuestas al encontrarse las dos de cada lado se sueldan entre sí y forman así una sola intermedia á los dos peciolos. Las estípulas son *permanentes* ó *caducas*. Además de las estípulas ya estudiadas hay plantas cuyas hojas compuestas llevan otras estípulas mas pequeñas ó estipulillas acompañando á la insercion de los peciolulos en el raquis : las avichuelas, G. 1077; la consistencia de las estípulas varia mucho y no está siempre igual á la de la hoja á que corresponden; las hay con forma de glándulas, otras filiformes sencillas ó ramosas, las hay tambien mas ó menos duras y hasta vueltas espinas, algunas se transforman en zarcillos, etc. Son *solitarias, geminadas* ó *mellizas, verticiladas*, etc. En las hojas de las plantas monocotiledóneas la parte del peciolo llamada *vaina* está con frecuencia muy desarrollada y rodea el tallo en un trecho bastante largo : el plátano, G. 448, las gramíneas. F. 10 : en estas ultimas se repara bastantes veces al separarse el limbo de la hoja una especie de gorguera frecuentemente membranosa y blanquecina, tan pronto entera como franjeada ó partida, y las mas veces dividida simétricamente en dos partes laterales, la cual termina la vaina ; ese órgano se llama *lígula* y ha sido comparado á las estípulas. Pegada con el tallo en la mayor parte del contorno del tallo cuya direccion sigue la vaina, no se articula y la hoja no se cae antes de morir ; sin embargo en algunas orquídeas tropicales el limbo de la hoja se separa de la vaina persistente : el cirtopodio de Anderson, G. 443.

2. *Brácteas y de los órganos que forman.* Se ha dado tal denominacion á unas hojuelas acompañando á las flores que de ordinario salen de su axila, las cuales no son sino modificaciones de las hojas lejítimas de que difiéren por ser casi siempre coloridas y muy raras veces verdes, tener su márjen casi siempre entera, una forma y mas veces una consistencia diferente; se dicen bracteolas cuando perte-

necen á ramificaciones del pedúnculo. Varian bastante en plantas diferentes, la figura y tamaño de las brácteas, bajo ese punto de vista, son muy curiosas las que tienen forma de capucha: sea la margravia, G. 683, y suministran caractéres genéricos y específicos muy buenos y muy útiles. En una misma planta se desarrollan las brácteas diferentemente, y siempre crecen mas las que no tienen flores en su axila, formando á veces una corona terminal, como en la piña, G. 462; se dicen *racías* cuando nada presentan en su axila y *fértiles* las que tienen flores, pero abortan con bastante frecuencia, de manera que las flores de muchos vejetales son desprovistas de ellas. Son libres, como en las labiadas, F. 76; asoldadas entre sí y con el ovario como en las piñas, G. 462; su posicion respectiva es por lo comun igual á la de las hojas de la misma planta, aunque bastantes veces las brácteas estén opuestas ó alternas, siendo las hojas verticiladas y opuestas ó verticiladas cuando las hojas son alternas. Las brácteas son persistentes ó las mas veces caducas y hasta fugaces, por causa de estar articuladas. Al reunirse mayor ó menor número de brácteas por la proximidad de los nudos de que proceden, constituyen conjuntos de aspecto diferente, que han recibido nombres particulares como si fueran otros tantos órganos distintos. El *calículo* resulta de un pequeño número de brácteas arrimadas al cáliz de una flor, libres ó soldadas entre sí : muchas malváceas, G. 959, 964, 962; el *involucro* ó *gorguera* se compone de pocas ó muchas brácteas muy abiertas, que se hallan á cierta distancia de una porcion de flores : los euforbios, G. 132; la zanahoria, G. 1137. El *periclinio* ó *periforantio* está formado de brácteas mas ó menos numerosas, dispuestas por séries, mas ó menos escamosas ó apergaminadas, aproximadas, imbricadas y verticales que rodean las florecillas reunidas para formar una flor compuesta, F. 59. La *cúpula* se halla formada por muchas brácteas empizarradas, que se han soldado y endurecido, como en las bellotas.

El *involucro* es *propio* ó *uniflóro* cuando acompaña á una sola flor, como en la parcha, G. 1085 ; *comun* ó *multiflóro* el que corresponde á muchas flores : el eringio, G. 1131 ; la yerba de cuarto, G. 1132 ; *monófilo* ó *polífilo*, segun las hojuelas ó brácteas que lo forman están soldadas ó libres ; *difilo*, *trifilo*, *tetrafilo*, cuando tiene 2, 3 ó 4 hojuelas, *universal* es el involucro cuyas hojuelas presentan en su axila ramos que á su vez sostienen otros involucros próximos á las flores que se llaman *parciales* ó *involucrillos:* las umbelíferas, F. 149. Puede ser el involucro *simple* ó *doble*, llamado *liserial* y tambien *multiserial* segun está compuesto de dos ó de muchas hileras de brácteas ; *caliculado* ó *reforzado* el que tiene en la base unas cuantas hojuelas muy disminuidas de tamaño : la achicoria, F. 119; *empizarrado* ó *apiñado* las brácteas cubriéndose en parte unas á otras ; *desparramado* aquel cuyas hojuelas están muy abiertas y apartadas ; *uniflóro*, *biflóro*, *triflóro*, *multiflóro*, conforme al número de flores que encierra ; *cilíndrico*, *cónico*, *ovóideo*, *ventricoso*, etc. atendiendo á su figura ; cuando es monófilo puede ser *partido*, *hendido* ó *dentado*.

. 3. *Espata*. En muchos vejetales monocotiledóneos hay una especie de zurron que envuelvo las flores antes de abrirse y se llama *espata* ó *garracha*, formada por una bráctea única envolviendo en parte ó del todo la inflorescencia, como se ve en los yaros, G. 160, 158 *bis*, en el coco y palma real, G. 99, 91; algunas veces se divide en dos piezas ó valvas, por ser formada de dos brácteas distintas ó soldadas; en otros puntos mas á lo largo del espádice se hallan algunas veces por la base de las flores ó de los grupitos que forman brácteas mas pequeñas, que se llaman espatillas. La espata es *univalve, bivalve* ó *multivalve*, segun el número de piezas que la componen aparentemente; *uniflora* ó *multiflora* cuando envuelve una ó muchas flores; *universal* ó *parcial*: el plátano, G. 448; *carnuda, membranosa, apergaminada, leñosa*, etc.

La gluma es otra especie de espata bivalve propia de las gramíneas, que consiste en dos brácteas alternas aviteladas ó escamosas, colocadas en la base de las espiguillas, cualquiera que sea el número de las flores, F. 10.

4. *Filtodio*. Se llama así al peciolo dilatado y presentando la apariencia de un limbo, de manera que se le suele considerar vulgarmente como una hoja: el palo rayo, G. 1012. Se distingue del limbo porque en lugar de nervaduras secundarias penadas saliendo de una costilla, está recorrido por algunas nervaduras lonjitudinales repartidas por toda su superficie y casi iguales entre sí, desde la base hasta el ápice; otra diferencia tiene que consiste habitualmente en ser situado en el tallo en sentido inverso á las hojas lejítimas, es decir que su plano es casi vertical en lugar de horizontal.

CAPÍTULO V

FUNCIONES DE LA NUTRICION.

Absorcion, respiracion, circulacion, etc. Como ya lo tenemos dicho algo mas arriba y tambien en el discurso preliminar, páj. 19, las raices, por medio de sus chupadores, sacan del suelo el agua mas ó menos cargada de sustancias minerales salinas y de ácido carbónico que necesitan; tal líquido, caminando por los largos tubos ó vasos que acompañan á la médula y por sus ramos y anastómoses, lleva consigo al paso lo que suministran las varias partes ú órganos por donde pasa y llega mas ó menos pronto á las partes verdes ó pulmones vejetales, que á la par y al mismo tiempo chupan en la atmósfera los gases que han de necesitar y esas dos absorciones, aérea y terrestre, van verificándose simultáneamente y sin cesar, lo que constituye la vida vejetal.

Eso supuesto, á favor de la influencia de ajentes físicos poderosísimos, la luz que obra por sus rayos químico y eléctrico á la vez, que son el violáceo y el verde, los cuerpos absorvidos, es decir el agua, el ácido carbónico, el carburo de hidrójeno, el amoniaco, etc., están descompuestos, ó quizás mejor, esperimentan reacciones moleculares químicas ó metamórfosis muy variadas sucesivas y siempre numerosísimas, de tal suerte que sus elementos, hallándose en presencia y contacto inmediato al estado naciente, es decir, en el acto mismo en que al salir de una combinacion para entrar en otra, están libres, entónces obedeciendo á la fuerza vital ú organizatriz, se agrupan molecularmente y dan oríjen á la materia organizada y orgánica á la par, y así de un modo insensible, pero constante y continuo, se van formando los varios tejidos que han de constituir los diferentes órganos de estos seres; además de eso, estas reacciones, siguiendo entre los elementos, dan lugar á metamórfosis ulteriores que, ayudadas por el concurso necesario de los órganos correspondientes, producen las varias secreciones y escreciones vejetales.

La savia pues, despues de llegada á los pulmones vejetales, es decir, en las hojas, y de hallarse sometida como corresponde á la accion vivificante del oxíjeno del aire, se vuelve mucho mas viscosa, aparecen glóbulos en ella : ya principia á organizarse ó á volverse líquido orgánico, que toma el nombre de *cambio* ó *latex*, habiendo adquirido propiedades nuevas que le hacen nutritivo y reparador; entónces bajando por los vasos de la corteza ó por entre la albura y el liber, lleva consigo los elementos necesarios para la formacion de las nuevas capas de liber y de albura que han de aumentar anualmente el tamaño del vejetal; al paso y á la vez distribuye por donde se necesita los elementos necesarios para la nutricion y para remediar las necesidades y pérdidas continuas que está esperimentando la planta. La savia descendiente corresponde pues á la sangre arterial ó reparadora de los animales, cuyo papel llena para los vejetales, mientras que la ascendente encuentra su análogo en la sangre venosa despues de recojidos los productos de la dijestion y antes de haber sufrido en los pulmones vejetales la hematosis.

Sabido es que bajo la influencia de la luz solar mas ó menos directa, las hojas, descomponiendo en su parénquima el ácido carbónico absorbido por su cara inferior se apropian el carbono, mientras el oxíjeno, saliendo por su cara superior se derrama en la atmósfera; lo mismo sucede á veces para con el agua, pero no siempre; en la oscuridad, al contrario, el oxíjeno atmosférico está absorvido y una proporcion correspondiente de ácido carbónico se halla eliminada. Véase para mayor intelijencia y mas estensa esplicacion del particular el discurso preliminar, páj. 22. Los vejetales tienen sobre el aire dos acciones diferentes y hasta inversas; la una es la que las partes verdes, con la influencia de la luz, ejercen sobre ese flúido, mientras la otra se verifica desde el momento en que ha principiado la germinacion do la semilla que haproducido el vejetal y siguiendo así sin interrupcion en todas sus partes; en efecto, segun el señor Garreau, las hojas durante el dia exhalan una cierta cantidad de ácido carbónico ; en ese caso seria eso la lejítima respiracion vejetal enteramente semejante á la de los animales, y consistiendo en la combinacion del oxíjeno con los flúidos vejetales, para que se verifique la hematosis vejetal, del todo semejante á la animal. Segun los magníficos trabajos del célebre botánico A. Brogniard, la respiracion de los vejetales que viven sumerjidos en el agua se hace de un modo análogo á la de los peces, sacando del agua el aire atmosférico que tiene disuelto, descomponiéndole de la misma manera que los vejetales aéreos y quedándose con su oxíjeno y devolviendo ácido carbónico al agua. La luz influye siempre sobre ese fenómeno; en efecto, á una cierta profundidad las plantas se vuelven pálidas y lánguidas.

Por espiracion ó emanacion gaseosa de los vejetales se ha de entender el desprendimiento ó exhalacion de los flúidos que no han sido utilizados y tambien el de los que provienen de las reacciones ó metamórfosis verificadas que están de sobra y por tal razon inútiles, ó cuya presencia y permanencia en el organismo dañaria al vejetal. Como acabamos de decirlo, todas las partes verdes de las plantas espuestas á la luz desprenden mucho oxíjeno, mientras que en la oscuridad dejan salir ácido carbónico y tambien azoe y absorven oxíjeno.

Las partes no verdes, como por ejemplo los frutos maduros, en las mismas circunstancias, nunca desprenden oxíjeno, pero sí ácido carbónico; la mayor parte de los vejetales viejos ó enfermos exhalan azoe casi puro : Discurso preliminar, páj. . Esta exhalacion se verifica siempre, como lo tenemos ya señalado algo mas arriba, por la cara superior de las hojas y á la vez por todas las partes verdes.

Escreciones : se deben considerar tres clases de materias así botadas afuera ó eliminadas por los vejetales : 1º las que aplicadas á su superficie á manera de barniz parecen destinadas á protejerlos y por consiguiente tienen papel en la vida vejetal : son sustancias resinosas que por su presencia se oponen á la accion de la humedad sobre los tejidos; 2ª las materias que demasiado abundantes para las necesidades de las plantas no están utilizadas, y entónces salen afuera por las grietas de la corteza: las gomas y resinas, verbigracia; 3ª las escreciones lejítimas son las sustancias impropias á la nutricion, pero es muy difícil determinar cuáles están en ese caso: de las raíces solas saldrian pues las escreciones verdaderas. (Véase el Discurso preliminar, páj. .)

Evaporacion : la evaporacion ó exhalacion acuosa que tiene lugar por las partes espuestas al aire, constituye la fuerza mas poderosa de la ascension continua de la savia en los vejetales, y se verifica casi enteramente por via de los estomates, aunque se haga por toda la superficie y especialmente por las verdes, pero de un modo casi insensible. Es pues tanto mas pronunciada y mas activa, cuanto mayores son el calor y la luz; de noche se para enteramente.

DIVISION II

DE LA GENERACION Ó DE LA REPRODUCCION NATURAL DE LOS VEJETALES Y DE LOS ÓRGANOS QUE TIENEN QUE DESEMPEÑAR ESTA FUNCION

SECCION I. — DE LOS ÓRGANOS DE LA GENERACION.

CAPÍTULO I

GENERALIDADES Ó CONSIDERACIONES GENERALES.

Los vejetales, así como todos los demas seres organizados, son capaces de reproducirse ó tienen poder para procrear otros seres idénticos á ellos, y de ese modo se puede perpetuar y mantener el maravilloso equilibrio de la obra maestra de la creacion; el importantísimo fenómeno que constituye la generacion se verifica por medio del concurso mutuo y pasivo de dos órganos especiales, que son el estambre ú órgano masculino y el pistilo ú órgano femenino, los cuales se suelen con muchísima razon comparar y asimilar á los correspondientes órganos en los animales. Véase mas arriba, páj. , lo que tenemos dicho sobre el particular. Se llama flor á la parte del vejetal que contiene tales órganos sea reunidos, sea separados. Generalmente se consideran hoy dia todas las partes que constituyen las flores, aunque diferentes por las formas, colores y consistencia, como otras tantas hojas mas ó menos modificadas, y se tienen pues las flores por un monton ó conjunto de hojas modificadas y amontonadas ó agrupadas en un eje acortado ó casi nulo; pero estas hojas, que constituyen las varias partes de la flor, difieren de las lejítimas, no solo por la forma, por el color y por algunos puntos de su estructura íntima, sino tambien porque nunca jamás salen yemas de sus axilas, ni tampoco del eje que las lleva, lo que constituye una diferencia esencial entre las hojas que forman las flores y las otras partes de la planta. La vejetacion de una ramita cargada de hojas habrá de seguir indefinidamente produciendo nuevas yemas si la muerte, el aborto ó alguna otra causa esterior no vienen á pararla; mientras la vejetacion de una ramita terminada por una flor se para naturalmente por causa de esa yema terminal que no es capaz de echar otra.

Los vejetales cuyas flores se ven y se pueden estudiar con mayor facilidad sin tener que valerse del lente de aumento, se llaman *fanerógamos;* sin embargo, este instrumento indispensable facilita muchísimo el estudio y hace visibles carácteres que sin él no se pueden averiguar: la mayor parte de los vejetales están en ese caso; al contrario, se llaman *criptógamos* aquellos cuya existencia de las flores ú órganos reproductores es mas bien sospechada y problemática que claramente demostrada y averiguada por las observaciones directas: en ese caso están los musgos, licopediáceas, F. 6; los helechos, F. 5; los líquenes, F. 3, etc.; pero esos vejetales tienen órganos de que trataremos mas luego, que son considerados como los análogos ó reemplazantes de los órganos reproductores lejítimos. En fin, se ha dado el nombre de *ágamos,* á aquellos en los cuales hasta ahora no se ha hallado ó descubierto ni órganos sexuales lejítimos, ni tampoco ninguno análogo: las algas, F. 1.

La presencia de un solo estambre ó de un pistilo único, sin ningun otro órgano floral que le acompañe, basta para constituir una flor, incompleta por supuesto, pero capaz de cumplir con su objeto. Vulgarmente son los órganos que acompañan á los sexuales, sin tenerlos en cuenta, que se consideran como la flor, por ser ordinariamente mas vistosos y adornados de los mas hermosos colores y tener las formas mas elegantes y á veces muy bizarras. Cuando uno estudia una flor completa ó la analiza principiando por el centro hasta la circunferencia, halla sucesivamente los órganos siguientes: 1° en el centro el órgano femenino ó pistilo, que se compone del ovario conteniendo los óvulos, del estilo y del estigma; 2° viene despues el órgano masculino ó los estambres, que constan del filamento y de la antera, que contiene el pólen; 3° en fin, la cubierta floral doble, que se compone de la corola y del cáliz, que raras veces está acompañado de un calículo ó invólucro situado por su base, que tiene mas ó menos envuelta.

Las flores son sentadas ó pedunculadas, es decir, que son insertas inmediatamente en el vejetal, sin órgano intermedio en el primer caso, mientras que en el segundo su insercion es mediata y se efectua por medio de un sosten mas ó menos largo, de figura y tamaño muy variados, que se llama *pedúnculo*; es simple ó ramoso y sus divisiones se llaman pedícelos. El pedícelo se llama *epífilo* cuando sale de las hojas, como en la yerba de hicotea, *limnanthemum humboltianum,* G. 588; los filantos, *phyllanthus nuriri,* G. 149; *caulinar* ó *tallino,* cuando sale del tallo ó de los ramos, como sucede con el cacao, 923; *axilar,* el que sale de las axilas: el café por ejemplo, G. 738, y muchos otros vejetales, como el níspero, *achras sapota,* G. 635, etc.; *estraxilar,* cuando sale por afuera de la axila de las hojas mas ó menos cerca de la insercion del peciolo;

terminal, si termina la ramita que lleva la flor; *epirrizo*, al que sale de la raiz : el genjibre, *gengibre officinalis*, G. 477, y cuando el pedúnculo sale del centro de las hojas radicales de las plantas bulbosas y otras, como el lirio sanjuanero, *pancratium caribœum*, G. 452; la bretónica de Puerto-Rico : *leria nutans*, G. 755.

Se llaman hermafroditas las flores que tienen reunidos en la misma cubierta floral ambos órganos sexuales : así las tienen la mayor parte de los vejetales, sean el arroz, *orriza sativa*, G. 321; el aji, *capsicum annuum*, 620; el añil, *indigofera añil*, G. 1060, etc., y los vejetales que las tienen así se llaman tambien hermafroditas. Las flores que contienen el órgano femenino solo se llaman *femeninas*, y *masculinas* las que están provistas solamente de estambres, y los vejetales que las llevan se llaman unisexuales; cuando las flores femeninas y masculinas se hallan en una misma planta se llama monóica, mientras que se ha dado el nombre de dioicos á los vejetales que tienen una sola clase de flor en un pié y la otra clase sobre otro individuo, como la lechosa , *carica papaya*, G. 204; el marunguey, *zamia intermedia*, G. 231; el dátil , *phœnix dactilifera*,G. 205; el maiz , *zea mais*, G. 172; el ricino , *ricinus communis*, G. 144; el cocotero , *cocos nucifera*, G. 91; en fin, se han llamado polígamos á los vejetales cuyo mismo individuo lleva á la vez flores unisexuales, sea masculinas sea femeninas, con flores hermafroditas, ó ambas clases á la vez : el mango, G. 274; el almendro, G. 270.

CAPÍTULO II

DE LA INFLORESCENCIA.

Se ha dado esta denominacion á la disposicion general de las flores en el tallo ó ramas de los vejetales. Se la ha dividido en 4 clases principales, que son como sigue : 1ª la inflorescencia axilar; 2ª la terminal; 3ª la mista, y por fin la 4ª ó anómala.

§ I. — INFLORESCENCIA AXILAR.

Tiene lugar cada vez que las flores salen de la axila, tan pronto de las hojas como de las brácteas; las flores se llaman entónces axilares y pueden ser *solitarias*, como las del pedo de fraile, *datura stramonium*, G. 601; *geminadas* ó *mellizas*, como las del fisálide de las barbadas, *physalis barbadensis*, G. 618; *verticiladas*, las que están agrupadas muchas en las axilas de las hojas ó las brácteas opuestas, tales son las de la mayor parte de las labiadas : el *leonitis nepetœfolia* ó molinillo, 523, 516.

La *espiga* es un conjunto de flores que con brácteas ó sin ellas nacen á lo largo de un eje comun, á veces desnudo por la base, como en el llanten, *plantago major*, G. 394; puede ser *cilíndrica, aovada, cónica*, además de *floja, compacta* ó *densa;* se llama *empizar-*

rada cuando las flores caen unas sobre otras por razon de su proximidad, segun sucede en el llanten. Entre las espigas deben colocarse algunas inflorescencias que han recibido nombres particulares por circunstancias cuyo valor ·no es suficiente para constituir clases esencialmente distintas, tales son : el *amento* ó *trama*, el *espádice*, que suele ser ramoso y se llama entónces *támara :* en las palmeras, *cocos nucifera*, G. 91; y en fin, el *estrobilo* ó *piña* antes de la fructificacion: son meras espigas modificadas, 'pero cuyos nombres deben ser conservados, porque espresan cada una la modificacion particular que le corresponde. El *amento* está articulado por la base y formado de flores unisexuales é incompletas, con las brácteas intermedias, como en los sauces , *salix alba*, G. 213; el higuillo , *artante adunca*, G. 315; en el primer caso es femenino ó masculino, segun las flores que lo forman, y hermafrodito en el segundo : se le ha dado los nombres de *precoz. tardío, coetáneo* ó casi *coetáneo*, conforme á la época en que aparece, relativamente á las hojas. El *espádice* tiene su eje carnoso, con flores unisexuales anidadas sobre él y está acompañado de una espata, como en los yaros, F. 8; es sencillo y su parte inferior está cubierta de flores femeninas y masculinas separadas ordinariamente por nectarios, mientras que la superior, de ordinario desnuda, se prolonga en forma de maza; las palmeras tienen tambien sus flores dispuestas en espádice, pero con la diferencia que comunmente es ramoso, con eje que se vuelve leñoso, envuelta en una ó algunas espatas leñosas y toma el nombre de támara; el maiz, entre las gramíneas, produce mazorcas llenas de fruto que deben su oríjen á flores femeninas dispuestas en espádice, rodeadas de una multitúd de espatas. La piña, en fin, considerada en su principio, es verdaderamente un amento de flores femeninas, cuyas hojas carpelares, pegadas y endurecidas, forman las escamas leñosas que se observan despues de la fructificacion.

Las espigas de las *gramíneas* y de las *ciperáceas*, F. 10, 11, deberian distinguirse quizás con un nombre particular, aunque en apariencia se asemejan á las espigas lejítimas; pero del eje comun ó *raspa* nacen lateralmente unos grupitos de flores llamados espiguillas, constituyendo así espigas compuestas : la cebada verbigracia.

El *racimo* difiere de la espiga en que de su eje principal ó comun salen ejes secundarios ó pedúnculos terminados cada uno por una flor y son casi iguales en lonjitud, como la *rivina humilis*, G. 362; el *corimbo* simple no es mas que un racimo cuyos pedúnculos inferiores crecen lo bastante para que todas las flores formen una superficie plana ó algo convexa, como en el peral, y tambien se vuelven las flores *racimos acorimbados*.

La *panoja* se diferencia de las precedentes inflorescencias porque tiene muchos ramos subdivididos, que saliendo á varias alturas se elevan diferentemente sin llegar al nivel del eje primitivo, como las flores masculinas del maiz y de la lechosa, G. 172, 204; el arroz, G. 321; pero los ramos ó brazos de la panoja, en unas plantas presentan racimos, en otras espigas, corimbos, umbelas, cimas ó glomérulas, y de estas varias disposiciones resulta la gran variedad que ofrece esta inflorescencia y que se caracterizan por los nombres correspondientes. Es simple ó poco ramosa la panoja, otras veces ramosa; *cabizbaja* como en muchas gramíneas, *recojida* ó *apretada*, y tanto que se hace *espiciforme*, ó al contrario *abierta*, *divaricada*, *desparramada*. El *tirso* ó *toba* no es otra cosa sino una panoja de forma aovada, cual se observa en la vid, G. 818.

La *umbela* ó *parasol simple* está formada por una porcion de pedúnculos saliendo de un mismo punto; sostienen flores cuyo conjunto presenta ordinariamente una superficie convexa, como en el ajo, *allium sativum*, G. 414; se llama *desnuda* cuando en su base no hay bráctea alguna, y al contrario, *espatada* ó *involucrada*, teniendo alguna espata ó invólucro; llámase además *pauciflora*, *multiflora*, *floja*, *densa* ó *apretada*, segun las circunstancias, y aunque por lo comun es convexa, no es raro que sea *plana* si los pedúnculos llegan exactamente á la misma altura. En la *umbela compuesta*, al contrario, los pedúnculos ó radios nacidos de un mismo punto producen en sus estremos muchos pedunculillos, que formando *umbelillas* sostienen flores colocadas, poco mas ó menos, á la misma altura, y cuyo conjunto constituye la umbela compuesta, como en la zanahoria, *dancus carota*, en el hinojo, F. 1137; la umbela es *sentada* ó *pedunculada*, *compacta*, *densa* ó *rara*, *desnuda* ó *involucrada* : todas estas calificaciones no necesitan esplicacion alguna.

La *certula* ó *corona* difiere de la umbela porque sus pedúnculos, aunque simples y saliendo del mismo punto, son desiguales entre sí y llegan todos casi á igual altura : es casi la umbela simple de que hemos ya tratado.

La *cabezuela* está compuesta de flores apenas pedunculadas ó sentadas sobre un eje deprimido y ensanchado, de modo que forman un conjunto esférico ó hemisférico : las flores de la sensitiva, mimosa púdica, del cují ó aromo, *rachelia farnesiana*, etc., G. 296, 294; la cabezuela puede ser *aovada*, *aovado-oblonga*, *espiciforme*, será tambien *desnuda* ó *bracteada*.

La *calátide* ó *receptáculo*, esa inflorescencia que pertenece únicamente á las flores compuestas, F. 59, y que consiste en muchas florecitas situadas en un crecido mas ó menos pronunciado del estremo del pedúnculo y envuelto en escamas ó brácteas mas ó menos foliformes, el cual se llama *receptáculo comun, forantio, clinantio*, etc., cuyas modificaciones merecen ser señaladas y estudiadas, porque de ellas se sacan carácteres genéricos muy buenos : es *cilíndrico* y *delgado* en algunas compuestas, en otras es *oblongo, oviforme, cónico, hemisférico*, y por consiguiente tanto mas ancho cuanto mas corto ; algunas lo tienen *convexo* ; pero sea cual fuere su forma, y prescindiendo de las pajitas, pelos ó cerdas que tenga por alteracion de las brácteas, puede presentarse el receptáculo *punteado*, *hoyoso* y *alveolar*, despues de caidas las flores conforme á su modo de union con él.

El *hipantodio* ó *cenantio* puede hasta cierto punto considerarse como un *clinantio*, cuya cavidad se ha aumentado mucho, hasta contener las flores : es propia esa inflorescencia de las higueras é higuerotes, G. 111 ; de las dorstenias, G. 167. Asi es que el higo, lejos de ser fruto, como se cree comunmente, no es otra cosa sino un receptáculo cóncavo, parecido á una copa, de la superficie interior, del cual nacen muchas florecillas y que por la aproximacion de sus bordes toma el aspecto de una pera ahuecada, y presenta un curioso ejemplo de esa inflorescencia, mientras que se halla abierto á manera de copa en la dorstenia, lo que demuestra las transiciones que ha sufrido ese pretendido fruto.

§ II. — INFLORESCENCIA TERMINAL.

La *cima* ó *copa* tiene lugar cuando las flores terminan siempre los ramos, dispuestos del modo siguiente : el ramo ó pedúnculo principal está terminado por una flor, cuya base ó punto de insercion está acompañado de dos ó de mayor número de brácteas mas ó menos grandes, opuestas ó verticiladas, de cuya axila puede salir otra flor ó una ramita terminada del mismo modo, y va siguiendo así la vejetacion sucesivamente, de tal manera que esta inflorescencia consiste en una série de bifurcaciones sucesivas, terminándose siempre sus brazos por una flor única, como el sauco blanco, *sambucus virginiana*, G. 734. Tomará los nombres de *corimbiforme*, *apanojada*, *espiciforme*, *racemiforme*, *escorpioídea*, segun el conjunto de cimas afecte una de estas disposiciones generales.

§ III. — INFLORESCENCIA MISTA.

El *tirso :* en este caso el eje central ó el pedúnculo principal se va ramificando de tal manera, que á primera vista parece un racimo enderezado y piramidal, cuyos pedúnculos son desiguales y dispuestos de tal manera, que los de la parte mediana estén algo mas largos que los demas, como en el mamoncillo , *melicocca bijuga*, G. 854; la vid, *vitis labrusca*, G. 818.

El *corimbo* : en esta inflorescencia el eje comun se divide y subdivide muchas veces á diferentes alturas, y sin embargo llegando casi á la misma todas las flores, de manera que forman una superficie plana ó convexa: es casi propia de las sinanthéreas, la salvia de las Antillas , *coniza lobata*, G. 782; á primera vista parece umbela, pero difiere de ella por la insercion graduada de sus pedúnculos y pedícelos.

§. IV. — INFLORESCENCIA ANÓMALA.

En esta última clase se han agrupado las inflorescencias que no corresponden á las anteriores.

A veces las flores salen opuestas á las hojas , entónces se llaman *opositifolias*, como sucede en muchas cucurbitáceas; otras veces salen por fuera de la axila de la hoja y mas ó menos cerca de ella, y se llaman en este caso *extra-axilares*. Son radicales las que salen de la raiz, como en muchas liliáceas : la amapola de las Antillas, *amarillis punicea*, G. 455; el lirio sanjuanero , *pancratium caribœum*, G. 452; tan pronto se las halla soldadas con los peciolos ó saliendo le ellos, como situadas en las hojas, como ya lo tenemos señalado hablando de la disposicion relativa de los pedúnculos.

Todas las inflorescencias que se han distinguido no son tan diversas unas de otras que sea imposible agruparlas bajo algun punto de vista. Considerando los grados de vejetacion que presentan, se pueden establecer diferencias muy marcadas, pero no suficientes por sí solas para servir de base á una buena clasificacion de ellas. Rœper dividió las inflorescencias en *definidas, determinadas* ó *terminales*, y en *indefinidas, indeterminadas, laterales* ó *axilares*, segun si el eje primitivo se termina ó no por una flor ; pertenecen pues á la primera clase las inflorescencias que consisten en una sola flor terminal, llamada *cima uniflora*, y todas las demas especies de cima, así como á la segunda todas las demas inflorescencias. En las inflorescencias definidas la evolucion principia siempre por el centro, siendo la flor terminal del eje primitivo la que se abre la primera, y al contrario, en las indefinidas son las flores inferiores ó mas lejanas del centro las primeras que florecen; la inflorescencia en aquellas se llama *centrífuga*, y en estas *centrípeta*.

CAPÍTULO III

PREFLORACION Ó ESTIVACION.

Los botánicos han llamado así á la disposicion particular que las varias partes constituyentes de la flor todavía contenidas y encerradas en el capullo ó boton afectan antes de la florescencia ó antesis: Tal disposicion se observa por supuesto casi siempre en las flores de todos ó á lo menos de la mayor parte de los vejetales de la misma familia, ó mejor en las plantas de la misma tribu, pero siempre y constantemente en todas las especies de un mismo género, lo que suministra frecuentemente muy buenos carácteres.

Se llamará *valvada* cuando se tocan las piezas sea del cáliz ó de la corola por los bordes, en toda su lonjitud, como en el achiote , *bixa orellana*, G. 890 ; se llama *induplicada* siempre que las piezas contiguas, se junten por una porcion de su cara esterna, como sucede en la clemátide, G. 417; *reduplicada*, siempre que lo hagan por una porcion de su cara interna, como se ve en la corola de muchas umbeladas, F. 149.

La *torcida* difiere de la valvada en que las piezas, sobreponiéndose circularmente, se cubren unas á otras en bastante estension, como en muchas apocíneas, malváceas, etc.: la adelfa, *nerium oleander*, G. 656 ; la *empizarrada* es aquella cuyas piezas se cubren parcial y sucesivamente desde la primera ó esterior hasta la última ó interior, formando una espiral, como en la de las verónicas , las rosas, G. 1151; pero si las piezas son tan largas y anchas que se cubren casi del todo, se la llama *convolutiva* ; la *quincuncial* se verifica entre 5 piezas colocadas de tal modo, que dos se hallen al esterior, dos al interior y la otra, cubierta en parte por una de las esteriores, se sobrepone á una de las interiores, como en el cáliz de la rosa y en el de la jara, G. 1151, 861; siendo de notar que en ésta prefloracion forman las piezas del verticilo floral dos vueltas de espiral, como corresponde á un ciclo de 5 hojas. Esta prefloracion es susceptible de algunas perturbaciones, particularmente en la corola: el estandarte ó vexilo de las amariposadas, que deberia ser una de las piezas interiores, se hace comunmente esterior y cubre á las dos esteriores, formando así la prefloracion llamada *vexilar :* el quinchoncho, *cajanus bicolor*, G. 1015; una de las piezas esteriores, al contrario, se hace interior en algunas corolas labiadas y en varias personadas; esta prefloracion se llama *coclear.*

La prefloracion, propiamente dicha, consiste pues en la posicion relativa de las piezas de cada verticilo floral, que como se habrá notado, puede ser diferente en cada uno de los que pertenecen á la misma flor; pero las piezas aisladamente tambien pueden tener una disposicion propia que complique la prefloracion del verticilo correspondiente. Las piezas de la corola crecen tanto en algunas plantas, que se arrugan irregularmente, y la prefloracion. sea la que fuere, se llama *corrugativa*, como en la amapola lejítima, *papaver rheas*, F. 90; se llama *plicativa* si se doblan lonjitudinalmente por dentro, como en las campanulas, ó por fuera, como en algunos solanos; las del cáliz pueden estar arrolladas sobre sí mismas, formando así una prefloracion *envuelta;* los estambres en algunas plantas se hallan encojidos, encorvados ó doblados de fuera á dentro, como en el llanten, G. 408, cuya estivacion se llama *implicativa*, etc.

El boton organizado, como se ha visto mas arriba al hablar de las yemas, y cubierto por las piezas del cáliz, no siempre se abre por la separacion de estas, puesto que hay plantas donde es tal su soldadura, que solo rompiéndose el boton pueden salir al esterior los órganos dentro de él contenidos : así acontece en la catalpa, G. 526, y en otras plantas, con la particularidad de formarse en algunas un opérculo ó tapadera á consecuencia de la ruptura transversal del cáliz. Tambien las piezas de la corola están fuertemente adheridas entre sí por sus estremidades superiores en algunos vejetales, como la vid, por ejemplo, *vitis labrusca*, G. 818, de modo que no llegan á separarse.

SECCION II.

DE LOS ORGANOS ESENCIALES A LA GENERACION VEJETAL.

CAPÍTULO I

DEL ÓRGANO FEMENINO Ó PISTILO.

§ I. — GENERALIDADES.

Como lo llevamos ya dicho mas arriba, este órgano ocupa siempre el centro de las flores y se compone de 4 partes bien distintas, á saber : los óvulos ó huevecillos que constituyen el embrion vejetal naciente ó rudimentario, con sus varias envolturas, siempre ó casi siempre contenidos dentro de una cavidad particular llamada ovario, que constituye la parte mas inferior del pistilo y es el análogo de la matriz de los animales mamíferos, cuyo papel tiene ; en efecto, sirve para alojar el ser nacedero y para protejerle contra las influencias esteriores que podrian, sino matarlo, á lo menos estorbar y entorpecer su desarrollo ; además de eso le suministra el alimento que necesita, elaborado como corresponde, por la placenta que lo recibe de la planta madre. El estilo, cuerpecito por lo comun filiforme, mas ó menos largo, cuyo papel consiste solo en hacer comunicar el estigma, que está de ordinario situado en su ápice, con el ovario, de cuyo vértice sale ordinariamente, es pues el análogo de la vajina en los mamíferos; en fin, el estigma, órgano glanduloso, de forma, tamaño, color y consistencia muy variados, sin epidermis y casi siempre provisto de un líquido viscoso, corresponde con la vulva de las hembras de los animales ó quizás mejor con el orificio vajinal, llamado vulgarmente boca de la matriz; su papel consiste pues en recibir, agarrar como al vuelo y á chupar , si se puede espresar así, el pólen, llevado por el aire para que se verifique la preñez ó fecundacion vejetal.

Los huevecillos, el ovario y el estigma son pues las partes esenciales y necesarias, porque su falta hace las flores estériles é incapaces por consiguiente de cumplir con su objeto, mientras que el estilo puede y hasta suele faltar algunas veces, sin que por eso resulte perjuicio para la fecundacion.

Segun el número de pistilos que contienen las flores, se llaman *monójinas* , *tríjinas* , *tetrájinas* y *políjinas* ; se llaman *isójinas* teniendo tantos carpillos como sépalos, *anisójinas* habiendo menos carpillos, y por fin *políjinas* siendo mas los carpillos. El pistilo está aplicado en el ápice del pedúnculo sobre el *torus, tálamo, receptáculo* ó *asiento*, que no es otra cosa sino el eje de la flor cuyo tamaño, forma, consistencia, etc., varian muchísimo. Cuando está muy prolongado, formando así un sosten mas ó menos largo al ovario, ha recibido el nombre de *carpóforo* y de *ginóforo*.

§ II. — DE LOS HUEVECILLOS.

Los huevecillos contenidos en el ovario son solitarios ó muchos y situados sobre un órgano particular mas ó menos desarrollado, de donde proceden, llamado *placenta* ó *trofospermo*, que les pone en comunicacion con la planta madre y tiene su análogo en la placenta de los animales mamíferos. No siempre está unido el huevecillo á la placenta mediante un *funículo* ó *cordoncito umbilicado*, llamado tambien *podospermo*, porque hay plantas donde falta, y por consiguiente se halla sentado; pero siempre tiene un punto por.el que se verifica su union con la placenta, llamado *hilo* ú. *ombligo;* principia el óvulo por una eminencia celular que aparece en la superficie de la placenta, y crece pronto, tomando la forma de un pezoncito destinado á ser el *núcleo* donde debe desarrollarse el embrion: poco despues se observan por debajo del ápice del núcleo dos bordecillos circulares, uno interno y el otro esterno, correspondientes á dos envolturas del huevecillo, designadas con varios nombres, y que Mirbel indica sencillamente con las de *primina* y *secundina*, siendo esta la interna y aquella la esterna. El cordoncito umbilical está adherido á la primina; dentro de ella y pegada á su fondo se encuentra la secundina y el núcleo tiene su base fija sobre el fondo de esta otra envoltura. Así es como los vasos del cordoncito umbilical llegan hasta el núcleo, atravesando el hilo ú ombligo que corresponde á la primina ó *testa* y en la secundina ó *tegmen*; la *chalaza* está situada en el punto de union de la misma secundina con la primina. Superiormente presenta esta la abertura circular ya indicada, llamada *exostoma* ó *micropila esterior*, en oposicion al nombre de *endostoma* ó *micropila interior*, que corresponde á la abertura de la secundina.

Cuando el crecimieto del óvulo continua uniformemente en su contorno, lo cual sucede en pocas plantas, se conservan en línea recta el ombligo, la chalaza, la micropila esterna é interna y el ápice del núcleo; entónces el huevecillo en que eso sucede se llama *ortótropo* : las poligóneas, F. 50. Por lo comun el crecimiento no se efectua con tanta uniformidad, de manera que se desvian mas ó menos los objetos señalados; en efecto, puede llegar á encorvarse todo el óvulo, de modo que el ápice de su núcleo se acerque al ombligo y entónces el huevecillo se llama *camptótropo* ó *campulítropo*, segun si se desarrolla igualmente por ambos lados, ó mas por el uno que por el otro, como se observa en las crucíferas, F. 89; muchas leguminosas, F. 130; otras veces se encorva solamente por la base el óvulo y se acerca al cordoncito umbilical hasta encontrarlo y soldarse con él, formando un conjunto; entónces el huevecillo se llama *anatropo*. El cordoncito umbilical, cubierto por la primina en este caso, suele notarse esteriormente, y toma el nombre de *ligamento* ó *rafe* la línea que forma desde el ombligo hasta la chalaza, que en el huevecillo anátropo no coinciden como en el átropo ó en los camptótropo y campulítropo. Hay además otras disposiciones intermedias del óvulo, de manera que se observan huevecillos *hemianátropos* y *anfítropos*.

En cualquiera caso llega un momento en que se ahueca el núcleo del huevecillo, viniendo á orijinarse de ese modo el saco llamado *tercina*, que desaparece ó se adhiere á la secundina; pero en cambio suele agregarse otro nombrado cuartina y todavía otro que se dice quintina: este último constituye el *saquito embrional* ó *membrana del amnios* constante y duradera, mientras que la cuartina, formada á veces al rededor del saco y despues de él, es tan perecedera é inconstante, que no ha llamado la atencion de muchos observadores. En la cavidad del saco aparece la *vesícula embrional* ó *utrículo primordial,* que desarrollándose por la adicion de nuevas células, forma el *embrion* unido al ápice del núcleo por un hilillo llamado *suspensor*, hasta tanto que este desaparece, atrofiándose. No es dudoso tampoco que el embrion se nutre á espensas del tejido celular semifluido que le rodea dentro del saco, y la parte sobrante del mismo tejido que persiste á veces despues de estar perfectamente formada la semilla, constituye lo que se llama *albumen, endospermo* ó *perispermo*.

El huevecillo puede ser solitario ó único en la celdilla del ovario, la cual toma por esta razon el nombre de *uniovulada* y se fija entónces de cinco modos en ella: puede hacerlo en el fondo del ovario, como en la ortiga, F. 39, y entónces el óvulo está *derecho*; si procede del ápice ó de un punto muy próximo á él, se dice *inverso;* se llama *ascendente* al que saliendo de una placenta axil ó parietal se dirije hácia arriba; *colgante, pendiente* ó *suspendido*, si en iguales circunstancias se dirije hácia abajo; se dice *peritropo* siempre que el punto de union diste igualmente de los dos estremos del huevecillo; cuando el cordoncito umbelical, nacido del fondo del ovario, es muy largo y que el huevecillo mas bien parece suspendido que derecho; dícese entónces que el óvulo está suspendido de un funículo derecho ó se le califica de *reclinado ;* pero puede alargarse el cordoncito umbilical del óvulo ascendente, y entónces lo es mediante un funículo colgante. Siendo varios los huevecillos contenidos en una celdilla, todavía se observa bastante constancia en el modo como se hallan dispuestos, si su número no llega á ser indefinido, y mayor seguramente cuando es corto; así es que en las celdillas *biovuladas* están muchas veces los huevecillos uno al lado del otro, y entónces se llaman *colaterales*, ambos colgantes, ó uno ascendente á la vez que colgante el otro; pueden tambien desprenderse á diferentes alturas y en este caso hallarse *sobrepuestos*. Lo mismo sucede cuando son tres los huevecillos colocados á la misma ó en diferentes alturas; pero siendo *multiovulada* la celdilla, no pudiendo crecer con igual libertad los huevecillos, se dirijen hácia arriba los superiores, hácia abajo los inferiores y en el medio se desarrollan los demas, todos ellos comprimidos y por consiguiente angulosos en lugar de ovoí-

deos, á no verificarse que siendo la celdilla muy larga estén sobrepuestos los huevecillos como en las leguminosas y crucíferas, F. 89,
130.

§ III. — DEL OVARIO.

La estructura anatómica del ovario revela su oríjen, puesto que
presenta como la hoja un parénquima atravesado de hacecillos fi-
bro-vasculares y revestido de epidermis. Las tráqueas se dirijen de
lo bajo á lo alto, converjiendo en el punto de donde sale el estilo, y
la epidermis esterior está provista de estomas como la cara inferior
de las hojas, mientras que la epidermis interior, mas pálida ó blanquecina, carece de ellas. Pero el parénquima del ovario es de ordinario mas abundante y jugoso que el de las hojas, sin que en el mismo haya capas celulares bien distintas. En el ovario se distinguen
el *dorso*, dirijido hácia la circunferencia de la fiqr, y el *vientre* que
corresponde al centro de la misma, ambos con una juntura ó sutura
mas ó menos pronunciada. El ovario compuesto es comunmente regular, sin embargo algunas plantas hay en que no lo es; pero al
ovario simple le sucede todo lo contrario, porque estando formado
de dos mitades de hoja necesariamente irregulares, nunca en rigor
deja de presentarse irregular. Por esto, sin necesidad de mayor
exámen, puede tomarse por compuesto cualquiera ovario perfectamente regular, mientras que el irregular es en muchos casos simple y en algunos solamente compuesto. Tanto el ovario simple como
el compuesto son susceptibles de formas diversas que se espresan
con los adjetivos calificativos siguientes: *globoso, aovado, elipsoi-
deo, cilíndrico, oblongo*, etc.; *comprimido ó deprimido* el que esté
aplanado de arriba abajo ó lateralmente. El ovario compuesto, segun la soldadura mas ó menos completa de sus carpillos, presenta
lobos en número igual ó doble. Cuando el ovario está dividido en
dos ó mayor número de celdillas, están estas separadas por tabiques
que serán lejítimos ó espurios. Todo tabique lejítimo alterna necesariamente con los estilos, los estigmas y los lóbulos estigmáticos,
lo cual no sucede jamás respecto á los espurios, cualquiera que sea
su direccion. Por esto los tabiques que se observan en las crucíferas
y tambien en algunas papaveráceas, F. 90, cuyas placentas parietales se prolongan hácia el eje, hallándose colocados en el mismo plano que los estilos, jamás pueden tomarse por lejítimos. Los tabiques
lejítimos son incompletos si no llegan al eje del ovario, y completos
cuando lo alcanzan y son formados de dos membranas adheridas, y
están por consiguiente siempre verticales, y de ellos se distinguen
los espurios incompletos, formados por las márjenes entrantes de
cada carpillo, en que saliendo del eje del ovario no llegan á su circunferencia y que llevan las placentas. Hay otros tabiques lejítimos
tambien, pero cuya estension se limita á la parte inferior del ovario,
de modo que este es multilocular inferiormente y unilocular superiormente.

El ovario se dice *uni, bi, tri, cuadri, quinque*, etc.; *multilocular*, segun el número de celdillas que tiene, las cuales se llamarán *uni*, *bi*, *tri*, *cuadri* y *multiovuladas*, segun el número de óvulos contenidos en ellas; se califica tambien de *didimo*, *tridimo*, ó de *dicoco*, *tricoco*, *cuadricoco*, *multicoco*, cuando la soldadura que reune los diferentes carpillos del ovario ocupa un trecho muy corto, y á medida que se va estendiendo mas la adherencia se denomina *bi*, *tri*, *cuadri*, *quinque* y *multicostado*, en consideracion á las divisiones ó proeminencias mas ó menos pronunciadas que se observan esteriormente.

El ovario compuesto unilocular siendo un verdadero conjunto de carpillos donde cada cual tiene sus bordes soldados, claro es que llegando todos al medio, deben formar un eje colocado sobre el receptáculo ó disco á manera de columilla, á cuyo alrededor parezcan colocadas las placentas, puesto que la de cada carpillo se halla sobre su correspondiente sutura ventral, y todas las suturas se confunden en el eje del ovario perfectamente multilocular, resultando ser las placentas axiles y hallarse unidos los huevecillos al ángulo interno de las celdas, como en las naranjas, G. 977, los hibiscos, G. 970, las malvas, G. 959. Pero separando los dos bordes de un carpillo aislado, suele llevarse cada cual la mitad de los huevecillos, como sucede en muchas leguminosas, F. 130; y de eso se puede inferir que las placentas axiles son generalmente dobles. No llegando á cerrarse los carpillos en el ovario compuesto unilocular, se concibe que prendidos los correspondientes huevecillos á los bordes inmediatos de cada par de carpillos, resulten las placentas parietales é igualmente dobles. Entre las *placentas axiles* y las perfectamente *parietales* hay grados que corresponden á los que median entre el ovario multilocular y el compuesto verdaderamente unilocular; los tabiques incompletos sostienen placentas semejantes á las parietales, que se llaman *casi parietales* ó *casi axiles*, segun si se aproximan á una ó á otra de esas dos disposiciones. La placenta central libre suele constituir un todo sin vestijios de partes distintas.

Se llama *ginobase* á la columilla mas ó menos deprimida ó poco desarrollada, como se observa en las borragíneas y en las labiadas, F. 66, 76, situada en el medio de las cuatro celdillas del ovario, como si fuera continuacion del receptáculo ó disco. Pero además de la ginobase puede existir un ginóforo debajo de ella, lo que se ve claramente en el escordio, porque generalmente tienen ambas cosas las labiadas y las ocnáceas, F. 76, mientras que solo presentan una ginobase las borrajíneas en general, F. 66.

Las placentas están diferentemente desarrolladas en los ovarios de diversas plantas, y no es de estrañar que se llamen huevecillos sin placenta los unidos á las que sean muy poco notables, y por el contrario, placentas hay que son *proeminentes*, *crasas* ó *carnosas*, hállense enteras ó bilobadas. En algunas plantas son tan voluminosas, que llenan las celdas, y no por eso se hallan siempre adheridas en mucha estension á la parte que parezca producirlas: en el llanten, F. 67. Hay dos que parecen componer una sola central libre, porque se destruye fácilmente el tabique delgado que las separa. Respecto á su forma han recibido las placentas proeminentes varias denominaciones, tales como las de *hemisféricas, elípticas, cónicas, globosas,* etc., que la indican suficientemente.

La disposicion relativa del ovario con los demas órganos florales proporciona muy buenos caractéres diferenciales, de manera que ha necesitado palabras á propósito para espresarla: el ovario se dice pues *libre* ó *supero* cuando pegada en el fondo del cáliz su base, sea mediata ó inmediatamente, ocupa así el centro de la flor sin tener ninguna otra adherencia con sus demas partes constituyentes; muchas familias de plantas y hasta quizás la mayor parte de ellas lo tienen así, como la caña fístola, *cathartocarpus fístula,* G. 1005; el guingombo ó quinbombo, *abelmoschus esculentus,* G. 970; la berenjena, *solanum berengena,* G. 622; el borrajon, *heliotropium americanum,* G. 671; el arroz, *orriza sativa,* G. 321. Se llama *ínfero* ó *adherente* al que en lugar de hallarse en el fondo de la flor ocupa su parte mas inferior y tiene los otros órganos florales colocados por su vértice; en tal caso está enteramente soldado por su superficie con la cara interna del tubo del cáliz que entónces es siempre monosépalo y cuyo limbo corona siempre el fruto maduro; se observa así en el plátano, musa paradisiaca, G. 448; en las amomáceas, la yuquilla, *maranta arundinacea,* G. 480; en las umbelíferas, el culantro del monte, *eryngium fetidum,* G. 1131; en las rubiáceas, *coffea arabica,* G. 738; en las narcíseas, el lirio sanjuanero, *pancratium caribæum,* G. 452; en las myrtáceas, la pomarosa, *jambosa vulgaris,* F. 133. *Semi-ínfero* el que no está enteramente soldado con el tubo calizinal y cuya mitad superior está por consiguiente libre : las campanuláceas, el tibey, *hippobroma longiflora,* G. 687. *Parietal,* se dice así el ovario cuando muchos óvulos están pegados por la base en la parte interna de las paredes del cáliz que está casi siempre con figura de odre y cuya garganta es muy estrecha y carga con los demas órganos florales, de tal manera que á primera vista parece ínfero: los rosales. G. 1151.

El ovario es *único* y *simple* ó *multiple* y *compuesto; sesil* ó *sentado,* otras veces *estipitado* ó sostenido por un piececillo mas ó menos largo saliendo del fondo del cáliz: los alcaparros, *capparis cinocephala,* G. 883; el melembe, *cleome pentaphylla,* G. 825. Segun su forma ó figura se dice el ovario *cilíndrico, redondo* ó *esférico, oblongo, aovado, fusiforme,* etc. Segun su vestitura ha recibido los nombres de *pubescente, afelpado, aterciopelado, lampiño, liso, áspero, glanduloso, espinoso,* etc.

§ IV. — DEL ESTILO.

Como lo tenemos ya dicho algo mas arriba, este órgano ocupa las mas veces el ápice del ovario que hace comunicar directamente con el estigma; sin embargo algunas veces sale de las partes laterales y hasta de la base del ovario, y en este caso se dice *lateral,* como en el icaco y en el fresal, F.-132. Revístele una epidermis que es continuacion de la del ovario, y aunque á simple vista suele parecer sólido, con mas frecuencia que *hueco,* pero siempre corre interier-

mente á lo largo de él un conductito desdé el estigma hasta el ovario, en algunas plantas vacío y en otras relleno de tejido celular
comunmente flojo, que deja numerosos espacios, siendo diferente
del tejido propio del estilo. Tiene el conductito en sus paredes porcion de celdillas salientes á manera de papilas, y llega un momento
en que otras blandas y húmedas se prolongan á lo largo de él en
forma de hilillos, constituyendo lo que se llama el *tejido conductor*
de cuya separacion resulta el estigma. Nunca el estilo simple tiene
ángulos ni estrías en su esterior, siendo mas veces *rollizo* y otras
comprimido, mientras que el compuesto puede presentar ángulos,
estrías y hasta costillas mas ó menos proeminentes, como en la capuchina, *tropœlum majus*, G. 843. Si los estilos parciales de cuya
union resulta no se sueldan del todo en el sentido transversal, se
llama *costillado* ó *estriado*; pero si la soldadura es completa será rollizo, lo que sucede siempre que corresponde á un ovario sin costillas. Es *central* y *terminal* el estilo compuesto en todos los casos y
mas comunmente *lateral* que *apicular* el estilo simple, pero á veces
está situado tan bajo que se llama *basilar*. Muchos estilos pueden
unirse por la base ó hasta mas arriba, formando en apariencia uno
solo que se califica entónces de *bi, tri, cuadri, quinque* y *multipar-
tido* en otro. Siempre que los estilos simples se hallan libres del
todo ó parcialmente, pueden separarse unos de otros mas ó menos,
y por consiguiente recibir las denominaciones de *diverjentes, abiertos* y *revolutos*, ó sea *reflexos;* pero existiendo un solo estilo simple,
puede doblarse al contrario hácia dentro y llamarse *inflexo* y hasta
horizontal, segun se observa en muchas leguminosas, F. 130. Sea
simple ó compuesto el estilo varia bastante en cuanto á su direccion
para que se le apliquen los epítetos de *derecho, arqueado, flexuoso* ú
ondeado, levantado, inclinado, sigmoídeo ó con forma de S, *ganchoso*
ó en forma de anzuelo, *circinado* ó arrollado sobre sí mismo, *torcido*. La forma del estilo es tambien bastante variable : en efecto, es
grueso ó *craso* en algunas plantas y *filiforme* en muchas, mas ó
menos cilíndrico de ordinario, otras veces cónico, *alesnado* ó *subulado, ovoídeo, apeonzado, claviforme* ó *mazudo, embudado* ó *infundibuliforme, adelgazado, fusiforme, articulado, petaloídeo*, etc.; es
corto ó *largo, pubescente* ó *lampiño;* si se desprende el estilo poco
tiempo despues de verificada la fecundacion se dice *caduco* y *persistente* en el caso contrario, y á veces sigue creciendo y vejetando
durante algun tiempo : se llama en tal caso *acrescente :* la clematide
de la Habana, *clematis havanensis*, G. 417; forma en el ápice de la
silicua de algunas crucíferas un pico característico. Tiene ordinariamente tantas divisiones ó lóbulos el estilo cuantas celdillas hay
en el ovario ; lo mismo sucede para con los estilos múltiples ; sin
embargo en las lechetreznas los estilos están divididos en seis ramitas y no presentan mas que tres celdas los ovarios, lo que indica la
bifurcacion de cada estilo.

Una flor puede tener pues sea un estilo único y simple mas ó menos partido hácia su ápice, correspondiendo tan pronto con un ovario
único como con igual número de ovarios; otras veces, al contrario,
un ovario único lleva en su ápice algunos estilos. Como ya lo tene-

mos dicho establece paso el estilo entre el estigma y el ovario, hágalo prolongándose mucho ó poco, porque lo esencial consiste en que los cordones pistilares tengan comunicacion para que la materia fecundante pueda penetrar hasta los óvulos.

§ V. — DEL ESTIGMA.

Sobre el estilo, cuando existe, se halla el estigma, y en caso contrario está *sentado* encima del ovario. Puede ser el estigma una notable prolongacion del estilo, ó consistir meramente en una porcion de su superficie convenientemente modificada, y por esto se distingue en *completo* y en *superficial;* siendo completo, presenta forma propia y es *terminal, hemisférico, globoso ó cabezudo, discoídeo, semi-lunar, oblongo, claviforme ó mazudo, cilíndrico, cónico, alesnado ó subulado, ganchudo, capilar ó filiforme, linear,* etc. Tambien puede ser *agudo* ú *obtuso,* mas corto ó mas largo que el estilo, mas ancho ó mas estrecho que él. Si el estigma es superficial, nunca podrá recibir calificaciones que lleven envuelta la idea de un sólido, ya el estigma superficial será terminal, como en las labiadas, F. 76, ó lateral como en otras plantas; en ese último caso mira casi siempre hácia el centro de la flor con una hendidura cuyos bordes mas ó menos separados presentan la superficie estigmática, cuando esta no se halla entre los mismos bordes ó en el interior de la curvatura del estilo. Se llama *lamelado* el estigma cuya hendidura es muy corta y la separacion de sus bordes formando una laminilla. En todo caso presenta el estigma un tejido celular generalmente flojo, prolongacion del tejido conductor del estilo con células alargadas esteriormente en forma de papilas y hasta de pelos que no deben confundirse con los de los estilos, ó sin nada de esto, pero siempre empapado de un jugo viscoso, que mantiene húmeda la superficie estigmática. El estigma es *simple, partido, hendido ó lobado;* en algunas plantas es *peloso, pubescente, aterciopelado, apincelado,* etc. Los pelos que acompañan al estigma de las compuestas y de las campanuláceas, F. 57, 59, contribuyendo al acto de la fecundacion, se llaman *colectores;* las lobelias y otras plantas tienen los pelos debajo del estigma formando un collarcito que se llama *indusio,* G. 687, 689.

CAPÍTULO II

DEL ÓRGANO MASCULINO Ó ESTAMBRE.

§ I. — DEL PÓLEN.

El pólen ó la materia fecundante ordinariamente pulverulenta de los vejetales está compuesta de una multitud de granos independientes y aislados. Mucha diversidad de forma ofrecen los granos

polínicos en plantas diferentes, y no varian menos por las desigualdades en la superficie que presentan á la vista ayudada de un buen
microscopio : hay granos *globosos, aovados, elípticos* ó *elipsoídeos,
cilíndricos, trígonos, poliédricos, pezoncillosos, tuberculados, granujientos, erizados, espinulosos, reticulados, punteados*, etc.; pueden
además tener pliegues lonjitudinales, como tambien *poros* ú *ósculos*,
y ambas cosas á la vez se observan en algunos. Por diminutos que
sean los granos de pólen, están lejos de ofrecer tanta sencillez como
pudiera creerse y se ha pensado durante mucho tiempo : compónense de una, dos ó tres membranas sobrepuestas que rodean una
cavidad llena de cierto líquido llamado *fovilla*, donde nadan los granillos tenidos por fecundantes con algunas gotitas de aceite y á veces granitos de fécula. Generalmente son dos las membranas que
tienen los granos de pólen maduro, cuya esterna se llama *eschimenina* y la interna *endhimenina*, segun Richard ; tres hay en los de
muchas coníferas, F. 33, 34, y una sola en la de las asclepiádeas,
F. 62, páj. 142 ; pero por una comienzan todos, aunque despues
presenten otra ú otras dos mas en su interior. La forma, color, desigualdades y poros de la superficie de los granos de pólen, se deben
enteramente á su membrana esterior, transparente y desprovista de
color si estando tersa y lisa no trasuda el líquido aceitoso, que se lo
da amarillo ordinariamente y en varias plantas azulado, azul, rosado, rojizo, negruzco, etc.

La fovilla ó líquido que llena los granos de pólen es algo espesa y
contiene principalmente unos cuerpecillos á que se ha dado mucha
importancia atribuyéndoles la accion fecundante ; granillos de estos
hay que son esféricos y pequeñísimos, otros no lo son tanto y varian por su forma, que es esférica, elipsoídea ó cilíndrica con las
estremidades adelgazadas. Todos ellos están dotados de cierto movimiento bastante notable, que algunos consideran como vital, pero
que quizás mejor depende solamente de una propiedad general de
la materia muy dividida. Es indudable que, sea por los granillos, por
el líquido en que nadan, ó por ambas cosas á la par, es la fovilla lo
activo y fecundante del pólen. La salida de la fovilla al través de
las aberturas accidentales ó existentes de antemano en la membrana
esterna del pólen constituye la dehiscencia de este, determinada
siempre por la accion de la humedad sobre sus dos membranas, que
se dilatan desigualmente atravesando de la interna á la esterna,
siempre menos estensible. Cuando esta no tiene solucion alguna de
continuidad, ni partes mas débiles que el resto, se rompe por el
punto que la humedad reblandece á impulso de la membrana interna dilatada en la parte correspondiente é igualmente húmeda, que
sale formando al esterior una ampollita. Pero por lo comun los granos polínicos tienen perforada su membrana esterna ó á lo menos
adelgazada en varias partes ; los poros, sin embargo, son mas bien
puntos mas débiles que soluciones de continuidad, y las partes adelgazadas forman generalmente pliegues hácia dentro, existiendo solos ó con los poros, que tambien pueden estar sin pliegues. Con la
humedad se inflan los granos polínicos, sus pliegues desaparecen,
mientras que los poros se hacen mas visibles en forma de circulillos

transparentes, esté ó no verdaderamente perforada la membrana esterna, que en algunas plantas conserva su consistencia menos en el contorno de cada poro, cubierto así por una tapaderita que al fin se desprende, y en tal caso el pólen se dice *operculado*. A medida que la humedad se introduce en los granos polínicos, seguramente por efecto de la endosmosis, la dilatacion de las membranas se aumenta y la interna, como mas estensible, sale al través de los poros ó partes débiles, formando otras tantas ampollas que al fin se rompen dejando salir á chorro la fovilla : esto es lo que sucede cuando se somete el pólen á la accion del agua ; pero colocado sobre el estigma, sean como fueren los granos polínicos, no suele presentar mas de una ampolla en la parte que toca á la superficie estigmática, y esta ampolla, alargándose al penetrar en el estigma, toma el nombre de tubo polínico.

El pólen de las orquídeas y el de las asclepiádeas difiere mucho por su disposicion de el de los demas vejetales : por esta razon debemos estudiarlo. En las orquídeas, F. 27, se hallan frecuentemente aglutinados los granos polínicos, formando una *masa sólida* como cera, por eso tales masas polínicas se llaman *ceráceas*, y no es menos comun hallar plantas de la misma familia, cuyos granos de pólen, sin estar confundidos, se encuentren pegados unos á otros por hilillos elásticos, de modo que forman masas pulverulentas ó granujientas; pero la mayor parte de las orquídeas europeas tienen los granos de pólen unidos cuatro á cuatro, como en los utrículos polínicos sucede, y forman cuerpecillos que, adheridos entre sí por una redecilla elástica, constituyen la sola *masa lobulada*. existente en cada celdilla de la antera ; esta *masa sectil* es mas ó menos ovoídea con su estremidad inferior adelgazada á manera de un piececillo llamado *estípite, caudícula* ó *prolongacion filiforme*, que se apoya en una glándula denominada *retináculo*. Los piececillos de las dos masas que hay en la antera proceden á veces de una sola glándula ; pero cada piececillo puede tener la suya particular desnuda ó cubierta por una capucha, antes epidermis del estilo, y tambien es procedente del mismo la glándula cuyo jugo, solidificándose, orijina el piececillo de cada masa polínica. Las asclepiádeas son bastante semejantes á las orquídeas por lo que toca á las masas polínicas, siempre compactas y parecidas á cera, que existen en sus anteras ; pero tienen un estigma grueso y pentágono de cuyos ángulos, entre cada par de estambres, nace un cuerpecillo ovoídeo y cartilajinoso, igualmente llamado retináculo, de donde salen dos hilillos denominados *prolongaciones laterales* ó *piernas*, que terminan en las dos masas polínicas inmediatas, cada una de diferente antera.

En la sazon de su madurez ó de la fecundacion el pólen no tiene en general ninguna adherencia con el utrículo ó saquito que lo contiene : se desprende y se derrama en la atmósfera, que se lo lleva consigo cual nube vivificadora que va esparciendo la vida por el espacio ; echado á la candela el pólen se inflama á manera de la pólvora con mucha facilidad y prontitud.

§ II. — ANTERA.

Este órgano consiste, como lo tenemos ya dicho, en una especie de saquito membranoso, de figura y tamaño muy variados, formado por lo comun de dos celdas y raras veces de una única, que despues de secretado ó elaborado por su superficie interna el pólen, lo tiene guardado y como en depósito, hasta que llegado el momento en que se necesita, entónces se abre por sí misma y lo deja salir afuera para cumplir con su objeto. La antera en su totalidad ofrece una *cara* en la cual se repara un surco lonjitudinal mas ó menos pronunciado; el *dorso* será pues la parte diametralmente opuesta; tiene además *lados ó bordes*, una *base* y un *ápice*, y se debe tomar en cuenta su *lonjitud* y su *latitud*, entendiendo por latitud la dimension que va de uno á otro borde, pasando por el punto de apoyo de la antera; la lonjitud se estiende desde la base hasta el ápice, pasando tambien por su insercion. La antera se dice *introrsa* cuando su cara mira hácia el centro de la flor, y *estrorsa*, al contrario, si está vuelta hácia fuera; es *sesil ó sentada* cuando faltando el filamento, como suele suceder bastante á menudo, está pegada sin intermedio ninguno; ordinariamente está situada en la parte superior ó ápice del filamento, que se termina sin debilitarse ni estrecharse, ó que al contrario se adelgaza articulándose á veces con ella; se dice esta, en el primer caso, *inmóvil, continua, adherida ó apoyada*, y en el segundo *móvil ó versátil*, G. 1085. Sea la antera móvil ó inmóvil, puede estar fija por su base sobre el filamento, ó *apoyada* en el mismo por su dorso, hallándose fija por el ápice, por debajo del ápice, por el medio, por debajo del medio ó por encima de la base; se dirá pues *basifija, dorsifija, apicifija*, etc. Por su figura se llama la antera *globosa, oblonga, elíptica, aovada, subglobosa ó esferoidea, linear, lanceolada, ondeada ó meandriforme*, y además *asaetada, arriñonada, cordiforme ó acorazonada, didima, tetrágona*. Todas estas denominaciones habiendo sido ya esplicadas son bien conocidas de todos, y por consiguiente no necesitan de otra esplanacion. Las celdillas son susceptibles de presentar, tanto en la punta como en la base, apéndices que consisten en cerdas, puntitas, cuernecillos ó crestas, y entónces viene á ser la antera en el ápice ó en la base *bicuspidada, bisetosa, bicorne, unicorne*. Las dos celdillas, en lugar de ser aplicadas la una á la otra, pueden estar separadas por un cuerpo mas ó menos largo y de forma muy variada, que se llama *conectivo*, el cual está á veces prolongado por su base y otras por su ápice, y en este último caso orijina sobre la antera un apéndice que varia por su tamaño, consistencia y forma: tiene la de una cerda plumosa en la adelfa, *nerium oleander*, G. 658; es ancho y pelado en la pervenca, G. 648; *bractiforme* en el pino, G. 105; siendo carnoso, está como truncado en muchas anonáceas, F. 95; tiene color y aspecto petaloídeo en los jonidios, G. 819; es membranoso en las compuestas, F. 76. Tanto por abajo como por arriba suele no prolongarse con bastante frecuencia el conectivo hasta los estremos de la antera, y entónces, además de faltar los indicados apéndices, quedan libres las celdillas en algun trecho por uno ó ambos estremos, lo cual se espresa calificando la antera de *bífida* ó *escotada* por el ápice, de *bífida* ó *escotada* por la base. La prolongacion del conectivo puede verificarse tambien á lo ancho, de manera que, alejando una de otra las celdillas, estén estas separadas por un travesaño mas ó menos largo, como en las salvias, donde está articulado con el filamento sobre el cual se balancea, sosteniendo una celdilla completa y otra abortada, G. 501; ese conectivo así prolongado entre las dos celdillas se llama *distractil* y no es siempre horizontal, pues que en algunas plantas toma la figura de Y, y entónces el filamento parece bifurcado; puede ser *espolonado* y por lo tanto la antera se llama tambien *espolonada*, como sucede á las dos que corresponden con el pétalo espolonado de las violárieas, F. 86. Por su figura se llama el conectivo *oblongo*, *aovado*, *circular*, *semicircular*, *lunulado*, *securiforme*. Dícese que es *nulo* el conectivo cuando las celdillas de la antera parecen unidas inmediatamente, como en las gramíneas, F. 10, y segun si la union se verifica de costado ó por los dorsos, se llaman *allegadas* ú *opuestas;* además la parte superior del filamento sirve de conectivo muchas veces, como en los renúnculos, F. 98. Las celdillas son generalmente largas y estrechas, pero las hay de forma mas ó menos *globosa* y de otras que median entre esta y la *linear*. Ordinariamente las celdillas son paralelas, pero, de las diferentes maneras como el conectivo las une y de las modificaciones que este esperimenta, resulta que en algunas plantas, sean *diverjentes* y *horizontales* ó *transversas*, no siempre tiene dos celdillas la antera, en efecto es unilocular en las malváceas, F. 100, páj. 234; las poligáleas, F. 107; algunas veces es unilocular por causa de haber abortado una de las celdillas, y en este caso su figura no es jamás regular como en el primer caso; á veces la antera es cuadrilocular, como en el aguacatero y otras lauríneas, G. 224; en fin es multilocular en el tejo. Las celdillas se abren por lo comun lonjitudinalmente, separándose las dos valvas distinguibles antes de la dehiscencia, segun el surco que se halla en la cara; pero la hendidura no se estiende siempre á todo lo largo, de manera que la antera en vez de ser *lonjitudinalmente dehiscente*, puede serlo *por el ápice*, *hasta el medio*, *casi hasta la base;* á veces se abre por un agujero lateral y oblongo, otras veces por poros, uno correspondiente al ápice de cada celdilla, como en los solanos, G. 622: se llama entónces *biporosa* por el ápice la antera y puede serlo tambien por la base; en las melastomáceas, F. 136, se abre por un poro único comun á las dos celdas y la antera se dice *uniporosa* en su ápice; otras veces se abren por un opérculo, como en el aguacate. Los estambres deben tenerse por imperfectos, así como por.castrados ó estériles siempre que nada haya en lugar de la antera y existiendo solamente los filamentos; abortan á veces del todo los estambres, y en algunas plantas están reemplazados por unos apéndices de forma variable que se llaman *estaminodios*.

Por lo comun las anteras son libres, como sucede en la mayor parte de las flores, como las gramíneas, F. 10; las borrajíneas, F. 66; las mirtáceas, F. 133. Sin embargo algunas veces están soldadas entre sí, como se observa en las plantas de la familia de las compuestas, llamadas por esta razon sinanthéreas : en las lobeliáceas, F. 59, 57. Otras veces están soldadas con el órgano femenino, formando así una columna que se llama *ginostemo*, como en las orquídeas, F. 27 ; así sucede tambien para los aristoloquios, F. 45, y las plantas que las tienen así se califican de *ginandras*. La antera es por lo comun mas gruesa que el filamento que la sostiene.

§ III. — FILAMENTO.

Este órgano, que suele faltar bastantes veces, no es otra cosa sino el sosten de la antera y nada mas, mas ó menos largo, de ordinario delgado y cuya forma varia mucho y segun ella se dice *capilar*, como en el arroz, *orriza sativa*, G. 321 ; *filiforme*, como en el clavel, en la exostema de muchas flores, G. 719 ; *alesnado ó subulado;* en vez de ser *rollizo* puede estar aplastado y notablemente ensanchado y denominarse entónces *plano, membranoso, comprimido, dilatado, petaloídeo*, como en la ninfea, G. 416; en la caña de Indias, G. 481; *cuneiforme, abovedado, triangular, pubescente ó lampiño; colorado ó amarillo, blanco ó pintado;* ordinariamente simple ó algunas veces con el ápice terminado en dos ó tres puntas, y por esta razon se llama *bífido* y *tricuspidado* el ajo comun, G. 414. Tambien se presentan en algunas plantas ciertos apéndices hácia la base ó hácia la punta, de manera que se ha llamado *espolonado, apendiculado* ó provisto de un diente ó prolongacion en la base el romero, G. 500, el galan de noche, *cestrum nocturnum*, G. 626; *bicuspidado, bifurcado ó ahorquillado* refiriéndose á la punta. En algunas plantas parece salir de una escama ó apéndice colocado por la parte interior del estambre, como en la simaruba, G. 864, ó por la esterior, como en la borraja, donde tiene la forma de un cuernezuelo, G. 672 ; y el filamento se dice, segun los casos, *alado, corniculado ó picudo*. A lo largo del filamento pueden existir *dientecillos* ó nuditos y se llama *denticulado, nudoso ó toruloso ;* está *articulado* en algunas plantas y parece en otras *arrodillado*, porque se inclina de repente. Además en cuanto á su direccion se le distingue en *recto y corvo* hácia dentro ó *encorvado; corvo* hácia fuera ó *recorvado;* será tambien *flexuoso* ú *ondeado, torcido, colgante, ascendente, decumbente ó recostado*, etc., términos todos aplicables á los estambres en totalidad.

El filamento es simple como en la mayor parte de los vejetales : el maiz, G. 172; la yerba mora, G. 622; el rosal, G. 1151, etc., ó compuesto y formado entónces por la reunion de un número mayor ó menor de filamentos sencillos soldados entre sí tan pronto por la base como por la mayor parte ó toda su lonjitud y formando así en el fondo de la flor uno ó algunos hacecillos ó falanjes que se llaman *andróforo*, que es susceptible de varias formas, y entónces se dice *cupiliforme, campanudo, tubuloso*, etc. Algunas raras veces en vez de ser soldados entre sí son solamente mas ó menos unidos, y en tal caso se llaman *aglutinados ó coherentes*, lo que se aplica tambien á los estambres que, en el caso de ser soldados los filamentos, se califican de *monadelfos* cuando forman una sola falanje, como en las malváceas, F. 100, páj. 234; *diadelfos* si se hallan en dos hacecillos, como en el quinchoncho, G. 1065, y muchos vejetales de las leguminosas, tribu de las amariposadas, F. 130, S.-F. 1; en las poligaláceas, F. 107; *triadelfos*, siendo tres los falanjes; en fin *poliadelfos* cuando hay varios hacecillos ó andróforos, como en el azahar, G. 977, en el homalio racimoso, G. 1149.

Varia muchísimo el número de los estambres, y segun si la flor tiene uno, dos, tres, etc., ó muchos, se denominará *monandra*, *diandra*, etc. y *poliandra*; cuando tiene tantos estambres como pétalos se llama *isostemone*; siendo mas ó menos los estambres se dice *anisostemone*, distinguiéndose en *diplostemone* y *polistemone*, segun si los estambres son en número doble ó mas que doble, y además en *meiostemone* si está igual al de los pétalos. Haya muchos ó pocos estambres, pueden ser iguales ó desiguales, lo que depende únicamente de la lonjitud relativa de los filamentos; *didínamos* se llaman los estambres siendo cuatro con dos filamentos largos y dos mas cortos, como en la mayor parte de las labiadas: el molinillo, G. 523; *tetradínamos* siendo seis, cuatro largos y dos cortos : el mastuerzo, G. 833; pueden ser tambien iguales ó desiguales entre sí, sin haber recibido denominaciones especiales. Están colocados los filamentos en una sola hilera cuando su número no es mayor que el de los pétalos ó sépalos, pero forman dos ó mas en caso contrario, y por eso se dicen los estambres *uni*, *bi*, etc., *multiseriales*; á veces algunas hileras aproximándose mucho se confunden y parecen una sola. Pueden inclinarse hácia un lado y se dicen *unilaterales*, pero las mas veces son derechos y siguen la direccion de las envolturas florales pudiendo ser iguales, mas largos ó mas cortos que ellas ; se dicen *inclusos* los estambres : el pedo de fraile, G. 601, cuando la corola ó el cáliz formando un tubo los tienen escondidos, y *salientes* cuando salen por afuera : la menta, G. 564.

La insercion de los estambres y por consiguiente de los filamentos, cuando existen, ó el modo con que están situados con respecto del cáliz, de la corola ó en fin del ovario, suministrando muy buenos caractéres distintivos, nos debe ocupar.

Los estambres se insertan de tres maneras diferentes; hay pues tres inserciones diferentes, que se denominan como sigue : 1° *hipojínica* : cada vez que los estambres se hallan pegados por debajo del ovario ó al disco que lo sostiene: en tal caso el ovario es siempre libre ó súpero, como en las labiadas, F. 76; en las liliáceas, F. 16; en las gramíneas, F. 10; en las apocíneas, F. 63, etc.—2°*Perijínica*: en este caso los estambres están insertos sea mediata ó inmediatamente en derredor del ovario, que puede ser tan pronto libre como parietal y hasta ínfero : en estos dos últimos casos están pegados los estambres en la garganta del cáliz y por consiguiente aparentan ser situados por encima del ovario, como sucede en los rosales, G. 1151 ; en las myrtáceas, F. 133; las plantas de la familia de las poligóneas tienen el ovario libre, F. 50. Se dice *epijínica* la insercion cuando son insertos los estambres en el ápice del ovario ínfero, como sucede para las umbelíferas, F. 149; las orquídeas, 27, etc.; en fin en estos últimos años se ha admitido una cuarta insercion llamada *hipo-perijínica*, y que llamaremos nosotros mista, porque participa á la par de la hipojínica y de la perijínica, como se observa en bastantes vejetales de la familia de las leguminosas, F. 130.

Los estambres correspondientes á tales inserciones se dirán pues *hipójinos, períjinos, epíjinos* é *hipo-períjinos.*

SECCION III

DE LOS ÓRGANOS ACCESORIOS DE LAS FLORES Ó DE AQUELLOS CUYA FALTA NO ES OBSTÁCULO PARA EL CUMPLIMIENTO DE LA FECUNDACION.

CAPÍTULO Iº.

Antes de pasar mas adelante es preciso mencionar unos órganos que suelen faltar bastantes veces, pero cuya presencia, no muy rara en las flores de muchas plantas, suministra con frecuencia buenos carácteres distintivos, sea genéricos, sea específicos: se llaman *nectarios ;* se ha dado esta denominacion á unos órganos glandulosos, de forma muy variada, agrupados en el fondo de las flores de ciertas plantas, y que parecen tener por papel único de secretar un líquido azucarado y meloso, como en muchas plantas de la familia de las crucíferas, F. 89. Durante mucho tiempo esta palabra ó vocablo no ha tenido un sentido botánico bien determinado, de tal manera que se llamaba nectario á cualquiera parte accesoria de las flores procediendo las mas veces de órganos abortados aunque sin secretar líquido alguno.

El *disco :* se ha dado ese nombre á un crecido mas ó menos pronunciado que de ordinario se halla en el fondo del cáliz sosteniendo al ovario y sobre el cual se insertan los estambres : se presenta con forma de rodete, de anillo, copilla ó tubo, segun las plantas ; algunos lo han llamado tambien *torus*. En los *cissus*, G. 815, el disco tiene dientes que indican que está formado de piezas soldadas entre sí. Hay plantas en que el disco está reducido á una sola glándula, segun se ve en la tercianaria y en algunas polígalas, G. 975. La pervinca presenta dos glándulas opuestas, faltándole tres para completar el número de las que corresponden á su disco, y muchas crucíferas lo tienen limitado á dos glándulas por falta del desarrollo de otras dos; puede ser doble; cuando está muy desarrollado toma la denominacion de receptáculo ó asiento de la flor.

CAPÍTULO II

DEL CÁLIZ.

Cuando las flores tienen una sola envoltura ó cubierta floral se denomina *periantio* ó *perigonio*, si es doble al contrario entónces á la mas esterior se la llama *cáliz*, mientras la mas interior se dice *corola*, como ya lo tenemos mencionado algo mas arriba. Este órgano no es pues otra cosa sino el primer verticilo de la flor ó su envoltura mas esterior formado de hojuelas libres ó soldadas entre sí que se llaman *sépalos;* varian en número y se dice el cáliz *disépalo*, *trisépalo*, *cuadrisépalo* y *polisépalo*, ó *dífilo*, *trífilo*, *tetráfilo* y *polífilo*, cuando son dos, tres, cuatro ó muchos los sépalos que lo constituyen ; cuando están soldadas entre sí de manera que formen un todo, el cáliz se llama *monófilo* ó *monosépalo* y quizás mejor *gamosépalo*. Se distingue en el cáliz monosépalo tres partes diferentes, que son el *tubo* mas ó menos largo que constituye su parte inferior limitado por la parte á donde principian sus divisiones, que se llama *garganta*, y ellas constituyen el *limbo* ó parte libre mas ó menos partida, y sus divisiones se llaman *tiras* ó *lacinias, lobos* y *dientes*, segun su tamaño y forma; se dirá pues el cáliz *bipartido*, *tripartido*, *cuadripartido* cuando está dividido mas abajo de la mitad ; *bífido*, *trífido*, *cuadrífido* y en general *hendido* si lo está hasta la mitad solamente; *bilobado*, *trilobado*, *cuadrilobado* cuando la division no pasa del tercio superior; *bidentado*, *tridentado*, *cuadridentado* cuando las puntas de las divisiones están solamente libres ; se llama tambien *entero* y *truncado*. El cáliz es *regular* ó *irregular :* para que sea regular no es necesaria la total igualdad de sus partes componentes, siempre que la haya entre las que alternan con otras iguales entre sí, y por esto tan regular es el cáliz desigual ordenado del marrubio con sus cinco dientes grandes y cinco pequeños alternados, como el del jazmin ó de otra planta cualquiera en que sean iguales. La irregularidad del cáliz proviene tan pronto de no estar soldados los sépalos á la misma altura, como de una soldadura menos estensa que las demas, de manera que parece hendido por un lado; el cáliz irregular se llama *bilabiado* cuando sus cinco sépalos se unen dos hácia un lado y tres hácia otro mas ó menos completamente, formando así dos labios, el uno superior y el otro inferior, como en muchas plantas de la familia de las labiadas, F. 76. y de las leguminosas, F. 130.

La nervacion de los sépalos ú hojuelas calicinales se distingue bastante por lo comun, y el nervio medio sobre todo suele estar muy marcado ; pueden además presentarse otros entre cada par de hojuelas que se unen, y por esto el cáliz compuesto de 5 sépalos se puede llamar unas veces *quinquenervio* y otras *decemnervio;* cuando se forman ángulos en la direccion de los nervios lonjitudinales de los sépalos, el cáliz se hace *angular* ó *prismático*, como sucede al del estramonio, G. 601, y si en cualquiera caso los nervios se prolongan fuera de los bordes de las hojuelas se dicen *apiculadas, arrejonadas, espinosas*, segun la lonjitud y la agudeza de las puntas. En las florecillas de las compuestas, la parte libre del cáliz toma la forma de *vilano*, que se llama *pajoso, plumoso, peloso, aristado* ó *membranoso*, segun si consiste en un conjunto de pajitas mas ó menos diferentes, de hojuelas, plumillas que son nervios divididos, pelos que son nervios simples, *aristas* que difieren de los pelos por su rigidez, ó membranitas soldadas formando una circular, F. 59. Los sépalos, considerados independientemente del todo que constituyen ó del cáliz, son susceptibles de figuras tan variadas como las que de ordinario presentan las hojas, de manera que se les ha dado los mismos nombres ; por esta razon no volveremos á referirlos aquí, pero solamente añadiremos que estando soldadas pierden ordinariamente la integridad, de manera que sus partes libres, que constituyen las divisiones del cáliz, suelen ser *semi-lanceoladas, semi-aovadas*, etc. Tambien las desigualdades marjinales, que pueden tener las mismas hojuelas, son análogas á las de cualesquiera hojas, y al unirse las del cáliz mas ó menos divididas, hacen que este presente en algunas plantas mas puntas que sépalos componentes. Considerado el cáliz en su totalidad ofrece formas diversas y bastante notables, especialmente si es monófilo ; y se llama *cupuliforme* ó en forma de cubeta, *globoso, aorzado* ó en forma de orzuela, *apeonzado* ó *turbinado* ó con figura de trompo ; *campanudo* ó *campaniforme, embudado* ó *infundibuliforme, mazudo* ó *claviforme, cilíndrico, tubuloso* ó *acañutado;* tambien puede ser *ventrudo, vejigoso* ó *hinchado*, y al contrario *comprimido;* en cuanto á la direccion de los sépalos, se dice *connivente* si al inclinarse unos sobre otros se juntan ; *cerrado* cuando sus bordes están inmediatos, y *abierto*, al contrario, cuando se desvian ; *abiertísimo* desviándose mucho ; *revuelto* estando las hojuelas echadas hácia abajo, de modo que presentan esteriormente su cara superior. En la mayor parte de los vejetales su consistencia es *foliácea y herbácea* y su color verde, pero algunas veces puede tener el aspecto y la consistencia mas delicada de la corola y estar tambien pintado de los mas primorosos colores, como en muchas plantas monocotiledóneas ; pero en este caso constituye por sí solo la envoltura floral y es un periantio ó perigonio y se dice *petaloídeo* : las liliáceas, F. 16; las narcíseas, F. 21; las orquídeas, F. 27.

Hay en los cálices de ciertas flores prolongaciones ó apéndices llamados *jorobas, sacos, espolones*, segun su forma, como se observa en las orquídeas, F. 27; en las violariáceas, F. 86-60; en las tropeoláceas, F. 109 ; y en tales casos el cáliz se dice *apendiculado, jorobado, espolonado*, con saco, etc. A veces los apéndices son descendentes y forman como alas: entónces los cálices se califican de *dipteros* ó *tripteros, bialados* ó *trialados*, segun el número de alas que presentan. Algunas veces el cáliz está acompañado de un calículo, órgano ya descrito al hablar de las brácteas y del involucro, como sucede en las malváceas, F. 100, páj. 234.

La duracion del cáliz es varia : *caduco* ó *fugaz* se llama cuando cae al abrirse la flor, como en las papaveráceas, F. 90 ; *caedizo* si lo hace despues de la fecundacion y al mismo tiempo que la corola, como en muchas crucíferas, F. 89; *permanente* el que dura tanto que preste proteccion al fruto, como sucede para muchas plantas: las labiadas, borrajíneas, F. 66 y 76; en algunas plantas, como en el estramonio, G. 601, se rompe horizontalmente cerca de la base que sola persiste hasta la madurez del fruto. El cáliz permanente se dice *marcescente* cuando se marchita y se seca sin desprenderse; otras veces dura mucho tiempo tal cual sin marchitarse y por fin puede crecer y á veces mucho, como sucede en la belladona, F. 67, y entónces se denomina *acresciente* ó *acrecentable*, y *vejigoso* el que va adquiriendo gran tamaño se vuelve membranoso y encierra el fruto, como en el alkequenje ó vejiga de perro, G. 618. Segun está su superficie se llama el cáliz *bosozo, aterciopelado, felpudo, pubescente, velludo* ó *lanudo, lampiño, glanduloso, liso* ó *áspero, estriado, anguloso, espinoso,* etc. Se dice *súpero* cuando está adherido con el ovario cuyo vértice está acompañado ó coronado por el limbo calicinal mas ó menos desarrollado, como lo tienen las plantas de las familias siguientes : irídeas, F. 20; myrtáceas, F. 133; cucurbitáceas, F. 141; compuestas, F. 59; *semi-infero* si está por su parte inferior soldado con el ovario y que se vuelva fruto: las lobeliáceas. F. 57; *infero,* en este caso está enteramente libre y situado por debajo del ovario; la mayor parte de las plantas lo tienen así: las labiadas, F. 76; las soláneas, F. 67; las sapotáceas, F. 84; las leguminosas, F. 130, etc.

El cáliz suele faltar algunas raras veces, como en las plantas de las familias de las nayádeas, F. 29, y de las saurúreas, etc., y entónces las flores se llaman desnudas.

CAPÍTULO III

DE LA COROLA.

§ 1. — GENERALIDADES.

La corola es, como lo tenemos dicho ya algo mas arriba, la parte mas interior de la cubierta floral doble, y se halla por consiguiente inmediatamente despues del cáliz, de consistencia mas blanda, de tejido mucho.mas fino que este último y adornada de ordinario de los mas ricos y lindos colores, y por consiguiente muy raras veces verdosa, como en la vid, G. 818. La corola es siempre compuesta de hojuelas sueltas ó libres llamadas pétalos ó soldadas entre sí que presentan una nervacion análoga á la que hemos señalado en los sépalos. En cada pétalo hay que distinguir la *base* y el *ápice,* la superficie superior ó *cara* y la inferior ó *dorso;* se llama *uña* la parte mas ó menos larga y estrecha con que la base se inserta, y *limbo* la parte ancha; se dice pues el pétalo *unguiculado* cuando está provisto de una uña, como en los claveles, F. 148; en las papilionáceas, F. 130, y *sentado,* al contrario, cuando está desprovisto de

ella; la uña es á veces glandulífera ó nectarífera, como en los ranúnculos, G. 897 *bis;* la corola se dice *fugaz* ó *caduca* si, sin marchitarse, se desprende y se cae inmediatamente despues de veríficada
la fecundacion, sea el burro, *capparis jamaicensis*, y demas especies, G. 883; el cardo santo, *argemone mexicana*, G. 873; *marchita-
ble* ó *marcescente*, al contrario, cuando se queda todavía pegada
bastante tiempo despues de verificada la fecundacion y va marchi-
tándose poco á poco ántes de desprenderse y de caerse.

§ II. — COROLA MONOPÉTALA.

Se llama así y tambien *gamopétala* á la que es formada de una
sola pieza ó pétalo que proviene de la soldadura entre sí de un número mayor ó menor de pétalos. Se distinguen en la corola monopétala tres partes distintas, á saber : el *tubo*, la *garganta* y el *limbo*,
que tenemos ya definidas al hablar del cáliz monosépalo. Segun sus
varias modificaciones se califica de *partida, hendida, lobada, dentada*, á la manera del cáliz, y las divisiones se llaman *tiras* ó *lacinias, lobos* ó *dientes*, segun su tamaño y lonjitud, cuyo número se
indicará del mismo modo y con los mismos vocablos empleados para
el cáliz. La corola monopétala es *regular* ó *irregular :* en el primer
caso se compone de partes iguales é igualmente soldadas, pero puede
sin embargo ser regular con lobos desiguales, siempre que en número igual alternen los mayores con los menores, como sucede en
muchas gencianas, F. 64, y tambien siendo irregulares los lobos resulta un todo regular , siempre que aquellas sean perfectamente
iguales, como en la adelfa, G. 656. Sus formas muy variadas se espresan por los términos de *globosa, aovada, aorzada, campanuda,
calatiforme* ó *hemisférica, ciatiforme* ó semejante á una copa; *tubulosa* ó sea *acañutada* en toda su estension, como la espijelia, G.
597, y *tubulada*, es decir, formando tubo inferiormente ; *claviforme*
ó *mazuda, embudada* ó *infundibuliforme*, como en el tabaco, G. 599;
asalvillada si forma superiormente como un platillo : el jazmin, G.
492 ; *enrodada* la que se parece á una rueda : la borraja, G. 6' '; la
yerba mora, G. 622, y demas solanos; *estrellada* cuando par *estrella* , la borreria, G. 704 ; *escuteliforme* ó con forma de
En las corolas tubuladas el tubo puede ser *ventrudo, delgad
capilar* ó cuando menos *filiforme :* el galan de dia, *cestrum* .
num, G. 626. El limbo es *plano, cóncavo, derecho, abierto, revuelt.*
como para el cáliz, y segun se halla mas ó menos profundamente
dividido se llama *partido, hendido, lobado, dentado*, etc. La garganta puede estar *ensanchada* ó *estrecha, prismática, desnuda, peluda* ó *apendiculada, glandulosa*, etc.
La corola monopetala irregular que proviene de partes desiguales ó desigualmente unidas, presenta tambien muchas formas diferentes, de las que algunas son muy notables, principalmente las
que dependen de la soldadura desigual de los pétalos, como sucede
cuando hay dos labios formados el uno de dos pétalos y el otro de
tres; entónces se llama *labiada* ó mejor *bilabiada*, cuyo labio supe-

rior se dice *galea* y el inferior *barba*, y tiene la boca ó garganta abierta como el romero, G. 500 ; el labio superior puede ser *entero*, *ascendente*, *abierto*, *abovedado:* las salvias, G. 501; *plano ó comprimido*, y tambien *bífido*, *escotado*, etc.; el inferior se llamará *trífido*, *tripartido* ó *trílobo*, con los lobos ó lacinias laterales generalmente menores que la intermedia, algunas veces dividida de modo que el labio viene á parecer *cuadrilobado*; á veces es *plano*, otras veces sus lobos laterales son *revueltos*, el intermedio es *cóncavo*, *festoneado* y hasta *festoneado* y *escotado* á la par. La corola *personada* ó *enmascarada* se distingue de la bilabiada en que tiene la boca cerrada por una eminencia del labio inferior, que se llama *paladar;* pero cuanto á la composicion de uno y otro labio no hay diferencia entre las dos. La corola *boqui-rasgada* ó *boqui-abierta* es una simple modificacion de la corola bilabiada ; tales modificaciones orijinan las corolas monopétalas anómalas, entre las cuales citaremos la *digitaliforme*. Se llama la corola *volteada* ó *resupina* cuando hay un sólo labio abajo y los demas están unidos arriba, como en la albahaca , *ocymum americanum*, G. 516; tambien ofrece un aspecto notable la corola bilabiada cuando los dos pétalos superiores, siendo pequeños, se sueldan menos entre sí que con los inmediatos, como en el teucrio, G. 512.

Las florecillas que constituyen las compuestas son monopétalas, regulares ó irregulares, segun si sus 5 pétalos están soldados igual ó desigualmente; tales corolas pueden ser *bilabiadas*, *tubulosas* ó *liguladas*, nombres que corresponden á sus formas ; las últimas tienen figura de cintillas, porque sus dos pétalos superiores apenas se unen entre sí, mientras que forman un todo con los demas. Ordinariamente se llaman *flósculos* las florecillas tubulosas y *semi-flósculos* las liguladas, F. 59.

§ III. — COROLA POLIPÉTALA Ó DIALIPÉTALA.

Se llama así á la formada de pétalos libres, cuyo número varia bastante, de tal manera que atendiendo á él se llama *dipétala*, *tripétala*, *tetrapétala*, *pentapétala*, etc.

Los pétalos son regulares ó irregulares segun si, lonjitudinalmente doblados, coinciden con exactitud ó no con sus dos mitades; segun su forma y figura propia se han calificado de *cóncavos*, de *naviculares*, de *cocleariformes* ó parecidos á una cuchara, de *tubulosos*, de *labiados*, de *galeiformes* ó en forma de casco, de *cuculiformes* ó dispuestos en cucurucho, etc. En muchos pétalos las márjenes presentan desigualdades mas ó menos notables, comparables á las que hemos señalado en las hojas, de manera que se espresan con iguales términos : se llaman pues *fimbidos* ó *franjeados*, *apendiculados;* el apéndice puede ser un espolon, alguna escama ó laminilla , *ranunculus*. F. 96, páj. 224, ó una cresta, como en muchas poligáleas, F. 107.

La corola polipétala puede ser regular ó irregular, segun sean iguales ó desiguales en tamaño y forma los pétalos que la constituyen : algunas corolas polipétalas regulares han recibido nombres especiales: *cruciforme* aquella cuyos 4 pétalos están dispuestos en cruz: las cruciferas, F. 89; *cariofílea* ó *aclavelada* la de las clavellinas sencillas y de las cariofíleas en general, F. 148; *rosácea* la de cinco pétalos sentados ó de uñas cortísimas, como en la rosa simple, G. 1151 ; las *papaveráceas*, la de las adormideras y amapolas sencillas, *argemone mexicana*, G. 873; las mirtáceas, F. 133.

La corola polipétala irregular se llama *papilionácea* ó *amariposada* cuando es formada de 5 pétalos mas ó menos ungüiculados, cuyo superior, de ordinario mayor que los otros y doblado por arriba, se denomina *vexilo* ó *estandarte;* dos inferiores frecuentemente soldados entre sí, forman la *quilla*, y dos laterales, intermedios ó libres, mas ó menos desarrollados, que han recibido el nombre de *alas :* los dólicos, mucuna, canavalia, etc., G. 1069, 1054, 1031 ; *anómala*, como en la capuchina, F. 843 ; en el pensamiento, F. 86, formada de 5 pétalos desiguales, pero cuy⬧ aspecto es particular.

§ IV. — COROLA SEUDO-POLIPÉTALA Ó SEUDO-MONOPÉTALA, LLAMADA TAMBIEN CATAPÉTALA.

Llamaremos así á las corolas cuyos pétalos están soldados entre sí por medio de sus uñas, haciendo cuerpo con la base del andróforo, y que se desprenden y caen en una sola pieza á manera de las corolas monopétalas lejítimas : las malváceas, F. 100, páj. 234, la tienen así.

SECCION III

CAPÍTULO I

CONSIDERACIONES GENERALES SOBRE LA FECUNDACION, EL EMBRION Y LA SEMILLA.

Artículo 1°. — *Fecundacion.* — Aunque en la mayor parte de las flores permanecen inmóviles los órganos sexuales, son muchas sin embargo las dotadas de una marcada escitabilidad, que de ordinario se manifiesta por movimientos de los estambres y de los pistilos, pero con menos frecuencia : en muchas liliáceas hay aproximacion de los estambres al pistilo ; en los geranios se encorvan los filamentos para que la antera se aplique al estigma ; en los claveles y en la ruda los estambres se van aproximando sucesivamente al estigma, haciéndolo en primer lugar los alternos con los pétalos, y en segundo los opuestos á ellos.

La capuchina ó espuela de galan tiene 8 estambres que turnan con bastante regularidad durante ocho dias, acercándose uno á otro; en el tabaco todos sus estambres se aproximan simultáneamente; flores hay tambien cuyos filamentos necesitan ser escitados mecánicamente para moverse, como los del nopal, G. 1103. No faltan flores cuyos estigmas, de ordinario inmovibles, esperando como órganos femeninos la accion de los masculinos, se inclinan hácia los estambres, como sucede en las pasionarias, G. 1085; en algunas los estigmas bilamelados se abren para recibir el pólen, como en la escorzonera, G. 547; en el totumo, G. 556, cerrándose despues de cojido y tambien cuando se escita mecánicamente. La posicion relativa de los estambres y pistilos es casi siempre la mas ventajosa para que el pólen caiga sobre los estigmas á falta de movimiento que lo facilite. Frecuentemente los estambres son mas largos que los pistilos, cuando las flores hermafroditas están derechas, pero si las flores igualmente hermafroditas se hallan inversamente colocadas ó á lo menos inclinadas, suelen ser los pistilos mas largos que los estambres, cuyas anteras respecto de los estigmas toman de este modo la mas favorable posicion; pero muchas flores hermafroditas hay con los estambres y pistilos de igual lonjitud, y en tal caso los movimientos propios de estos órganos, ó los producidos por el viento y los insectos, pueden contribuir poderosamente á que el pólen caiga convenientemente cuando por su abundancia no se halla asegurado el aprovechamiento de alguna parte de él. Pueden ademas ser fecundadas unas flores por el pólen de otras inmediatas, especialmente cuando dispuestos en cabezuelas los dos órganos sexuales no llegan á sazon al mismo tiempo en cada una de ellas. Generalmente las plantas monoicas tienen las flores masculinas mas altas que las femeninas, ya sea en la misma espiga, como el ricino, G. 144, ya en espigas distintas, como en el maiz, G. 172; y como esta sea mas eventual en las dioicas, sus flores femeninas tienen muy salientes y muy duraderos sus estilos y además las flores masculinas son numerosísimas. Las precauciones para evitar la accion de la humedad sobre el pólen son varias y muy notables en diversas plantas, mientras que en otras faltan del todo, quedando la fecundacion abandonada al influjo de circunstancias no siempre propicias, como sucede siempre con las plantas no acuáticas, porque las que lo son nunca se hallan desprovistas de medios para impedir la esterilidad. Entre las plantas que viven en el aire hay muchas cuyas corolas se cierran de noche, poniendo así los órganos sexuales á cubierto de la humedad atmosférica, y lo mismo se observa en varias plantas al prepararse el tiempo para llover; los pedúnculos de otras se encorvan al anochecer, y quedando sus corolas vueltas hácia abajo, no entra tan fácilmente la humedad; tambien se libran de ella algunas flores ocultándose debajo de las hojas; en fin, para mayor seguridad se verifica la fecundacion dentro de los botones de muchas flores, ó estas se abren en tiempo seco, pudiendo aun así prestar un buen abrigo sus envolturas florales, y en especial la corola, en virtud de algunas de las disposiciones que le son propias. Pero en las plantas acuáticas suele ser mas complicado el modo de verificarse la fecundacion, sin que el contacto del agua pueda impedirla, ejerciendo los órganos sexuales sus funciones en una cavidad llena de aire ó saliendo entónces las flores fuera del agua.

Como ya lo tenemos dicho al hablar del estigma y del pólen, la caida de este último sobre el estigma es lo que determina la fecundacion; entónces los tubos emitidos por los granos de pólen pegados en el estigma se introducen á traves de los intersticios del tejido conductor del canalito del estilo y continuan alargándose á causa de una especie de germinacion, al principio de la cual se ha podido observar en la fovila que contienen el movimiento giratorio, acaban por llegar al interior de la celdilla, en cuya cavidad están algunas veces colgantes libremente y otras veces se van arrastrando por encima de las placentas. Entónces encuentran los óvulos que se les presentan con la boca abierta de su micrópilo, por donde penetran poniéndose así en contacto con el saco embrional directamente cuando está algo saliente por fuera, ó en el caso contrario va penetrando entre las células del núcleo y se hallan en relacion con las vesículas embrionales mediatamente á través de las paredes del saco, y raras veces agujereándolas inmediatamente. Con tal contacto, sin duda las reacciones establecidas á través de esas membranas delgadísimas entre los flúidos contenidos en el tubo polínico, y por otra parte en las vesículas, se verifica el fenómeno misterioso de la fecundacion; entónces se marchita y se ve desaparecer el tubo polínico, á la par que una de las vesículas embrionales, rarísimas veces algunas, se desarrollan á la vez, multiplicándose por division: de tal desarrollo resulta el embrion. Puede suceder que algunas vesículas embrionales no se hallen en contacto con el tubo polínico, y entónces abortan y no se desarrollan, lo que se observa con frecuencia: en efecto, algunas llegan á la madurez perfecta, mientras que otras abortan, aunque contenidas las unas y las otras en la misma celdilla.

En su principio el embrion no es mas que una célula globosa llena de materia mucilajinosa sin apariencia de granillos, y poco á poco en el mucílago se organizan utriculillos que se multiplican y componen una masa celulosa. Nuevos utrículos se presentan dentro de los primitivos, y la forma del embrion varia porque se alarga y adquiere un eje mas largo, de cuyas estremidades corresponde la superior á la chalaza y la inferior al micrópilo, viniendo á constituir la una el cuerpo cotiledonar y la otra el cuerpo radicular. Sigue organizándose el embrion y marcándose mas su forma propia, notándose en el dicotiledóneo que los dos cotiledones nacen del eje como apéndices.

Verificada pues la fecundacion del modo señalado, la flor se marchita, inutilizándose los estambres y desecándose el estilo y el estigma, mientras que el ovario solo, ó á veces acompañado del cáliz y rara vez de la corola, comienza á tomar incremento para llegar por fin al estado de fruto perfecto.

Art. 2. — *Semilla.* — Los huevecillos, fecundados ya, principian á desarrollarse y á crecer al mismo tiempo que el ovario y adquieren sucesivamente mayor consistencia, hasta tomar la que corresponde á las semillas completamente desarrolladas en que se ha vuelto, siendo entónces capaz de orijinar otra planta semejante á la de que procede. Esperimenta el huevecillo fecundado cambios sucesivos que en lo esterior alteran mas ó menos su organizacion primitiva, de manera que se pueden conservar todas las envolturas que se pueden hallar en la semilla madura; pero con mayor frecuencia se confunden en una sola la primina y la secundina; el núcleo, empujado tambien por el saco embrional y el embrion, desaparece con frecuencia, porque se suelda con los tegumentos ó está absorvido; el mismo saco embrional, por fin sufre modificaciones, quedando convertido en una capa celular sustituida á una célula única, que lo constituia primitivamente. Así es por lo comun como se hallan en la semilla madura dos tegumentos en lugar de los cuatro que se contaban en el óvulo, cuyo esterno se llama *testa*, y el otro interno denominado *endopleura* ó membrana interna. Al mismo tiempo se verifican en su interior otros cambios, de los cuales resulta que el líquido mucilajinoso que existia en el saco embrional, y que tenemos señalado mas arriba, se organiza poco á poco y se convierte en tejido celular, que aumenta sucesivamente el espesor del saco sobre cuyas paredes se va depositando; puede suceder lo mismo fuera del saco, ó sea dentro del núcleo, porque este no siempre desaparece. El jóven embrion se alimenta de estas materias semilíquidas susceptibles de organizarse, y absorviéndolas llega á ocupar el sitio que dejan : es la absorcion completa en muchos casos, y entónces el embrion queda inmediatamente cubierto por las envolturas; pero otras veces continua rodeado de la materia ya organizada contenida en el núcleo, ó con mayor frecuencia en el saco embrional.

§ I. — ENDOSPERMO.

Esta materia solidificada que cubre inmediatamente el embrion de muchas semillas, ha recibido los nombres de *perispermo*, de *endospermo* ó *albúmen*, sin reparar que se haya formado dentro del saco embrional ó en la superficie interna del núcleo. No tiene con el embrion ninguna continuidad de tejido: está pues enteramente independiente de él, á lo menos en apariencia, pero lo rodea, lo envuelve mas ó menos, ó esta situado á su lado, y siempre dispuesto de tal suerte que se halle listo para suministrarle el alimento cuando lo necesitará; su tamaño es muy variable y siempre en razon inversa de el de los cotiledones que debe suplir ó reemplazar cuando demasiado delgados son incapaces de cumplir con su objeto, que consiste en remediar las necesidades del embrion nacidero ó recien nacido. El endospermo consiste pues en una masa organizada que no es para nosotros mas que un depósito natural de materias alimenticias, de figura, tamaño y consistencia muy variados : puede ser *carnoso*, *córneo*, como en el café, en los dátiles, G. 205; *harinoso*, como en las gramíneas, F. 10, 11; *cartilajinoso*, *coriáceo*, *huesoso*, *lapídeo*, *caseoso*, *mucilajinoso*, *oleajinoso* : en el ricino, en el coco, etc., G. 144,

91. De ordinario forma una masa continua; en algunas rubiáceas es *grumoso*, en otras plantas está compuesto de láminas y tambien puede hallarse *arrugado, hendido, ruminado*, cuando presenta arrugas ó pliegues numerosos, penetrando mas ó menos profundamente en él como en las anonáceas, F. 95; en el arequiero, G. 100, y hasta *lobado*, pero raramente. Las semillas de las ninfeas, G. 416, tienen dos endospermos, el uno está formado por el núcleo y el otro interior por el saco embrional. No existe en las semillas de todas las plantas, tiene una base y una punta que corresponden á las mismas partes de la semilla donde se halla.

§ II. — SEMILLA PROPIAMENTE DICHA Ó MADURA.

Se llama así al huevo vejetal llegado á su completo desarrollo, á su perfeccion, y por consiguiente capaz, despues de puesto sea natural sea artificialmente, en ciertas condiciones particulares y necesarias al desarrollo de la vida, de crecer y de volverse un ser semejante al de que proviene. Contiene pues envuelto y encerrado en una ó algunas capas ó envolturas especiales, llamadas *epispermo*, el embrion, gérmen preciosísimo que constituye la parte vital del huevo vejetal y que es el mismo feto vejetal lejítimo cuya existencia asegura la conservacion y la propagacion de las especies. La semilla se halla en el fruto y es formada del epispermo y de la almendra, compuesta del endospermo, cuando existe, y del embrion. De ordinario se nota una cicatriz de color mas bajo ó mas subido que el general de la semilla, marcándose así el punto por donde se hallaba unida á la placenta inmediatamente ó mediante el cordon umbilical: es el *hilo* ú *ombligo*, en cuyo centro ó hácia un lado hay uno ó mas agujerillos que se llaman *onfalodio* y señalan el tránsito de los vasos destinados á la semilla. Segun su posicion y forma, que son bastante variadas, se dice el ombligo *semilunado, acorazonado, línear, oblongo, orbicular*, etc. Además puede reconocerse la *chalaza* diametralmente opuesta al ombligo en muchas semillas que la presentan bajo la forma de una eminencia mas ó menos pronunciada, ó de un pezoncito que tiene á su alrededor cierta depresion circular ó de una simple mancha que se nota en el tejido del tegumento con límites poco determinados. Desde la chalaza hasta el ombligo corre una línea á veces proeminente, como en las pepitas de limon, G. 977, que se llama *rafe*, no siempre visible esteriormente, pero cuya existencia es consiguiente á la distincion de la chalaza. Las semillas procedentes de óvulos ortótropos ó campulítropos no presentan una chalaza distinta, siempre que en ellos no haya habido alteraciones suficientes para separarlos algun tanto de sus respectivos tipos; en las de huevecillos anátropos el ombligo se aparta mas ó menos de la chalaza.

La *micrópila* es otro punto notable que puede verse con el ombligo y la chalaza, ó con el primero solo, distinguiéndose meramente por su color blanquecino cuando no presenta una pequeña abertura, como sucede en las habichuelas, guisantes, etc., G. 1077. Proviene la micrópila de las aberturas del huevecillo, llamadas endostoma y exostoma, ó sea micrópila interior y micrópila esterior, que llegan á cerrarse del todo ó casi enteramente á favor de un tejido poco apretado, variando en cuanto á su posicion respecto al ombligo, como varia la del ápice del núcleo en el huevecillo, segun su modo de crecer. Las escrecencias carnosas ó callosas que presentan varias semillas en diferentes puntos de la superficie se señalan por las denominaciones de *carúncula, callo, tubérculo* : en las semillas del ricino, G. 144, está la carúncula por encima del ombligo, y debe su oríjen á los bordes engrosados y sobresalientes de la micrópila, que al principio formaban un embudo, en cuyo fondo estaba dicho agujero. Los granos de trigo y demas gramíneas presentan esteriormente una mancha morena llamada *espilo*, correspondiente al ombligo de la semilla. Algunas semillas están además rodeadas de una especie de envoltura mas ó menos incompleta, sobrepuesta á sus tegumentos, proviniendo del cordon umbilical, ó del rafe, llamada *arilo*, y aunque no llega á cerrarse completamente por el ápice, puede desarrollarse mucho, como sucede en el bonetero, *evonymus venucosus*, F. 124; pero aun entónces se le ve abierto por la punta, á pesar de ser mas largo que la semilla: la del nenufar ó ninfea blanca, G. 416, tiene un arilo cerrado del todo, puesto que presenta una abertura estrecha, la cual por el contrario es ancha en las pasionarias, G. 1085. A veces el arilo está teñido de colores mas ó menos brillantes y su borde elegantemente dividido; está *calado*, ceráceo y de un color rojizo moradusco, el de la nuez moscada, llamado vulgarmente macias, G. 205. El de la blighia sápida es grande, carnudo y comestible, G. 851. Otras plantas hay en que el arilo, lejos de crecer mucho, no pasa del estado rudimentario, presentándose al rededor del ombligo á manera de un tubérculo carnoso de color diferente de la semilla, y por esta razon se le ha llamado *arilo falso* ó *ariloïde;* se llama *estrofilla* al que resulta de la prolongacion del rafe.

. La semilla tiene un *ápice* y una *base* conforme á su posicion en el fruto: la segunda corresponde con el ombligo, mientras el ápice es la parte diametralmente opuesta á él. Se distinguen además la *cara* y el *dorso*, é importa hacerlo cuando se hallan suspendidas las semillas y tambien si están *ascendentes* ó *perítropas*, correspondiendo entónces la cara á la placenta y el dorso á la parte opuesta; puede el ombligo hallarse sobre una de las dos anchas superficies de la semilla, siendo aplanada, y en ese caso se distinguen fácilmente la cara del dorso; pero si se halla sobre el borde ó márjen que separa las dos superficies, vienen á ser estas mas bien que cara y dorso, los *lados* de la semilla, que se llama *comprimida*, y *deprimida* en el primer caso. La semilla puede tener tegumento *simple, doble* ó *triple*, distinguiéndoles entre sí cuando están reunidos por los términos de *tegumento esterior* ó *testa, tegumento interior* ó *endoplema*, y *tegumento intermedio* ó *mesospermo :* el interior es generalmente *delgado, membranoso* y *transparente*, mientras que el esterior, *crustáceo, huesoso* ó *acorchado*, ofrece mas resistencia y determina los límites de la semilla, dándole además el color que presenta.

El color de las semillas es tan variado como el de las flores y de las frutas, sin tener sin embargo ninguna relacion con él; unas tienen color de escarlata : la peronilla, *abrus precatorius*, G. 1044; otras son amarillas : el maíz, *zea mais*, G. 172; las hay pardúscas, matizadas, pintadas, disciplinadas, pero la mayor parte de ellas son blancas ó prietas. Presenta gran diversidad respecto á sus dimensiones la semilla, guardando relacion con el fruto cuando es única, pero si están muchas en un fruto su tamaño mengua en proporcion del número. Atendiéndo á la forma, que es tambien muy variada, se la ha denominado *globosa, ovoidea, arriñonada, oblonga, cilíndrica, apeonzada, recta ó rectilínea, encorvada, redoblada, aplanada, lenticular, angulosa*, etc. Las semillas aplanadas pueden tener sus bordes salientes, ya gruesos, ya membranosos, y en este caso mas ó menos rasgados; se llaman entónces las semillas *eleradas*, membranosas, *exostema floribunda*, G. 719. ó rasgados mas ó menos : cuando la membrana marjinal es bastante ancha, toma el nombre de *ala* y se llama *alada* la semilla, séalo circularmente ó en determinados puntos, y se llama entónces *peripterada :* la *moringa pterigosperma*, G. 1001; *trialada ó unialada;* atendiendo á la súperficie se llama la semilla *lisa, lustrosa, arrugada, estriada, reticulada, escavado-punteada, hoyosa, alveolada pezoncillosa, tuberculada, muricada, aguijonosa, lampiña ó vellosa, penachuda*, cuando está provista de una cabellera ó penacho : la adelfa, el asclepiade de Curaçao, G. 656, 664; *rugosa* y no *lustrosa*, como la de la sécua, G. 237.

§ III. — DEL EMBRION.

El embrion ó feto vejetal, parte esencial de la semilla, es verdaderamente la planta nacedera en miniatura, es decir que constituye un individuo, cuya vida dormida todavía necesita para salir de su letargo y despertarse, es decir, principiar á vivir, del concurso de algunas circunstancias que estamos prontos á señalar y esplicar, al hablar de la germinacion. Se compone el embrion de 4 partes distintas, que son : la *raicita ó rejo*, el *tallito, blastema ó ejecillo, el cuerpo contiledonar ó los cotilédones*, y por fin la *yemécita ó plúmilla*. En todo embrion se distinguen una *base* y un *ápice*, correspondiendo la primera á la estremidad de la raicita y el segundo á la superior de los cotiledones, mas alta que la estremidad de la yemecita, verdadero ápice orgánico de que se prescinde por hallarse oculto. Comunmente hay un solo embrion en cada semilla, pero pueden hallarse mas, como sucede en las pepitas de naranjo, en los piñones y en muchas semillas de las coníferas y cicádeas, G. 977. — F. 33, 34, 35, notándose que generalmente se desarrolla uno solamente, abortando los demas. La forma del embrion no es siempre semejante á la de la semilla, especialmente cuando está acompañado por un endospermo voluminoso : es de ordinario *ovado, cilíndrico, mazudo;* puede ser tambien *globoso, lenticular, cordiforme*, etc. Varia todavía mas su forma cuando tiene un solo cotiledon, entónces es *fusiforme*, *piramidal*, *filiforme*, *pateniforme*, *fungiforme*, y otras veces está engrosado por un estremo y adelgazado por el otro, ó engrosado por ambos. Atendiendo á su direccion propia se denomina *recto*, *encorvado*, *arqueado*, *flexuoso* ú *ondeado*, *semi-circular*, *espiral* y *apelotonado*.

Respecto al endospermo, toda vez que exista, no es constante la posicion del embrion, pudiendo estar añadido en su interior. y se denomina *incluso* ó *intrario* y ha recibido los nombres de *axil*, *basilar*, *apicular* ó *escéntrico*, segun el lugar que ocupa; cuando al contrario está situado fuera del endospermo se llama *estrario* ó *esterior*, entónces puede rodear al endospermo á manera de anillo, ó estar aplicado á un solo lado y se denomina *periférico* y *lateral*. Segun su posicion relativamente al lado de la semilla, disposicion muy importante y bastante constante en ciertas familias, se llama el embrion *derecho* ú *homótropo*, cuando su raicita corresponde al ombligo de la semilla, estando los cotiledones dirijidos hácia el punto opuesto; en otros casos es *inverso* ó *antítropo*, porque se hallan los cotiledones hácia el ombligo, y al contrario la raicita; se llama *anfítropo* el embrion cuyos dos estremos corresponden al ombligo, y por fin *heterótropo*, no dirijiéndose á la base de la semilla estremo alguno del embrion. Esto último sucede siendo unas veces *transverso* el embrion y otras *oblícuo*, con respecto al ombligo, porque en ambos casos los cotiledones y la raicita pueden no hallarse enfrente de él. Algunos botánicos han señalado la posicion del embrion respecto del fruto, llamando la raicita *súpera*, *ínfera*, *centrípeta* ó *centrífuga*, considerando que si se prolongase, se dirijiria sea hácia el ápice, sea hácia la base ó hácia el centro ó la circunferencia del fruto.

Raicita. No puede fijarse con exáctitud antes de la germinacion donde se halla el *cuello* ó sea donde empieza, pero suele decirse que esta es toda la parte del ejeciflo situada debajo de los cotiledones que al germinarse las semillas ha de volverse raiz y penetrar en el suelo. Su posicion relativa con los cotiledones suministra con frecuencia muy buenos carácteres: dóblase en muchos casos sobre los cotiledones, aplicándose á la comisura que estas forman, ó bien cae sobre el dorso de alguno de ellos, que se llaman *acumbentes*, mientras que ella se llama *lateral* sucediendo lo primero, así como verificándose lo segundo se denominan *incumbentes* los unos y *dorsal* la otra. En algunas semillas la raicita está resguardada por una vaina que presentan los tegumentos, siempre única en su oríjen, aun cuando los cotiledones sean muchos; pero puede tener en su base los rudimentos de raicillas secundarias, como sucede en muchas gramíneas. Es tan larga como los cotiledones ó mas corta, y la iguala á veces en lonjitud; sucede frecuentemente cuando existe un solo cotiledon, que la raicita sea mas voluminosa que él, se llama *macropodio* el embrion, entónces falta el endospermo. Segun su forma la raicita se llama *cilíndrica* ó *cónica*, *aovada*, *globosa*, *filiforme*, *fusiforme*, *mazuda*, *complanado-triangular*, *aguda*, *obtusa* por la base, muy engrosada en el ápice ó *tuberculada* en el mismo. Puede tener al principio una vaina llamada *coleorriza*, ó carecer de ella, y hay casos en que la raicita se halla adherida al perispermo : el embrion se ha denominado *endórrizo, exórrizo* y *sinórrizo*, conforme á tales circunstancias.

§ IV. — COTILEDONES.

Se llama así á uno ó á dos apéndices que salen del ejecillo ó tallito, mas ó menos desarrollados y gruesos y siempre en razon inversa del tamaño del endospermo, cuando existe, y constituyendo la mayor parte de la almendra cuando falta este. Se tiene ese órgano por el análogo de las tetas de los animales mamíferos, porque su objeto consiste tambien en suministrar al vejetal nacedero ó recien nacido su primer alimento, que preparan ó elaboran á favor de los principios inmediatos que tenian guardados á propósito, lo que corresponde al período de lactacion de los animales : véase el Discurso preliminar, páj.   , lo que tenemos dicho sobre el particular. Todos los vejetales provistos de flores propiamente dichas ó de órganos sexuales lejítimos tienen semillas, y por consiguiente cotiledones que son dos ó uno solamente; sin embargo, plantas hay que debiendo contar entre las provistas de cotiledones, carecen de ellos, y está reducido su embrion al ejecillo sin apéndice alguno: hállanse en ese caso la cuscuta, G. 585, las orquídeas, F. 27. Cuando hay dos cotiledones están opuestos y aplicados uno á otro, con la yemita en el medio de ellos, sin dejar de quedarse libres; si hay un solo cotiledon en muchos casos, parece el embrion homojéneo á primera vista, y es menester buscar la yemita en el fondo de una pequeña cavidad que se halla en el cotiledon abierto. A veces los cotiledones pasan de dos y llegan hasta doce ó quince, como se observa en algunas coníferas, F. 33, 34; pero siempre se hallan dispuestos en verticilo. De ordinario los cotiledones son carnosos, teniendo convexa la superficie esterna, y plana la interna, ó planas ambas, siempre lampiñas, y solo en algunos casos con glándulas vesiculares; pueden hallarse sentados, estar reducidos á un peciolo ó componerse de peciolo y lámina; algunas veces se sueldan entre sí de tal manera que se confunden y se llaman *conferruminados, pseudo-monocotiledóneos :* el embrion en ese caso se llama *macrocéfalo* y el conjunto de los cotiledones adheridos se denomina *cuerpo cotiledóneo.* Son generalmente iguales siendo dos; pero hay plantas en que difieren por su tamaño y figura, estando ambos independientes ó abrazados, de manera que el mayor, plegado, contenga al menor tambien plegado. En cuanto á los dobleces de que son susceptibles los cotiledones apareados, se nota que presentándolos uno y otro á un tiempo, varia la manera segun los casos ; si están los cotiledones plegados lonjitudinalmente y abraza al interior el esterior, se llaman *conduplicados, reclinados,* cuando la parte superior se halla doblada sobre la inferior; presentando los pliegues lonjitudinales, puede suceder que la mitad de un cotiledon se halle entre las dos mitades del otro: se llaman en ese caso *obvolutos* ó *semi-abrazados,* y tambien los hay *equitantes* ó *abrazados ; circinados* se llaman los que se arrollan en espiral desde el ápice á la base, y *convolutos* haciéndolo de un borde al otro; cuando están doblados á manera de abanico se llaman *plegados*, y *arrugados* estándolo con menos regularidad.

La forma de cada cotiledon está muy marcada y se diferencia de la del embrion respectivo, y atendiendo á ella se denominan *lineares*, *oblongos*, *aovados*, *lanceolados*, *orbiculares*, *reniformes*, *acorazonados*, *falciformes*, etc. Los cotiledones pueden tener orejuelas en su base, como sucede en el olmo, *ulmus campestris;* raras veces en fin se hallan divididos, y si lo están se califican de *escotados*, *lobados*, *pinatífidos* y hasta de *partidos*, segun los casos. Bastantes veces el embrion tiene un cotiledon único, cuya forma no se diferencia de la suya propia. Segun su consistencia y composicion química, los cotiledones se dicen *membranosos* ó *carnudos*, *gruesos* ó *delgados*, *feculentos* ó *harinosos :* las hichuelas, G. 1077; *oleajinosos :* la secua, *feviles cordifolia*, G. 237.

Atendiendo á la existencia ó á la falta de los cotiledones en las semillas de los vejetales, se les ha calificado de *cotiledóneos* y de *acotiledóneos*, y esa consideracion ha servido de base á las dos grandes divisiones del reino vejetal en vejetales ó plantas *acotiledóneas*, *ágamas* ó *esexuales*, *inembrionadas* y *criptógamas*, llamadas tambien *celulares*, mientras que la otra grande division contiene las plantas *cotiledóneas*, *fanerógamas* y *vasculares*: esta última se ha dividido en dos, segun si los vejetales tienen un cotiledon único, y entónces se llaman *monocotiledóneos*, ó dos y hasta algunos, y se califican de *dicotiledóneos*.

§ V. — YEMECITA Ó PLUMILLA.

Se llama así á aquel cuerpecito simple ó compuesto que sale de entre los dos cotiledones en las plantas dicotiledóneas, siempre escondida entre ellos, que principia al nivel de ellos, y que constituye el rudimento de las partes que han de vivir en el aire libre, y que la germinacion hace siempre bien manifiesta ; en las plantas monocotiledóneas está contenida en la concavidad formada por el cotiledon y muy á menudo se ve bien solo despues de germinada ó de puesta en germinacion la semilla.

§ VI. — TALLITO, BLASTEMA Ó EJECILLO.

Se ha dado esta denominacion á la parte del embrion que reune la base de cuerpo cotiledóneo con la raicita ; bastantes veces parece no existir y se vuelve aparente solo durante la germinacion y se lleva consigo los cotiledones á fuera de la tierra y sostiene la yemita.

CAPÍTULO II

DE LA GERMINACION.

Como lo tenemos dicho mas arriba, fecundados los óvulos y vueltos así seres vivientes, aunque gozando de una vida latente, el ovario que les contiene recibe mayor impulso vital, y se desarrolla con mayor ó menor prontitud, pero siempre poco á poco y gradualmente, esperimentando durante esta especie de gestacion modificaciones que, cambiando su naturaleza, su figura y su composicion química primitiva, lo vuelven fruto perfecto que, maduro bastantes veces, se abre espontánea y naturalmente, echando á fuera la semilla ó el huevo vejetal, capaz entónces de vivir de su vida propia ó de germinar : así se verifica el parto vejetal, si es lícito espresarse así, para mayor intelijencia de los hechos. Así sucede tambien para los reptiles, las tortugas y caimanes, y tambien ciertas aves como las avestruces, las del mar y de las playas, como lo hemos visto en las del Orinoco, cuyos huevos, puestos y abandonados en la arena, echan los chiquillos despues de haber sido espuestos á la influencia del aire, de la humedad y del calor solar durante cierto tiempo, lo que constituye una especie de incubacion solar análoga é igual á la que necesitan tambien los huevos vejetales para echar. Si no hay parto vejetal, es decir si los frutos llegados á su estado perfecto ó á su madurez no se abren naturalmente, entónces, despues de desprendidos de la planta que les produjo y caidos al suelo, sus partes accesorias ó las envolturas de la semilla se van destruyendo poco á poco, esperimentando reacciones químicas ó metamórfosis ya señaladas y esplanadas mas arriba en el Discurso preliminar, páj. 28, y el huevo vejetal se halla despues de esto en las mismas circunstancias que los del primer caso; esta segunda clase tiene su análogo entre los insectos; en efecto, en algunos los huevos echan en el cuerpo ó cadáver de su madre y entónces salen de él : tales son las cochinillas, los alacranes, las niguas, etc.

Se llama pues germinacion al conjunto de fenómenos tanto físicos como químicos, que se va esperimentando en la semilla fecundada y madura, despues de separada ó de desprendida de la planta madre y puesta sea natural ó artificialmente en un suelo húmedo y tal que pueda gozar la influencia del calor solar y del aire atmosférico. Con la influencia poderosa de los tres ajentes físicos electricidad, calórico y alguna luz difusa, obrando á la vez y quizás supliéndose el uno por el otro á fin que sea continua su accion, despues de absorvida mecánicamente el agua suficiente y correspondiente con las necesidades de la semilla, lo que se hace manifiesto por el aumento de su tamaño y porque se pone mas blanda, principia entónces su vida propia del feto vejetal, y el ser nuevo dispertándose sale poco á poco de su letargo, pero careciendo todavía de los órganos á propósito para sacar su alimento de afuera, le halla preparado y apropiado á su debilidad en el endospermo ó en los cotiledones cuyas materias constituyentes han esperimentado metamórfosis sucesivas para volverse solubles y tales como las necesita para su primer desarrollo. Los fenómenos físicos que se observan entónces despues del aumento general y notable de la semilla consisten en que se revienta el epispermo, la raicita se presenta al esterior, se alarga con mucha prontitud y penetra en el suelo, en donde, sencilla al salir de la semilla, no tarda en ramificarse, nacen sus chupadores y comienza su papel el tallito se alarga en sentido contrario y los cotiledones salen fuera de la tierra y, apartándose poco á poco y gradualmente el uno del otro, aparece la yemecita y las primeras hojas se desarrollan con una prontitud maravillosa en ciertos vejetales, como en las habichuelas.

¿Pero qué habrá sucedido para que tales cambios físicos se manifiesten, y que el recien nacido haya podido principiar á desarrollarse y á vejetar? En tal caso, bajo la influencia poderosa que la presencia del ser nacedero tiene sobre las varias partes que constituyen la semilla, ó bajo la influencia vital ó catalítica del embrion vuelto feto vejetal naciendo, las sustancias puestas en depósito en los cotiledones y en el endospermo, segun la clase con que corresponde la semilla, esperimentan ciertas reacciones químicas sucesivas y análogas á las señaladas mas arriba al hablar de la nutricion en los vejetales, pero quizás menos perfectas y menos complicadas, porque tienen lugar entre los elementos de unas sustancias orgánicas y formadas que han solamente que volverse otras ó de sufrir algunas metamórfosis despues de las cuales salen mas á propósito para cumplir con su objeto, mientras que las primeras se verificaban entre los elementos ó moléculas de unos cuerpos inorgánicos solicitadas por la fuerza vital á entrar en nuevos agrupamientos de los cuales debia salir la molécula orgánica para formar mas tarde los varios órganos que tienen que desempeñar las varias funciones cuyo juego ó cumplimiento regular y normal constituye la vida vejetal. Las sustancias contenidas pues en los cotiledones ó en el endospermo son principios inmediatos vejetales por la mayor parte insolubles en el agua y por consiguiente capaces de conservarse en depósito bastante tiempo sin dañarse, pero por esa misma razon incapaces en su estado normal de estar absorvidas y por consiguiente de servir así ú la alimentacion del recien nacido ó del ser nacedero, pero si con el concurso del agua, del oxíjeno de la atmósfera y de cierto grado de calor son susceptibles de volverse solubles y por consiguiente alimenticios. Tales principios son generalmente el almidon ó fécula, la sustancia córnea del endospermo ó celulosa, unas sustancias grasas ó aceitosas, la albumina, la fibrina vejetal y demas materias; tocante á las sustancias oleosas ó aceites que contienen las semillas, si estuvieran absorvidos así en su estado normal matarian el feto vejetal, pero despues de haber sufrido sus elementos las reacciones y metamórfosis sucesivas y necesarias se transformarán en sustancias solubles alimenticias. Todo eso puesto, agua y oxíjeno absorvidos, los diferentes principios que contiene la semilla bajo la influencia del calor y de la electricidad, sien[...]formados tambien de oxíjeno, hidrójeno, carbono y algunos de azo[...]en proporcion que varia segun su clase, esperimenta reacciones químicas ó metamórfosis que hacen encontrarse sus elementos al estado naciente con el oxíjeno atmosférico y con los elementos del agua, y entónces se agrupan de otra manera sus moléculas y se vuelven glucosa, goma, carbonato de amoniaco, ácido carbónico y acético; la glucosa y las materias gomosas absorvidas entónces alimentan al recien nacido : véase para mayor intelijencia y esplanacion del particular, el Discurso preliminar, páj. 28.

Entre el frio que hiela y el calor que deseca hay una multitud de temperaturas propias para la germinacion de las diversas semillas, porque difieren mucho en cuanto al grado de calor que exijen para germinar, cuyo mínimo es siempre muy superior á cero para cada una, y el aumento de calor acelera la germinacion ventajosamente, no llegando á ser mucho, porque en este caso las plantas resultan débiles y mal nutridas ; comunmente necesitan mas las semillas de las plantas de los paises cálidos, así como las gruesas ó cuya consistencia es carnosa, mientras que las muy pequeñas germinan fácilmente y con poco calor. Durante la germinacion daña la superabundancia de agua, porque ocasiona la putrefaccion de las semillas, y en ese concepto es muy favorable el buen suelo por cuanto modera los efectos perjudiciales de la demasiada humedad ; además facilita el contacto del aire cuando no es ni demasiado compacto ni demasiado lijero. Las semillas deben enterrarse en el suelo tanto menos cuanto menores sean ; en los terrenos lijeros deben quedar todas ellas á mayor profundidad, respecto de la conveniencia, que en los compactos, y han de sembrarse superficialmente en los muy húmedos, mientras que en los muy secos han de cubrirse mas. El tiempo que las semillas, bajo el influjo de los ajentes ordinarios, necesitan para germinar difiere mucho segun las especies : algunas germinan en un dia ó dos, otras en pocos mas; tardan una semana la mayor parte de las gramíneas, otras un mes, algunas especies hay que necesitan un año y otras hasta dos ; aun respecto de las semillas de igual especie varia el tiempo necesario para la germinacion, segun las circunstancias en que durante ella se hallan y particularmente segun los grados de calor y humedad bajo cuya influencia se verifica. Circunstancias anteriores á la germinacion hay que pueden acelerarla ó retardarla, tales como el grado de desecacion de las semillas y el tiempo que tienen, fundándose en esto la práctica de ponerlas á remojo por algunos dias, cuando están muy duras ó son viejas. La grande tardanza proviene generalmente de ser muy duros los tegumentos de las semillas ó de hallarse revestidas de un endocarpio leñoso, que necesita mucho tiempo para ser destruido. Sustancias hay que aceleran mucho la germinacion de las semillas, tales son la disolucion de cloro, los ácidos nítrico y sulfúrico convenientemente diluidos, el iodo, el bromo, los ácidos fosfórico, tártrico, benzoico, cítrico, oxálico, acético, etc., mientras que los álcalis tienen una accion contraria : así es del azoe, etc. La conservacion de las semillas depende de su grado de madurez, siendo lo mejor que esta sea completa, y tambien favorece mucho que se hallen protejidas por involturas secas y duras, que se opongan al influjo de los ajentes esteriores, así como las blandas y pulposas pueden ser perjudiciales en cuanto facilitan la putrefaccion. Bien maduras las semillas se conservan largo tiempo capaces de germinar, siempre que se hallen privadas del contacto del aire y de la humedad; entónces se para la vida sin apagarse sin embargo : por eso en ciertos paises se las suele enterrar á una gran profundidad en cavidades dispuestas á propósito, llamadas *silos*. Su conservacion espontánea se observa con bastante frecuencia en la naturaleza, porque se hallan en profundidad ó en paraje donde falta alguno de los ajentes indispensables para la germinacion, y así se esplica la aparicion de algunas plantas en terrenos removidos, ó en lugares desmontados que casi siempre se cubren de una vejetacion nueva diferente de la que antes existia en ellos. La facultad de germinar dura efectivamente mas ó menos, segun las especies : las hay cuyas semillas nacen aun despues de muchos años, y otras, al contrario, se inutilizan muy pronto, tales como las del café, del cacao, de la serapia, del monodora mirística, etc.

CAPÍTULO III

DE LOS FRUTOS EN GENERAL.

El pericarpio, solo ó con las partes que pueden adherírsele, crece á la vez que los huevecillos, pero no siempre es precisa la fecundacion de estos para que se desarrolle el fruto, y puede hacerlo en muchos casos de aborto de las semillas con ventaja, respecto del tamaño, como sucede en las piñas, en los plátanos y otros frutos cultivados, ó con disminucion de él, como sucede en la vid de Corinto. Atraen los frutos una gran cantidad de savia desde que cuajan y empiezan á crecer hasta alcanzar la madurez, que llega mas ó menos pronto y varia considerablemente, segun las especies ; tardan, en efecto, pocos dias los de algunas, meses los de otras, un año ó algo mas los de varias, sin guardar relacion con el tamaño ú otra cualquiera circunstancia apreciable, aunque en general á la florescencia tardía parezca corresponder una mas rápida maduracion. Es lo mas comun que los frutos maduren dentro del mismo año de su aparicion, pero los hay que no lo hacen hasta el siguiente, como se observa en varias coníferas. El tamaño y aun la calidad de los frutos de muchos árboles están en razon inversa del número, siendo por tanto muy conveniente disminuirlo oportunamente, cuando pareciere escesivo. La madurez es el resultado de los cambios químicos que en los frutos se verifican bajo el influjo de los ácidos en ellos existentes y del calor atmosférico : véase en el Discurso preliminar la esplicacion de esos fenómenos, páj. 37.

El color, tamaño y forma de los frutos carnosos varian muchísimo; su sabor y consistencia se diversifican tambien asombrosamente segun las especies y variedades, siendo en las células del parénquima de los mismos frutos donde los jugos se elaboran y adquieren las cualidades de cada especie ó variedad, que además dependen de la naturaleza de las materias acarreadas por la savia, y de la acción de las circunstancias atmosféricas. Estas sobre todo ejercen un conocido influjo, y á ellas se deben las notables diferencias que ofrecen unos mismos frutos, segun los años y las localidades. El calor es causa muy principal de la buena madurez de los frutos, llegando á ser mas ó menos azucarados, segun su mayor ó menor intensidad, que acompañado de la luz produce al mismo tiempo la coloracion total ó parcial de ellos. El esceso de humedad, que puede provenir del clima, suelo ó año en que se verifica la fructificacion y tambien de la demasiada juventud de los árboles, se opone á la buena madurez de los frutos, y es incompatible con las cualidades de sabor y consistencia apetecibles, porque no se puede elaborar completamente en su parénquima una cantidad tan considerable de savia y mucho menos siendo muy acuosos. Por eso es favorable á la maduracion cierto grado de sequedad en tiempo oportuno, y parece lo mejor que antes de la época próxima á la completa madurez reciban la suficiente humedad para que engruesen, y no así durante aquella, siendo entónces lo conveniente mas calor y menor agua. No es otro el fundamento de la práctica que siguen los cultivadores de arroz, retirando el agua al aproximarse el tiempo de la madurez. Compréndese tambien por qué ciertos frutos maduran mejor separados de los árboles con alguna anticipacion, que permaneciendo sobre ellos. Algunas circunstancias especiales hay que apresuran la maduracion de los frutos, consistiendo la mas comun y natural en las picaduras de los insectos : sabido es, en efecto, cuánto mas pronto toman gusto los frutos atacados por ellos. Favorece tambien la maduracion de los frutos la lentitud en el descenso de la savia y por consiguiente cualquier medio de moderar su movimiento, si es demasiado rápido ; tal resultado se obtiene mediante una incision anular de la corteza en la rama florida, lográndose al propio tiempo que cuajen los frutos en plantas poco propicias á ello. Dícese ademas que los frutos carnosos crecen mejor cuando se hallan sobre algun apoyo, y que por otra parte les son favorables los sacudimientos que produce el viento. Los cálices permanentes y carnosos, los receptáculos jugosos, y hasta los pedúnculos, que en consistencia y volúmen se asemejan á los frutos, esperimentan modificaciones parecidas, á las que se observan en la maduracion de los frutos lejítimos, sean los higos, G. 111, los pajuiles, G. 991.

Sean cuales fueren los frutos, se les ha de aplicar las varias calificaciones del ovario, segun el número de sus carpillos, la soldadura mas ó menos estensa de ellos, las celdillas que resultan, la situacion de las placentas, etc. La *base*, el *eje* y el *ápice* del fruto corresponden tambien á iguales partes del ovario y, como en éste hay que distinguir el *ápice* orgánico del *geométrico*, porque el estilo puede encontrarse lateralmente situado ó cerca de la base, y por consiguiente en uno y otro caso, lejos del punto mas alto que geométricamente es el ápice. Además de la cicatrícula estilar ó señal, que en el fruto suele quedar despues de haberse destruido el estilo, hay otra basilar ó correspondiente á la union del fruto con el receptáculo, la cual se llama *hilo cárpico*. Si el cáliz estuviere soldado al ovario continuará del mismo modo cuando este llegare á ser fruto, y tambien puede suceder que entónces contraiga alguna adherencia el cáliz antes libre ; se reconocerá siempre el cáliz adherido al fruto por la corona que sobre él forma la parte superior y libre de aquel, como en la granada, G. 1106, ó por la cicatriz circular que deja dicha corona cuando se desprende.

Es *simple* el fruto cuando resulta del desarrollo de un ovario igualmente simple ; *compuesto* si lo es el ovario de que se orijina ; *multíplice* ó *multiple* cuando los varios carpillos de la flor permanecen independientes unos de otros, aun despues de haber adquirido todo su desarrollo, como en los ranúnculos, cabellos de ánjel, G. 417; siendo compuesto ó multiple se llama *simétrico* ó *asimétrico*, segun si tiene sus hojas carpelares en número igual al de los sépalos ó pétalos ó en número diferente, pudiendo el asimétrico serlo por esceso ó por defecto. Tambien se puede decir, como el ovario, *regular* ó *irregular* el fruto, sea simple sea compuesto; pero la irregularidad suele aumentar en él con el mayor desarrollo, y por consiguiente se hace mas notable á medida que adelanta la maduracion. No se debe confundir con el fruto propiamente dicho, sea simple, compuesto ó multíplice, el agregado de frutos pertenecientes á flores distintas muy aproximadas, como son las piñas, G. 462, y las de morera ó del moral, G. 220.

Todo fruto lejítimo es formado del pericarpio, que no es otra cosa mas que el ovario desarrollado, y de la semilla, que es lo mismo respecto del óvulo. Siempre que las semillas faltan por haberse caido ya, ó por aborto consiguiente á las alteraciones producidas á propósito ó no por el cultivo, se dice *incompleto* el fruto, y *completo* en el caso contrario. El pericarpio es siempre formado de tres partes diferentes bien distintas en los frutos carnudos, y soldadas entre sí en los secos, cuya esterior ó epidermis del fruto se llama *epicarpio*, la interior que limita la cavidad de la celda ó de las celdillas y tambien muy delgada aunque adherida algunas veces á la parte huesosa de la tercera se denomina *endocarpio*, y en fin la tercera, mas ó menos espesa é intermedia, se dice *sarcocarpio* ó *mesocarpio*, que constituye la parte comestible de los frutos carnudos, cuya porcion mas interior se vuelve á veces huesosa : las ciruelas de Europa, las guindas, G. 1024; el mango, G. 273. El pericarpio es *seco* en unos frutos y *carnoso* en otros ; el primero, segun su consistencia se ha denominado *membranáceo, papiráceo, apergaminado, coriáceo, crustáceo, huesoso, leñoso, acorchado* y *fibroso ;* la del segundo, variando mucho menos, se dice solamente *jugoso* ó *suculento* cuando en él predominan los líquidos ; hay además otros grados intermedios de consistencia que no han recibido denominaciones particulares. Conteniendo el pericarpio una sola semilla puede soldarse con ella durante la madurez, como sucede generalmente en las gramíneas; por esta razon se ha llamado *semilla desnuda* á todo fruto cuyo pericarpio muy delgado no se conserva separado de ella; estendiendo esta denominacion á los frutos de las umbelíferas, borrajíneas, labiadas, etc., F. 149, 66, 76, que no son mas que partes de frutos, mas bien que frutos enteros, y que han recibido el nombre de *mericarpio ;*

pero esceptuando las cicádeas y las coníferas, F. 33, 34, 35, no hay familia alguna cuyas plantas tengan las semillas al descubierto, y las que lo parecen son verdaderos frutos *pseudospermos*. Los tabiques lejítimos son verdaderas dependencias del pericarpio, y se distinguen de los espurios en el fruto como en el ovario; son tan delicados en ciertos frutos que desaparecen muy temprano, de modo que se les puede llamar *fugaces ó evánidos*. Algunos de los tabiques espurios se forman durante la madurez, y quizás suceda así respecto á todos los transversales ú horizontales, como en las casias, G. 1029, comparando sus frutos y ovarios.

El fruto formado de un carpillo único tiene dos junturas ó suturas, la *dorsal ó esterior* y la *ventral ó interior*, que existen constantemente en el fruto simple, pero no sucede así para la dorsal. Cuando proviene de un ovario compuesto las suturas ventrales no son visibles al esterior, aunque existan, mientras que pueden distinguirse tantas dorsales como carpillos, á no ser que alguno de ellos carezca de sutura dorsal, ó no la tenga marcada. Las suturas llamadas *parietales* resultan de la union de los carpillos entre sí, y por consiguiente son en número igual al de estos, pudiéndose reconocer tanto mas fácilmente cuanto menor es la estension de la adherencia. Estando el cáliz adherido al fruto tienen que desaparecer las suturas, pero suelen existir otras debidas á los nervios de las hojas calicinales. Las placentas se desecan ó endurecen y hasta llegan á desaparecer cuando el fruto es seco ó tiene hueso ; pero siendo enteramente carnoso se llenan aquellas de jugo y aumentan su volúmen : son entónces comunmente mas blandas que el pericarpio, y las semillas se hallan *anidadas* en su masa, como en los tomates, G. 624, las guayabas, G. 1112, las sandías, G. 193. La sustancia de que se forman, cuando es jugosa, y cualquiera otra que rodea inmediatamente las semillas, toma el nombre de *pulpa*, distinguiéndola así de la *carne* del fruto ; las naranjas y limones deben su abundante pulpa á multitud de celdillas fusiformes que provienen de la superficie interior del pericarpio, y se llenan de jugos creciendo hasta ocupar enteramente las celdas. La pulpa varia mucho en los diversos frutos que la presentan, tanto respecto á la consistencia como relativamente á sus cualidades : la caña fístola, G. 1005, los tamarindos, G. 1039, los frutos del cacao, G. 923.

Los frutos varian muchísimo y á veces las diferencias son tales, que hacen distinguir con facilidad los que pertenecen á plantas diversas de las cuales son característicos. En cuanto al tamaño hay mucha variedad seguramente; pero no guarda constante relacion con el de las plantas ni el de las flores tampoco ; la forma suministra carácteres de importancia y se espresa por los términos de *globoso, aovado, piriforme, apeonzado, oblongo, cilíndrico ó rolliso, linear, alesnado*, el fruto, y segun si está aplastado lateral ó verticalmente se dice *comprimido ó deprimido*, puede ser tambien *arriñonado ;* si en lugar de ser redondeados sus contornos son angulosos se le llama *tri, cuadri, quinque, sexangular*, segun las circunstancias ; si se abulta de trecho en trecho se denomina *toruloso y moniliforme*, ó en forma de collar cuando los bultos están separados por estrecheces que le hacen parecer á una série de cuentas de rosario ; segun su direccion ha recibido el fruto los nombres de *recto, arqueado, falciforme, vermicular, espiral* y *acaracolado* ; atendiendo á la forma de su ápice ó de su base se dice *escotado, truncado, redondo, obtuso, agudo, aguzado, umbilicado, mucronado,* etc.; respecto á la superficie se califica de *liso, punteado, tuberculoso, verrugoso, arrugado, reticulado, estriado, asurcado, escabroso, muricado* ó *erizado, lampiño, peludo, aterciopelado, pubescente,* etc.; *encrestado, cornudo, alado,* segun si los apéndices que presenta son crestas, cuernos ó alas, y con atencion á su número se dice el fruto *bi, tri, cuadri corne, unialado bialado* ó *díptero, trialado* ó *tríptero, cuadri alado* ó *tetráptero,* alado por el ápice ó alado por los lados. Modificándose el limbo del cáliz adherente se orijina la *corona,* como en las mirtáceas, las guayabos y granados, F. 133, 134 y el vilano, como en las compuestas y valeriáneas, F. 59, 60; entónces el fruto recibe las denominaciones de *coronado* y de *vilanoso ;* se dice *picudo* y *colado* cuando el estilo persistente se endurece ó se cubre sin endurecerse, pero alargándose, de pelo sedoso que le hace parecer una cola : el *rábano,* G. 828, la clemátida de la Habana, G. 417. De ordinario los frutos no tienen olor, pero algunos suelen ser muy fragantes: la pomarosa, el ananas, etc., G. 1119, 1112, 462, y entónces puede ser un indicio de cualidades buenas ó malas.

Algunas veces sin adherir al fruto persisten á su alrededor las invólturas formándole vestiduras mas ó menos duraderas, y entónces se dice *desnudo* ó *vestido* y por consiguiente *involucrado* ó *cubierto;* por lo comun es el cáliz que forma á cada uno de los frutos su vestidura, contribuyendo á veces la corola y estambres ó estos sin aquella; como quiera, tanto el cáliz como la corola, en algunas plantas no persisten enteramente, mientras que en otras el cáliz continua creciendo y se eleva mucho mas que el fruto: la *hernandia sonora,* G. 142. Las vestiduras toman además en varias plantas color y consistencia que no tenian en su oríjen, desfigurándose de este modo lo bastante para ser tomadas á primera vista por pericarpios, si no se recurre á la flor.

Maduro ya el fruto y las semillas que contiene, se abre el pericarpio ó se destruye en seguida, si no es permanente, porque entónces dura tanto como los tegumentos seminales, cuyo desprendimiento se verifica solamente por la germinacion. Se llama *dehiscencia* el acto de abrirse espontáneamente un fruto, y como todos no lo hacen se dividen en *dehiscentes* ó *indehiscentes.* No es obstáculo á la dehiscencia que el cáliz se halle soldado con el ovario, y proporcionalmente hay de los frutos adherentes tantos que se abren como de los libres, pudiendo unos y otros presentar condiciones de tejido mas ó menos semejantes é incapaces de impedirla. La dehiscencia no es uniforme en todos los frutos y por consiguiente se verifica de diferentes modos : en muchas plantas los frutos simples se abren por la sutura ventral, en otras se efectua la dehiscencia por la sutura dorsal, y se hallan tambien muchas en las cuales tiene lugar por una y otra sutura, como sucede en una multitud de leguminosas, F. 130. Se llama *valvas* ó *ventallas* á la pieza ó piezas que suelen aparecer en el pericarpio despues de abierto el fruto, sea simple ó compuesto, y se dice *uni, bi, tri, multivalve* siempre que la dehiscencia no fuere *incompleta*, porque en tal caso podrá ser el fruto *semibivalve, semitrivalve*, etc., ó hasta el medio, el tercio ó la cuarta parte *bivalve*, etc. Frutos hay en que no se verifica la separacion de las valvas por las suturas, pero sí á favor de hendiduras paralelas á las mismas, de manera que, entre valva y valva, queda un arco formando un *replum* ó *pilar*, como sucede en las orquídeas, F. 27. Cuando las hendiduras son muy poco estensas entónces presentan dientes los pericarpios, como en las cariofíleas, F. 147.

Muchos frutos compuestos y multiloculares se abren por las suturas parietales, como sucede en las escrofularias, F. 68, y en ese caso la dehiscencia se llama *septícida*, aun cuando la separacion no sea completa ú ofrezca cualquiera modificacion. Otros, por las suturas dorsales de sus carpillos componentes se resquebran, resistiendo á ello las parietales, y resulta que cada una de las valvas formadas de dos mitades de hojas carpelares distintas con el correspondiente tabique en medio, esa dehiscencia se denomina *loculicida*, sean cuáles fueren sus modificaciones y el grado á que llegue la separacion ; se dice *septífraga* siempre que, desprendiéndose los tabiques de las valvas, subsistan unidos á la placenta. Otras particularidades presentan los frutos compuestos, cuya dehiscencia es *valvar :* frutos hay *di, tri, cuadri, multicocos*, procedentes de ovarios así denominados, y en ellos la dehiscencia se verifica mediante la separacion de los cocos; pero no difiere rigurosamente tal dehiscencia de la septícida, aun siendo dos las partes componentes, como en las euforbiáceas, F. 106. La dehiscencia se dice *transversal* la que se efectua por la parte media y transversa del fruto, como sucede para el llanten, G. 408, los amarantos, G. 197, y en tal caso el fruto se dice *circunciso*, y si estando adherido al cáliz se abre del mismo modo la parte libre del fruto se califica de operculado ; en ciertas plantas de la familia de las leguminosas, F. 130, las legumbres son dehiscentes en artejos, lo que se hace transversalmente. Otras veces se hace por medio de poros la dehiscencia y se dice *apicilar, lateral* ó *basilar :* las adormideras, F. 90, las lobeliáceas, F. 57 ; plantas hay tambien cuyos frutos maduros tienen agujeros que se abren en puntos determinados, como en los dragoncillos, F. 63. En fin la dehiscencia se puede verificar de una manera irregular por *rotura*, y los frutos en que sucede así se llaman *ruptiles*.

CAPÍTULO IV

CLASIFICACION DE LOS FRUTOS.

Sección 1ª. — Frutos apocárpios ó simples.

·Art. 1º. — SECOS. — § I. — INDEHISCENTES. — *Cariopside.* — Fruto monospermo cuyo pericarpio muy delgado está íntimamente unido á la semilla : las gramíneas, F. 10.

Aquenio. — Fruto monospermo, cuyo pericarpio no adhiere íntimamente á la semilla, como en las compuestas, F. 59, en los polígonos, F. 50. Se dice *diaquenio* cuando dos están reunidos para formar el fruto. como en las umbelíferas, F. 149; *tetraquenio* cuando son cuatro, como en las barrajíneas, F. 66.

Samara. — Fruto unilocular conteniendo una sola ó muchas semillas, y presenta lateralmente apéndices delgados ó alas membranosas, como en la *secudiraca scandens*, G. 976, cuyo número variable corresponde de ordinario con el de las celdillas, tales son los frutos de muchas sapindáceas, F. 121, de muchas malpighiáceas, F. 120, de las hipocrateáceas, 123.

Odrecillo. — Fruto unilocular con una sola ó con algunas semillas, cuyo pericarpio membranoso se rompe á veces transversalmente, por efecto de choque mas bien que por dehiscencia natural, como en los amarantos, F. 55.

§ II. — DEHISCENTES. — *Folículo.* — Fruto unilocular abriéndose lonjitudinalmente por la sutura ventral, y presentando una sola valva exactamente igual á su unica hoja carpelar, raras veces aislado por causa de aborto, pero de ordinario doble : las apocíneas, F. 63, ó en número mayor, como en el camaruco, *sterculia cartagenensis*, F. 103.

Legumbre. — Fruto unilocular bivalve con una sola ó muchas semillas pendientes de las dos márjenes de la sutura ventral : las abichuelas y guisantes, F. 130. Las hay sin embargo biloculares ó multiloculares, mediante los tabiques espurios que en ellas se forman, sin que por eso dejen de ser legumbres : muchas casias las tienen así, G. 1029.

Art. 2. — *Frutos apocárpios carnosos.* — *Drupa.* — Fruto carnoso conteniendo un solo hueso ó núcleo unilocular, como en el mango, G. 273. La *nuez* difiere muy poco de la drupa, solamente porque su sarcocarpio es mas bien coriáceo que carnoso : *juglans cinerea,* G. 140; á veces la drupa es dehiscente, como en la nuez moscada, G. 245.

Seccion II. — *Frutos policarpios ó multíplices.*

Tales frutos son formados por la reunion de pocos ó de muchos frutos simples proviniendo de una sola flor, y por lo tanto pueden ser unos conjuntos de aquenios, como en las fresas, F. 132, ó de folículos, como en las esterculias, G. 265, ó de drupas, como en las zarzamoras, F. 132, ó de bayas, como en las madreselvas; y rigurosamente no seria preciso darles nombres particulares, bastando espresar que los carpillos forman cabezuelas ó espigas.

Eterio. — Conjunto de carpillos libres y secos colocados sobre un receptáculo seco, como en los ranúnculos, F. 96, páj. 228, ó sobre un receptáculo carnoso, como en las fresas, F. 132 ; ó bien carnosos los carpillos sobre un receptáculo seco, como en las zarzamoras, F. 132.

Sincarpio. — Resulta del conjunto de carpillos libres en la flor, que soldándose despues toman la forma de un solo fruto pezonoso : las magnolias, G. 906, las anonáceas, G. 900.

Cinarrodon. — Se llama así al conjunto de carpillos duros é indehiscentes encerrados dentro de un receptáculo cóncavo adherido al cáliz, como en la rosa, G. 1151.

Seccion III. — *Frutos sincarpios ó compuestos.*

Art. 1°. — Secos. — § I. — Indehiscentes. — *Polaquenio.* — Se llama así á un fruto que despues de maduro se divide en dos ó mas partes monospermas é indehiscentes, que parecen otros tantos aquenios que han recibido el nombre de mericarpios; siendo dos forman un *diaquenio*, como en las umbeladas ; tres un *triaquenio*: la capuchina, G. 843, cuatro un *tetraquenio*, como en las labiadas y en las borrajíneas, F. 66, 76.

Samaridio ó samara, compuesta de varias simples íntimamente unidas : muchas malpighiáceas y sapindáceas, F. 120, 121.

Bellota. — Fruto indehiscente unilocular por aborto, cuyo pericarpio coriáceo ó leñoso es soldado con el periantio y contiene una ó mas semillas, formando un todo parcial ó enteramente cubierto por un inyólucro llamado *cúpula,* sea esta propia de cada fruto, como en la encina y en el avellano, ó comun á varios, como en el castaño y la haya de Europa.

Carcérulo.—Se llama así á un fruto seco plurilocular, polispermo é indehiscente, cuyas celdas no se separan unas de otras, como sucede en el tilo ; puede igualmente tenerse por carcérulo la granada, distinguida como fruto particular y que se ha calificado de *balausta.*

§ II. — Dehiscentes. — *Silicua.* — Se ha dado tal nombre á un fruto prolongado y bivalve, cuyas semillas nacen de dos placentas suturales, unidas por un tabique espurio y opuestas á los lobos del estigma : las crucíferas, como la mostaza, el berro de los rios, etc., G. 829, 830; algunas veces está indehiscente, como sucede en el rábano, y otras veces se quiebra en partes distintas por estar articulada ó *lomentácea*, como se suele decir. La *silícula* difiere de la silicua solamente por no tener el largo cuádruplo del ancho, como la silicua, el mastuerzo, G. 833.

Pixidio. —Fruto uni ó multilocular transversalmente dehiscente, que proviene de muchos arpillos soldados, como en la verdolaga, G. 1127.

Elaterio. — Así se denomina un fruto que suele presentar costillas salientes y se divide naturalmente en tantos cocos bivalves como celdas tiene : las euforbiáceas, G. 132, el aranillero, G. 126. Se dice *dicoco, tricoco* ó *multicoco*, segun el número de cocos que tiene.

Caja ó *cápsula*. — Es un fruto seco uni ó multilocular, que se abre de varios modos y presenta una multitud de modificaciones, de manera que se da ese nombre á cualquiera fruto sincarpio seco y dehiscente que no se viene á colocar entre los ya denominados; su forma es por consiguiente muy variada; atendiendo á su dehiscencia se dividen las cajas en póricidas, como lo son las de las adormideras, F. 90, de las campanuláceas, F. 57; denticuladas y valvícidas, como la del estramonio, G. 601.

Art. 2. — *Frutos sincarpios carnosos*. — *Nuculanio*. — Se denomina así un fruto conteniendo muchos huesecillos llamados núculas, como en el sauco blanco, G. 734; pueden á veces soldarse entre sí los huesecillos.

Anfisarca. —Fruto multilocular, polispermo indehiscente, duro ó leñoso esteriormente, carnoso y pulposo en su interior, como la totuma ó güira, 556.

Peponida. — Es un fruto carnoso unilocular polispermo, cuyas semillas proceden de placentas parietales gruesas y pulposas, de ordinario en número de 3, que ocupan todo el interior del pericarpio, ó dejan en el centro un hueco considerable, como en el melon, las auyamas, pepinos, etc., G. 191, 193.

Pomo ó *melonida*. — Ese fruto carnoso es formado de 5 ó mas carpillos con endocarpio cartilajinoso y que juntos forman otras tantas celdas, estando cubiertos por el tubo del cáliz engrosado y jugoso que se confunde con ellos; se divide en melonida con pepitas las manzanas, y la con huesecillos los nísperos de Europa, F. 132.

Hesperidio. — Se da tal nombre á un fruto carnoso provisto de una corteza gruesa y dividido interiormente en muchas celdas por tabiques membranosos, cuyas dos hojas pueden separarse con facilidad, logrando así dejar libres sus carpillos llenos de un tejido utricular muy jugoso, donde se encuentran anidadas las semillas : las naranjas, limones, G. 977.

Baya. — Se llama así á un fruto carnoso sin hueso alguno, mas ó menos jugoso, mas ó menos grueso, de forma muy variada, proviniendo de un ovario libre ó adherente, pero que no puede colocarse entre los ya definidos : las uvas, G. 818; los tomates, G. 624, y multitud de frutos.

Seccion IV. — *Frutos poliantocarpios ó agregados.*

Piña, cono ó *estróbilo*. — Resulta de la agregacion de carpillos sin estilos ni estigmas, arrimados los unos á los otros á manera de escamas, siendo estas leñosas, como en los pinos, G. 105, ó carnosas, como en el enebro, G. 103, en cuyo caso se soldan y toman el aspecto de baya.

Sorosis.—Se llama así al agregado de muchos frutos perteneciendo á flores diferentes soldadas entre sí por el intermedio de sus envolturas florales carnosas, muy desarrolladas y unidas: las piñas ó ananas, G. 462, fruta de pan, G. 113.

Sicono. — Agregado de frutos muy pequeños procedentes de otras tantas flores femeninas y colocados en el interior de un receptáculo carnoso á veces casi plano, como en las dorstenias, G. 167, ú ovoídeo y cerrado, como en el higo, G. 111.

APÉNDICE

Todo lo que hemos escrito, tanto en el libro primero como en el segundo, perteneciendo casi esclusivamente á los vejetales fanerógamos ó cotiledóneos, no podemos pasar adelante sin estender aquí algunas consideraciones sobre los criptógamos ó agamos, porque su organizacion y su reproduccion difieren muchísimo de las de los primeros.

Las plantas criptógamas no están tan aisladas como pudiera creerse, y al contrario se hallan unidas á las fanerógamas por mas de un punto : las marsiliáceas enlazan las agamas con las aroídeas, que son monocotiledóneas, y las cicádeas, que son fanerógamas, tienen á la vez semejanza con las dicotiledóneas, entre las cuales están colocadas las monocotiledóneas y las criptógamas : hay además ciertas plantas fanerógamas, tales como las lentejas de agua, F. 31, y las nayas, que son celulosas, y al contrario son semi-vasculares una porcion de criptógamas : los helechos, F. 5. Aunque sean celulares estos vejetales, su organizacion es muy poco uniforme, y por lo que toca á los órganos nutritivos no cabe en los criptógamos inferiores una distincion real entre ellos pero sí entre los reproductores: pero en los superiores están separados unos de otros, como en las plantas fanerógamas.

Las raices son fibrosas en los criptógamos semi-vasculares, como los helechos : licopodiáceas, F. 5, 6; capilares en los puramente celulares : hepáticas, F. 4, á no ser que carezcan de ellas, como sucede en las confervas, F. 1, S.-F. 3. Sus tallos son muy variados, pero muchísimas plantas criptógamas están desprovistas de ellos, ó en su lugar existen ya filamentos ya membranas celulares, que apenas ofrecen una remota analojía con los tallos de las fanerógamas. Se llama estipe al tallo de los helechos, *tallo ó caule* el de las marsiliáceas, licopodiáceas, esquisetáceas, musgos y hepáticas que lo poseen; con la denominacion de *thallus ó talluelo* se designan los filamentos ó membranas celulares cuyos utrículos contienen la materia colorante llamada *endócromo*, como sucede tanto en las algas como en muchas hepáticas, y se reserva el nombre de *micelo* para los filamentos cuyos utrículos no encierran endócromo, como se ve en la base de los hongos que principian á desarrollarse, y así empieza tambien los líquenes. Algunos han llamado fronde al talus de las algas y de las hepáticas.

La organizacion del talus es homojénea en las algas inferiores y en varias plantas análogas, mientras que en las algas superiores y ne las hepáticas es bastante heterojénea, pudiéndose distinguir en él partes esteriores ó corticales, intermedias ó sub-corticales, é interiores ó medulares, aunque no se debe dar á estas espresiones igual significacion, tal cual la tienen hablando de los vejetales fanerógamos.

En las criptógamas las hojas están dispuestas en espiral, lo cual deja de suceder en las plantas celulares. Los helechos llevan en sus hojas llamadas *frondes* sus fructificaciones, designando el peciolo por la denominacion de *estípite*, y de *raquis* el nervio medio de cada fronde; tales hojas son bastante semejantes á las de las palmeras, y mas todavía á las de las cicádeas, arrolladas como ellas en su juventud de arriba abajo. Entre las licopodiáceas y algunas coníferas se nota, respecto á las hojas, tanta analojía que se podrian tomar por ramos de sabina los de ciertos licopodios, mientras que otros mas bien parecen musgos. Las hojas en las equisetáceas están reducidas á unos dientes verticilados y soldados por la base, formando así una vaina situada en cada articulacion. En las marsiliáceas varian las hojas segun los géneros, estando arrolladas durante su juventud las de algunos y no las de otros, ya presenten analojía con las de ciertas fanerógamas, ya les falte enteramente esta circunstancia. Los musgos tienen sus hojas sentadas y simples, decurrentes ó no, de ordinario regulares y siempre alternas, de modo que forman espiral, atravesadas por una *costilla* que puede llegar hasta el ápice, que darse atrás ó sobresalir á manera de punta ó de pelo. Por último, en las hepáticas se hallan las hojas manifiestamente desarrolladas, ó al contrario confundidas, constituyendo un todo con el tallo y los ramos ó formando un *thallus*.

ÓRGANOS DE LA REPRODUCCION EN LOS VEJETALES CRIPTÓGAMOS.

Anteridios. — Así llamados porque se les ha comparado á las anteras, órganos masculinos de las plantas fanerógamas, porque se cree que tienen igual papel entre los criptógamos. Consisten generalmente en un saquito cuya forma y situacion varian segun las plantas; al principio perfectamente cerrados, mas tarde y á cierta época se abren en un punto de su superficie, dejando salir por esta abertura las materias que contienen y que consisten en un monton de cuerpecillos de ordinario unidos mediante un líquido mucilajinoso. En los órganos mas simples no es sino una vesícula; en otras de organizacion mas adelantada consiste en un saco membranoso compuesto de pocas ó de muchas células; su forma es tambien muy variada, tan pronto globosa y ovoídea como mazuda y abotellada; su situacion varia igualmente mucho, de manera que en unas plantas están zambullidos y escondidos en el tejido, mientras que en otras se presentan en la superficie. La materia que contienen consiste en utrículas diversamente agrupadas, segun las diferentes familias, y tales vesículas suelen contener en muchas de ellas, en lugar de fovilla, cuerpecillos elongados en forma de arco y pareciendo lombricillas, ó en espiral, y otras veces desarrollados; y tambien como en los fucos, la vesícula simple, formando el antiridio, contiene y emite inmediatamente un gran número de cuerpecillos globuloso-ovoídeos ó adelgazados por uno de sus estremos, con un punto colorido situado mas abajo. En todo caso, tales cuerpecillos son dotados de movimientos muy rápidos, al menos durante cierto tiempo de su vida.

Arquegonios, esporanjios y esporos. — Esos órganos son tenidos por los análogos del órgano femenino de los vejetales fanerógamos, atendiendo que de ellos se orijina la fructificacion. Se observan en el espesor del tejido mismo de las plantas, ó en su superficie, otras veces sobre ciertas espansiones distintas por su forma y su situacion, como en la marchancia por ejemplo, F. 4, unos órganos pequeños celulosos con figura de botella, porque dilatados inferiormente se van adelgazando repentinamente en un cuello con un canal central, al principio con el estremo cerrado, pero despues abierto, por haberse apartado las células terminales las unas de las otras, mientras que en los musgos se hallan situados en la estremidad de los ramos ó en la axila de las hojas. En una célula central mucho mayor que las demas se desarrolla un artejo libre, que no tarda en desdoblarse por division, y mas tarde se multiplica, desdoblándose sucesivamente. Tales células están llenas de una materia granulenta, de un protoplasma que da un aspecto opaco á ese grupo central que se ve á través de la membrana esterior trasparente. Algo despues la materia contenida en cada célula se parte en 4 pequeñas masas que no tardarán en revestirse de una membrana propia. Al mismo tiempo que eso sucede está reabsorvida la membrana de la célula madre, y las 4 masitas al principio reunidas se separan y se hallan libres en una cavidad comun. Cada una de esas masitas ó granos constituye una *espora*, y el cuerpo que las contiene se llama *esporanjio*. Se han asimilado pues los esporos que germinando reproducen las plantas á las semillas, y los esporanjios á los frutos; pero esa comparacion es muy inexacta : en efecto, ese saco celuloso conteniendo una multitud de utrículos libres, no presenta de ninguna manera carácteres de ovario, ni tampoco los utrículos formados 4 á 4 dentro de otros utrículos madres nos ofrecen los de los óvulos y semillas. En la mayor parte de las criptógamas los esporos se forman como acabamos de señalarlo, tales como en los musgos, rizocárpeas, licopodiáceas, helechos, equisetáceas; pero sin duda los esporanjios presentan modificaciones tanto en su forma como en su 'situacion, aunque las esporas se organizan en ellos á consecuencia de semejantes cambios ó metamórfosis, en grupos cuaternarios dentro de las células madres, llenando los esporanjios y desapareciendo en seguida por causa de su reabsorcion. Se halla tambien, pero de un modo mas oscuro, en familias de organizacion mas sencilla, como los líquenes, verbigracia. y algunos hongos; pero la cavidad esporífera no parece entónces otra cosa mas que la célula madre que se ha quedado y cuya pared, que toma el nombre de *teca*, forma el saco esporífero, lleno al principio por una masa semiflúida y granulenta que acaba por partirse en cierto número de esporas : dos, cuatro, seis, ocho ó mas. Algunas veces tales esporos están divididos ellos mismos cada uno por un tabique en dos compartimientos, ó en mayor número, pero simples ó múltiples : de tal manera que puede suceder una subdivision secundaria, como nuevas tecas adherentes á sus esporos y juntamente alojadas en una teca comun. Tales tecas están agrupadas, sea en la superficie de la espansion que forma el vejetal, sea en su espesor. La formacion cuaternaria de los esporos ha sido tambien observada en muchas algas, cuyos esporos son dotados de movimiento á cierto período de su vida, el que sigue inmediatamente su salida del utrículo madre. Tales movimientos son iguales á los de los animales infusorios, efectuándose por medio de cerdas moviéndose en el agua á manera de aletas; pronto el movimiento se para, el esporo pasa de la vida animal á la vejetal y entónces principia á germinar.

LIBRO III

CLASIFICACION DE LOS VEJETALES

Se ha dado en la historia natural el nombre de especies á la colección de todos los individuos que se parecen entre sí mas que á ningunos otros; tienen pues algunos carácteres comunes que les diferencian de los demas, y que á favor de la germinacion reproducen seres semejantes á ellos, de tal suerte que por analojía se les puede considerar como orijinados por un solo individuo. Se llama variedad á las plantas que en una misma especie presentan ciertas diferencias que hacen distinguir á los individuos unos de otros y bastante constantes, de tal manera que los sujetos que provienen de sus semillas las ofrecen tambien. Por *género* se entiende un grupo de plantas que tienen entre sí una notable analojía y que se aproximan unas á otras por ciertos carácteres comunes.

SISTEMA DE LINNEO

Tal sistema, injeniosísimo y tan simple que por su medio se consigue con mayor facilidad el conocimiento del nombre científico de las plantas ó su determinacion botánica, es sin duda alguna el mas á propósito para los que principian el estudio de la botánica. Ese celebérrimo naturalista lo estableció sobre las consideraciones que sacó de los órganos sexuales de los vejetales, y para formar sus clases, sus órdenes, sus géneros, etc., se aprovechó del número de los estambres, de su posicion relativa, de su proporcion entre sí, de su mutua adherencia y tambien de la que tienen con el órgano femenino.

Seccion I : PLANTAS ó VEJETALES FANERÓGAMOS.

Division I : *flores hermafroditas.* — Sub-division I : *estambres libres.*

§ I : estambres iguales entre sí y en número variado.

Clase I : MONANDRIA. Un estambre único : las genjiberáceas y marantáceas, G. 477, 480.

Cl. II · DIANDRIA. Algunas plantas de la familia de las labiadas, como el romero, la banderilla, etc., G. 500, 501.

Cl. III : TRIANDRIA. Tres estambres : las gramíneas, las ciperáceas é irídeas, G. 326, 341, 467.

Cl. IV : TETRANDRIA. Cuatro estambres : las plantajíneas, las rubiáceas, las verbenácas, G. 567, 738, 509.

Cl. V : PENTANDRIA. Cinco estambres : las borrajíneas, soláneas, convolvuláceas, apocíneas, etc., G. 605, 599, 656.

Cl. VI : HEXANDRIA. Seis estambres : las liliáceas, las amarillídeas, las esmiláceas, etc., G. 414, 448, 460.

Cl. VII : HEPTANDRIA. Siete estambres : el anamú, *petiveria alliacea*, G. 285.

Cl. VIII : OCTANDRIA. Ocho estambres: las timéleas, las rutáceas, las sapindáceas, etc., G. 839, 854, 848.

Cl. IX : ENEANDRIA. Nueve estambres : algunas lauríneas, F. 46, páj. 97, el merey ó pajuil, G. 277.

Cl. X: DECANDRIA. Diez estambres: muchas leguminosas, F. 130; las simarúbeas, G. 864; la *murraya exotica*, G. 866; el almendro, G. 270.

Cl. XI : DODECANDRIA. En esa clase, Linneo agrupó las plantas que tienen desde 12 hasta 19 estambres: *rizophora mangle*, G. 1149; verdolaga comun, G. 1127.

Cl. XII : ICOSANDRIA. Contiene los vejetales cuyas flores tienen desde 20 hasta 100 estambres, insertos en el ápice del tubo calicinal: el fresal, F. 132; los rosales, G. 1151; las mirtáceas, F. 133.

Cl. XIII : POLIANDRIA. Las plantas que forman esta clase tienen en sus flores mas de 20 estambres insertos debajo del ovario ó en el fondo del cáliz : las ranunculáceas, F. 96; clusiáceas, G. 874; anonáceas, G. 940.

Los órdenes correspondientes á cada una de esas clases han sido establecidos atendiendo al número de pistilos que contienen las flores y para espresarlo se ha empleado la terminacion *jinia*, que viene de la palabra griega *gune*, que significa mujer, como la terminacion *andria* de las clases se ha sacado de *aner*, que significa hombre; de tal modo que se les ha denominado *mono-di-tri-cuadri-polijinia*, segun si las plantas que les forman tienen uno, dos, tres, cuatro ó muchos pistilos, sea la pentandria monojinia, el café, G. 798; pentandria dijinia, la cuscuta, G. 585; las umbelíferas, F. 149; pentandria trijinia, el sauco blanco, G. 734, etc.

§ II : estambres en número fijo, constante y siempre determinado, pero desiguales entre sí.

Cl. XIV : DIDINAMIA. Los vejetales agrupados en esta clase tienen siempre 4 estambres, cuyos dos anteriores son siempre mas cortos que los posteriores. Esta clase se divide en dos órdenes, segun si su fruto es un aquenio, porque se consideraba la semilla como estando desnuda, ó una cápsula, y en ese caso se la tenia por estar contenida en una envoltura.

Orden I : DIDINAMIA GIMNOSPERMA ó con fruto desnudo · las labiadas, F. 76; las borrajíneas, F. 66.

Or. II : DIDINAMIA ANGIOSPERMIA ó de fruto cubierto : las bignoniáceas, F. 70; las acantáceas, F. 72; las crecenciáceas, F. 69.

Cl. XV : TETRADINAMIA. Las plantas que han sido colocadas en esta clase tienen 6 estambres, cuyos 4 son mayores y opuestos por pares, y dos menores, solitarios y opuestos tambien : las crucíferas, F. 89. El autor del sistema sexual la dividió en 2 órdenes atendiendo al fruto, siendo una silicua ó una silícula.

Or. I : TETRADINAMIA SILICUOSA. Contiene aquellas cuyo fruto es una silícua : el berro, la mostaza, etc., G. 830, 829.

Or. II: TETRADINAMIA SILICULOSA. Aquí están aquellas cuyo fruto es una silícula : el mastuerzo, G. 833.

Sub-division II : estambres reunidos y mas ó menos pegados entre sí.

§ I : reunidos por medio de sus filamentos.

Cl. XVI : MONADELFIA. Se han agrupado en esa clase las plantas que tienen los estambres reunidos entre sí por los filamentos, formando así un solo andróforo, quedando libres las anteras : las malváceas, F. 100, páj. 234.

Cl. XVII : DIADLEFIA. En esta clase los estambres forman dos andróforos, quedándose libres todas las anteras : la mayor parte de las amariposadas, F. 130, S.-F. 1.

Cl. XVIII : POLIANDELFÍA. Cuando los filamentos reunidos forman tres ó mayor número de andróforos contenidos en la misma flor, estando siempre libres las anteras : el naranjo, G. 977; el ricino ó higuereta, G. 144.

Los órdenes se han establecido en tales clases atendiendo al número de estambres : *MONADELFIA - DIANDRIA - TRIANDRIA :* tamarindo de Indias, G. 1039 ; *PENTANDRIA*, *strumphia americana*, G. 718; *ochroma lagopus*, G. 919; *Pasiflora laurifolia*, G. 1085; *HEPTANDRIA*, *pelargonium; OCTANDRIA*, *pistia occidentalis*, G. 154; *DECANDRIA*, cacao, G. 923; *DODECANDRIA*, *guazuma*, G. 922; *helicteres* ó tornillo, F. 100, G. 915; *POLIANDRIA*, algodonero y todas las demas malváceas, páj. 234, y así de las otras dos clases.

§ III : estambres reunidos por medio de sus anteras.

Cl. XIX : SINJENESIA. Las plantas agrupadas en esa clase tienen las anteras reunidas y soldadas entre sí por los lados, de manera que forman un tubo por donde pasa el estilo y superado por el estigma, mientras todos los filamentos se quedan libres : la familia de las compuestas, F. 59. Dicha clase se divide en seis órdenes, que se llaman :

Orden I : S. POLIGAMIA IGUAL. Aquí están agrupadas las plantas cuyos flósculos ó semi-flósculos, es decir las florecillas ó las medias florecitas que componen los calátides ó cabezas, son todos fértiles : la lechuga, G. 770, 768; mikania guaco, G. 780, G. 777, 799.

Or. II : S. POLIGAMIA SUPERFLUA. En tal caso los flósculos del disco son hermafroditos y fértiles, mientras los de la circunferencia son femeninos : salvia de América, G. 782, 804, 801.

Or. III : S. POLIGAMIA FRUSTÁNEA. Cuando los flósculos ó semiflósculos del disco siendo hermafroditos fértiles, los de la circunferencia están desprovistos de estigma y son por consiguiente estériles : *helianthus*, F. 59.

Or. IV : S. POLIGAMIA NECESARIA. En ese caso los flósculos ó semi flósculos del disco hermafroditos se hallan sin embargo estériles por causa de la imperfeccion del estigma, siendo femeninos los de la circunferencia : *parthenium histerophorus*, G. 784.

Or. V : S. POLIGAMIA SEPARADA. Cuando los flósculos ó semi-flósculos están dispuestos por grupos contenidos en invólucros ó cálices comunes parciales, ó cercados por escamas ó pajitas que les separan; *elephantopus scaber*, G. 806.

Or. VI : S. POLIGAMIA MONOGAMIA. Las flores son solitarias : *lobelia longiflora*, G. 687, 689.

§ IV : estambres soldados con el pistilo, con los cuales forman un cuerpo único.

Cl. XX : GINANDRIA. Los sexos son inmediatamente reunidos, estando los estambres insertos sobre el pistilo : las orchídeas y aristoloquieas, F. 27, 45; los órdenes de esta clase han sido sacados del número de los estambres.

Or. I : GINANDRIA DIANDRIA. Dos estambres pegados en el pistilo : orchídeas, F. 27.

Or. II : G. TRIANDRIA. Cuando hay tres estambres insertos en el pistilo : *rhopium salacia*.

Or. III : G. HEXANDRIA. En este caso hay 6 estambres : los aristoloquios, G. 420.

SUB-DIVISION II. — FLORES UNISEXUALES Ó DICLINES.

Cl. XXI: MONOECIA. Los vejetales agrupados en esta clase tienen todas las flores unisexuales y separadas, pero situadas en el mismo individuo : el ricino ó higuereta, G. 144; el maiz, G. 172; el araijan, G. 214.

Cl. XX : DIOECIA. En ese caso las flores masculinas se hallan sobre un individuo, mientras las femeninas están sobre otro : la lechosa, *carica papaia*, G. 204; el dátil y el moriche, G. 204 *bis*, 205.

Cl. XXIII : TRIOECIA Ó POLIGAMIA. Cuando hay flores hermafroditas sea solas sea acompañadas de flores unisexuales sobre unas plantas, mientras que flores unisexuales, sea masculinas sea femeninas, se hallan sobre dos otras, G. 265, 270, 273, 303, 202.

Los órdenes de la monoecia han sido formados atendiendo al número de estambres ó á su reunion en andróforos; los de la dioecia se han sacado igualmente del número de los estambres y de su adherencia entre sí, sea por medio de los filamentos ó de las anteras.

Or. I : MONOECÍA MONANDRIA. Hay un estambre único : cinomorio, G. 164; castaño de las Antillas, G. 113.

Or. II : M. DIANDRIA. Cuando hay 3 estambres : *auguria pedata*, G. 239; *lemna macrorhiza*, F. 54.

Or. III : M. TRIANDRIA. Si las flores tienen 3 estambres : *tipha angustifolia*, G. 163; maiz, G. 172.

Or. IV : M. TETANDRIA. Siendo 4 los estambres : *roehmeria*, G. 195; *dorstenia*, G. 167.

Or. V : M. PENTANDRIA. En ese caso hay 5 estambres : esponja de pobre, *luffa cilindrica*, G. 179; *amarantus blitum*, G. 197.

Or. VI : M. HEXANDRIA. Tienen las flores 6 estambres : *pharus lapulaceus*, G. 171; el cocotero, G. 91.

Or. VII : M. POLIANDRIA. Cuando en las flores hay mas de 7 estambres: *sagittaria obtusifolia*, G. 174; *begonia nitida*, G. 177.

Or. VIII : M. MONADELFIA. Estando los estambres reunidos en un andróforo único : *areca oleracea*, G. 100 ; yuca brava, G. 135; aranillero, G. 126; melon, G. 191.

Or. IX : M. GINANDRIA. En este caso los estambres están insertos sobre el pistilo, G. 420, 434, 422, 443.

La poligamia se divide en 3 órdenes : 1° P. MONOECIA. Flores hermafroditas y masculinas ó femeninas sobre un mismo individuo : acacia, G. 298, 289; 2° P. DIOECIA. En este caso una planta lleva las flores hermafroditas, mientras que las masculinas ó las femeninas están sobre otra, G. 203, 302; 3° P. TRIOECÍA. Cuando las flores hermafroditas, solas ó acompañadas de flores unisexuales, se hallan sobre una planta, mientras las unisexuales solas están sobre dos otras: los higuerotes, 101.

DIVISION II. — VEJETALES CRIPTÓGAMOS.

Cl. XXIV: Las plantas agrupadas en esta última clase no tienen órganos sexuales lejítimos, es decir que no se les ha visto con ninguna flor propiamente dicha, y su reproduccion ó propagacion tiene lugar á favor de cuerpecillos particulares llamados esporos. Ha sido dividida en 4 órdenes : 1ª las algas ó hidrofitas, F. 1; 2° los hongos, F. 2; 3° los helechos, F. 5 ; 4° los musgos, F. 3.

CLASIFICACION Ó MÉTODO NATURAL DE A. L. DE JUSSIEU.

Ha formado ese método atendiendo á la falta ó á la presencia de los cotiledones, á su número y á la insercion de los estambres, de tal suerte que los vejetales se hallan agrupados segun sus afinidades naturales; teniendo tambien en cuenta la ausencia ó la presencia de la corola, la soldadura ó la libertad de los pétalos, la separacion de los sexos, en fin la union ó la separacion de los estambres, formó 15 clases, como sigue :

Seccion I : VEJETALES ACOTILEDÓNEOS.

Clase I : *ACOTILEDONIA*. Corresponde á la criptogamia de Lineo y contiene las mismas familias.

Seccion II : PLANTAS COTILEDÓNEAS.

§ I : MONOCOTILEDONIA. Las plantas agrupadas en esta subdivision tienen un cotiledon único ó son monocotiledóneas, y han sido repartidas en 3 clases, segun la insercion de los estambres.

Cl. II : *MONOHIPOJINIA*. En esta clase los estambres son hipójinos ó insertos por debajo del ovario : las gramíneas, ciperáceas, etc., F. 10, 11, 16, 14.

Cl. III : *MONOPERIJINIA*. En tal caso los estambres son períjinos ó insertos en el cáliz : las bromeliáceas, F. 23.

Cl. IV : *MONOEPIJINIA*. Las plantas agrupadas en esta clase tienen los estambres epíjinos ó situados sobre el ovario : las carneas, las orquídeas, etc., F. 26, 24, 27.

§ II : VEJETALES DICOTILEDÓNEOS Ó DICOTILEDONIA. Que se subdivide en 4 sub-secciones, las cuales están partidas á su vez en clases. , Sub-seccion I : APETALIA. Comprende los vejetales cuyas flores no tienen corola y han sido repartidos en 3 clases, formadas atendiendo á la insercion de los estambres.

Cl. V : *EPISTAMINIA*. En este caso los estambres son epíjinos : las aristoloquiáceas, F. 45.

Cl. VI : *PERISTAMINIA*. Estambres perijinos : poligóneas, timéleas, lauráceas, etc., F. 50, 49, 47, páj. 97.

Cl. VII : *HIPOSTAMINIA*. De estambres hipójinos : amarantáceas, plantajíneas, plumbajíneas, F. 55, 77, 78.

Subseccion II : MONOPETALIA. Bajo esta denominacion se han agrupado los vejetales dicotiledóneos cuyas flores son monopétalas, y han sido repartidos en 4 clases, establecidas atendiendo á la insercion de los estambres y tambien á su reunion por las anteras.

Cl. VIII : *HIPOCOROLIA*. En esta clase los estambres son hipójinos y pegados sobre la corola : las labiadas, las soláneas, las borrajíneas, etc., F. 76, 67, 66.

Cl. IX : *PERICOROLIA*. De estambres períjinos : las lobeliáceas, F. 57.

Cl. X : *EPICOROLIA SINANTERIA*. En ese caso los estambres, además de ser epíjinos, están reunidos por las anteras : las compuestas ó sinantéreas, F. 59.

Cl. XI : *EPICOROLIA CORISANTERIA*. Difiere esa clase de la anterior porque las anteras son libres : las rubiáceas, F. 62.

Sub-seccion III : POLIPETALIA. Contiene las plantas cuyas flores son polipétalas, las cuales han sido repartidas en 3 clases.

Cl. XII : *EPIPETALIA*. En esta los estambres son epíjinos : las umbelíferas, F. 149.

Cl. XIII : *HIPOPETALIA*. Las plantas que la forman tienen los estambres hipójinos : cruciferas, renunculáceas, malváceas, F. 218, 96, páj. 226, 100, páj. 234.

Cl. XIV : *PERIPETALIA*. Estambres períjinos : las myrtáceas, rosáceas, leguminosas, etc. F. 132, 133, 130.

Cl. XV : *DICLINIA*. En esta última clase el autor agrupó los vejetales dicotiledóneos, diclinos, irregulares, ó que son monoicos, dioicos y polígamos : las amentáceas, coníferas, cucurbitáceas, euforbiáceas, urtíceas, etc., F. 43, 42, 33, 34, 106, 39.

No nos engolfaremos en el estudio de los varios métodos ó clasificaciones, bastante numerosas, que han sido propuestas y publicadas, porque tal estudio nos llevaria demasiado lejos de nuestro objeto sin provecho ninguno para nuestros lectores y suscritoves; nos limitaremos pues á mencionar de paso los principales, que son los siguientes : el de Tournefort, de R. Brown, de Decandolle, de Endlicher, del profesor Lindley, de A. Richard y por fin los dos últimos, y por consiguiente mas al corriente de los adelantos incesantes de la ciencia botánica, publicados pocos años hace por los célebres catedráticos de botánica del Museo de historia natural de Paris, los

Sres. D. A. Brogniat y D. Ad. de Jussieu. Tocante al método que sigue y que tenemos adoptado para nuestra flora, confesaremos humildemente que nos hemos atrevido á disponerle así á favor de los dos de los célebres catedráticos susodichos, como mas conformes con el estado actual de la botánica, hemos tenido pues que hacerles sufrir algunas lijeras modificaciones, á fin de hermanarles de tal suerte, que de ellos saliera un método único.

DIVISION I. — VEJETALES CRIPTÓGAMOS Ó ACOTILEDÓNEOS.

Seccion I : Vejetales celulares anjiospermos sin ningun eje, ni órgano apendicular distinto, cuyo desarrollo es periférico y cuya reproduccion se verifica por medio de esporos desnudos.
Clase I : *ALGAS.* — Familia 1: fucáceas, *fucus*, G. 16.
Cl. II : *FUNGACEAS.* — F. 2: hongos, *agaricus boletus*, G. 22, 24.
Cl. III : *LIQUENEAS.* — F. 3 : liquenáceas, *usnea lichen*, G. 33, 30.
Seccion II.—Aquí están agrupados los vejetales vasculares gimnósporos, provistos de un eje ó de órganos apendiculares distintos, cuyo desarrollo ó crecimiento es terminal y cuya reproduccion ó propagacion se efectua por medio de esporos contenidos en un tegumento, haciendo papel de cápsula, pero sin adherencia alguna con ellos.
Cl. IV : *MUSCINEAS.* — F. 5 : hepáticas, *marchantia*, G. 40.
— F. 6 : junjermánieas, *jungermania*. — F. 7 : musgos, *bryum*.
Cl. V : *FILICINEAS.* — F. 8 : helechos, *polypodium*, G. 52, 59. — F. 9 : marsiliáceas, *marsilia*. — F. 10 : licopodiáceas, *lycopodium*, G. 47. —F. 11 : equisetáceas, *equisetum*, G. 41. — F. 12 : charáceas, *chara*.

DIVISION II. — VEJETALES FANERÓGAMOS Ó COTILEDÓNEOS.

Seccion I : monocotiledóneos. — Série I.
Orden I : albuminados : en este órden se hallan agrupados los vejetales cuyo periantio es tan pronto nulo ó simple como petaloídeo, de semillas siempre con un endospermo mas ó menos desarrollado y farináceo.
Sub-órden I : vejetales monoicos y espadicífloros.
Cl. VI. *AROIDEAS.*—F. 13: Aráceas, *caladium*, G. 161, 160. — F. 14: oronciáceas, *orontium*. — F. 15: tifáceas, *tipha*, G. 163.
Sub-órden II : vejetales de ordinario hermafroditas y nunca jamás espadicífloros.
Cl. VII : *GLUMACEAS*, es decir cuyo periantio nulo está reemplazado por una gluma. — F. 16 : gramíneas, *holcus*, *orriza*, *zea*, G. 259, 321, 172. — F. 17 : ciperáceas, *ciperus*, G. 341, 339.

Sub-órden III: ENANTIOBLASTEOS. Vejetales cuyo embrien tiene la raicita antípoda ú opuesta al hilo.

Cl. VIII: *JONCINEAS.* — Grupo I: enantioblásteos lejítimos. — F. 18: comelíneas, *tradescantia*, *comelina*, G. 411, 410. — F. 19: centrolepídeas, *centrolepis.* — F. 20: restiáceas, *restia.* — F. 21: eriocáuleas, *eryocolon.* — F. 22: xirídeas, *xyris.*

Grupo II: vejetales homoblásteos ó de raicita mirando al hilo. — F. 23: joncáceas, *juncus.*

Orden II: EXALBUMINADOS. Se han colocado en él los vejetales de periantio tan pronto nulo como doble, sepaloídeo ó petaloídeo, con semillas de endospermo ordinariamente córneo y rara vez farináceo.

Sub-órden I: ESPADICIFLOROS.—Grupo I: *APERIANTEOS.*

Cl. IX: *PANDANOIDEAS.* — F. 24: pandáneas, *pandanus*, G. 206. — F. 25: ciclántheas.

Grupo II: *PERIANTEOS.* — Cl. X: *FŒNOCOIDEAS.* — F. 26: palmeras, *phœnix*, *cocos*, etc., G. 205, 91, 95, 101, 204 *bis*.

Sub-órden II: *ASPADICIFLOROS* ó cuyas flores no están dispuestas en espádice.

Cl. XI: *LIRIOIDEAS.* — Grupo I: SUPEROVARIADOS y HOMOBLASTEOS á la par. — F. 27: colchicáceas ó melánteas, *veratrum*, G. 418. — F. 28: liliáceas, *allium*, *scilla*, G. 414, 413. — F. 29: asparijíneas, *asparragus*, G. 246. — F. 30: esmilacíneas, *smilax*, G. 236. — F. 31: gillésieas, *gillesia.*

Grupo II: INFEROVARIADOS y HOMOBLASTEOS. — § I: DIOICOS. — F. 32: dioscóreas, *dioscorea*, G. 243, 242.

§ II: HERMAFRODITOS. — F. 33: taccáceas, *tacca.* — F. 34: irídeas, *cipoura*, G. 467.—F. 35: amarillídeas, *amarillis*, G. 455.— F. 36: narcíseas, *pancratium*, G. 452. — F. 38: homodoráceas, *anigosanthes.*

Orden III. Vejetales de periantio doble, cuyo interior está petaloídeo alguna vez que otra, mientras que otras veces ambos periantios, ó mejor, las dos séries de divisiones que lo forman son petaloídeas; semillas con endospermo farináceo.

Sub-órden I. Periantio interior solo petaloídeo y simulando una corola.

Cl. XII: *BROMELINEAS.* Grupo Iº: Superovaridos. F. 39: Pontederiáceas, *pontederia*, G.

Grupo II: Inferovariados. F. 40: Bromeliáceas, G. 462, 463, 460. — F. 41: tilandsieas, *tillandsia*, G. 459.

Sub-órden II. En este se hallan agrupados los vejetales cuyas ambas séries perigoniales son petaloídeas, pero cuya esterior está sin embargo alguna vez que otra glumácea.

Cl. XIII: *ESCITAMINEAS.* Grupo I: periantio siempre petaloídeo del todo. F. 42: musáceas, *musa*, etc., G. 448, 447.

Grupo II. Série esterior del periantio á veces glumácea. F. 43: zinjiberáceas, *zingiber*, G. 478. — F. 44: canneas, *canna*, G. 481.

Cl. XIV: *ORQUIDIOIDEAS* ó Aschidoblasteas. — Grupo I:

GINANDROS. F. 45 : orquídeas, *orchis*, G. 430, 434, etc. F. 46 : vanillaceas, *vanilla*; G. 422.

Grupo II: *AGINANDROS* ó vejetales cuyos estambres no están nunca insertos sobre el pistilo y con él soldados. F. 47: burmaniáceas, *burmania*. — F. 48: apostasieas, *apostasia*.

Orden IV. En este se han agrupado los vejetales acuáticos desprovistos de periantio ó cuyo periantio único está alguna vez que otra petaloídeo ; semillas de endospermo tan pronto farináceo como córneo.

Cl. XV: *FLUVIALES*. — Sub-órden I: exalbuminados ó aspadicifloros. — Grupo I: periantados. — Tribu I: monoperiantados.— F. 49: butomáceas, *butomus*. — F. 50: potámeas , *potamogeton*.— G. 306.

Tribu II: diperiantados.— Sub-tribu I: siempre hermafroditos.— F. 51: juncajíneas, *trigolichin*.

Sub-tribu II: tan pronto hermafroditos como monoicos. — F. 52: alismáceas, *sagittaria*, G. 174, 898.

Sub-tribu III : siempre monoicos ó siempre dioicos. — F. 53 : naiádeas, *naias*. — F. 54: hidrocharideas, *hydrocharis*.

Sub-órden II: aperianteos.—F. 55: zosteráceas, *zostera*.

Sud-órden III : albuminados y espadicífloros.—F. 56: pistiáceas, *pistia*, G. 154.—F. 57: lemnáceas, *lemna*, G.

Seccion II: DICOTILEDONEOS.—Sub-seccion I: GIMNOSPERMOS, es decir cuyos óvulos ó semillas son desnudas ó sin ovario que las contenga.

Cl. XVI: *CONIFERAS*. — F. 58 : abietíneas, *pinus*, G. 105.— F. 59: cupresíneas, *juniperus*, G. 103. — F. 60: taxíneas, *taxus*.— F. 61 : gnetáceas, *ephedra*.

Cl. XVII : *CICADOIDEAS*. — F. 62: cicádeas, *zamia*, G. 231.

Sub-seccion II : anjiospermeos, ó cuyos óvulos ó semillas están siempre contenidas en un ovario cerrado.

Série Iª. — Apétalos. Orden I: aperianteos. — Sub-órden I: hipójinos.

Cl. XVIII : *PIPERINEAS*. — F. 63 : piperáceas, *artante*, G. 315, 316, 311. — F. 64: saurureas, *saururus*.

Cl. XIX : *URTICINEAS*. — F. 65 : urticáceas, *urtica*, G. 249. — F. 66 : artocarpeas, *artocarpus*, G. 113, 114. — F. 67 : moreas, *morus*, G. 136, 220.— F. 68 : celtídeas, *celtis*, G. 272. — F. 69 : cannabíneas, *cannabis*. — F. 70: platáneas, *platanus*.

Sub-órden II: períjinos. — Cl. XX: *AMENTACEAS*. — Grupo I: exalbuminados. —F. 71: juglándeas, *juglans*, G. 140. — F. 72: cupulíferas, *quercus*. — F. 73 : salicíneas, *salix*, G. 213. — F. 74: betulíneas, *betula*. — F. 75 : miricáceas, *myrica*, G. 214.— F. 76: casuaríneas, *casuarina*, G. 211.

Grupo II: albuminados.—F. 77: balsamífluas, *liquidambar*.

Orden II: perianteos.—Sub-órden I: epíjinos.

Grupo I : ginandros. — Cl. XXI: *ARISTOLOQIACEAS*. — F. 78: aristoloquieas, *aristolochia*, G. 420.

Grupo II: aginandros. — Cl. XXII: *ASARINEAS.* — F. 79: citíneas, *citinus.* — F. 80: azáreas, *asarum.*

Sub-órden II: perijinos.—Grupo I: albuminados.

Cl. XXIII: *BALANOFORINEAS.* — F. 81 : balanofóreas, G. 164, 165. — F. 82 : apodanteas, *apodanthea.* — F. 83 : raflasicas, *reflasia.* — F. 84 : nepenteas, *nepenthes.* — F. 85 : hidnoráceas, *hidnora.*

Cl. XXIV: *SANTALINEAS.* — F. 86 : santaláceas, *santalum.* — F. 87: olacíneas, *olax.* — F. 88 : loránteas, *loranthus*, G. 233, 234.

Grupo II: exalbuminados. — Cl. XXV: *DAFNOIDEAS.* — F. 89: lauríneas, *cinnamomum, persea*, G. 352, 224. — F. 90 : hernandiáceas, *hernandia*, G. 142. — F. 91 : cirocarpeas, *cyrocarpus.* — F. 92: timéleas, *daphnopsis*, G. 218. — F. 93 : anterospermeas, *antherospermum.*

Cl. XXVI: *PROTINEAS.* — F. 94: proteáceas, *protea.*—F. 95: eleagneas, *eleagnus.* — F. 96: aquilaríneas, *aquilaria.* — F. 97: peneáceas, *penea.* — F. 98: monimieas, *monimia.*

Grupo III: albuminados ó cuyo endospermo es farináceo.

Cl. XVII: *POLIGONOIDEAS.* — F. 99: poligonáceas, G. 384, 347, 387.

Cl. XXVIII: *QUENOPODINEAS.* — F. 100 : atriplíceas ó salsoláceas, *salsola*, G. 400.— F. 101 : Batídeas, *batis*, G. 244.— F. 102: rivíneas, *rivinea*, G. 362.—F. 103: baséleas, *basella*, G. 389. —F. 104: fitolacáceas, *phytolacca*, G. 361.—F. 105: petiveriáceas, *petiveria*, G. 385.— F. 106: tetragoníeas, *tretragonia.*

Sub-órden III: hipójinos. — Cl. XXIX: *AMARANTINEAS.*— F. 107 : amarantáceas, *amaranthus*, G. 403, 407, 378. — F. 108 : nictajíneas, *mirabilis*, G. 391, 386.— F. 109: paroniquieas, *paronichia.*

SÉRIE II. — GAMOPÉTALOS ó MONOPÉTALOS. — Seccion I: EUGAMOPÉTALOS ó EUMONOPÉTALOS, es decir vejetales cuya corola estaminífera es siempre bien y enteramente monopétala.

Orden I: perijinos, ó de estambres y corola insertos sobre el cáliz adherido al ovario inferior.

Cl. XXX : *CAMPANULINEAS.*— F. 110: lobeliáceas, *lobelia*, G. 687, 689. — F. 111: campanuláceas, *campanula.* — F. 112: goodeniáceas, *spigelia*, G. 595, 749, 614. — F. 113: estilidieas, *styllidia.* — F. 114: brunnoniáceas, *brunsonia.*—F. 115: calicéreas, *calicera.*

Orden II: epíjinos.—Sub-órden I: SINANTÉREAS.—Cl. XXXI: *ASTEROIDEAS.* — F. 116: compuestas ó sinantéreas lejítimas, G. 768, 773, 784, 794, 801.

Sub-órden II: ASINANTÉREAS ó de estambres libres. — Cl. XXXII: *LONICEROIDEAS.*—F. 117: valerianáceas, *valeriana*, G. 691.— F. 118: dipsáceas, *dipsacus.*— F. 119: cafenocleas, *sphenoclea.*— F. 120: caprifoliáceas, *sambucus*, G. 734.— F. 121: columneáceas, *columnea.*

Cl. XXXIII: *COFEINEAS.*— F. 122: rubiáceas, *cofea*, etc., G. 738, 719, 741, 728.

Orden III: hipójinos.—Sub-órden I: ANISOJINOS, es decir cuyo pistilo está formado de carpillos en igual número que los sépalos, y con ovario de ordinario bilocular.

Tribu I: ISOSTÉMONOS ó ISANDROS: vejetales cuyos estambres son todos semejantes, en número igual á las divisiones de la corola y alternando con ellas.

Cl. XXXIV: *ASCLEPIADINEAS.*— F. 123 : loganiáceas, *potalia*, G. 650.—F. 124: estrícneas, *strychnos*, G. 614.—F. 125: asclepiadáceas, *asclepias*, G. 664. — F. 126 : apocíneas, *allamanda*. • *cerbera*, etc., G. 580, 610, 656, 653. — F. 127 : gencianáceas, *gentiana*, etc., G. 575, 593, 594.—F. 128 : meniánteas, *limnanthemum*, G. 588.

Cl. XXXV : *CONVOLVULINEAS.* — F. 129 : polemoniáceas, *polemonium.*— F. 130 : dicondráceas, *dichondra.*— F. 131 : convolvuláceas, *convolvulus*, etc., G. 583, 582.—F. 132: cuscutáceas, *cuscuta*, G. 585.

Cl. XXXVI: *ASPERIFOLIAS.*—F. 133: borrajíneas, *borrago*, etc., G. 672, 671, 667, 605.

Cl. XXXVII : *SOLANINEAS.* — F. 134 : solanáceas, *solanum*, etc., G. 622, 620, 624. — F. 135 : cestríneas, *cestrum*, G. 626.— F. 136: noláneas, *nolana*.

Tribu II: ANISASTEMONOS ó ANISANDROS : en ella se hallan agrupados los vejetales cuyos estambres algunos abortan siempre, de tal manera que sus flores tienen algunas veces 4 estambres didínamos ó desiguales y otras veces solo dos.

Cl. XXXVIII: *PERSONADAS.*—F. 137: crescencieas, *crescentia*, G. 556, 555.—F. 138: antirríneas ó escrofulariáceas, *herpestres*, etc., G. 539, 570, 541.— F. 139 : orobánqueas, *orobanche.*—F. 140: gesneriáceas, *gesneria.*—F. 141: citándreas, *cytandra.*—F. 142: biñoniáceas, *bignonia*, etc., G. 528, 526, 530.— F. 143 : pedalíneas. *sesamum*, etc., G. 540, 547.—F. 144 : acantáceas, *justicia*, etc., G. 534, 497, 498.

Cl. XXXIX : *SELAJINOIDEAS.* —F. 145 : jasmíneas, *jasminium*, G. 491, 492. —F. 146 : utricularieas, *utricularia.* — F. 147 : globularieas, *globularia.* — F. 149 : mioporíneas, *bontia*, G. 551.— F. 149. stilbíneas, *stilbium*.

Cl. XL : *VERBENINEAS.* — F. 150 : verbenáceas, *lantana*, etc., G. 550, 510, 509. — F. 151 : labiadas, *ocymum*, etc., G. 501, 512, 516, 564, 563.—F. 152: plantajíneas, llanten, G. 567.

Sub-órden II : semi-monopétalos. — Sub-seccion I : hipójinos.— Cl. XLI : *PRIMULINEAS.* — F. 154: teofrásteas, *teophrasta*, G. 262.—F. 155: primuláceas, *primula.*—F. 156: plumbajíneas, *plumbago*, G. 590.

Sub-seccion II: períjinos.—Cl. XLII : *ERICOIDEAS.*—F. 157: ericáceas, *befaria*.

Sub-seccion III : peri-hipójinos , ó cuyos estambres están tan pronto períjinos como hipójinos.—Cl. VLIII : *DIOSPIROIDEAS*.

—Grupo I: HIPOJINOS.—F. 158 : oleáceas, *olea*, G. 489.— F.159: sapotáceas, *sapota*, G. 635, 634, 638.

Grupo II : PERIJINOS.— F. 160 : diospíreas, *dyospiros*, G. 301. —F. 161 : aquifoliáceas, *ilex*, G. 821

SÉRIE II. — DIAPÉTALOS ó POLIPÉTALOS.

Division I: HIPOJINOS.—Orden I: PLEUROSPERMOS ó de placentacion parietal.—Sub-órden I : flores cuyo cáliz persiste despues de verificada ya la fecundacion.

Cl. XLIV: *VIOLINEAS.*—F. 162: violárieas, *jonidium*, G. 819. —F. 163: droseráceas, *drosera*.—F. 164: sauvagesieas, *sauvagesia*, G. 820.— F. 165 : franquenieas, *frankenia*.— F. 166 : raumurieas, *raumuria*.— F. 167: tamaricíneas, *tamarix*.—F. 170: bixíneas, G. 890, 889.

Sub-órden II : de flores cuyo cáliz se desprende tan pronto durante la florescencia como despues de verificada ella. — Grupo I : semillas sin endospermo ó con uno muy delgado.

Cl. XLV: *CRUCIFERINEAS.*—F. 171 : resedáceas, *reseda*.— F. 172: capparídeas, *capparis*, *cleome*, G. 883, 825.— F. 173: crucíferas, *sinapis*, *lepidium*, G. 829, 830, 833.

Grupo II : semillas con endospermo espeso, cornudo ó como córneo.— Cl. XLVI : *PAPAVERINEAS.* — F. 174 : papaveráceas, *argemone*, G. 873.—F. 175: fumariáceas, *fumaria*.

Orden II : CLAMIDOBLASTEOS ó vejetales cuyo embrion está envuelto en el saco embrional que al condensarse se ha vuelto endospermo : tienen pues sus semillas un endospermo doble cuyo esterior es farináceo.

Cl. XLVII : *NINFINEAS.* — F. 176 : ninfeáceas, *ninphea*, G. 416.—F. 177: nelombóneas, *nelumbo*, G. 415.— F. 178: hidropeltídeas, *cabomba*.

Orden III : AXOSPERMOS, vejetales de placentacion axil ó situada de tal manera la placenta que ocupa siempre el centro del fruto.— Sub-órden I : de flores cuyo cáliz se desprende tan pronto durante la florescencia como despues de verificada.

Cl. XLVIII : *BERBERIDINEAS.*—F. 179 : berberídeas, *berberis*.—F. 180 : menispérmeas, *cisampelos*, G. 240, 241.— F. 181 : lardizabáleas, *lardizabala*.

Cl. XLIX: *MAGNOLINEAS.*—F. 182: esquisándreas, *schysandra*.—F. 183: misticíneas, *myristica*, G. 215.— F. 184: anonáceas, *anona*, etc., G. 900, 898, 885.— F. 185 : magnoliáceas, *talauma*, G. 894 *bis*.

Cl. L: *RANUNCULINEAS.*— F. 186 : dilleniáceas, *tetracera*, G. 896 *bis*, 897.— F. 187 : ranunculáceas, *ranunculus*, G. 897 *bis*, 417.

Sub-órden II : flores cuyo cáliz persiste de ordinario despues de la florescencia. — Grupo I : POLISTEMONOS, ó vejetales cuyas flores tienen muchos estambres, pero siempre en número indefinido.

Cl. LI : *GUTTIFERINEAS.* — F. 188: guttíferas, *clusia*, etc., G. 874, 876, 936, 877.—F. 189: hipericíneas, *hypericum*.—F. 190: ternstremiáceas, *thea*. — F. 191 : dipterocárpeas, *dipterocarpus*. — F. 192: marcgraviáceas, *marcgrania*, G. 683.

Cl. LII : *MALVOIDEAS.* — F. 193 : tiliáceas, *corchorus*, etc., G. 891, 884, 897. — F. 194 : malváceas, *hibiscus*, etc., G. 970, 962, 967, 971, 972.— F. 195: hermanníeas, *melochia*, G. 911.—F. 196: bombáceas, *bombax*, G. 915, 918, 919. — F. 197: esterculiáceas, *sterculia*, G. 265. —F. 198: bitneriáceas, *oacao*, *guasuma*, etc., G. 923, 922, 908.

Grupo II.: OLIGOSTEMONOS, ó vejetales cuyas flores tienen ordinariamente pocos estambres y en número determinado.

§ I : UNISEXUALES. — Cl. LIII: *CROTONINEAS*. — F. 199: euforbiáceas, *euphorbia*, etc., G. 132, 144, 147, 135, 146, 134.

§ II : HERMÁFRODITOS. — Cl. LIV: *POLIGALINEAS*. —F. 200: vochisieas, *vochisia*. — F. 201: tremándreas, *tremandra*.— F. 202 : poligáleas, *polygala*, G. 974, 976.— F. 203: kramerieas, *krameria*, G. 975.

Cl. LV: *GERANIOIDEAS*.—F. 204: oxalídeas, *oxalis*, G. 846, 949.—F. 205 : líneas, *linum*.— F. 206 : limánteas, *limanthus*. —F. 207: topoeóleas, *tropoeolum*, G. 843. — F. 208 : balsamíneas, *balsamina*.—F. 209 : geraniáceas, *geranium*.

Cl. LVI: *RUTINEAS.* — F. 210: coriarieas, *coriaria*.—F. 211: ochnáceas, *ochna*. — F. 212 : simarúbeas, *simaruba*, etc., G. 864, 865, 272. — F. 213 : cusparieas, *cusparia*, G. 836. — F. 214: diosmeas, *monniera*, G. 669.—F. 215: rutáceas, *ruta*, G. 839.—F. 216: zigofíleas, *zygophyllum*, etc., G. 860, 861. — F. 217 : zantoxíleas, *zanthoxyllum*, G. 229, 834 bis.

Cl. LVII: *HESPERIDINEAS.*— F. 218: hesperídeas ó aurancíáceas, *citrus*, G. 977, 866. — F. 219 : olacíneas, *ximenia*, G. 842. — F. 220: meliáceas, *melia*, etc., G. 941, 929.—F. 221: triquilieas, *triquilia*, G. 931, 932. — F. 222 : cedréleas, *cedrala*, etc., G. 942, 943.—F. 223: eritroxíleas, *erytroxylon*, G. 950.

Cl. LVIII : *AESCULINEAS*. — F. 224 : malpighiáceas, *malpighia*, G. 948. — F. 225 : aceríneas, *acer*. — F. 226 : hipocastáneas, *aesculus*. — F. 227 : sapindáceas, *sapindus*, etc., G. 853, 848, 854.

Division II: PERIJINOS.—Seccion I: PERI-HIPOJINOS, ó cuya insercion de los estambres está tan pronto hipójina como perijina, de manera que no rara vez se halla ambigua.

Cl. LIX : *CELASTROIDEAS.* — F. 228 : ampelídeas, *vitis*, G. 815, 818. — F. 229 : evonímeas, *evonymus*. — F. 230 : celastríneas, *celastrum*.—F. 231 : estafíleas, *staphylea*.—F. 232: hipocrateáceas, *hippocratea*, G. 984.

Cl. LX: *RHAMNOIDEAS*.— F. 233 : rhamneas, *colubrina*, G. 1193, 1145 bis.

Seccion II: EUPERIJINOS. — Sub-seccion I: EXALBUMINADOS, ó vejetales cuya semilla está sin endospermo.

Orden I : placenta central ó axil. — Cl. LXI : *TEREBENTI-NEAS*.—F. 234: burseráceas, *bursera*, etc., G. 996, 997.—F. 235: connaráceas, *connarus*. — F. 236: espondiáceas, *spondias*, G. 276, 273.—F. 237: sumacíneas, *rhus*, G. 988.—F. 238 : amirídeas, *amyris*. G. 998, 997.— F. 239 : anacardiáceas, *anacardium*, G. 277. — F. 240: humiriáceas, *humirium*.

Cl. LXII : *LEGUMININEAS*.— F. 241: legumíneas ó fabáceas, *cajanus*, etc., G. 1065, 1059, 298, 289, 1016.— F. 242: browneáceas, *brownea*, G. 934.—F. 243: moringáceas, *moringa*, G. 1001.

Cl. LXIII : *ROSINEAS*. — F. 244 : rosáceas, *rosa*, G. 1151, 1024.— F. 245: chrisobaláneas, *chrysobalanus*, G. 1023. — F. 246 . homalíneas, *homalium*, G. 1149.

Cl. LXIV: *MIRTOIDEAS*.—F. 246 : calicánteas, *calycanthus*. —F. 247: mirtáceas, *psidium*, etc., G. 1112, 1114, 1122. —F. 248 : lecitídeas, *lecythis*.— F. 249: granáteas, *punica*, G. 1106.

Cl. LXV: *ŒNOTERINEAS*.— F. 250 : salicarieas, *cuphea*, G. 1022, 993.— F. 251 : melastomáceas, *melastoma*, G. 1021, 1090.— F. 252: memecíleas, *memecyle*.—F. 253: napoleóneas, *napoleone*.— F. 254 : rhizophóreas, *rhizophora*, G. 1149. — F. 255 : halorájeas, *hippuris*.—F. 256: onagrarieas, *jussieuea*, G. 1092.—F. 257: combretáceas, *terminalia*, G. 270, 269.

Cl. LVI : *CUCURBITINEAS*. — F. 258 : cucurbitáceas, *cucurbita*, etc., G. 193, 191, 185, 193 *bis*.—F. 259: begoniáceas, *begonia*, G. 177.—F. 260: pangiáceas, *hydnocarpe*.— F. 261: nepenteas, *nepenthes*.— F. 262: darticáceas, *dartica*.— F. 263: podostémeas, *podostema*.— F. 264: lacistémeas, *lacistema*.

Orden II : PLEUROSPERMOS, ó de ovario cuya placenta es parietal.—Cl. LXVII: *PASIFLORINEAS*.—F. 265 : loáseas, *mentzelia*, G. 1129.—F. 266 : ribesieas, *ribes*.—F. 267: papayáceas, *carica*, G. 204.— F. 268 : pasifióreas, *passiflora*, G. 1085.— F. 269 : samídeas, *samyda*.—F. 270 : turneráceas, *turnera*, G. 819.

Sub-seccion II : ALBUMINADOS.— Orden I : CICLOSPERMOS ó de semilla cuyo embrion está enroscado al rededor del endospermo.—Cl. LXVIII: *CACTOIDEAS*.—F. 271: cacteas, *cereus*, etc., G. 1102, 1103, 1104. — F. 272 : mesembrientémeas, *mesembrientemum*.

Cl. LXIX: *CARIOFILINEAS*. — F. 273: cariofíleas, *drymaria*, G. 780 *bis*. — F. 274: portulacáceas, *portulaca*, etc., G. 1121, 381.

Orden II: AXOSPERMOS.—Cl. LXX : *SAXIFRAJINEAS*.— F. 275: francoáceas, *francoa*.—F. 276: saxifrájeas, *saxifraga*.—F. 277: hidránjeas, *hortensia*.— F. 278 : cunnoniáceas, *cunnonia*.—F. 279: escalonieas, *scalonia*.—F. 280: filadélfeas, *phyladelphus*.

Cl. LXXI : *CRASULINEAS*.—F. 281: crasuláceas, *bryophyllum*, G. 677.—F. 282: cefalóteas, *cephalotus*.

Cl. LXXII : *HAMAMELINEAS*.—F. 283: hamamelídeas, *hamamelis*.— F. 284: alanjieas, *alanjia*.— F. 285 : gumeriáceas, *gumeria*.—F. 286: bruniáceas, *brunia*.

Seccion III: EPIJINOS.—Cl. LXXIII: *UMBELIFERINEAS*. —F. 287 : umbelíferas ó umbeladas, *daucus*, etc., G. 1137, 1143,

1140.—F. 288 : eringieas, *eryngium*, G. 1131.—F. 289 : hidrocoti leas, *hydrocotyle*, G. 1132.—F. 290: araliáceas, *aralia*.

Hemos seguido para nuestra Flora ese método, solamente nos hemos visto precisados á omitir algunas clases y muchas familias, por no suministrar nada al arte de curar ni á las artes tampoco, de tal suerte que los números de las clases y los de las familias son diferentes.

MÉTODO ANALÍTICO Y DICOTÓMICO

PARA CONSEGUIR CON MAYOR FACILIDAD LA DETERMINACION Ó
EL NOMBRE BOTÁNICO DE LOS VARIOS GÉNEROS DE PLANTAS DE
QUE SE TRATA EN EL COMPENDIO DE TERAPÉUTICA VEJETAL DE
LAS ANTILLAS Y DE LA PARTE CORRESPONDIENTE DEL CONTI-
NENTE AMERICANO.

1. Vejetales fanerógamos ó de flores visibles, cuyos órganos
sexuales se pueden estudiar casi sin valerse de la lente ó del microscopio, 2. — Vejetales agamos, criptógamos ó acotiledóneos, ó
sin flores lejítimas, ó cuyos órganos que las reemplazan no se pueden observar ni estudiar sin emplear una buena lente ó el microscopio, 6.

2. De flores separadas ó solitarias; estambres de ordinario libres
y raras veces soldados entre sí por las anteras, 3.— De flores compuestas ó reunidas en número variable sobre un receptáculo comun,
contenidas en un invólucro formado de hojuelas ó de escamas mas
ó menos numerosas y dispuestas por séries; anteras casi siempre
reunidas ó soldadas entre sí, 719.

3. Hermafroditas ó unisexuales y rarísimas veces polígamas, 4.
— Tan pronto hermafroditas como polígamas, monoicas ó dioicas,
251.

4. Siempre hermafroditas, 5.— Siempre unisexuales, 84.

5. Completas, es decir provistas de las dos cubiertas florales, cáliz y corola bien distintas, y de los dos órganos sexuales, estambres
y pistilo, 465.—Incompletas, sin ninguna cubierta floral y desnudas
ó con una sola cubierta floral, á veces reemplazada por escamas,
295.

6. Agamos ó criptógamos : vejetales desprovistos de flores, sin
hojas ni tallo bien manifiestos, pero sí provistos de un thallus ó talluelo y formados de una sustancia homojénea celular, sin órganos
bien manifiestos ó particulares, 7.—Con hojas y tallos mas ó menos
bien caracterizados y exójenos ó endójenos, 36.

7. Siempre acuáticos ó viviendo en lugares muy húmedos, fila-

mentosos, filiformes, lameliformes ó foliáceos, provistos de una fronde; mas ó menos coloridos, propagándose por zoosporos, esporos coloreados ó por tetrasporos; alimentándose por toda su superficie del medio en que viven y pegados al suelo ó á las rocas á favor de garras, 9. — Nunca jamás acuáticos lejítimos y viviendo en el aire del cual sacan su alimento por toda su superficie; tienen un talluelo, 8.

8. Fungosos, pulverulentos, vejigosós ó con fluecos, crustáceos ó carnosos, de forma, tamaño y semblante muy variados; viviendo en el suelo ó como parásitas sobre los vejetales y á veces los animales, ó saliendo de las sustancias orgánicas en descomposicion sea principiante sea ya bastante avanzada; nunca jamás verdes, pero sí brunos ó coloridos; propagándose por esporos sin color ó brunos interiores ó esteriores y desprovistos de gonidias verdes, 18. — Con frondes de forma muy variada, vivaces, crustáceos, pegados en la tierra ó en los demas vejetales por medio de fibrillas celulares; multiplicándose por esporos ordinariamente encerrados en odres ó sacos ocupando espacios limitados y entremezclados con gonidias verdes, 29.

9. Cuerpos cristalinos, angulosos, fragmentarios, cerdosos, y cuya multiplicacion ó propagacion se verifica por espontánea separacion de sus propias sustancias, F. 1, S.-F. 1 y 2. — Nunca cristalinos pero celulares, vasculares ó tubulares, 10.

10. Vasculares, filamentosos ó membranosos, propagándose por zoosporos, formados en su interior á espensas de la sustancia verde, 13.—Celulares ó tubulares, 11.

11. Celulares ó tubulares, pero nunca simétricos, 12. — Siempre tubulares únicamente, con ramitas ó brazos simétricamente dispuestos, multiplicándose por medio de núcleos dispuestos á manera de espira y llenos de una sustancia sebácea: caráceas.

12. Propagándose por esporos simples formados esteriormente, 15. — Multiplicándose á favor de tetrasporos, 17.

13. Una fronde membranosa, llana ó tubulosa, verde ó purpurina, formada de una sola ó de algunas capas de utrículas justapuestas; esporos ó zoosporos con frecuencia cuaternarios : ulva, F. 1, S.-F. 3, T. XIII.—Ninguna fronde, 14.

14. Células globosas ó elípticas agrupadas por séries filiformes, simples ó ramosas y reunidas dentro de una masa mucilajinosa diversamente conformada ; viven sobre la tierra húmeda : nostoc, F. 1, S.-F. 3, T. III.—Filamentos simples ó ramosos articulados; gonidias verdes, color de aceituna ó brunas; esporos simples nacidos de la concentracion de las gonidias, de un solo endocromo ó de los dos endocromes vecinos : conferva, F. 1, S.-F. 3, T. IX.

15. Aerocistos ningunos ; fronde continua, membranosa ó plana, las mas veces flabeliforme ; esporos esteriores esparcidos ó agrupados en soros y acompañados ó no de parasporos : dictyota, F. 1, S.-F. 5, T. XII.—Siempre ó frecuentísimamente provistos de aerocistos, 16.

16. Fronde célulo-filamentosa continua y color aceitunado; frecuentemente provistos de aerocistos que suelen faltar bastantes ve-

ces; con conceptáculos esparcidos ó agrupados por el vértice de los rames, pero nunca jamas reunidos dentro de un receptáculo distinto de la fronde : *fucus*, F. 1, S.-F. 5, T. XI.—Aerocistos siempre presentes y dispuestos á manera de cadena ó contenidos en el interior de la fronde, que es muy variada, ó distintos y pedunculados; receptáculos distintos, simples ó ramosos, solitarios ó agrupados, axilares ó terminales : *sargassum*, F. 1, S.-F. 5, T. IX.

17. Frondes monosifóneas, articuladas, raras veces celulosas; receptáculos desnudos ó involucrados; tetrasporos frecuentemente salientes por afuera, color rojo mas ó menos oscuro : *ceramium*, F. 1, S.-F. 4, T. I.—Frondes continuas compuestas de celdillas redondeadas ó poliédricas; receptáculos esteriores; tetrasporos agrupados ó agregados con forma de manchas ó colocados sobre esporófilos : *plocamium*, F. 1, S.-F. 4, T. X.

18. Un himenion sea esterior y desnudo, sea interior y contenido en un peridio, 19. — Sin himenion ó membrana fructifera alguna visible, 27.

19. Himenion desnudo; esporos generalmente cuaternarios, sostenidos por esporanjios distintos; hongos carnosos, esponjosos, etc., y de forma muy variada, 20. — Himenion ó membrana fructifera contenida en un peridio; esporos generalmente cuaternarios sostenidos por esporanjios distintos; hongos mas ó menos redondeados, al principio cerrados y mas luego reventándose desigualmente, para que salgan los espórulos con forma pulverulenta ordinariamente, 26.

20. Himenion formado de láminas ó plegado, poroso ó sinuoso, subulado ó tuberculado, 21. — Himenion lampiño confluente con el receptáculo, anfíjeno y liso, pero nunca jamás laminoso, poroso, subulado ni tuberculado tampoco, 25.

21. Laminoso y plegado, 22. — Poroso ó sinuoso, subulado ó tuberculoso, 23.

22. Siempre laminoso : hongos perfectos con figura de paraguas, de sombrerillo mas ó menos redondeado, de color variado, convexo, sostenido por un pedúnculo mas ó menos largo; láminas verticales cubriendo toda la cara inferior del sombrillo y dispuestas á manera de radios desde el centro ocupado por el pedúnculo hasta la circunferencia, completas ó incompletas, con ó sin velo : *agaricus*, F. 2, S.-F. 2. — Himenion plegado, cuyos pliegues son dispuestos á manera de radios y ramosos, sub-paralelos; sombrillo carnoso ó membranoso, sentado ó estipitado : *cantharellus*, F. 2, S.-F. 2.

23. Himenion poroso ó sinuoso, 24. — Himenion subulado ó tuberculado, homojéneo y concreto con el sombrillo y como aguijonoso, cuyas puitas cerradas son libres ó reunidas por la base; asdijeros esteriormente; hongos terrestres de sombrilla estipitada ó sentada, mas veces irregular : *hydnum*, F. 2, S.-F. 2.

24. Homojéneo con la sombrilla concretada, porosa, cuyos poros sub-redondeados y simples son asciferos interiormente; hongos terrestres ó parásitas, de sombrilla hemisférica, carnosa, blandita, con pedúnculo central á veces reticulado : *boletus*, F. 2, S.-F. 2.

25. Hongos terrestres que parecen árboles en miniatura, mas ó

menos blancos; receptáculo derecho, cilíndrico, homojéneo, confundido con el estipe; himenion concreto superficial con los sacos superficiales, distintos y delgados : *clavaria*, F. 2, S.-F. 2.

26. Terrestres de ordinario, provistos de raicitas y sin pedúnculo bien manifiesto: *lycoperdon*, F. 2, S.-F. 3.

27. Esporos simples, frecuentemente tabicados, situados sobre esporóforos mas ó menos distintos, copos fructíferos mas ó menos pedunculados, 28.— Esporidias contenidas en odres y generalmente en número de 4; vejetales subterráneos y pareciendo como tubérculos, casi globosos, mas ó menos parduscos, esteriormente lisos ó papiloso-verrugosos, indehiscentes ; interiormente coriáceo-venosos y reticulado-venosos y casi de aspecto de marmol el corte : *tuber*, F. 2, S.-F. 3.

28. Parásitas en las semillas ó en los ovarios fecundados de algunas gramíneas, cuyo gérmen destruyen y reemplazan, presentándose entónces con forma de masa sólida mas ó menos alargada ó hemisférica, cuyos espórulos se hallan en el interior : *spermoedia*, F. 2, S.-F. 3.

29. Núcleo ó thallus cargando con odres ó apotecias bien manifiestos, 30. — Núcleo ó thallus sin sacos ó apotecias tampoco visibles, pero al reventarse se presentan esporos desnudos ; thallus pulverulento y núcleo coetáneo, F. 3, T. I.

30. Thallus homojéneo jelatinoso ó cartilajinoso, F. 3, T. II. — Thallus heterojéneo pulverulento ó celular, 31.

31. Duplo, cuyo primario es horizontal, crustáceo ó escamosofoláceo, mientras el segundo es vertical y se vuelve como ramitas cartilajinoso-fistulosas ó huecas, todas subuladas ; apotecias libres, desnudas, con receptáculo propio ; orbiculares terminales ó esféricas, convexas y con figura de cabeza, sin ribete, pegadas por la circunferencia, con los lados uniformemente hácia adentro : *cladonia*, F. 3, T. IV.—Thallus simple ó único, y receptáculo thaliforme, 31 *bis*.

31 *bis*. Horizontal, estendido desde el centro, diferente por la base, frecuentemente velludo ; receptáculo al principio connivente y por fin abierto, 32. — Thallus vertical-cosimile, receptáculo abierto desde el principio, 33.

32. Cartilajinoso y estendido por ambos lados, provisto de un hipothallus abultado ; receptáculo con un disco subceráceo y provisto por la márjen de una membrana ; apotecias con figura de escudo y horizontales : *parmelia*, F. 3, T. IV.—Foliáceo, velludo por debajo, sin hipothallus ninguno ; receptáculo con un disco carnosito inato y al principio dispuesto á manera de velo; apotecias peltiformes ; vejetales terrestres subiendo de entre los musgos : *peltigera*, F. 3, T. IV.

33. Thallus mas ó menos cartilajinoso, 34.— Thallus nunca cartilajinoso ; vejetales criándose ordinariamente sobre la corteza de los árboles y que se presentan con forma de espansiones crustáceas, cilíndricas y ramosas, con una especie de apéndice central filamentoso ; apotecias terminales ó abrogueladas ; receptáculo thaliforme, con disco semejante por la márjen : *usnea*, F. 3, T. IV.

34. Nunca jamás membranoso, 35.—Cartilajinoso y membranoso

á la par; vejetales terrestres saliendo de entre los musgos; apotecias con figura de escudo, pegadas oblícuamente en la márjen del thallus; receptáculo thaloídeo teniendo por la márjen un disco por fin desigual : *cetraria*, F. 3, T. IV.

35. Thallus blandito esteriormente como estóposo; apotecias escutiformes y marjinales; receptáculo thaloídeo llevando por la márjen un disco semejante : *evernia*, F. 3, T. IV. — Thallus tieso, planta que se cria sobre los peñascos marítimos; apotecias escutiformes y laterales; receptáculo propio con figura de cúpula, thaloídeo y llevando por la márjen un disco convexo, no semejante y por fin evanescente : *Roccella*, F. 3.

36. Celulares ó vasculares, con las cajillas esporíferas sea inmersas en la sustancia de la fronde, sea encerradas en una especie de capucho con figura de gorra, 37. — Siempre vasculares, con las cajillas esporíferas nunca jamás inmersas en la sustancia de la fronde, ni envueltas tampoco por capucho alguno, 46.

37. Cajillas esporíferas, sin opérculo alguno, pero casi siempre con un elaterio ó filamento en espiral echado entre los espórulos en el interior de ellas, 38. — Capsulitas esporíferas siempre provistas de un opérculo, pero sin elaterio, 42.

38. Abriéndose por ventallas en un número definido é iguales; yerbitas rastreras pareciendo musgos, con hojitas celulares cercando un eje central; otras veces la hoja y el eje se confunden para formar una espansion membranosa; cajilas esporíferas con 4 valvas ó 4 partidas, con ó sin columela central; esporos entremezclados con los elaterios : *jungermanieas*, F. 4. — Cajillas esporíferas sin valvas, 39.

39. Siempre provistas de un elaterio, 40. — Sin elaterio siempre; yerbecitas acuáticas y nadantes, cuyas hojas y tallo se hallan confundidos en una especie de fronde celular, conteniendo las anteridias, cuya boca aparece al esterior con forma de papila ó de cono delgadito; pistilidias mono ó dioicas inmerjidas en su propia sustancia ó superficiales; sentadas ó pedunculadas; invólucro comun escamoso ó nulo; involúcelos nulos ó con figura de vejiguita agujereada por el vértice; cajillas esporíferas unidas con la cofia ó distintas de ella, globosas y reventándose desigualmente; esporos triangulares ó piramidales : *ricciaceas*, F. 4.

40. Peltadas ó abroqueladas; rajándose por un solo lado, y con cada esporo provisto de su elaterio propio, 41. — Reventándose irregularmente; yerbecitas estendidas sobre la tierra húmeda ó sobre la corteza de los árboles, con figura de espansiones foliáceas ó membranosas; cajillas esporíferas pedunculadas abriéndose por medio de grietas irregulares ó de dientes separados; esporos globosos entremezclados con elaterios, anteridias inmersas en la fronda ó colocadas sobre receptáculos disciformes y sesiles ó abroquelados : *marchancieas*, F. 4.

41. Yerbas mas ó menos altas y ramosas, de tallo compuesto de artejos huecos ceñidos por una membrana envainadora y dentada, sin hojas; fructificacion terminal formando conos ó cabezas compuestos del agrupamiento de escamas abroqueladas cuya cara infe-

rior carga con las cajillas esporíferas que se abren por medio de una grieta situada en su lado interno : *equisetum*, F. 7.

42. Abriéndose por medio de valvas, 43. — Sin valva alguna, 44.

43. Yerbecitas ramosas que parecen musgos, rojizas ó parduscas, de hojitas imbricadas con ó sin costilla ; cajilla esporífera provista de un capucho con figura de gorra, sentada sobre una especie de tubérculo ó de apófisis espeso, rajándose lonjitudinalmente en cuatro valvas iguales, de vértice reunido por el opérculo persistente ; esporos pegados en derredor de una columna central : *andráceas*.

44. Musgos lejítimos : pequeñas plantas herbáceas de eje cubierto de hojitas imbricadas enteras ó aserraditas : dos clases de órganos reproductores tienen : 1ª las anteridas, especies de sacos axilares, cilíndricos ó fusiformes y pedicelados, conteniendo muchos corpúsculos esféricos ú ovales; 2ª las pistilidias, con figura de botella y encerradas en una bráctea enrollada y cabalmente situadas por encima de la punta de las cajillas esporíferas, sostenidas por una cerda ó pedícelo y cubiertas por un capucho membranoso y cerrado por una tapa ú opérculo, por debajo del cual se hallan apéndices tiesos y dispuestos en una sola ó en algunas séries, y formando así el perístemo, cuyos dientes son pocos, muchos ó solamente 4 y reunidos entre sí de varios modos ; por el centro de la cajilla hay una columnita y la parte que se queda libre está llena de esporos : F. de las *bryáceas*, 45.

45. Caliptra ó capucho de base persistente y reventada por la parte mediana ; esporanjios situados por el vértice cortísimo de las ramitas, pedunculados, sin anillo; opérculo llano; boca abierta : *esfagnáceas.* — Caliptra circuncisa por la base ; esporanjios operculados, anulares, indehiscentes ó abiertos, con el opérculo echado de lado ; boca variada : *bríáceas*.

46. Cajillas esporíferas axilares ó radicales, con una sola ó con muchas celdillas y cuyos esporos son de dos clases, 47. — Cajillas esporíferas marjinales ó dorsales uniloculares y de ordinario ceñidas ó rodeadas por un anillo elástico; esporos de una sola clase, 50.

47. Uni ó 3-loculares, axilares y con los espórulos de una sola clase ; plantas herbáceas muy bonitas anuales ó vivaces; alguna vez que otra fruticulosas, con muchísimas hojitas imbricadas y casi escamosas, muy angulosas y todas semejantes, dispuestas por á 3 ó por á 4, cuyas laterales son mayores ; esporanjios de una sola figura ó de dos, cuyos farináceos son sub-reniformes ó algo arriñonados y con dos valvas, mientras los globulíferos son subglobosos 3, 4 lobos ó con 3, 4 valvas, formando amentos cuyos últimos ocupan la parte inferior : *lycopodium*, F. 6.—Cajillas esporíferas radicales y multiloculares, con los cuerpos reproductores de dos clases diferentes, 48.

48. Yerbecitas acuáticas con hojas pecioladas, ú veces sentadas y escamiformes, enrolladas al nacer. Organos reproductores encerrados en un involucro, los unos agrupados y pedicelados ó apiñados muchos, sentados y distintos de los otros, con que están entremezclados ó en contacto y que consisten en cuerpos ovales, provistos á veces de un pezoncito terminal de donde sale la germinación : *marsiliáceas*, 49.

49. Prefoliacion de los peciolos en báculo; esporocarpios libres uniformes y con valvas. Yerbecitas de tallo delgadito, filiforme, rastrero y echando raices en los lugares de suelo anegadizo ; cuyas hojas largamente pecioladas tienen fuera del agua su limbo compuesto de 4 hojuelas : *marsilea.*—Prefoliacion nunca jamás en báculo; esporocarpios de dos formas diferentes en el mismo tallito y situados cerca de la base de las hojas; yerbecitas nadadoras ramosas á manera de pluma ó de estrella, cuyas hojas alternas son frecuentemente papilosas : *salvinieas.*

50. Cajillas esporíferas ó esporanjios provistos de un anillo, pero ni marjinales ni dorsales tampoco, 51. — Cajillas esporíferas sin anillo, marjinales ó dorsales, 77.

51. Sentadas sobre un receptáculo mas ó menos pronunciado, con anillo vertical ancho y escéntrico, conteniendo esporos triquetros ó trílobos ; vejetales arborescentes mas ó menos altos, con semblante de palmeras, cuyas primorosas frondas que coronan su estipe son pinadas, bi-tripinadas ó bi-pinatífidas, F. 5, T. IV., 52. — Nunca colocados los esporanjios sobre un receptáculo, pero pediceladas ó sesiles, 54.

52. Esporanjios saliendo del lado de una vena simple y formando soros ó grupos sub-redondeados y esparcidos ; indusio pegado en el receptáculo por su parte inferior y por debajo, mientras la esterior es libre y por fin inclinado : *hemitelia.*—Esporanjios saliendo de la bifurcacion de una vena ó de la parte mediana, 53.

53. Receptáculo globoso ú oblongo ; soros esparcidos ó por séries á veces confluyentes; indusio formado de pelos ó de escamas laciniadas : *alsophila.* — Receptáculo siempre globoso ; soros ó grupos hemisféricos ó sub-globosos ; indusio situado por debajo del receptáculo, cerrado y por fin abriéndose por lacinias ó circunciso irregularmente : *cyathea,* F. 5, T. IV.

54. Esporanjios pedicelados provistos de un anillo vertical perfecto ; esporos redondos ú oblongos, F. 5, T. VI, 55. — Esporanjios sesiles, muy delgados y ceñidos por un anillo imperfecto ancho y á veces apenas notable, F. 5, T. VII.

55. Indusio ó escama membranosa, especie de camisa que cubre mas ó menos los esporanjios y los acompaña, ó nula 56.— Esporanjios siempre provistos de un indusio mas ó menos lejítimo, cuya forma y figura son variadas, 63.

56. Esporanjios situados sobre la cara inferior de las hojas, que la cubran ó no, pero nunca jamás saliendo de las venas ó de sus divisiones, 57.—Esporanjios siempre colocados sobre las venas ó sus divisiones, 59.

57. Agrupados en la cara inferior ó algunas veces por ambas caras á la par, que tienen mas ó menos cubiertas, pero nunca jamás situados sobre las venas ó sus divisiones; tallo rastrero simple ó ramoso, con frondas ternadas, pinadas ó tripinadas, pero las mas veces simples, cuyas fructíferas son semejantes á las demas ó mas estrechas y contraidas : *acrostichum.* —Esporanjios situados por la cara inferior que no cubren y cuyos soros son dispuestos en líneas continuas ó interrumpidas, 58.

58. Solitarios entre la costilla y la márjen, con que están paralelos, y reunidos por la parte contraria á las venas; tallo herbáceo, corto y de fronda simple : *taenitis.* — Marjinales y escondidos por las cerdas ó pelos de las frondas; tallo herbáceo, corto, con frondas simples, pinadas ó tripinadas, pelierizadas : *nothochlena.*

59. Saliendo de las venitas dispuestas en redecillas por la cara inferior de las frondas, cuyas fructíferas son mas largamente pecioladas y menores que las estériles acorazonadas, palmeado-quinquelobas, velludas y de cuyos senos salen yemas; tallo herbáceo : *hemionitis.* — Saliendo mas ó menos de las venas no dispuestas á manera de redecilla, 60.

60. Esporanjios agrupados en soros lineares, 61. — Esporanjios nunca dispuestos en soros lineares, pero sí sub-redondeados ó con figura de semi-luna, 62.

61. U oblongos situados sobre las venas primarias ahorquilladas ó pinadas; tallo herbáceo las mas veces abreviado, cuyas frondas compuestas ó descompuestas son raras veces simples, y frecuentemente velludas, de dos colores y furfuráceas á la vez : *gymnogramme.* — O sub-rotundos situados sobre las venitas ó sobre el brazo superior de las bifurcaciones; tallos rastreros ó raras veces formando como cepas, de frondas simples intejérrimas ó repandas y pinatífidas; rarísima vez bífidas ó pinadas : *grammitis.*

62. Soros algo semi-lunares situados sobre las venas transversales; rizoma rarísima vez de tallo arbóreo y recto, de frondas pinadas ó trifoliadas : *meniscium.* — Soros sub-rotundos y esparcidos ó dispuestos por séries sobre las venas; tallo rastrero ó derecho las mas veces herbáceo, raras veces arbóreo, con frondas simples enteras ó pinado-compuestas y descompuestas : *polypodium*, F. 5, T. I.

63. Indusio simple, 64. — Indusio doble : esporanjios situados en el vértice de las venas y formando soros marjinales sub-redondeados; indusio lejítimo membranoso y continuándose con las venas, mientras el falso saliendo del lóbulo de la fronda cubre el primero. Tallo arbóreo derecho con frondas pinadas, bipinadas ó triplicado-pinadas : *dicksonia*, F. 5, T. I.

64. Lejítimo, 65.—Falso y redoblado sobre la márjen de la fronda de donde nace; esporanjios saliendo de los ápices distintos de las venas y agrupados en soros sub-rotundos y aproximados á la márjen de las frondas; tallo herbáceo y rarísimas veces arborescente con frondas pinatífidas, bipinadas ó sobre-descompuestas : *cheilanthes*, F. 5, T. I.

65. Mas ó menos continuo con la márjen de la fronda, 66. — No continuo con la márjen de la fronda con la cual no tiene relacion alguna, 68.

66. Adherido al receptáculo y libre interiormente; esporanjios saliendo de los ápices distintos de los venas y colocados sobre receptáculos lineares ó puntiformes y agrupados en soros marjinales. Tallo herbáceo, las mas veces rastrero y rizoma, con frondas compuestas, sobre-descompuestas, rarísima vez simples, blandas ó coriáceas, lustrosas : *adiantum*, F. 5, T. I. — Nunca adherido al receptáculo, 67.

67. Arrollado; esporanjios colocados sobre los ápices anastomosados de las venitas y agrupados en soros semilunares que se hallan en los senos de las frondas ; tallo herbáceo pelierizado ó aguijonoso, con frondas bipinatífidas, laciniado-festoneadas ó sinuadas: *lonchitis*, F. 5, T. I. — Nunca arrollado pero escarioso y abovedado ó no, 68.

68. Nunca abovedado, 69. — Siempre abovedado, escarioso y libre por la parte que mira á la costilla; esporanjios agrupados en soros lineares mellizos continuos y paralelos de cada lado de la costilla. Tallo herbáceo, alguna vez que otra alto y arborescente, con frondas pinatífidas ó pinadas, rarísima vez simples, cuyas fértiles son casi conformes ó algo contraidas : *blechnum*.

69. Membranoso ó avitelado, 70. — Escarioso y de base ancha ó pegado de la márjen y con el vértice libre esteriormente; esporanjios situados sobre el ápice de las venas y en soros sub-redondeados y aproximados á la márjen ; tallo herbáceo rastrero ó derecho, con frondas simples pinadas ó descompuestas : *davallia*.

70. Avitelado ó no, con dos ventallas ó con una sola, 71.—Membranoso y abrazando la fronda, libre esteriormente; esporanjios situados en el ápice de las venas y reunidos en soros continuos, con la márjen de la fronda que abrazan ; tallo herbáceo con frondas simples pinadas ó descompuestas : *lindsaea*.

71. Avitelado y con una sola valva, libre interiormente ; esporanjios saliendo de los ápices de las venitas, agrupados sobre receptáculos nerviformes abrazando la márjen de la fronda y en soros marjinales por consiguiente ; vejetales de aspecto muy variado con rizoma ó con tallo derecho, alguna vez que otra arborescente, con frondas compuestas ó raras veces simples : *pteris*. — No avitelado con una sola ó con dos valvas, 72.

72. Con dos ventallas, sea lejítimas sea falsas, 73. — Nunca con dos ventallas, pero sí con una sola, 74.

73. Las dos valvas lejítimas y de igual testura que la fronda ; esporanjios agrupados en soros lineares continuos y paralelos con la costilla ó la nervadura ; frondas entejérrimas y lineares : *vittaria*. —Membranoso y saliendo lateralmente de la vena, connivente por encima de los soros y con dos valvas falsas; esporanjios situados sobre los brazos de la bifurcacion de las venas y agrupados en soros oblongos, mellizos por estar en los brazos contiguos de varias venas ; frondas lanceoladas, acorazonadas ó alabardiformes y siempre enteras : *scolopendrium*.

74. Esporanjios en soros arriñonados y situados en un seno de la fronda, 75. — Nunca jamás arriñonados los soros, ni situados tampoco en un seno de la fronda, 76.

75. Sub-redondeados y dispuestos en séries, formados por esporanjios colocados sobre un receptáculo saliendo de un crecido que se halla en la parte mediana de la vena ; tallo herbáceo de frondas pinadas ó bi-pinatífidas : *nephrodium*.— Soros sub-globosos formados de esporanjios situados en un receptáculo proviniendo del ápice abultadito del brazo superior de las venas ; tallo rastrero con frondas pinadas ó bipinadas : *nephrolepis*.

76. Indusios redondeados, abroquelados, libres por la márjen continuos con el receptáculo; esporanjios colocados sobre un rece táculo columnar formado por el abultamiento del ápice ó de l anastomosis de las venas y agrupados en soros sub-redondeados parcidos ó dispuestos por séries; vejetales de semblante y aspe muy variados : *aspidium*. — Indusios nacidos de la vena, tan pro confluentes entre sí como libres; esporanjios situados sobre ven bifurcadas ó dicótomas y agrupados en soros lineares mellizos, cer de los brazos de las venas; tallo rastrero ó derecho, alguna vez q otra arborescente, con frondas simples pinadas ó bipinadas : *dipl zium*.

77. Las mas veces dorsales ó raramente apanojadas, 78. — Sie pre marjinales y situadas sobre una vena que se va dilatando á l largo del borde de la fronda; anillo horizontal completo ; espor convexo-tetraedros ; esporanjios sentados sobre una columnita fili forme formada por la vena prolongándose algo mas allá que la mái jen de la fronda, ceñidos por un indusio continuo con la fronda ciatiforme; yerbecitas de tallo rastrero ó rizoma con frondas espar cidas ó agrupadas, lobadas, pinadas ó descompuestas : *trichomanes*, F. 5, T. II.

78. Siempre dorsales y nunca apanojadas, 79.—Tan pronto dor sales como apanojadas y pediceladas; anillo ancho, dorsal é incom pleto, abriéndose por el vértice; esporos redondeados ú oblongos; indusios variados; frondas bipinadas, cuyas fértiles son con mayor frecuencia recojidas : *osmunda*, F. 5, T. III.

79. Anillo completo, ancho, estriado, transversal ó sub-oblicuo. abriéndose interior y transversalmente; esporanjios hipófilos y sen tados ; esporos oblongos ó arriñonados; indusio nulo ó falso saliendo de la márjen de la fronda y arrollado hácia fuera; tallo rastrero con frondas estipitadas, pinadas, dicótomas con las pínulas frecuen temente pinatífidas : *gleichenidceas*, F. 5. — Anillo completo estre cho ó recojido, terminal, abriéndose esterior y lonjitudinalmente: esporanjios hipófilos sesiles, con.esporos piramidales ó cónicos, pro vistos de esporodermos crestados ó erizados ; indusios variados; á veces volubles, de frondas variadas cuyas fértiles son contraidas: *esquizdceas*, F. 5, 80.

80. Indusio nulo, 81. — Indusio escamiforme acogollado, pegado transversalmente de las venas y tapando cada uno de los esporan jios dispuestos en dos séries alternadamente sobre las lacinias mar jinales de las frondas y abriéndose lonjitudinalmente. Tallo voluble, escandente ó trepador con frondas conyugadas, palmeadas, lobadas ó pinadas : *lygodium*.

81. Esporanjios sesiles y dispuestos en dos séries sobre las laci nias laterales y mellizas de las frondas y recojidas en raquis multi plicado apanojado y no marjinado ; desnudos y abriéndose esterior y lonjitudinalmente. Yerbecitas de rizoma ascendente ó rastrero con frondas estipitadas, cuyas estériles son ternadas, pinadas, bipinatí fidas ó descompuestas, mientras las fértiles son ternado-pinadas. ó sobre-descompuestas : *aneimia*.— Esporanjios situados sobre las la cinias lineares y provistas de una membrana marjinal, opuestos en

el ápice de las frondas en donde están dispuestos á manera de los dientes de un peine, dijitados ó dispuestos en dos ó en 4 séries, sostenidos por pelos, abriéndose esterior y lonjitudinalmente. Rizoma cerdoso con frondas simples estipiformes dicótomo-partidas ó con forma de abanico : *schiznea*.

82. Esporas elipsoídeos; indusio nulo, superficial ó concreto, con los esporanjios hipófilos, sesiles, distintos ó reunidos entre sí y abiertos sea por el vértice, sea por el lado; frondas simples, pinadas ó 3 veces pinadas, con las hojuelas siempre elongado-lanceoladas y enteras, F. 5, T. VIII, 83. — Esporos farináceos; esporanjios sentados uniloculares ó provistos de un tabique transversal é incompleto que les hace casi biloculares, coriáceos, sin vasitos, distintos ó conatos entre sí, semi-bivalves. Frondas saliendo mellizas de un rizoma, derechas al nacer, la una estendida y la otra recojida en raquis y fructífera, F. 5, T. IX.—Esporanjios trabados y dispuestos en espigas dísticas y articuladas, uniloculares y abriéndose transversalmente; yerbecitas de fronda estéril foliácea y anchamente oval, de cuya vajina sale la fértil : *ophioglossum*.

83. Indusios superficiales ciñendo los soros lineares formados por esporanjios trabados, dispuestos en dos séries aplicadas á las venas transversales y abriéndose por medio de un poro. Tallo derecho ó erguido con fronda simplemente pinada de divisiones enteras : *danuea*. — Indusios coriáceos trabados con los soros y lonjitudinalmente bivalves; esporanjios dispuestos en dos séries, aplicados al ápice de las venas transversales, conatos entre sí y formando soros oblongos que se abren transversalmente por medio de una grieta vertical; frondas estipitadas, bipinadas ó tres veces pinadas : *marattia*, F. 5, T. VII.

VEJETALES UNISEXUALES.

84. Monoicos ó dioicos, 86. — Polígamos ó seudo-polígamos, 85.

85. Polígamos lejítimos ó provistos de flores hermafroditas y unisexuales, tan pronto sobre el mismo individuo como sobre dos sujetos distintos, pero siempre de la misma especie, 251. — Seudo-polígamos, es decir monoicos y dioicos á la par.

86. Vejetales monoicos, 87. — Vejetales dioicos, 200.

87. Arboles, arbustos ó matas, 88. — Yerbas ó plantas herbáceas de ordinario, 153.

88. Cuyo tallo es un astil ó estipe, 89. — Con tronco ó tallo lejítimo, 103.

89. Monoicos lejítimos, 93. — Andrójinos ó monoicos, con flores teniendo ambos órganos sexuales, pero que necesitan del concurso de otra flor mas perfecta para salir fecundada, 90.

90. Todos los espádices ó támaras andrójinos, cuyas flores superiores son masculinas, mientras las inferiores son femeninas ; espádices sentados en un eje escamoso ; espata monófila, mucronada y asurcada por el dorso, 91.—De los espádices ó támaras que sobre el mismo árbol se hallan los unos son andrójinos, mientras los otros son

masculinos, con las flores densamente dispuestas en los brazos; espata monófila, leñosa, espesa en forma de curiara ó de canoa, asurcada, persistente y cuyo ápice se prolonga en pico largo, 92.

91. Grandes y primorosas palmeras de frondas muy largas pinadas ó pinatífidas, de estipe desnudo y á veces muy alto; flores femeninas con un periantio único partido en 9 divisiones en 2 séries, cuyas 3 esteriores parecen un cáliz á algunos autores, mientras las 6 interiores segun ellos representan la corola; ovario único trilocular, pero unilocular y con un solo óvulo por causa de aborto, ovoídeo, sentado y algo hueco; las flores masculinas, al contrario, constan de un periantio con 6 divisiones dispuestas tambien en 2 séries, conteniendo 6 estambres y á veces los rudimentos del ovario. Fruto drupáceo muy grueso, cuya base acompaña el periantio persistente y algo crecido : *coccos*, F. 14, T. IV.

· 92. Palmera que se eleva hasta 10 y 15 varas de altura, de estipe sin espinas, pero que se queda durante mucho tiempo con la base de las frondas que no se desprende sino despues de podrida, lo que le da un aspecto particular; sus frondas no son muchas, algo distantes, derechas, muy grandes y largas de 3 á 5 varas y hasta mas, pinadas; támaras muy grandes, muy furnidas de flores, axilares y con eje grueso y fuerte, del cual salen una multitud de brazos largos como de 6 á 7″, horizontales, que cargan con flores sentadas cuyas femeninas ocupan la parte inferior; de periantio con 6 divisiones en 2 séries ; en las flores masculinas las 3 divisiones esteriores del periantio son membranosas y óvalo-triangulares, mientras las 3 interiores son lanceoladas y sub-coriáceas, y contienen 6 estambres, con anteras lineares y pegadas al dorso; en las femeninas, al contrario, las divisiones periantiales son membranosas, poco largas y todas semejantes, acrescentes y persistentes, ovario ceñido por una cupulita membranosa, óvalo-cónica, de cuyo ápice sale un estilo corto cilíndrico, terminado por 3 estigmas arrollados y abiertos; drupa oval del tamaño como de un huevo grueso de paloma, con epicarpio cartilajinoso, cubriendo un mesocarpio mucilajinoso ácido y fibrosito; hueso durísimo fusiforme; endospermo duro, oleajinoso, con el embrion lateral : *maximiliana*, F. 14, T. IV.

93. Espádices con una, dos ó mayor número de espatas, 94. — Espádices sin espata alguna; estipe no muy alto, vestido de fibras dispuestas como en redecilla; frondas bastante grandes, inermes, pinadas, con las divisiones dobladas y cuya base del raquis está á veces provista de fibras negras muy fuertes y pareciendo crin; espádices densos color de orin y apanojados, con las flores sentadas adentro de los alveolos de sus brazos, provistos de brácteas y de bracteitas ; série esterior del periantio formada de 3 piezas ovales é imbricadas, las de la interior son tambien ovales y á su base están insertos 6 estambres inclusos, de filamentos planos y reunidos por la base, de anteras ovales y erguidas, con el rudimento del ovario en el centro de las flores ; en las flores femeninas las divisiones de la série esterior periantial son anchamente ovales, con las de la interior iguales; ovario turbinado sub-trígono, con estigma sentado,

cortísimo y abierto; baya drupiforme, comprimido-globosa, de color amarillento-verdoso, monosperma, de endospermo igual y córneo, con el embrion lateral y situado cerca de la base : *leopoldina*, F. 14, T. V.

94. Espatas dos ó una sola, 95.— Espatas muchas : primorosísimos árboles de estipe alto, sostenido ordinariamente por un cono de raices sobresaliente en el suelo, inerme, anuloso, frecuentemente mas crecido por la parte media; frondas elegantemente pinadas, cilíndrico-convolutas por la base de los raquises, con divisiones ú hojuelas deltoídeas anteriormente dentadas ó como roedas; espatas pronto decíduas saliendo por debajo de las frondas, envolviendo espádices ramoso-tomentosos, de flores densas, amarillentas, acompañadas de brácteas y de bracteitas poco desarrolladas; periantio de las masculinas, de série esterior 3-fila, cuyas divisiones son cóncavas y ovales, mientras la série interior, de 3 piezas tambien, las tiene ovales y erguidas; estambres 12-24 con filamentos cortísimos y cilíndricos, cuyas anteras tetrágonas acompañan á los rudimentos del ovario. El periantio de las femeninas difiere por ser orbiculares é imbricado-convolutas las divisiones de la série esterior, mientras las de la interior son conformes con las masculinas; ovario trilocular y unilocular por causa de aborto, cuyo ápice lleva tres estigmas sentados. Baya monosperma, de color aleonado-verdoso, de mesocarpio poco fibroso y jelatinoso; hueso durísimo moradusco amarillento; endospermo igual un poco huesoso, embrion basilar: *iriartea*, F. 14, T. V.

95. Dos espatas, 96. — Una espata única : estipe alto de 15 á 20 varas y hasta mas, con aguijones fuertes, frecuentemente ventrudo por la parte media, coronado por frondas grandes, pinadas, sub-erizadas; espádices axilares simples y persistentes, con las flores masculinas situadas en la parte superior de los brazos y sentadas en los alveolos, mientras las femeninas ocupan la parte inferior que es como reticulada; periantio de las flores masculinas cuyas 3 divisiones esteriores y pequeñas son ovales, mientras las 3 interiores prismático-cilíndricas por la base son lanceolado-oblongas; 6 estambres inclusos, de filamentos comprimidos con anteras lineares, sub-asaetadas, acompañando al rudimento del ovario que ocupa el centro de la flor, mientras el de las femeninas tiene sus divisiones esteriores redondeadas y las interiores ovales y de estivacion imbricada; ovario 3-locular pelierizado, envuelto en una especie de cúpula anular 6-dentada : estilo corto con 3 estigmas lanceolados y vueltos hácia fuera. Drupa redonda de epicarpio mucilajinoso fibroso, algo comestible; hueso espeso lenticular, con 3 poros laterales; endospermo oleajinoso muy duro; embrion ocupando uno de los ojos laterales : *acrocomia*, F. 14, T. IV.

96. Las dos espatas completas ó incompletas, pero nunca partiéndose en fibras lonjitudinales que las hace parecer muchas, 97.—Las dos espatas completas, pero por fin partiéndose en fibras lonjitudinales, cuya esterior, comprimida y de márjen como con dos filos apenas pronunciados, está abierta por el ápice. Estipe de altura mediana, grueso, derecho ó inclinado, con escamas ó cicatrices: fron-

das bastante grandes, pinadas, casi derechas, cuyos raquises son espinoso-aserrados por la márjen; espádices densamente corimboso-ramosos y tomentosos, con alveolos conteniendo las flores cuyas masculinas son densamente imbricadas y las femeninas esparcidas; periantio de las primeras cuyas 3 divisiones esteriores papiráceas son lineares ó lanceoladas, mientras las 3 interiores membranosas, lanceoladas y conniventes, contienen 6 estambres inclusos, de fila-mentos formando una especie de odrecita de vértice 6-fido, con an-teras ovales ú oblongas y abiertas, conteniendo en el centro un ovario rudimentario. Las tres divisiones del periantio de las feme-ninas son membranosas, ovales ó imbricado-convolutas, las interio-res, en número de 3 ó de 6, son ovales ú oblongas é imbricado-con-volutas; ovario oval ó sub-cilíndrico 3-locular, con dos celdas abortadas; estigmas 3 como ganchosos y abiertos; drupa angulosa y oval, monosperma, cuyo sarcocarpio fibroso es á la vez como fon-goso y oleajinoso; endospermo córneo, con el embrion lateral y si-tuado cerca del ápice : *elais*, F. 14, T. IV.

97. Las dos espatas completas, cuya esterior no se revienta por la barriga; frondas provistas de una vaina coriácea cilíndrica y muy larga, 98. — Espata esterior solamente completa, mientras la in-terior, de ápice abierto, se revienta por la barriga; frondas de base apenas envainadora, 101.

98. Flores masculinas y femeninas entremezcladas sobre el ápi-ce; las primeras mas abundantes en la parte superior de los brazos, mientras las segundas lo son por la base de ellos; endospermo nun-ca ruminado y las divisiones calizinales nunca aquilladas, 99. — Igual disposicion de las flores, periantio de estivacion valvar en las masculinas y arrollada en las femeninas; endospermo siempre ru-minado, 100.

99. Estipe de tamaño regular bastante alto, anilloso é inerme; frondas pinadas con divisiones pectinadas, desiguales y bífidas por el ápice; espata interior sub-leñosa, envolviendo el espádice entero, y por fin abriéndose por el vértice; flores sentadas, bracteadas y bi-bracteoladas; periantio de las masculinas 6-filo, cuyas divisiones es-teriores, anchamente ovales, son imbricadas y por fin reunidas, mientras las interiores son libres, oblongo-lanceoladas y de estiva-cion valvar, conteniendo por su fondo 6, 9, 12 estambres de fila-mentos subulados, con anteras lineares dorsífijas y por el centro un ovario rudimentario. El de las femeninas es conforme y contiene una especie de corona 6-dentada formada por los estambres rudi-mentarios, en el centro de la cual está el ovario trilocular, termi-nado por tres estigmas sentados y conniventes. Drupa pequeña oval, bacciforme, de sarcocarpio fibroso; hueso de testa coriácea y del-gada; endospermo córneo é igual con el embrion basilar : *orsodoxa*, F. 14, T. V.

100. Estipe fuerte, delgado, derecho, alto, anillado ó liso, iner-me ó á veces aguijonoso, con frondas pinadas, de divisiones pec-tinadas, abiertas, lanceoladas y aguzadas, cuyo raquis está á veces provisto de aguijones; espatas membranosas ó fibroso -coriáceas; flores sentadas en los alveolos de los brazos de los espádices y brac-

teoladas; periantio de las flores masculinas 6-partido, cuyas tres lacinias esteriores son aquilladas y las 3 interiores sueltas, son lanceoladas y de estivacion valvar, conteniendo en su fondo 3, 6, 12 estambres, de filamentos subulados y reunidos por la base con anteras ovales y asaetadas, en cuyo centro está el rudimento del ovario; en las femeninas el periantio es conforme, pero la estivacion de la série interior es arrollado-imbricada, con el rudimento de los estambres y en el centro el ovario oval trilocular, de cuyo ápice salen 3 estigmas sentados y abiertos. Drupa bacciforme, monosperma, de sarcocarpio fibroso; hueso de testa delgada, crustácea y membranosa; endospermo ruminado, con el embrion basilar ó lateral cerca de la base : *areca*, F. 14, T. V.

101. Espata esterior mas corta, abierta por el ápice y membranosa, interior fusiforme, coriácea ó sub-leñosa; estambres 6, 9, 12 saliendo de un disco basilar, 102. — Espata esterior corta, cilíndrica y de ápice bífido, interior leñosita y fusiforme; estambres 6, dispuestos por pares opuestos á las divisiones interiores del periantio; primorosos árboles de estipe largo de 10 á 15 varas y hasta mucho mas, delgado, derecho, con zonas circulares y provisto de aguijones dispuestos á manera de espiral; frondas bastante grandes, aproximadas en el vértice, de raquis aguijonoso, pestañoso por la base, pinadas y con hojuelas lineares. Espádices bastante grandes, axilares, simples, cuyos brazos alveolado-tomentosos cargan con flores sentadas y bracteoladas, de periantio con la série esterior en ambos sexos monófila; en las masculinas es sub-globosa y sus 3 lóbulos profundos son orbiculares ú obovales; en las femeninas es al contrario sub-campanuda ó turbinada y de boca troncada : la série interior en las masculinas es algo plana, con tres ángulos algo membranosos y sub-agudos, conteniendo los estambres cuyos filamentos subulados llevan anteras lineares, oblongas y acostadas, con el rudimento del ovario en el centro; en las femeninas es aniliforme, membranosa y 3-dentada; ovario de base al principio triangular y despues sub-globosa, con 2 celdas rudimentarias abortadas, de cuyo ápice salen 3 estigmas sentados. Drupa oval, color amarillo anaranjado, de tamaño ordinariamente de un huevo de paloma, con el sarcocarpio fibrosito, carnoso y algo oleajinoso; hueso duro con 3 poros por el vértice, conteniendo un endospermo cartilajinoso : *guilelmia*, F. 14, T. IV.

102. Palmeras ordinariamente pequeñas, cuyo estipe mas ó menos largo tiene solamente 1″·2″ de diámetro y es muy aguijonoso; frondas pinado-pectinadas, pocas, terminales ó esparcidas á lo largo del estipe por trechos inermes; espádices terminales ó laterales y á veces axilares, simples ó formados de brazos simples, cuya parte inferior está ocupada especialmente por las flores femeninas, mientras las masculinas, mucho mas numerosas, están esparcidas y hasta entremezcladas con ellas, sentadas y bracteadas todas; periantio de las masculinas 5-partido ó trífido, con las divisiones esteriores sub-lanceoladas; las interiores, al contrario algo planas, son estriaditas, de base frecuentemente reunida, con los filamentos subulados que cargan anteras sub-asaetadas, mientras el de las femeninas es ur-

ceolado ó aniliforme; ovario oval ó prismático-trígono, con un estigma y formando al principio una especie de pirámide en el fondo y centro de la flor. Drupa de epicarpio crustáceo, con el mesocarpio mucilajinoso-ácido y pulposo; hueso muy duro : *bactris*, F. 14, T. IV.

103. Vejetales resinosos siempre verdes, cuyo fruto es un cono, 104. — Vejetales resinosos no siempre verdes y cuyo fruto no es nunca ni un gálbulo ni un estróbilo tampoco, 107.

104. Gálbulo ó sícono cuyas escamas carnositas se han soldado entre sí para formar una especie de drupa escamosa por la base, ombligada por el ápice, con 1 ó 3 semillas erguidas y de testa huesosa; árboles pequeños ó arbustos á veces dioicos, con hojas linear-lanceoladas, tiesas, las mas veces diminutas y escamiformes; flores masculinas en amentos axilares ó sub-terminales, globosos y pequeños; estambres algunos, desnudos, insertos en un eje, de filamentos escéntricamente abroquelados y empizarrados, celdillas de las anteras 3, 6, abriéndose lonjitudinalmente, reunidas inferiormente por la márjen; amentos femeninos ovales, con brácteas imbricadas por la base, invólucro formado de 3, 6 escamas reunidas por la base, y conteniendo 1 ó 3 óvulos : *juniperus*, F. 34. — Estróbilo ó cono lejítimo formado de escamas leñosas ó coriáceas, de vértice incrasado, areoladas ó mas veces aguzadas, persistentes y libres; 1, 2, 3 semillas alojadas en una escavacion que se halla en la base de las escamas, inversas y bastantes veces provistas de una especie de ala; árboles de ordinario altos y corpulentos, 105.

105. Hojas lineares, amanojadas ó fasciculadas, cuyos hacecillos están envueltos separadamente por la base con una vaina membranosa; anteras biloculares abriéndose lonjitudinalmente, 106. — Hojas tambien lineares, de ordinario menos largas, no fasciculadas, pero sí siempre solitarias, esparcidas ó dísticas; celdillas de las anteras abriéndose transversalmente ; amentos masculinos axilares, agrupados hácia el ápice de las ramitas; amentos femeninos laterales y esparcidos; brácteas persistentes; escamas aguzadas por el ápice; estróbilo oblongo formado de escamas sub-leñosas, lisas, de base no hueca, con las semillas libres del eje y siempre aladas: *abies*, F. 33.

106. Amentos masculinos numerosos, dispuestos en espigas terminales; amentos femeninos 2, 3 solitarios y terminales; brácteas fugaces; escamas superiormente y por debajo del ápice arrejonadas ó mucronadas, decíduas; estróbilo cónico formado de escamas leñositas, de ápice engrosado y angulosas, huecas por la base, por fin desparramadas y persistentes ; testa de las semillas leñosa ; ala decídua : *pinus*, F. 33.

107. De savia lechosa, 108. — De savia nunca lechosa, 137.

108. Arboles mas ó menos grandes, 109. — Arbustos, matas ó plantas herbáceas, 129.

109. Flores mas ó menos desnudas y por consiguiente incompletas, siempre insertas sobre un receptáculo de forma y tamaño muy variados, 110. — Flores nunca desnudas ni tampoco colocadas sobre un receptáculo, 116.

110. De inflorescencia andrójina, flores colocadas en la parte interior hueca de un receptáculo ó involucro que se vuelve carnudo y simula un fruto, con escamitas situadas en la boca que se halla en su ápice, 111.—De inflorescencia monoica ó raras veces á la par dioica por causa de aborto; flores situadas por toda la superficie esterior de un receptáculo mas ó menos cilíndrico, nunca hueco y mas ó menos carnudo, 112.

111. Arboles á veces muy corpulentos, muy altos, muy ramosos, cuyas ramitas se terminan siempre por una yema mas ó menos cónica, puntiaguda y siempre envuelta en una especie de espata membranosa; de hojas simples, ordinariamente alternas, y rarísimas veces opuestas, mas ó menos pecioladas, enteras mas ó menos lobadas, coriáceas, lisas y lustrosas ó ásperas y opacas. Las flores masculinas situadas algo por debajo de las escamas que tapan la boca del involucro, á la parte superior é interna, del cual se las halla formadas de un periantio de 2, 6 divisiones desiguales y conteniendo 1, 2, 3 y hasta 6 estambres salientes; las femeninas al contrario están colocadas sobre toda la parte interna del involucro y constan de un periantio 5-partido y membranoso, que se aplica á un carpelo simple que contiene un óvulo colgante y terminado por un estilo lateral que lleva dos estigmas filiformes. El involucro, llegada la sazon de la madurez, es un higo y contiene en su interior muchos aquenios muy pequeños, lenticulares, que contienen un embrion encorvado alojado en un endospermo carnudo : *ficus*, F. 41, G. III.

112. Flores siempre monoicas, sentadas sobre un receptáculo mas ó menos largo ó globoso, nunca desnudas y cuyas masculinas son dispuestas en amento y las femeninas en cabeza globosa, 113. — Flores monoicas ó dioicas por causa de aborto, siempre desnudas, sentadas sobre un receptáculo globoso que se vuelve abayado, axilar y pedunculado y separadas las unas de las otras por una bráctea abroquelada, 114.

113. Arboles muy grandes, corpulentos, ramosos, de hojas mas ó menos grandes, enteras ó lobado-sinuadas, pecioladas, alternas, aproximadas al vértice de las ramitas especialmente, las cuales se terminan por una yema puntiaguda algo corva, cónica y envuelta en una membrana espatiforme y caduca. Amentos masculinos casi cilíndricos, bastante gruesos y largos de 5″-6″, con muchísimas flores sentadas y de periantio con 2 valvas, conteniendo un estambre único; los femeninos al contrario, mas ó menos esféricos, son formados de muchas flores desnudas, cada una con un solo pistilo compuesto de un ovario ovoídeo, unilocular, de cuyo ápice sale un estilo filiforme simple 2, 3-partido y que se termina por un estigma único y simple por cada brazo. Tales ovarios, soldándose con el receptáculo en que están pegados, constituyen una fruta muy gruesa que contiene pepitas envueltas en una carne abundante, las cuales abortan en una especie, de manera que la fruta es una masa enorme de pulpa comestible : *artocarpus*, F. 39, T. I, G. I.

114. Arboles grandes y corpulentos, á veces muy altos, coposos, de hojas simples alternas, coriáceas, pecioladas, estipuladas, oblongo-lanceoladas, enteras ó á veces aserraditas, alampiñadas ó pubes-

centes; pedúnculos solitarios ó mellizos, nunca ramosos; estambres solitarios saliendo de entre las escamas del receptáculo, cuyos filamentos cortos se terminan por anteras orbiculares, abroqueladas, bilameladas y abriéndose por toda la circunferencia; involucro de las flores femeninas bífloro, urceolado y provisto de escamitas abroqueladas ó de cerdas; ovarios uniloculares reunidos entre sí y á la par con el involucro; estilo terminal bífido, cuyos brazos filiformes se terminan en estigma plumoso ó lobulado. Fruto abayado, apenas carnosito, erizado ó mucronadito, con una semilla única sub-globosa: *galactodendron, brosymum*, F. 39, T. III, G. III.

116. Arboles algo lechosos solamente; flores femeninas y masculinas amentáceas y cuyo fruto es un sorosis, 136. — Arboles muy lechosos, de flores amentáceas ó no, pero cuyo fruto no es nunca un sorosis, 117.

117. Hojas siempre simples y con glándulas peciolares, 118. -- Hojas siempre compuestas, con ó sin glándulas peciolares, 127.

118. Flores en espigas amentiformes masculinas, llevando por la base algunas flores femeninas solitarias saliendo de la base de una bráctea biglandulosa mayor que las que acompañan á las flores masculinas, pero conforme, ó en amentos lejítimos con una sola flor femenina hácia la base ó axilar sin bráctea glandulosa, 122. —Flores siempre apanojadas, 119.

119. Cuyas femeninas están dispuestas en panojitas parciales inferiores, raras y con un pedúnculo grueso, mientras las masculinas superiores son acompañados de muchas brácteas, con pelo estrellado, diminutísimo y farináceo-blanquecino; están tambien en panojitas, cuyo conjunto con las primeras forma panojas grandes compuestas: hay dos glándulas situadas por el vértice del peciolo, 120. — Una sola flor femenina terminal, las masculinas inferiores provistas de bracteitas, formando panojitas parciales cortas, acompañadas de una estípula ó bráctea larguísima estipitado-glandulosa, cuyo conjunto forma una panoja grande comun y terminal: hay dos glándulas situadas por la base del peciolo, 121.

120. Arboles de mediana altura y tamaño, de hojas alternas, largamente pecioladas, lobuladas, alampiñadas y cuyo lóbulo mediano mayor es deltoídeo, á veces aovadas y enteras; flores con cáliz tubular 2, 3-fido, de lacinias con estivacion valvar; corola con 5 pétalos un poco mas largos que el cáliz, de estivacion torcida en espiral sobre sí mismo, las cuales alternan con 5 escamas ó glándulas; las masculinas tienen muchos estambres de filamentos cortos, monadelfos, saliendo de un disco, con anteras adheridas é introrsas; en las femeninas hay un ovario envuelto en una especie de túnica distinta, velluda y abierta por el ápice, 2, 3-locular, cada celdilla monosperma; 2, 3 estilos bipartidos, cuyas lacinias son aguzadas. Fruto carnoso, abriéndose por el vértice, con 2 ó 3 cajillas cartáceas, interiormente abiertas por debajo del ápice, bivalves y monospermas. *aleurites*, F. 106, T. III, S.-T. II, G. III.

121. Arboles bajitos ó arbustos sarmentosos, con hojas alternas, bi-estipuladas, pecioladas, entejérrimas, espesitas, con las nervaduras pronunciadas y dispuestas en redecilla por la cara inferior:

cáliz 4-partido, conteniendo en el fondo un disco glanduloso color de sangre, de cuyo centro sale una columnita morada con 2, 3 lóbulos, cargando cada uno con su correspondiente antera de celdillas distintas casi alojadas en el lado correspondiente del lóbulo; las flores femeninas constan de un periantio conforme, conteniendo un ovario obtuso trígono, con 3 celdillas uniovuladas, de cuyo ápice sale un estilo corto, espesito, con estigma trilobulado; fruto como drupáceo, formado interiormente de 3 cajillas monospermas, tripartible por fin; semillas sub-globosas, de concha bastante sólida, rugosa, nogruzca y persistente : *omphalea*, F. 106, T. III, S.-T. V, G. III.

122. Fruto drupáceo, pareciendo una manzanita, cuyas semillas ovoídeas tienen el tegumento persistente, leñoso y rugoso; estambres 2, 4 monodelfos, de filamentos con 2 anteras adheridas y estrorsas, 123. — Fruto nunca drupáceo, 124.

123. Árboles bajitos, coposos, criándose en las orillas del mar, de hojas simples, alternas, pecioladas, ovales, aserradas ó festoneadas, puntiagudas, coriáceas, de cara superior lustrosa, lampiñas, como algo apinadas por el vértice de las ramas, que conservan largo tiempo la cicatriz de la insercion del peciolo, acompañado de dos estípulas, y cuya base lleva por su cara inferior unas glándulas pequeñas, discoídea, de color rojo oscuro. Amentos terminales formados de unos 20 grupos de flores masculinas situadas en la axila de una bráctea bastante grande, cóncava, con los bordes ondulosos, acompañada por la base de 2 glándulas semejantes á las del peciolo, secretando un licor que chupan los insectos, y especialmente las hormigas; tales grupos son alternos ó esparcidos sobre un eje cilíndrico y algo carnudo, largo de como 2″-3″; las flores masculinas constan de un periantio campanudo, emarjinado, escamoso, algo bífido, de cuyo centro sale una columnita que lleva los estámbres; las flores femeninas al contrario, solitarias y en número de 3, 5, y situadas por la base del amento, cuya parte masculina se desprende y se cae despues de verificada la fecundacion, constan de un periantio trífido ó 3 dentado, de divisiones algo escamosas y glandulosas; ovario piriforme con 5, 7 celdillas y de cuyo ápice salen 4, 8 estilos largos y doblados hácia fuera : *hippomane*, F. 106, T. III, S.-T. V, G. III.

124. Especie de cápsula formada de 3 carpelos ó 3 cajillas abriéndose cada uno por 2 ventallas y sin elasticidad, 125. — Cápsula leñosa ó elaterio, deprimida, orbicular, lobulada y formada de 12, 8 cajillas pegadas de una columna central y entre sí por los lados, abriéndose con elasticidad, bivalves y monospermas, 126.

125. Árboles bastante corpulentos y coposos que se elevan de 20′ á 50′, con hojas alternas, simples, pecioladas, lisas, ordinariamente glandulíferas, mas ó menos coriáceas, lanceolado-oblongas, oblongas, elípticas, ob-aovadas ó redondeadas, sub-enteras, dentaditoglandulosas, repando-enteras ó algo festoncadas, con ó sin puntitos transparentes ; estípulas caducas y de forma variada; flores en racimos espiciformes ó amentáceos, terminales ó laterales, glandulíferos, cuyos primeros son masculinos, los otros andrójinos, mientras las flores femeninas ocupan la base; flores masculinas en grupos

de á 3 ó mas en la axila de una bráctea, con 2 glándulas por la base semejantes á las que se hallan por debajo del ápice del peciolo; caliz bífido ó 3, 4-dentado con 2, 3 estambres monadelfos por la base, esertos, de anteras globosas y estrorsas; las femeninas, solitarias, constan de un periantio 3-fido ó 4-dentado, con un ovario globoso, 3-locular, de cuyo ápice sale un estilo 3, 2-fido, cuyos brazos simples se doblan hácia fuera y se terminan en estigma algo dilatado. Cápsula cuyas cajillas contienen una sola semilla sub-globosa, sin carúncula, y de tegumento esterior persistente y áspero : *sapium*, F. 106, T. III, S.-T. V.

126. Arboles altos, corpulentos, muy ramosos y coposos, de tronco armado de aguijones; hojas acorazonadas por la base, redondeadas, acuminado-puntadas por el vértice, sub-enteras ó algo aserraditas, lisas, lustrosas, coriáceas, anchas de 4-5 1|2, 2″-3″ y largas de 6-5-3-4, cuyo peciolo frecuentemente mas largo que ellas carga con 2 glándulas situadas por encima de la base ó hácia el vértice, y con la insercion acompañada de 2 estípulas anchas, ovales, foliáceas y caducas. Flores masculinas en amentos ó espigas ovales ú oblongos, largamente pedunculados, largos de como 2″, bastante gruesos, cubiertos de una epidermis muy fina que al reventarse durante la florescencia nos ha parecido forman el periantio de cada flor, las cuales son muchas y densamente imbricadas, terminales, de periantio cupuliforme, desigualmente dentado, envolviendo la base de un andróforo ó columna central claviforme que carga con 20 ó 25 estambres sentados, cuyas anteras están pegadas en la parte esterior y algo inferior, de tuberculitos dispuestos en espiral, estrorsas, cuyas 2 celdillas están un poco separadas la una de la otra; cada androforo constituye pues una flor masculina que va floreciendo sucesivamente desde la base del amento hácia el vértice. Las flores femeninas al contrario son solitarias, axilares y mas ó menos distantes de las masculinas, erguidas, con pedúnculo simple y largo de 6 á 8‴ y de periantio monófilo, cilíndrico y asurcado, entero ó 3-partido, largo de 4 á 5‴, conteniendo un ovario discoídeo, deprimido, estriado, polilocular, uniovulada cada celdilla, de cuyo centro sale un estilo simple, largo de 1″ 1|2, moradusco, infundibuliforme por el ápice, terminado á manera de la boca de una trompa, con 12 á 16 lobulitos, y con tantos bracitos pendientes, ancho de 10 á 14‴. Semillas comprimidas, discoídeas, cuya testa leñosa y bruna es lisa y lustrosa : *hura*, F. 106, T. III, S.-T. V, G. IV.

127. Hojas con 5 hojuelas, de peciolo biglanduloso por el vértice; flores terminales en panojas, cuyas masculinas pedunculadas y bibracteadas son glandulosas, mientras las femeninas son subsesiles; tienen una corola, 128. — Hojas de 3 en rama, reunidas hácia el vértice de las ramitas; peciolo sin glándulas; flores axilares ó terminales en panoja arracimada, con una sola flor femenina terminal en cada racimo; corola nula. Arbol muy alto, corpulento y coposo, con hojas largamente pecioladas y dijitadas, cuyas hojuelas lanceolado-oblongas, enteras y lampiñas tienen la cara inferior blanque-ino-venosa. Flores masculinas con periantio campanudo 5-fido ó 5-b.tado, de estivacion valvar ; estambres monadelfos reunidos en dui

una especie de columna anterífera por debajo del ápice, cuyas 5, 10 anteras adheridas y estrorsas están dispuestas en 1 ó en 2 séries; las femeninas constan de un ovario colocado sobre la base del cáliz circular y persistente 6-lobulado, con 3 celdas uniovuladas, de cuyo ápice salen 3 estigmas sesiles y sub-bilobulados. Cápsula grande, fibroso-corticosa, formada de 3 cajillas que por causa de aborto se vuelven dos ó una, elásticamente bivalves y monospermas : *hevea*, Aubl.; *siphonia*, Rich., F. 106, T. III, S.-T. II, G. IV.

128. Arbol mediano, de hojas alternas, cuyas hojuelas entejérrimas son nervosas y lustrosas; cáliz campanudo, 5-dentado, pétalos mas largos que él, ungüiculados, abiertos y de estivacion torcida en espira sobre sí mismo, alternando con 5 glándulas; en las flores masculinas hay 8 estambres monadelfos por la base, cuyos filamentos son distintos superiormente y filiformes, los 3 interiores mas largos y con anteras incumbentes; las femeninas de periantio conforme, con un ovario de 2, 3 celdas monospermas, de cuyo ápice sale un estilo corto, 2, 3-fido, cuyos estigmas son enteros ó dentaditos. Drupa carnosa, pulverulenta, con un hueso de 2, 3 ángulos, fenestrado por los ángulos y por debajo del ápice, con 2, 3 celdas monospermas : *anda*, F. 106.

129. Inflorescencia andrójina involucrada; flores apétalas ó siempre desnudas, muchas masculinas y una sola femenina largamente pedunculada y eserta, contenidas todas en un invólucro comun mas ó menos caliciforme y mas ó menos colorido; vejetales siempre muy lechosos, 130.—Inflorescencia centrífuga andrójina; flores cimosas, pediceladas, nunca jamás desnudas, ni involucradas tampoco ; centro de la cima ocupado por una flor femenina; vejetales mas ó menos lechosos, 133.

130. Invólucro rojo, bilabiado, con figura de chinela china ó de cabeza de pájaro, cuya division esterior mas corta y gibosa lleva interiormente y por la base 4 glándulas; abierto superiormente y provisto de lacinias dispuestas á manera de bóveda y tapando la abertura; hojas sin estípulas, 131. — Invólucro caliciforme, mas ó menos campanudo y turbinado, de limbo 4, 5-fido, provisto esteriormente de 5, 1 glándulas, con mayor frecuencia discoídeas, amarillentas ó blancas, estipitadas, espesitas y alternando con las lacinias: hojas mas veces estipuladas, 132.

131. Matas fruticosas, con ramos carnosos, verdes, lustrosos, cilíndricos y herbáceos, bastante blandos, mas ó menos largos, de base leñosa y color ceniciento, lampiñas, como de 3' á 6' de altura, con hojas espesas, simples, casi sentadas, bastante coriáceas, dísticas, lampiñas ó alampiñadas por ambas caras cuando tiernecitas, ondulosas por los bordes enteros, aovado-redondeaditas, elípticas ó espatulado-lanceoladas, de cara inferior dispuesta á manera de canoa, segun la costilla, á veces aguzadas por ambos estremos, largas de 4-3 1|2-2'', con el peciolo muy corto, y anchas de 1 1|3-1 1|2-1''; flores terminales cimosas, de las 4 glándulas amarillas 2 están situadas por la base de la division superior, una de cada lado y las 2 otras ocupan la base de cada division inferior ; las flores masculinas consisten cada una en un pedúnculo sin brácteas, en cuyo ápice está

articulada una antera desnuda y saliendo por el pico del invólucro, en donde se presenta con forma de un punto amarillo ó castaño, son desiguales, mas ó menos numerosos y se presentan sucesivamente, pegados todos en las paredes interiores del invóluero, de cuyo centro sale la flor femenina largamente pedunculada, con un periantio obsoleto ó apenas notable, ovario trilobuladó, trilocular, pendiente ú horizontal, de cuyo ápice sale un estilo único, terminado por 3 divisiones bífidas, cada una con su correspondiente estigma glanduloso, diverjente y puntiagudo. Fruto capsular formado de tres carpelos, pegados por el ángulo interno de un eje central, con una celdilla conteniendo una sola semilla provista de una carúncula, abriéndose por dos ventallas con elasticidad : *pedilanthus*, F. 106, T. III, S.-T. I, G. II.

132. Arbustos, frutices, matas ó plantas herbáceas anuales, algunas raras veces muy carnosas, sin hojas ó con muy pocas y armadas de muchas espinas á primera vista pareciendo un cirio, pero casi siempre con hojas simples, enteras, mas ó menos pecioladas ó sentadas, de forma y tamaño muy variados, lampiñas ó pubescentes, á veces glaucas, con ó sin estípulas, cuyo peciolo está ó no articulado con la vaina que termina la base, opuestas, verticiladas y á veees alternas inferiormente; flores en cabezuelas formando cimas umbeliformes, rarísimas veces polígamas por causa de aborto, axilares ó terminales; tales flores constan : las masculinas de un solo estambre, cuyo filamento es articulado por la parte mediana y acompañado bastantes veces de algunas cerdas situadas en rededor de su insercion, en número indefinido y variado ; están pegados en el fondo del invólucro en rededor de la flor femenina que sale de su centro, con un ovario largamente pedunculado, saliendo fuera del invólucro, ordinariamente un poco pendiente ú horizontal, trilobulado y formado de 3 cocos uniloculares monospermos, de cuyo ápice salen 3 estilos bífidos. Fruto capsular, cuyos carpelos pegados del eje central, se abren con elasticidad por dos valvas, tirando así una semilla provista ó no de carúncula : *euphorbia*, F. 106, T. III, S.-T. I, G. I.

133. Cáliz 8-partido ó 5-lobulado, imbricado; corola torcida; estambres 10, 8, 15 monadelfos, de los cuales 3, 5 son mas largos; 5 glándulas situadas por la base del andróforo ; cápsula seca formada de 3 carpelos; estípulas persistentes; flores de ordinario coloradas, 134. — Cáliz colorido, 5-lobulado ó 5-partido é imbricado; corola ninguna; 10 estambres distintos y libres, saliendo de un disco central, cuyos 5 esteriores son mas cortos; estilos multilobulados; cápsula abayada, estípulas caducas, 135.

134. Arbustos ó frutices mas ó menos ramosos, raras veces plantas herbáceas ó árboles bajitos, apenas lechosos, de hojas simples, mas ó menos pecioladas, alternas, mas ó menos lobuladas, partidas ó dijitadas, á veces enteras, de figura y tamaño muy variados; á veces las estípulas están reemplazadas por glándulas ramosas, ó son simples, glandulosas, multífidas ó setáceas, raras veces decíduas; flores amarillentas ó coloradas y dispuestas en cimas ó racimos axilares ó terminales, mas ó menos pedunculadas, piceladas, sa-

liendo de la axila de una bráctea, que suele faltar bastantes veces; anteras asaetadas; en las femeninas el ovario es oblongo-trilocular, mas ó menos trígono, mas ó menos liso, de cuyo ápice salen 2 ó 3 estilos cortos terminados por un estigma bífido mas ó menos vélludo. Fruto capsular, trígono, trilocular, cuyos carpelos, pegados al eje central por su ángulo interno, son monospermos y se abren por dos valvas: *jatropha*, F. 106, T. III, S.-T. II, G. I.

135. Arbustos de raiz tuberculosa mas ó menos gruesa, de tallo como de 6'·á 8', ramoso superiormente, mas ó menos tuberculado, lampiño, de color ceniciento ó achocolatado; hojas largamente pecioladas, alternas, simples, dijitadas ó palmeadas, cuyas divisiones ó lóbulos, en número de 7, 5, raras veces 3,[son mas ó menos profundos, oblongo-lanceolados, aguzados y bien enteros, lampiños, de cara superior lustrosa, mientras la inferior es mas ó menos glauca, con el peciolo y las nervaduras moraduscas, verdes ó moraditas; estípulas caducas, pequeñas y lanceolado-aguzadas; flores amarillentas, algo purpurinas ó blanquecinas, dispuestas en panojas pequeñas ó racimos compuestos axilares ó terminales y paucífloros, largos de 4"-6", á veces únicamente masculinos, otras veces formados de flores de ambos sexos entremezcladas sin órden sobre los brazos, en fin algunas veces solamente femeninos; tales flores cuelgan de pedícelos bastante largos saliendo de la axila de una bracteita subulada; en las masculinas el fondo del cáliz 5-lobulado está ocupado por un disco de color anaranjado, carnudo, aniliforme y con 10 radios con que alternan los estambres, de filamentos filiformes, libres, mas cortos que el periantio, blancos y llevando anteras linear-oblongas y amarillas; en las femeninas el periantio es 5-partido y contiene un ovario purpúreo, de base envuelta por un disco anaranjado, trígono y con 3 celdillas con un óvulo único; de su ápice sale un estilo corto con 3 estigmas doblados hácia fuera, asurcados y blancos, Fruto capsular abayadito formado de 3 carpelos monospermos, colgante, ovoídeo y con 6 alas estrechas; semillas elípticas, negras, lustrosas, con una carúncula blanca : *manihot*, Pl., *janipha*, Kth.. F. 106, T. III, S.-T. II, G. II.

136. Arboles no muy grandes y muy ramosos, de hojas simples, alternas, pecioladas, enteras ó aserraditas, ásperas y lampiñas ó pubescentes, cuyos peciolos están acompañados de dos estípulas mas ó menos oblongas y membranosas; amentos masculinos cilíndricos, axilares, pedunculados, formados de muchas flores, de periantio monófilo, con 4 divisiones estendidas y membranosas y de 4 estambres mas largos que él, acompañando al ovario rudimentario, mientras los femeninos son esféricos ú oblongos y compuestos de muchas flores con periantio de 4 sépalos que parecen escamas, y son imbricadas, conteniendo un ovario lenticular, monospermo, que lleva en el ápice dos estigmas filiformes, sentados y glandulosos, óvulo-solitario y suspendido; los periantios de las flores femeninas volviéndose carnudos y soldándose entre sí constituyen la fruta, cuyas semillas colgantes tienen un embrion encorvado á manera de herradura, alojado en un endospermo espeso; radícula dirijida hácia el hilo : *morus*, F. 41, G. II.

137. Flores masculinas, amentáceas y desnudas, 138. — Flores amentáceas ó no, pero nunca jamás desnudas, 141.

138. Flores femeninas en espigas bracteadas; un solo estambre; drupa pequeñita; arbustos de hojas simples y aserradas, 139. — Amentos masculinos de flores bracteadas con 18, 24 estambres; flores femeninas solitarias; nuez de tamaño regular; hojas compuestas, 140.

139. Arbustos mas ó menos ramosos, cuyas hojas opuestas, simples, mas ó menos aserradas, mas ó menos lanceoladas, son elípticas ó lineares, lampiñas, bastante grandes, de 5″-2″ de largo sobre 18‴ á 8‴ de ancho, mas ó menos aguzadas, pecioladas é insertas por dentro de una vaina estipular. Flores masculinas en amentos á veces como racimosos y sin brácteas : *hedyosmum*, F. 36.

140. Arboles corpulentos, altos y frondosos, de hojas imparipinadas, con hojuelas articuladas, pecioladas y alternas; flores masculinas en amentos axilares, pedunculados, largos y cilíndricos, formadas de una especie de periantio compuesto de escamas soldadas entre sí, de manera que parece con 6 divisiones; estambres con filamentos muy cortos, de anteras cuyas celdillas reunidas por un conectivo ancho se abren lonjitudinalmente; las femeninas están agrupadas algunas hácia la sumidad de las ramitas y axilares, de periantio doble 8-partido, dispuesto en dos séries, adherente con el ovario ínfero, unilocular, ovoideo, de cuyo ápice salen dos estigmas espesos, diverjentes y corvos hácia fuera. El fruto es una especie de drupa cuyo sarcocarpio, espeso y algo cornudo se abre espontáneamente en dos ventallas irregulares y se desprende de la nuez, que contiene una sola semilla erguida y de cotiledones profundamente arrugados : *juglans*, F. 42.

141. Drupa monosperma con 8 surcos, contenida en el tubo del periantio crecido y ventrudo, esponjosa esteriormente; flores ternadas contenidas en un invólucro tetráfilo, cuyas dos laterales pediceladas son masculinas, mientras la del medio, sentada, es femenina, 142. — Fruto capsular formado de 3 carpelos ó cajillas pegadas de un eje central, bivalvares y monospermas, nunca jamás drupáceo, 143.

142. Arbol bajito y ramoso, de hojas simples alternas, aovadas, con una punta y redondeadas por la base, abroqueladas, casi tan largas como el peciolo, que lo es como de 6″ ; flores en cimas sostenidas por un invólucro de 4 hojuelas corimbosas, cuyas masculinas se componen de un periantio de 6 divisiones profundas dispuestas en 2 séries, de manera que las 3 menores son internas y las 3 mayores esternas; 3 estambres monadelfos de filamentos biglandulosos por la base, cortos, derechos, con anteras abriéndose lateralmente ; las flores femeninas de periantio monófilo 8-partido, caduco, apretado por encima del ovario y caduco, contenido en un invólucro cupuliforme, urceolado y acreciente ; 4 glándulas hay en el fondo del cáliz, en cuyo centro está el ovario unilocular, con un óvulo único pendiente, de cuyo ápice sale un estilo incluso terminado por un estigma ancho é infundibuliforme. Drupa única movible en el interior del invólucro avejigado, con una abertura por el ápice y an-

cho de 1 1|2", amarillo y dos veces mas largo que ella; semilla con embrion sin endospermo, volcado y cuyos cotiledones grandes son lobulados : *hernandia*, F. 48.

143. Hojas grandes abroquelado-palmeadas, 7, 11-lobuladas, con peciolo largo y glandulífero; estambres muchos y poliadelfos; cápsula erizada, 144. — Hojas ni grandes ni pequeñas, pero sí de tamaño regular, nunca abroqueladas ni palmeadas; estambres en número definido y nunca poliadelfos; cápsula lisa, 145.

144. Arbusto ó arbolito ramoso, pero no frondoso ni corpulento tampoco, que se eleva de 15' á 25' de altura, de corteza lampiña color ceniciento ú rojizo, glauca ó rojiza en las partes herbáceas; de hojas alternas simples, estipuladas, cuyos lóbulos bastante largos y anchos son puntiagudos y aserradito-glandulosos, con peciolo largo de como 6" á 7" y acompañado por cada lado de su base y en su insercion de una glándula, una ó dos otras están situadas como hácia la parte mediana de su cara superior aplanada, y tambien por su ápice hay dos glándulas ó una sola, pero melliza, y algo mas pequeñas que las demas; tales glándulas son discoídeas, hemisféricas, algo cóncavas, de color rojo oscuro ó amarillento y secretan un líquido cristalino y sin color, inferiormente convexas y pegadas por el centro. Las hojas al salir de la especie de espata membranosa que las contiene y forma la estípula caduca cuya cicatriz anular se observa sobre las ramitas, son dobladas á manera de abanico, y sus dientes son representados entónces por glándulas amarillentas ó moraduscas, semi-trasparentes, algo ovoídeas, las cuales terminan las nervaduras secundarias, y va disminuyéndose poco á poco su tamaño á medida que va desarrollándose el limbo de la hoja y que se pronuncian mas los dientes de la circunferencia, y acaban casi por desaparecer : tienen mucha analojía con las otras. Flores en espigas ó racimos estra-axilares y piramidales, cuya mitad superior es femenina, mientras la base es masculina; los grupos de flores, sea masculinas sea femeninas, salen de la axila de una bráctea bastante grande, cuya insercion está acompañada por cada lado de una glándula pequeña semejante á las peciolares; periantio conforme en ambos sexos : es 3, 5-partido, sus divisiones son valvares y decíduas; en las masculinas los andróforos son muchos, desiguales y con muchos filamentos saliendo de su vértice, de anteras estrorsas, biloculares é insertas por debajo del ápice del filamento; las dos celdillas son distintas; en las femeninas el ovario es trígono, trilocular, erizado ó liso, glauco ó rojizo, algo oval, de cuyo ápice sale un estilo muy corto 3-partido, cuyos estigmas bífidos son peludos ó glandulosos, lineares y mas ó menos moraduscos. Fruto capsular erizado ó no, formado de 3 carpelos uniloculares, pegados por el ángulo interno de una columnita central, monospermos, abriéndose por 2 valvas, con semillas oblongas, ovales y algo achatadas, lustrosas, brunas y con manchas mas oscuras ó negras, provistas de una carúncula blanca : *ricinus*, F. 106, T. III, S.-T. IV, G. I.

145. Flores en corimbos largamente pedunculados, nunca jamás dioicas, con 10 estambres; savia abundante no enteramente lechosa, pero sí algo turbia, 146. — Flores nunca en corimbos, pero sí en

espigas amentáceas ó en racimitos, algunas veces dioicas; con 8, 10, 16 y hasta 20 estambres; savia cristalina no muy abundante, pero bastantes veces balsámica, 147.

146. Arbustos muy ramosos, altos de 6'-12'-15', lampiños y de corteza como cenicienta en las partes leñosas, verde y lustrosa en las herbáceas, con hojas simples, alternas, pecioladas, aovado-oblongas ó angulosas, sub-panduriformes ó apenas 3, 5-lobuladas, abroqueladas por la base acorazonada, y mucronadas ó no por el vértice, reticulado-nervosas por la cara inferior, lampiñas, verdes y lustrosas cuando adultas y coriáceas, mientras que siendo tiernecitas son algo moraduscas y alampiñadas; estípulas muy pronto decíduas. Flores de cáliz 5-partido, corto, imbricado; corola monopétala dos ó tres veces mas larga que el cáliz 5-partido ó 5-lobulado, lampiño ó velludo interiormente; estambres monadelfos por la base y dispuestos de tal manera que 5 son esteriores y alternan con tantas glándulas conoídeas que acompañan á la base del andróforo, de cuyo vértice salen filamentos filiformes con anteras estrorsas y biloculares; ovario ovoídeo, 3-locular, de celdas uniovuladas, de cuyo ápice salen 3 estilos reunidos por la base, terminados por un estigma espeso y bilobulado. Fruto capsular casi globoso, algo trígono, formado de 3 carpelos uniloculares y conteniendo una semilla negra, asperita, no lustrosa. Los corimbos ó cimas tienen los brazos pubescentitos y son formados de corimbitos de 6 á 8 flores verdoso-amarillentas, cuyos pedícelos son bracteados por la insercion, con una sola flor femenina solitaria en el centro de la bifurcacion de los brazos y de pedúnculo sin brácteas: *curcas*, F. 106, T. III, S.-T. II, G. III.

147. Flores de ambos sexos apétalas, 148. — Flores masculinas con una corola de 5 pétalos, mientras las femeninas son de ordinario apétalas; semillas con una carúncula biglandulosa; estambres 10, 20, 5 ó muchos; flores en espigas amentáceas ó en racimos axilares ó terminales, cuyas femeninas ocupan la base, ó en espigas diferentes. Arbustos frutices, matas y plantas herbáceas, ramosas, raras veces resinosos y aromáticos; de hojas simples, no muy grandes, enteras, lobuladas ó aserradas, pecioladas, á veces glandulosas, de un solo color ordinariamente, pero raras veces discolores, pubescentes ó velludas por ambas caras, ó por la inferior solamente, cuyo pelo es á manera de estrella; estípulas ordinariamente caducas ó á veces persistentes y glandulíferas, filiformes ó foliáceas; periantio de limbo dividido en 5, 4, 12 segmentos ó lóbulos valvares ó algo imbricados; en las masculinas hay una corola de 4, 5 pétalos, los cuales son pequeños ó enteramente abortados en las femeninas; estambres distintos de anteras erguidas é introrsas; ovario oval-trígono, trilocular, cuyas celdillas son uniovuladas, y de cuyo ápice salen 3 estilos de ordinario dicótomos, con los brazos arrollladitos. Fruto capsular formado de 3 carpelos monospermos, pegados de una columna central, de semillas convexo-biglandulosas y provistas de una carúncula, con el rafe distinto: *croton*, F. 106, T. III, S.-T. VII.

148. Hojas compuestas, cargando con las flores situadas á lo

largo del raquis y colgantes ; carpelos con dos semillas ; estambres de 2 á 4, 149. — Hojas nunca jamás compuestas ; flores axilares ó terminales en espigas ó racimos mas ó menos bracteados y amentáceos ; flores femeninas ordinariamente ocupando la base ó á veces en grupos separados, 151.

149. Periantio 4-partido con las divisiones desiguales ; estambres 4 distintos ; ovario 5-2-locular, de cuyo ápice salen 8-5 estilos bífidos ; fruto drupáceo ó abayado, con semillas angulosas, colgantes del vértice de la celdilla y provistas de una carnúcula diminuta ; estípulas decíduas, 150.—Periantio 6-5 ó 4-9-partido : estambres 3 ó 2-15-monadelfos ; ovario 3-10-locular, acompañado por la base de 5, 6 glándulas ó de un disco glanduloso ó membranoso ; estípulas ordinariamente persistentes : árboles bajitos, arbustos, frutices ó plantas herbáceas lampiñas ó pubescentes, de ordinario ramosos, de hojas mas ó menos grandes, cuyas hojitas son enteras ordinariamente y dísticas ; flores solitarias axilares ó fasciculadas, situadas á lo largo de los raquises provistos ó no de sus hojuelas, á veces andrójinas ; anteras introrsas ; del ápice del ovario salen ordinariamente 3 estilos y á veces 10, mas ó menos cortos y bífidos ó laciniados. Fruto capsular, raras veces abayado, formado de 3 carpelos, con una semilla trígona, de ordinario pegada por debajo del ápice y sin carnúcula : *phyllanthus*, F. 106, T. II, S.-T. IV, G. II.

150. Arbustos ó árboles de como 20' á 25' de altura, bastante ramosos y algo frondosos, lampiños ; cuyas hojuelas dísticas, enteras y lampiñas son largas de 2 á 3 pulgadas, obtusitas ó puntiagudas, aovadas, elíptico-lanceoladas ú obovado-lanceoladas, casi sentadas; flores monoicas ó dioicas, fasciculadas, axilares ó laterales, pedunculadas ; filamentos de los estambres alternando con glándulas esteriores ó ceñidos por un disco. Fruto globoso ó deprimido-globoso con ángulos obtusos mas ó menos pronunciados : *cicca*, F. 106, T. II, S.-T. I, G. I.

151. Flores en racimos especiformes, ó en espigas amentáceas axilares ó terminales, con brácteas mas ó menos grandes acompañando á las flores, monoicas ó á veces dioicas ; periantio de las masculinas 4-partido y el de las femeninas 3-5-partido ; estambres 8, 16 saliendo de un disco central, con anteras estrorsas, celdillas libres colgando del ápice del filamento, ordinariamente oblongas y torcido-plegadas á la par, 152. — Flores siempre monoicas en racimos andrójinos axilares, cuyas flores femeninas sub-solitarias y largamente pediceladas, ocupan la parte inferior ; de periantio 3-8-partido, con los segmentos lanceolados y bien enteros ; ovario trilocular, trígono, cuyo ápice lleva un estilo 3-fido con los brazos arrollados ; las masculinas se componen de un periantio 3-partido, con 3, 1 estambres cuyas anteras oblongas ó globosas son introrsas : fruto capsular formado de 3 carpelos con una sola semilla globosa y sin carnúcula, globoso-trígono y erizado. Mata fruticosa de tallo largo, delgado y ramosísimo, trepadora ó abejucada, pelierizada ó alampiñada, cuyo pelo blanco tieso es punzante y causa mucho escozor, de hojas simples oblongo-lanceoladas, pecioladas, aguzadas, aserradas ó festoneadas, acorazonadas; racimos filiformes, amentáceos,

tan largos como el pedícelo de las flores femeninas ó mas; brácteas setáceas tan largas como el pedícelo de las flores masculinas : *tragia*, F. 106, T. III, S.-T. VI.

152. Arbustos, frutices ó plantas herbáceas ordinariamente muy ramosas superiormente, lampiñas ó pubescentes, de hojas mas ó menos aovadas, oblongas, oblongo-lanceoladas, elípticas, de ordinario aserradas, pecioladas y con estípulas. Flores femeninas en grupos ó en espigas acompañadas de una bráctea grande acrescente frecuentemente, en forma de cartucho y festoneada, cuyo ovario algo trígono y trilocular lleva en su ápice 3 estilos multífidos, raras veces bífidos, con los brazos setáceos. Fruto capsular formado de 3 carpelos, conteniendo una semilla diminuta sub-globosa, sin carnúcula ó con una apenas visible : *acalypha*, F. 106, T. III, S.-T. VI, G. I.

153. Flores dispuestas en espádice, 154.—Flores nunca jamás en espádice, 166.

154. Espádice siempre distinto de la espata cuando existe y formado de muchas flores, 155. — Espádice adherido á la espata en forma de cartucho, con 2 á 3 flores solamente, de las cuales una sola es femenina ; anteras 3-8 adheridas al ápice del espádice y abriéndose por un surco transversal y sentadas ; ovario unilocular : *pistia*, F. 32.

155. Desnudo y amentiforme ó no, 162.—Provisto de una espata única con figura de cartucho ordinariamente y que le cubre casi á manera de caperuza, rarísimas veces enteramente cubierto de flores, 156.

156. Libre, continuo ó interrumpido, andrójino y de vértice desnudo ó sin flores ; su parte mediana ocupada por nectarios ; conectivo de las anteras muy espeso y abroquelado ; ovarios 1 ó pluriloculares, 157.—Espádice libre ó adherido inferior y posteriormente á la espata, andrójino y con los nectarios entremezclados con las flores femeninas, rarísimamente de vértice sin flores ; conectivo de las anteras que se abren por poros, espeso pero no abroquelado ; ovarios 1 ó pluriloculares : plantas herbáceas de tallo leñoso inferiormente y que parece una caña, de base un poco acostada en el suelo y despues derecho, alto de 3' á 5', lleno y cuyo diámetro es de 2", nunca rámosa y criándose en los lugares húmedos ; hojas alternas, largamente pecioladas, envainadoras por la base, oblongo-ovales, cuspidadas, nervosas, al principio aproximadas por el vértice del tallo y mas luego apartadas de él, pero siempre derechas, enteras, algo undulosas por los bordes enteros, coriáceas, largas de 12 á 15" sin el peciolo que lo es de 5 á 8 y anchas de 5 á 5 1[2 ; espádices pedunculados, axilares, superiores y dispuestos en una especie de verticilo de á tres. Espata larga de 5"-6", oblongo-arrollada por adentro, verde pálido, pegada con la parte esterior é inferior del espádice cuyo vértice blanco amarillento sale apenas por fuera de ella, inferiormente seudo-hermafrodito, ó andrójino y de vértice masculino, no enteramente libre. Estambres muchos de anteras 3-4-loculares oblongas y pegadas en un conectivo truncado verticalmente, cuyas celdillas paralelas se abren por el ápice á favor de un poro comun; ovarios muchos, libres y acompañados cada cual por tres estamino-

des sub-adheridos por la base, con un óvulo único, parietal hácia la base, y ascendente de un funículo corto, ortótropo; estigma discoídeo sentado; bayas uniloculares monospermas, de semilla sub-globosa con testa coriácea, espesita y de ombligo basilar, ancho: *dieffenbachia*, F. 8, T. I, S.-T. II.

157. Tubo de la espata persistente; parte mediana del espádice las mas veces desnuda, con el apéndice estéril y algunas veces apenas notable ó nulo; algunas anteras co-adheridas; ovario 1-4-locular; savia á veces como lechosita; sin estípulas; raices frecuentemente tuberculosas, 159.—Espata persistente enteramente ó decídua, 158.

158. Espata persistente, 158 *bis*.—Espata decídua enteramente, convoluta ó arrollada; vejetal de tallo recto, alto de 5' á 6', leñoso, con grandes hojas aflechadas y largamente pecioladas; espádice libre continuo, andrójino, sin órganos estériles ningunos, ni apéndice estéril tampoco; anteras 4-loculares, pegadas por el lado de un conectivo conoídeo y truncado, cuyas celdillas son dispuestas por pares y confluentes por el ápice, y dehiscentes por una grieta; ovarios muchos, libres, uniloculares con un solo óvulo ortótropo ascendente y con funículo corto; estigma terminal, sentado, no simétrico, festoneado y marjinado. Baya esponjosa, sin endospermo por causa del embrion que va creciendo y llena la celda: *montrichardia*, F. 8, T. I, S.-T. III.

158 *bis*. Espata persistente entera y cerrada despues de verificada la fecundacion; espádice continuo andrójino, de apéndice estéril nulo; anteras libres; ovarios multiloculares; savia nunca lechosita; estípulas elongadas, opositifolias y decíduas, raiz no tuberculosa: plantas herbáceas de tallo larguísimo trepador, ramoso y carnudo, con hojas apartadas, alternas, mayores, pecioladas y envainadoras por la base del peciolo, enteras, lobuladas ó partido-laciniadas. Espata de base rollada por adentro ó en espiral sobre sí misma; nectarios por debajo de los estambres; anteras biloculares distintas 2, 7, de dorso areolado y cuyas celdillas se esconden en el conectivo, abriéndose por el ápice; ovarios muchos aproximados y libres 5, 15-loculares, óvulos incorporados desde el ángulo central de la celdilla y ortótropos; estilo cortísimo ó nulo; estigma cabezudo, truncado ó radiado subulado; bayas discretas polispermas: *philodendron*, F. 8, T. I, S.-T. III.

159. Espádice interrumpidamente andrójino, 159 *bis*.—Espádice andrójino sin interrupcion con nectarios rarísimos situados por debajo de los estambres, de apéndice estéril nulo, con espata derecha y enrollada por la base. Anteras 4, 5 biloculares pegadas en un conectivo troncado y anguloso, cuyas celdillas salen por los ángulos opuestos, abriéndose por poros situados en el ápice; ovarios muchos uniloculares, enteramente reunidos entre sí, con óvulos solitarios, basilares, sentados y ortótropos; estigmas distintos, sentados y blanco-glutinosos; bayas plurimas reunidas y monospermas. Plantas herbáceas trepadoras, de tallo mas á menos largo y blando, carnoso, de hojas grandes palmeado-partidas, pecioladas; pedúnc'

cortos y desnudos; espatas de color suciamente amarillento-verdosas: *syngorium*, F. 8, T. I, S.-T. II.*

159 *bis*. Espata enrollada en espiral sobre sí misma, derecha; nectarios situados siempre por debajo de los estambres; apéndice estéril del espádice siempre nulo; anteras uni ó biloculares; ovarios muchos, aproximados y nunca uniloculares, 160.— Espata derecha, acogollada y nunca enrollada; nectarios situados tan pronto por debajo como por encima de los estambres; apéndice estéril del espádice claviforme ó aguzado; anteras biloculares siempre, plurimas, pegadas á manera de verticilo en los conectivos conoídeo-troncados, sentadas ó sub-estipitadas y distintas, cuyas celdillas contiguas se abren por un poro comun; ovarios aproximados, plurimos, libres y siempre uniloculares, con óvulos colocados sobre tres placentas parietales y hácia la base, derechos y ortótropos. Plantas herbáceas de rizoma tuberculífero ó caulescente, y en este último caso con tallo trepador; hojas mas ó menos grandes abroqueladas, redondeadas mas ó menos y pecioladas; pedúnculos solitarios ó saliendo algunos de la misma axila, acostados y vajinados: *colocasia*, F. 8, T. I, S.-T. III.

160. Espata enteramente enrollada; anteras muchas uniloculares, distintas, pegadas en verticilo en los conectivos claviformes y troncados, abriéndose por un poro situado en el ápice, 161.—Espata convoluta solamente por la base; anteras biloculares, muchas, distintas, pegadas á manera de verticilo sobre conectivos conoídeotroncados, cuyas celdillas contiguas se abren por grietas situadas por el ápice; ovarios muchos aproximados, con estilos espesísimos placentiformes y coherentes, sub-cuadriloculares, cuyas celdillas contienen muchos óvulos horizontales é insertos por la parte mediana del eje; los estigmas, anchos, deprimidos y lobulados, son amarillento-glutinosos; baya. Plantas herbáceas, de rizoma caulescente derecho, tuberculífero, con hojas radicales grandes, largamente pecioladas y asaetadas; pedúnculos sub-solitarios saliendo de la vaina de los peciolos; espata amarillenta: *xanthosoma*, F. 8, T. I, S.-T. III.

161. Plantas herbáceas de rizoma tuberculoso ó no, con ó sin tallo mas ó menos falso, con hojas radicales largamente pecioladas abroquelado-alabardadas ó multífidas, de cara superior muy lisa y lustrosa, mientras por la inferior las venas forman una especie de redecilla; bojordos solitarios, sin brácteas y elongados; espata blanquecina; ovarios libres biloculares, con estigma sentado, terminal y discoídeo; óvulos 2-4 en cada celdilla y situados sobre las suturas, ascendentes con funículo corto y ortótropos. Bayas uni ó biloculares, oligospermas, cuyas semillas angulosas tienen testa coriácea y espesita; ombligo basilar y ancho: *caladium*, F. 8, T. I, S.-T. III.

162. Vejetales parásitas sin hojas, mas ó menos coloridos pero nunca verdes. Flores femeninas con el perianto tubuloso y trilobulado, mientras el de las masculinas es apenas notable, 164.—Vejetales nunca parásitas y con hojas verdes, de espádice amentiforme cubierto de flores, interrumpido por hojas pequeñas que unos tienen por espatas; cáliz escarioso ó piliforme, 163.

163. Plantas herbáceas bastante altas, cuya caña delgada y de-

recha sale, así como las hojas radicales, de una especie de rizoma poco desarrollado y que se crian en los lugares húmedos y se elevan á 4' ó 6' de altura ; hojas radicales alternas, largas de 2'-3' y mas, de base envainadora, lanceoladas, muy largas, derechas y estrechas; boyordo ó tallo saliendo del centro de las hojas, cilíndrico, largo y derecho, terminándose por una espiga amentiforme ó espádice, continuo ó interrumpido por algunas espatas foliáceas caducas, cilíndrico, bastante grueso, cuyo vértice es masculino y la base femenina ; muchas anteras sostenidas por filamentos filiformes y de vértice cortamente 2 ó 3-fido ó ahorquillado, basifijas, oblongas, biloculares y con 4 celdillas, echando mucho pólen amarillo por afuera del espádice. Las flores femeninas son formadas de un ovario saliendo inmediatamente del eje, y agrupadas sobre protuberancias á propósito y acompañadas de muchas cerdas sud-claviformes, al principio sentado y por fin estipitado, unilocular, con un óvulo único, anátropo y colgante del vértice de la celda; estilo simple continuo con él y de estigma unilateral linguiforme ; el fruto es una especie de cariópside ó drupáceo, con la semilla inversa, de base soldada con el endocarpio : *typha*, F. 9.

164. Espádice ovoídeo ó globoso, andrójino, cubierto de brácteas abroquelado-hexágonas, 165. — Espádice oblongo cilíndrico, con brácteas imbricadas decíduas; rizoma espeso y ramoso, de donde sale un tallo rojo largo de como 6", cubierto de escamas aplicadas sobre él, dispuestas por 4 ó por 6 séries opuestas, las cuales se vuelven brácteas tambien aovado-deltoídeas tuberculadas por el vértice y con rudimentos de flores; espádice largo de 1"-2 1[2" ; columna anterífera dividida en 3 brazos por debajo del cuerpo globoso, formado por las anteras reunidas, con 6 celdillas y abierto por el ápice : *phyllocoryne*, F. 46.

165. Rizoma ramoso de cuyos nudos salen tallos desnudos altos de 2"-6"-12", cuya base está envuelta por una vaina anular 3-4 ó 5-7-lobulada ; espádice encerrado en el invólucro vajinal antes de desarrollado el tallo; flores masculinas tardías; columna con tres estambres, dividiéndose en 3 brazos por debajo del cuerpo formado por la reunion de las anteras, con 6-12 celdillas insertas en la garganta del cáliz; anteras introrsas; cáliz de las femeninas apenas notable ; ovario simple, con un óvulo erguido desnudo ; estilos 2 ; semillas adherentes con el pericarpio crustáceo : *helosis*, F. 46.

166. Flores desnudas de inflorescencia andrójina y ·colocadas muchas en la superficie de un receptáculo mas ó menos llano alveolar y terminal en el ápice de un boyordo mas ó menos largo ; estambres 2-4; estilo lateral bi-dentado, 167. — Flores nunca desnudas ni agrupadas tampoco sobre un receptáculo, pero sí siempre provistas de envoltura floral mas ó menos completa, 168.

167. Plantas herbáceas pequeñas sin tallo lejítimo, pero con un rizoma mas ó menos desarrollado, escamoso, nudoso, simple, del ápice del cual salen hojas simples, alternas, largamente pecioladas, palmatífidas ó palmati-partidas, repando-enteras ó espatulado-oblongas y solamente festoneadas, mas ó menos acorazonadas por la base, ásperas, alampiñadas ó lampiñas, membranosas ; estípulas

persistentes ; receptáculo abroquelado cuadrangular , orbicular-dentadito ó ciatiforme-orbicular ; fruto capsular irregularmente bi-valve ; embrion ganchoso sin endospermo : *dorstenia*, F. 41, G. IV.

168. Flores siempre glumáceas ó sin cubierta floral lejítima, 169.

— Flores nunca glumáceas, pero cuya envoltura floral lejítima es simple ó doble, 173.

169. Masculinas en panojas terminales, mientras las femeninas son en espigas cilíndricas axilares, mazorcas ; 3 estambres, 172. — Flores masculinas y femeninas en panojas terminales, 170.

170. Estambres seis, 171. — Estambres 3 : yerbas pequeñas, de tallo delgadito, alto de 6″ á 8″, con hojas alternas, envainadoras y de vaina cerrada, á veces alada, linear-lanceoladas ó lineares; flo-res en espigas ó panojas flojas, formadas de espiguitas multifloras para las masculinas y unifloras para las femeninas; constando de glumas dísticas ó trísticamente imbricadas, cuyas inferiores son or-dinariamente menores, alado-aquiladas; ovario con estilo continuo, bi ó trífido ; disco distinto, ciatiforme, sub-cilíndrico, lobulado, re-pando ó troncado, coriáceo, corchoso ó membranoso cartáceo, á ve-ces cerdoso, pubescente, adherente sólidamente á la cariópside hue-sosa, sub-globosa, en forma de botella ó lenticular blanca ó atro-purpúrea : *scleria*, F. 11, T. II.

171. Yerba de como 1′ á 2′ de alto mas ó menos, segun la feraci-dad del suelo en que vejeta, de caña delgada, ramosa y derecha, cuyas hojas envainadoras y alternas son lanceoladas, puntiagudas, nervosas, largas de como 8″ á 10″ sobre 2″-3″ de ancho, de vaina abierta cuya parte superior está provista de una lígula membranosa acompañada de una hilera de pelos. De adentro de la vaina de las hojas superiores sale una panoja pequeña parecida á la que termina el tallo, formada de 15 á 20 espiguitas largas como de 2″-3″, com-puestas de grupos de 4-5 flores situados sobre cada diente del eje, de suerte que cada espiguita lleva como 30 ó 40 flores ovales, ama-rillas que constan de una gluma uniflora de 2 valvas, que contiene una glumela muy delgadita y tambien de 2 ventallas, y dos escami-tas ó pajitas lampiñas acompañando el rudimento del ovario; las flores femeninas no tienen las escamitas ; ovario sentado con un es-tilo con 3 estigmas peludos. Cariópside linear encerrado en la pa-lea inferior de la glumela : *pharus*, F. 10, T. I.

172. Planta herbácea anual cuya caña, bastante gruesa, llena y simple, se eleva á 4′-6′ de altura, con hojas alternas, envainadoras por la base, bastante grandes, sentadas, lanceoladas, basinervias, cuya vaina abierta está provista interiormente y por el ápice de una lígula corta y pestañosa. Panojas masculinas terminales grandes, amarillentas, con flores á veces polígamas y que constan de una gluma con 2 flores y bivalves, de una glumela con dos ventallas sin arista; estambres de filamentos filiformes sosteniendo anteras gran-des y colgantes ; las espigas femeninas ó mazorcas de 1 á 3 por cada caña, blancas, largas de 1″ á 2″ y formadas de flores solitarias y dispuestas por séries verticales, están encerradas en vainas foliáceas bastante numerosas, formando así una especie de estuche cónico, por el ápice del cual sale como un penacho blanco ó barba, pendiente,

formado por los muchos estilos larguísimos y filiformes que llevan así afuera dos estigmas subulados y pubescentes que les terminan; las flores femeninas así alineadas simétricamente en un eje central grueso y bastante carnudo al principio son formadas de una gluma de dos ventallas obtusas y membranosas, de una glumela con dos valvas redondeadas provistas de una arista muy pequeña; ovario único grueso y globoso. La mazorca madura es larga de 3″ á 6″ ó hasta mas. con 12 á 16 séries verticales de cariópsides ó granos gruesos, redondos, lisos, lustrosos, como crustáceos, de ordinario amarillos, otras veces blancos y mas raras veces moraduscos, etc., de base cuneiforme, y mas ó menos comprimidos y á veces un poco, con 4 caras, lo que proviene de la compresion mutual que esperimentan durante su desarrollo, porque los de las dos estremidades son bien redondos en número de 3-5-700 y hasta mas por cada mazorca : *zea*, F. 10, T. II.

173. Flores femeninas conteniendo muchos ovarios pequeños, libres y agrupados á manera de cabeza sobre un receptáculo esférico; vejetales de los lugares pantanosos, 174.—Flores femeninas con un ovario único ínfero ó súpero, 175.

174. Yerbas lampiñas sin tallo pero con un bojordo de 1′ á 3′ y mas de alto, con hojas simples, largamente pecioladas, todas radicales, alternas, envainadoras por la base del peciolo, asaetadas, ovales y elíptico-lanceoladas. Flores blancas cuyas superiores son masculinas, dispuestas en panojas ó racimos terminales y cuyos pedícelos son en umbelas ó verticilos; de cáliz con 3 sépalos y de corola con 3 pétalos mas grandes que los sépalos, é imbricados; muchísimos estambres amarillos en el centro de las flores masculinas hay cuyas anteras son tan pronto mas largas como mas cortas que los filamentos, los cuales están reemplazados en las femeninas por muchos ovarios uniloculares, 1-ovulados, dispuestos por séries sobre un torus convexo, sentados; estilo ventral cortísimo terminado por un estigma obtuso. El fruto es un aquenio comprimido, mucronadito y alado : *sagittaria*, F. 30.

175. Siempre adherente ó ínfero, 176.— Siempre libre ó súpero, 194.

176. Periantio doble lejítimo ó formado de un cáliz y de una corola ; plantas de ordinario herbáceas, provistas de zarcillos estrapeciolares simples ó ramosos; estambres 3-5 de ordinario triadelfos ; fruto carnoso, bacciforme mas ó menos grueso, 178. — Periantio simple, de sépalos dispuestos en dos séries, cuyas esteriores ordinariamente mayores son coloridos mas ó menos ; muchos estambres libres; fruto capsular alado; siempre sin zarcillos, 177.

177. Vejetales herbáceos, sub-leñosos ó sub-leñositos, cuyas partes herbáceas son suculentas, lampiños ordinariamente ó pubescentes y hasta peludos, cuyos mas altos se elevan como de 6′ á 8′ de altura y los mas bajitos á 2″-6″ ; de hojas mas ó menos espesas y carnosas, alternas y mas frecuentemente dísticas, simples, pecioladas, enteras, angulosas, dentadas ó festoneadas, oblicuas, con frecuencia acorazonadas por la base, algunas veces de dos colores, con estípulas decíduas y á veces persistentes. Flores en cimas dicótomas

axilares, pediceladas, de un periantio cuyos sépalos algo coloridos son en igual número en ambos sexos ó diferente, 2, 3, 4, 5 dispuestos en esos dos últimos casos en dos séries, distintos y desiguales, de los cuales 2 son mayores, opuestos y mas esteriores y ordinariamente coloridos; estambres muchos. Ovario ínfero 3, 2, 5-locular, poliovulado, de cuyo vértice salen 3 estilos bipartidos ó bífidos, torcidos, enteramente papilosos ó provistos de una faja continua ó semilunar y papilosa; cápsula con 3 alas mas ó menos desiguales, con los placentas bilamelados ó enteros, abriéndose por 3 ventallas, conteniendo muchas semillas diminutas de embrion sin endospermo; hojas ordinariamente de sabor ácido bien pronunciado: *begonia*, F. 137.

178. Frutos siempre indehiscentes, 181.—Frutos dehiscentes sea que se revienten en valvas desiguales, sea que se abran naturalmente por un opérculo ó tapa situado en su ápice, 179.

179. Reventándose despues de maduro con elasticidad por el ápice en 3 partes desiguales y quedándose carnudo, 180.—Fruto volviéndose seco despues de maduro y conteniendo entónces una masa fibrosa dispuesta en redecilla y con 3 celdas lonjitudinales, conteniendo muchas semillas; abriéndose por una tapa que se desprende naturalmente llevando consigo el ápice : flores masculinas en racimos axilares ó terminales, largamente pedunculados y con pocas flores sentadas ó cortamente pediceladas formadas de un cáliz 5-fido, de tubo cortamente campanudo, corola profundamente 5-partida; 5 estambres 3, 2-adelfos, de anteras distintas con las celdillas flexuosas y situadas por la márjen del conectivo sinuoso; en las flores femeninas que son solitarias y axilares, el cáliz es adherente tambien 5-fido, pero con el tubo claviforme; corola conforme; ovario trilocular, multiovulado, de cuyo vértice mas ó menos prolongado sale un estilo corto trífido, de estigma espeso arriñonado, bilobulado ó bipartido. Fruto bacciforme mas ó menos largo, cilíndrico ó algo trígono, ovoídeo y provisto de puas; semillas negras comprimidas, reticuladas ó escrobulíferas. Plantas herbáceas anuales, de tallo largo, delgado, ramoso, áspero, mas ó menos pubescente, trepador, anguloso ó cilíndrico, con hojas alternas, largamente pecioladas, mas ó menos lobuladas, acorazonado-redondeadas, alampiñadas ó lampiñas y ásperas; zarcillos 3-fidos ó sencillos : *luffa*, F. 141, T. II, G. IV.

180. Plantas herbáceas enredaderas y trepadoras, de tallo herbáceo mas ó menos largo, muy ramoso y alampiñado, con hojas alternas, largamente pecioladas, mas ó menos lobuladas, con los lóbulos sinuoso-aserrados ó dentaditos; zarcillos simples pelierizados ó lampiños. Flores solitarias largamente pedunculadas, con una bráctea redondeada y entera ó acorazonada y dentadita situada hácia la parte mediana ó el vértice del pedúnculo, constando las masculinas de un cáliz campanudo 5-fido, cuyos lóbulos óvalo-lanceolados son mas largos que el tubo muy corto; corola profundamente 5-partida y casi 5-petalea-campanuda; estambres 5-triadelfos, de anteras uniloculares, todas adheridas y cuyas celdillas lineares son dobladas por arriba y por abajo; flores femeninas de cáliz adherente 5-fido, con tubo mas ó menos largo y estrecho; ovario con tubércu-

los ó crestas mas ó menos ovoídeo, 3-locular, con muchos óvulos dispuestos en una série en cada celda; un estilo 3-fido terminado por un estigma recortado. Fruto oblongo ó elíptico con tubérculos, ú oblongo-elíptico largo de 5 á 6 pulgadas y con crestas lonjitudinales muy pronunciadas ; semillas comprimidas mas ó menos lobuladas y envueltas de carne á manera de arilo : *momordica*, F. 141, T. II, G. II.

181. Estambres triadelfos, 182.— Estambres monadelfos, 184.

182. Fruto pequeño elíptico-oblongo color de aurora cuando maduro, unilocular polispermo ; flores pequeñas agrupadas y entremezcladas las de ambos sexos; estambres 3, 183. — Fruto mas ó menos grueso 3, 5, 6-locular ; estambres 5 triadelfos, 185.

183. Vejetales vivaces de tallo muy largo, muy ramoso superiormente, con ó sin un crecido cónico á veces bastante grueso por la base, de cuya parte inferior salen las raices fibrosas, del tamaño del dedo pulgar hasta el del brazo de un niño de un año, muy blando, que se corta y rompe con mayor facilidad, casi cilíndrico un poco asurcado, algo nudoso, de corteza muy agrietada; en su corte transversal las fibras están dispuestas en haces triangulares formando como una estrella ; los ramos nuevos están en zig-zag y salen dicótomos de un crecido ó nudo mas ó menos pronunciado ; en cada ángulo saliente formado por tal disposicion se observa una especie de nudo ó pezon de donde salen las hojas, las flores y uno ó á veces dos zarcillos estraxilares persistentes despues de desprendidos los dos otros órganos y que sostienen el bejuco en la cima de los árboles que habrá alcanzado, como suele hacerlo ; los ramos tiernos son cilíndricos, lampiños, de un color verde mas subido y como teñido de *bistre*; los otros ramos parecen estriados por causa de las muchas grietas lonjitudinales de la epidermis; tal bejuco presenta hácia su parte inferior muchas estomas que están sin embargo esparcidas por toda su superficie; es bastante carnudo; en su corte transversal se ve una especie de estrella con 10 á 12 radios mas ó menos, segun su tamaño, y en caso de ser bastante grueso son bífidos hácia la circunferencia. Hojas simples, alternas, largamente pecioladas, bastante grandes mas ó menos, 5-lobuladas, denticuladas, blanquecinas y pubescentes, así como el peciolo, que es algo estriado, de cara superior lustrosa, verde oscuro con algunos pelos blancos ; zarcillo simple, fuerte y de vértice en espiral. Flores pequeñas color de bistre ó un poco mahon, cuyas femeninas muchas, sentadas y dispuestas en grupos bien furnidos situados en derredor del pezon señalado en el ángulo saliente de las ramitas, en donde se va alargando mas ó menos para formar el eje grueso de la espiguita de flores masculinas pediceladas y dispuestas en espiral, cuya base está ocupada por las femeninas raras veces entremezcladas con las masculinas, se van floreando sucesivamente y poco á poco, de tal manera que sobre el mismo pezon se ven con frecuencia frutos maduros, flores abiertas y otras en capullo naciente ; las masculinas constan de un cáliz ciatiforme por la base, con 5 divisiones profundas, abiertas al principio, pero mas tarde dobladas por afuera, de tal manera que su ápice alcanza casi la base, lanceolado-ovales, de bordes algo arrolladitos, de

cara superior que fué interior como aterciopelada y convexa, mientras la inferior es cóncava con algunos raros pelos blancos que se hallan tambien en la base calicinal color de *bistre ;* capullo oboval, de ápice truncado y con 5 estrías bien pronunciadas y salientes, color bistre subido ; prefloracion valvar ; corola de 5 pétalos alternos, con las divisiones calizinales; insertas en la garganta del cáliz, conniventes y formando así casi una pirámide en el centro de la flor, algo mas pálidos, lanceolados, puntiagudos, con los bordes y el ápice un poco arrollados, cuya cara esterior es lampiña y cóncava, mientras la interna ó superior es convexa, y con unos pelos blancos, larguitos y algo tiesitos ; estambres 5 triadelfos, erguidos, libres, opuestos á los pétalos correspondientes é insertos un poco por debajo de ellos, de filamentos cortos, erguidos y con pelo blanco por la base, mientras la mitad superior de ellos es lampiña, cilíndricosubulados, converjentes de manera que están situados oblícuamente de afuera por adentro, con anteras color de oro, uniloculares y separadas por un conectivo algo carnudo, verde, oblongo y cuyo ápice se prolonga un poco mas allá que ellas, de ápice terminado en pico algo doblado hácia fuera, cuya cara superior con pelo blanco en sus 2|3 superiores tiene 1|3 inferior lampiño así como el dorso, que se inserta perpendicularmente un poco mas arriba de la base en el ápice del filamento ; uno de los 3 conectivos lleva una sola antera, faltando siempre la otra ; tales anteras se abren por medio de un surco lateral tan largo como ellas. Si al contrario se consideran los estambres como no triadelfos, entónces serán 3 solamente, de los cuales 2 tienen una antera bilocular, mientras el tercero la tiene unilocular por causa de aborto de una celdilla. Mientras las flores femeninas, mas pequeñas pero mas largas, cuya parte inferior ó correspondiente al ovario, alargada, cilíndrica y lisa, es lampiña ó alampiñada, lustrosa, color bistre algo mas claro que el del capullo ovoídeo y con 5 estrías salientes y mucho mas pequeño que el de las masculinas, separado del ovario por el tubo calizinal mas estrecho, son formadas de un cáliz adherente de limbo campanudo, cuyos 5 segmentos y los 5 pétalos de la corola son conformes con los de las flores masculinas y de igual inflorescencia ; en el centro se observa un cuerpo glanduloso, como semi-diáfano y de color amarillento algo mas pálido que las demas partes de la flor y lobulado, que constituye el estigma terminando un estilo simple saliendo del ápice del ovario ínfero, pero cuyo ápice bífido lleva en cada brazo un estigma glanduloso multilobulado ; ovario elongado, cilíndrico, algo cónico, unilocular y con muchos óvulos. Fruto abayado aovado ó elíptico, largo de como 3′′′-4′′′ sobre 1′′′-1|2′′′ de ancho, algunas veces algo mas estrechito por la base y como anguloso por causa de haber sido comprimido por los vecinos, de ápice umbilicado ; al principio su color es uniforme y mejor teñido de bistre, pero luego se vuelve mas oscuro y está adornado de unas 10 listas lonjitudinales color verdusco oscuro; la parte que las separa está salpicada de puntitos rojizos ; siguiendo sazonándose se matiza de morado y por fin se vuelve color amarillo rojizo ó color aurora, y entónces ya está maduro. Contiene una especie de pulpa amarilla-canario poco abundante, que se halla entre las semillas, la cual se va desecando y la fruta se seca, y entónces es torrulosa, conteniendo muchas semillas pequeñas, separadas las unas de las otras por una especie de membrana semi-transparente y muy delgada, son de color gris oscurito, irregularmente piriformes y de superficie asperita : *doyerea*, F. 141, T. II, G. V.

184. De anteras distintas con las celdillas encorvadas por arriba y tambien por abajo ; flores masculinas en racimos axilares espiciformes y largos de 8 á 12″, con una flor femenina solitaria saliendo de la misma axila, amarillentas, de como 3″ de diámetro, mientras las femeninas son anchas de 5‴ á 6‴, y de cáliz 5-dentado adherente en las femeninas; corola rotácea cuyo tubo carga con 10 glándulas nectaríferas ; ovario unilocular con un solo óvulo pendiente ; fruto ob-aovado-oblongo, algo comprimido, lampiño y de ordinario erizadito con pelos algunos blancos algo punzantes, y con 5 surcos lonjitudinales, largo de como 4″ á 6″ y ancho de 2″-2 1⁄2″, cuya semilla única aparece por la base y con frecuencia germina antes que se desprenda y colgado todavía del bejuco, pedunculado color blanco amarillento ó verdoso. Planta vivaz cuyos tallos herbáceos muy largos y muy ramosos salen de una raiz carnosa perpendicular bastante gruesa, lisa y lampiña, con hojas simples largamente pecioladas acorazonado-5-angulosas, puntiagudas, largas de 5″ hasta el seno y de 7″ hasta la parte mas inferior del lóbulo basilar ; peciolo largo de 4-5″, y anchas de 7″; zarcillos 3 ó 5-fidos : *sechium*, F. 141, T. III.

185. Estambres de anteras biloculares ; fruto con 3 ó 5 celdas, 185 *bis*. — Estambres de anteras uniloculares, de celdilla linear, adherida como al revés y casi en espiral por la márjen dorsal del conectivo inciso y trílobo; ovario 3-6-locular. Yerbas anuales, de tallos largos, ramosos, pubescentes, tendidos por el suelo, con hojas alternas, simples, pecioladas, erguidas, de base acorazonada, lobadas con los lobulos pinatisectos, pubescentes ó enteros; zarcillos 2-3-fidos. Flores solitarias, axilares, pedunculadas, cáliz de limbo profundamente 5-fido, llanito, con las lacinias lanceolado-lineares, de cuyo fundo sale la corola 5-partida, plana, sub-enrodada; estambres 5 insertos en la base de la corola, triadelfos y de filamentos cortos. Las flores femeninas difieren de las masculinas solo porque tienen el ovario ínfero ó adherido con el tubo calizinal globoso, y estambres rudimentarios; ovario con las placentas parietales y multiovuladas; estilo cilindráceo, trífido con los estigmas convexos, reniformes acorazonados. Fruto á veces muy grueso, de carne sólida y colorada ó color de carne, polisperma, con las semillas prietas obaovadas, comprimidas, troncadas por la base y obtusas por la márjen ; embrion sin endospermo con los cotiledones foliáceos, plano-convexos, y la raicilla cortísima y centrífuga : *citrullus*, F. 141, T. II, G. X.

185 *bis*. Siempre con 3 celdas ó á veces 4, con algunas semillas, 186.—Con 5 celdas polispermas ; planta herbácea de tallo larguísimo y muy ramoso qué trepa por encima de los mas altos árboles, estriado, pelitieso, con hojas alternas, largamente pecioladas,

·

simples, de limbo bastante áncho, con 5 lóbulos desiguales, undulosos, enteros y poco profundos, como arriñonadas por la base ; largas de 5″, sin el peciolo, que lo es de 2 1[2 á 3″, y anchas de 7″ ;
seno ancho de 1 1[2″ ; flores masculinas en espigas ó racimitos pedunculados, mientras las femeninas son solitarias, todas axilares y
amarillas, las primeras constan de un cáliz campanudo sostenido
por un pedícelo corto, con 5 segmentos amarillentos, triangulares,
puntiagudos, pubescentes, largos de como 1[2″, abiertos, casi horizontales y estendidos, pero que doblándose mas luego por afuera de
su ápice se aplica al pedícelo y así envuelven y tapan la base calicinal ; corola de prefloracion torcida é imbricada, de manera que el
capullo es casi como una flor ó capullo de granada amarilla ; cuando
abierta es campanuda, bastante grande, con 5 lóbulos ovoídeos algo
aguzados, espesos, undulosos, pubescentes, de color mas pálido esterior que interiormente é insertos en la garganta calizinal, conteniendo 5 estambres 3· adelfos que aparecen en el fondo de la flor con
figura de una esfera gruesa con tantas circonvoluciones ; la base
del cáliz está forrada interiormente por un disco de color amarillo
anaranjado carnudo y que se estiende hasta la garganta en donde
se insertan los estambres. Las flores femeninas se componen de un
cáliz adherente, de tubo estrechadito sosteniendo un limbo infundibuliforme de color amarillento, con 5 segmentos derechos triangulares, verduscos hácia la punta ó ápice que se dobla por afuera,
pubescentes, sinuosos y venosos ; corola saliendo de la garganta del
cáliz, de prefloracion torcida, campanuda y con 5 lóbulos profundos
ó pétalos, espesitos ; ovario largo grueso, cilíndrico, al principio
velludo, pero que mas tarde se vuelve lampiño, lustroso y amarillento, con una línea circular mas verde que indica su insercion con
el pedúnculo casi tan grueso como él y bastante larguito, de cuyo
ápice sale un estilo corto, simple, que se termina por un estigma
grueso, amarillento, con un surco verde que se va diliatando hasta
alcanzar al estilo, de 3 lóbulos muy gruesos, como arriñonados y
anfractuosos á la par. Fruto liso, lustroso, de color moradusco, con
matices colorados, largo de 12″ á 18″ y ancho de 3″-4″, color ama-
rillo-canario interiormente ; con 5 celdas casi triangulares y cuya
cara esterna es casi acorazonada, conteniendo muchas semillas ; que
parecen casi un insecto, chatas, ovales, obtusas, de base algo acorazonada, mientras el ápice es algo aguzado, con el ombligo por el
lado, provistas de un ribete negro por la circunferencia, que es de-
limitada por una cintita amarillenta, no lustrosas, con una de las
caras algo convexa y la otra llana, negruzcas con vetas algo mas
claritas : *sicana*, F. 141, T. II, G. XII.

186. Corola formada de 5 pétalos distintos, 187. — Corola siempre monopétala, mas ó menos 5-partida, 189.

187. Ovario con 3 celdas, conteniendo muchos óvulos, 188. —
Ovario con 4 celdas recojido ó estrechado por debajo del limbo calizinal, y conteniendo muchos óvulos ; planta herbácea vivaz cuyos
tallos delgados abejucados y lampiños salen del ápice de una raiz
tuberculosa muy gruesa, ancha de 4″-6″, con hojas membranosas,
largamente pecioladas, alternas, ásperas y alampiñadas, partidas

en 3-5 lóbulos aovados, puntiagudos y sub-enteros, anchas de 3″-1″; zarcillos simples. Flores masculinas en racimos ó corimbos pedunculados, mientras las femeninas son solitarias; en ambos sexos se componen de un cáliz claviforme, de una corola cuyos pétalos blanquecinos son bífidos, con los lóbulos corvos lateralmente y aguzados, largos de 4‴, las masculinas contienen 5 estambres insertos por la parte interior del tubo calizinal, con 3 anteras, sub-sentadas y oblongas, cuyas celdas derechas son situadas en la márjen de un conectivo entero. Fruto abayado con semillas globosas : *ceratosanthes*, F. 141, T. II, G. XIII.

188. Planta herbácea anual muy velluda, de tallo largo rastrero y muy ramoso, delgado y saliendo de una raiz fibrosa, con hojas simples, alternas, acorazonado-redondeaditas, sub-enteras, dentaditas, biglandulosas por la base, muy velludas y blanquecinas, largas de 3 1[2 hasta el seno, 7 1[2 hasta la parte mas inferior, del lóbulo basilar, sin el peciolo, que lo es de 3, 4, 5 y anchas de 5 1[2″; zarcillos divididos; flores blancas solitarias largamente pedunculadas, de cáliz monosépalo campanudo, cortamente 5-fido ó 5-dentado; corola ancha de 2″, con pétalos obaovados y estendidos; anteras distintas con las celdas flexuosas y situadas en la márjen de un conectivo sinuoso. Fruto de tamaño y de forma muy variados y siempre provisto de un casco ó concha leñosa muy fuerte : *lagezaria*, F. 141, T. II, G. VII.

189. Cáliz 5-fido, 190. — Cáliz 5-dentado, 192.

190. Corola 5-partida campanuda; flores siempre amarillas, cuyas masculinas son solitarias ó fasciculadas y las femeninas siempre solitarias, fruto á veces bastante grueso y de forma muy variada, 191.— Corola profundamente 5-lobulada, infundibuliforme y enrodada á la par; flores de color verdusco-blanco bastante grandes 1 1[2″ de diámetro y todas solitarias; fruto ovoídeo del tamaño de una naranja, lampiño, amarillento y con 9 semillas solamente. Tallo delgado, anguloso y lampiño, abejucado, trepador y muy ramoso, de hojas membranosas, lampiñas, anchas de 4″-2″, lijeramente acorazonadas por la base, redondeaditas ó aovadas cuando enteras, puntiagudas, 3-fidas, con los lóbulos laterales abiertos, deltoídeos y con dientecitos apartados y diminutos, pecioladas; zarcillos simples; pedúnculos sin brácteas, largos de 2″ en las flores masculinas y mas cortos en las femeninas; el cáliz de las primeras, largo de 8‴ y pubescente, tiene el tubo turbinado mitad tan largo como los lóbulos y por fin mas grande, de lóbulos abiertos aovado-lanceolados, por fin distantes y separados por un seno truncado y lijeramente dentado; el de las segundas es cupuliforme con el tubo alto de 5‴ y ancho de 6‴-8‴ por el ápice, dos veces tan largo como los lóbulos lanceolados y distantes; corola papilosa esteriormente y pubescente, con pelo esparcido y gruesito interiormente, larga de 1 1[2″, con lóbulos aovado-oblongos, enteros, 3 veces tan largos como el tubo; estambres 5-triadelfos; 3-5 filamentos distintos, peludos é insertos por la base de la corola, cuyas anteras reunidas en una columna cilíndrica, larga de 4‴ y ancha de 2 1[2‴, son cortamente escedidas por 5 lóbulos del conectivo, de celdillas inclinadas por arriba y por abajo y con 3 an-

fractuosidades paralelas; estilo ensanchado por el ápice, terminado por un estigma 3-lobulado, redondeadito, foliáceo, verde, alampiñado, ancho de 5'''-6''', y doblado hácia afuera : *cionosicys*, F. 141, T. II, G. VI.

191. Vejetales herbáceos, anuales, de tallos mas ó menos largos, ramosísimos, delgados, estriados ó cilíndricos, ásperos y pelierizados, rastreros, con hojas simples, alternas, largamente pecioladas, mas ó menos profundamente lobuladas y á veces hasta profundamente partidas, de lóbulos enteros ó aserrados; zarcillos simples; estambres con 3 filamentos distintos, de anteras conniventes, distantes ó lijeramente reunidas, escedidas por los lóbulos del conectivo y cuyas celdillas son inclinadas por arriba y por abajo: *cucumis*, F. 141, T. II, G. III.

192. Corola nunca enrodada, 5-partida ó 5-fida; estambres cuyas anteras no son connatas en una columna cilíndrica; ovario contraido por debajo del limbo calizinal y cuyas celdas contienen algunos óvulos, 193. — Corola siempre enrodada, cuyas divisiones simulan pétalos distintos; todas las anteras están adheridas en una columna cilíndrica, cuyas celdillas están dobladas por arriba y por abajo; celdas del ovario con 2 óvulos solamente. Plantas herbáceas de tallo delgado, largo, ramosísimo, trepador, áspero y anguloso, pubescentes, alampiñadas ó lampiñas, con hojas largamente pecioladas, simples, alternas, 3, 5-lobuladas, mas ó menos acorazonadas por la base, de lóbulos enteros, sinuoso–sub-enteros ó dentaditos. Flores en racimos axilares ó solitarios; ovario 3-locular recojido por debajo del limbo calizinal; baya oligosperma : *cionandra*, F. 141, T. II, G. I.

193. Corola 5-partida; estambres insertos en el tubo calizinal, con 3 anteras subsesiles y oblongas, cuyas celdas derechitas están situadas sobre las márjenes de un conectivo entero; fruto ovoídeo pequeño y purpúreo, 193 *bis*. — Corola 5-fida con los lóbulos induplicados en la estivacion, campanuda y adherida con la parte inferior del tubo calizinal; estambres 5, insertos en la base de la corola, triadelfos, conniventes, en columna, con anteras uniloculares, de celdas lineares, conectivo apenas engrosado, adheridos por el dorso y con muchas anfractuosidades lonjitudinales. Fruto á veces muy grueso, de forma, tamaño y color muy variados. Plantas herbáceas anuales, de tallos larguísimos, rastreros y muy ramosos, con zarcillos, de hojas simples, alternas, pecioladas, acorazonadas, enteras ó 3, 5-lobuladas, mas ó menos pelitiesas, de peciolo largo, cilíndrico y hueco ; pedúnculos axilares, con una sola flor amarilla, de cáliz con tubo corto, campanudo y 5-fido en las masculinas, mientras que en las femeninas tiene el tubo aovado ú oblongo, con el ovario adherido, el limbo 5-fido ; la corola es conforme con la de las masculinas ; hay estambres estériles con frecuencia; ovario ínfero 3, 5-locular, con las placentas parietales multi-ovuladas y situadas de cada lado de los tabiques; 3 estigmas engrosados y bilobulados. Peponida 3, 5-locular, con muchas semillas aovado-comprimidas, ceñidas por una márjen tumida ; cotiledones foliáceos; endospermo nulo; raicilla cortísima y centrífuga : *cucurbita*, F. 141, T. II, G. XI.

193 *bis.* Plantas herbáceas trepadoras, de tallo delgado, largo y muy ramoso, alampiñadas, con hôjas membranosas, acorazonadas, con un seno profundo y abierto, puntiagudas, sinuoso-repandas ó 3, 5-lobuladas, anchas de 1″-2″, lijeramente ásperas, con pintas blancas ó alampiñadas y pecioladas; zarcillos simples; flores masculinas en racimos pequeños; tubo del cáliz tan largo como la corola, dientes diminutos; segmentos de la corola escotados en las flores masculinas y enteros en las femeninas, todas amarillas y anchas de 2‴-3‴; semillas pubescentes : *melothria*, F. 141, T. II, G. VII.

194. Flores monoicas, andrójinas ó dioicas; fruto aqueniforme; plantas herbáceas ó fruticosas, 195.—Flores monoicas ó polígamas, pero ni andrójinas ni dioicas tampoco; fruto capsular ó utricular; plantas herbáceas siempre lampiñas y á veces espinosas, 197.

195. Segmentos del cáliz de las flores femeninas ordinariamente en número de 3; estigma apincelado; hojas opuestas, 196. — Cáliz de las flores femeninas contraido por el ápice 2, 4-dentado ó entero: á veces suele faltar; frutices ó arbustillos de hojas simples, opuestas ordinariamente, pero á veces alternas, largamente pecioladas, aovadas, oblongas ó mas ó menos lanceoladas y bastante grandes, con estípulas axilares; flores en grupos axilares ó formando espiguitas interrumpidas y amentiformes, sin involucro, cuyas masculinas constan de un cáliz 4, 3, 5-partido, conteniendo 3, 4 estambres; las femeninas se componen de un cáliz 2, 4-dentado conteniendo un estigma filiforme persistente, peludo por uno de sus lados nada mas : *bœhmeria*, F. 39, T. I, G. IV.

196. Plantas herbáceas, lampiñas, pubescentes ó velludas, de tamaño muy variado, mas ó menos ramosas, de tallo carnoso ó herbáceo, desparramado ó recto, de hojas opuestas, desiguales en cada par, de manera que la una es casi siempre mas grande que la otra, ordinariamente provistas de rafidias, nervosas, de forma, tamaño y consistencia muy variados, enteras ó aserradas, lampiñas ó pubescentes y velludas, pecioladas, con estípulas axilares. Flores en cimas axilares mas ó menos pedunculadas, cuyas masculinas constan de un periantio 4, 2-partido, conteniendo 4 estambres, mientras las femeninas se componen de un periantio 3, 2, 4-partido, con uno de los segmentos mayor y giboso por debajo del ápice; ovario único, unilocular, monospermo : *pilea;* F. 39, T. III, G. I.

197. Flores siempre monoicas; estambres 3, 2, 5; estilos 2, 3; fruto utricular, 198. — Flores polígamas ó monoicas; estambres 5, 3; fruto capsular circoncisible ó pixidio, que á veces se revienta irregularmente por la base; plantas herbáceas anuales, lampiñas ó pubescentes, de hojas simples, alternas, pecioladas y á veces decurrentes, enteras, romboídeas, mas ó menos oblongas, lanceoladas ó aovadas, con estípulas espinosas; flores ordinariamente en espigas axilares ó terminales, mas ó menos elongadas y cuya reunion forma racimos ó panojas terminales mas ó menos largas; tales flores están acompañadas cada una de su bráctea aquilada y persistente, de un cáliz con 5, 3 segmentos iguales, derechos, lampiños y persistentes; filamentos de los estambres subulados con anteras biloculares y

oblongas; en las femeninas hay un ovario ovoídeo, unilocular, monospermo, coronado por 2, 3 estigmas sesiles, filiformes, alesnados y anchitos. El fruto consiste en un pixidio oval y cuyo vértice tiene 2 ó 3 piquitos, imperfectamente envuelto por el periantio á veces membranoso; semilla única vertical, lenticular y arriñonadita, de testa crustácea, con endospermo central farináceo, embrion cíclico y periférico, de radícula ínfera : *amarantus*, F. 55, T. III, G. II.

198. Flores ordinariamente monoicas; estambres 3, 2, 5; estilos 3, 199. — Flores siempre monoicas; estambres 3 siempre; estilos 2, 3; planta herbácea cespitosa anual, alampiñada, de hojas alternas, espatuladas, retusas, arrejonadas, enteras; flores verdoso-blanquecinas, pequeñas, dispuestas en grupos axilares, cuyas masculinas tienen el periantio de 3 sépalos, los estambres distintos con las anteras biloculares; en las femeninas al contrario está 5-fido, de tubo urceolado, sosteniendo un limbo de segmentos espatulado-lineares, obtusos y trinervios : *amblogyne*, F. 55, T. III.

199. Plantas herbáceas anuales, de tallo recto, ramoso ý mas ó menos alto, segun la feracidad del terreno en que se crian, altas de 1'-2'-3', con hojas simples, alternas, mas ó menos grandes, pecioladas, mas ó menos aovadas y remalladas, enteras y lampiñas. Flores en grupos axilares ó dispuestas en espigas terminales, pequeñas y verduscas, siempre acompañadas de brácteas mas ó menos largas y formadas de un periantio con 3, 5 sépalos ; ovario ovoídeo ó redondo, unilocular, monospermo : *euxolus*, F. 55, T. III, G. I.

200. VEJETALES DIOICOS, 201.

201. Arboles ó arbustos, 202. — Plantas herbáceas, fruticulosas ó frutices, 231.

202. Cuyo tronco es un astil ó estipe, 203. — De tronco lejítimo, 206.

203. Estipe lejítimo mas ó menos alto y con hojas compuestas ; fruto drupáceo monospermo, 204 *bis*. — Seudo-estipe ó tallo estipiforme, de poca dureza y fuerza, lechoso y con hojas simples; fruto carnudo polispermo, 304.

204. Vejetales que á primera vista parecen casi palmeras, porque su tronco es desnudo, cilíndrico, con muchas cicatrices algo triangulares, de color ceniciento, sin ramos y coronado por hojas como ellas, del tamaño como del muslo de un hombre, y alto de 15' á 25'; hojas simples, palmatinervias, largamente pecioladas, alternas ó esparcidas, de limbo grande, palmatífido ó profundamente 7 ó 5-lobulado, con los segmentos pinatífidos ó enteros, lampiñas, sin estípulas. Flores masculinas en corimbos simples ó apanojados, axilares y de cáliz monosépalo diminutamente dentadito ; corola infundibuliforme, mucho mayor que el cáliz, cuyo tubo cilíndrico y delgado sostiene un limbo dividido en 5 lacinias imbricadas, con el ápice arrollado por fuera, conteniendo 10 estambres dispuestos en dos séries ó insertos en la parte superior de la garganta, de los cuales 5 senta; dos son opuestos á sus divisiones, mientras los otros 5 alternos, tienen filamentos blancos, peludos y algo espesos inferiormente-anteras biloculares, linear-oblongas y estriadas: en el centro está el rudimento del pistilo ; las femeninas al contrario en racimitos axi-

lares formados de 3 á 5 flores sentadas sobre un pedúnculo comun grueso y corto, algunas veces solitarias, con el cáliz conforme al de las masculinas; corola mucho mayor, amarillenta tambien, 5-partida y cuyos segmentos parecen pétalos oblongos, algo estendidos y doblados hácia fuera, campanuda; ovario ovoídeo, ancho, oblongo, verdusco, unilocular, con 5 placentas parietales cargando con muchos óvulos, de cuyo ápice sale un estilo cortísimo con 3 ó 5 estigmas dispuestos á manera de radios de rueda, franjeados y de color amarillo verdoso. Se hallan algunas flores hermafroditas entremezcladas con las masculinas especialmente, pero son casi siempre estériles. Fruto bacciforme mas ó menos grueso, amarillo subido, obovoídeo mas ó menos, largo de 4″ á 8″ y 10″, aovado, con una punta y largo de 3″ ó globoso y del tamaño de una nuez. Las muchas semillas dispuestas por séries verticales son ovoídeas, pequeñas y envueltas en una membrana diáfana, conteniendo un líquido como mucilajinoso, y dentro está la semilla, negra, áspera ó asurcadita : *carica*, F. 143.

204 *bis*. Drupa carnosa, cuyo hueso parece un grano de trigo gruesísimo; frondas pinadas; espata leñosa simple; estambres 6, 3, de filamentos cortísimos, con anteras lineares; flores nunca polígamas, 205. — Drupa redonda apenas carnosa, cubierta de una concha dispuesta á manera de coraza y formada de muchas escamas leñosas, color castaño y lustrosa; espata comun nula, pero muchas parciales incompletas; espádice ramoso con divisiones amentíferas; estambres 6; flores polígamo-dioicas; frondas grandes flabeliformes : primorosa palmera mas ó menos alta, cuyo estipe desnudo ó armado de aguijones, bastante grueso y cilíndrico, contiene una médula feculenta; frondas largamente pecioladas y derechas, de limbo en forma de abanico multífido; flores en espádices dísticamente ramosos, situadas entre las escamas ó brácteas escamosas de los amentos, cuyas masculinas son formadas de un periantio con 2 séries, cuya esterior es con 3 piezas sueltas, lineares y derechas; filamentos de los estambres llanitos, con anteras lineares erguidas; en las hermafroditas, el periantio es campanudo, tridentado ó trífido esteriormente, mientras la série interior es 3-partida, con lacinias lanceoladas y derechas; 6 estambres dispuestos á manera de pirámide central, de anteras ovales y sub-bilobuladas por la base; ovario globosito, 3-locular, cuyo vértice lleva un estigma sentado y trilobulado. Drupa globosa monosperma, conteniendo una pulpa espesa de como 1‴, situada entre la concha esteriormente formada de muchas piececitas desigualmente cuadrangulares, cuyo ángulo mas agudo mira hácia la base y el mas obtuso hácia el vértice, algo mas anchas que largas, imbricadas por los lados que salen del ángulo agudo ó inferior, algo membranosas y como franjeadas por esos bordes, presentan además un surco lonjitudinal que va de la base hasta el vértice, pasa por la parte mediana y las divide en dos partes iguales, y una capa esponjosa interiormente, blanca, espesa de como 1‴-2‴, á la cual adhiere, y que contiene el hueso redondito, lustroso, prieto y con una puntita doblada; endospermo cartilajinoso y oleajinoso : *mauritia*, F. 14, T. I.

205. Grandes y hermosas palmeras cuyo estipe conserva pegada durante algun tiempo la base de las frondas ya caidas, y despues liso; frondas grandes, largas como de 7' á 9', pinadas y derechas. Flores en panojas ó támaras axilares contenidas en una espata leñosa y monófila, cuyas masculinas de periantio doble, con 6 divisiones de las cuales 3 son esteriores y mas largas y 3 mas interiores, con tantos estambres, conforme en las femeninas que contienen 3 ovarios, de los cuales 2 abortan casi siempre, terminados por un estigma sesil y torcido, uniloculares monospermos ; las támaras cargan con muchísimos frutos del tamaño del dedo pulgar, ovoídeo-oblongos y de color amarillo oscuro cuando maduros, pero no todavía pasas : *phœnix*, F. 14, T. II.

206. Flores nunca dispuestas en espádices, 207. — Flores siempre dispuestas en espádice; árboles de aspecto particular y característico, bastante altos y no muy ramosos, de tallo cilíndrico desnudo, marcado de semi-anillos, con las hojas pareciendo casi las de piña y agrupadas hácia el vértice de los ramos, poco numerosas, alternas y casi en espiral, lanceoladas, verdes, rosadas ó amarillentas, puntiagudas, acanaladas, sentadas, algo envainadoras por la base, abiertas y de bordes espinosos. Flores en espádices amentiformes amarillos saliendo del centro de las hojas, cuyas masculinas consisten en una antera única cuspidada y situada en la axila de una bráctea ; en las femeninas el ovario está dispuesto del mismo modo y se termina por un estilo bífido. El fruto es una especie de drupa : *pandanus*, F. 13.

207. Desnudas ó sin envoltura floral, 208. — Nunca desnudas y siempre provistas de una cubierta floral, sea simple sea doble, 215.

208. Vejetales lechosos, las mas veces monoicos, cuyas flores masculinas, formadas por un estambre acompañado de una bráctea abroquelada, cubren toda la superficie de un receptáculo globoso, 114. — Vejetales nunca jamás lechosos; flores en amentos; estambres 4, 2, 209.

209. Flores sesiles sobre la superficie de un receptáculo ramoso y cilíndrico; tronco y ramos huecos y con tabiques trasversales, 212. — Flores nunca jamás situadas sobre un receptáculo; tronco y ramos nunca huecos, 213.

210. Vejetales con hojas siempre, 212. — Vejetales sin hojas, 211.

211. Flores amentáceas provistas de un invólucro, un solo estambre escrecente; ovario unilocular, con un óvulo pendiente; estigma bipartido : árbol muy alto, de tronco derecho, liso, color ceniciento, ramoso, sin hojas, cuyas ramitas filiformes son estriadas, simples, con 6, 8 surcos, cuyos nuditos están envueltos en una vainita foliácea pluridentada. Flores masculinas en amentos terminales, claviformes y lineares, amarillentós, muy pequeños; flores femeninas en amentos laterales cortamente pedunculados, y por fin cilíndrico-ovoídeos; el fruto consiste en una especie de estróbilo ovoídeo de como 1" de largo, conteniendo una cariópside lenticular, de semilla inversa, con el embrion sin endospermo y ortótropo, de raicilla cortísima y súpera : *casuarina*, F. 44, T. II.

212. Flores nunca jamás situadas en la superficie de un receptáculo cualquiera, pero sí amentáceas, tronco y ramos nunca huecos, 213. — Flores sesiles y situadas en la superficie de un receptáculo ramoso y cilíndrico, tronco y ramos huecos y cuyo canal central está dividido por tabiques membranoso-transversales : árboles ramosos superiormente y de ramos poco numerosos, apartados y estendidos, altos de como 45'-50' de tronco derecho no muy grueso y color ceniciento; hojas bastante grandes, largamente pecioladas, alternas, simples, abroquelado-redondeaditas, ordinariamente palmeado-lobuladas, con 7, 9, 11 lóbulos mas ó menos profundos, sub-enteros, obovado-oblongos y obtusos, ó aovados y puntiagudos, de cara superior verde oscuro y lampiña ó alampiñada y áspera, mientras la inferior tomentosa y blanca, es suave : cuando tiernas son bastantes veces teñidas de morado ó hasta moraduscas, anchas de 12-14–116" y largas de 12 á 15", con el peciolo de 8-10-12", cuya base está acompañada de dos estípulas pequeñas, escamosas y pronto caducas; pedúnculos axilares largos de 2-4-6", de cuyo ápice salen muchos receptáculos dispuestos en especie de umbela, cortamente estipitados, largos de 1 1|2" sobre 1'" de diámetro, envueltos todos en una bráctea comun espatiforme antes de la florescencia y pronto decídua, cuyas flores constan de un periantio tubular anguloso, que parece formado de unas escamas turbinadas, soldadas entre sí, algo tetrágono, con dos poros por el ápice, por donde salen dos estambres, mientras que los femeninos, mas espesos, sesiles en el vértice del pedúnculo en número 4 ó 2, son largos de 2" sobre 3'" de diámetro y llevan flores que se componen de un periantio ó invólucro bífido, conteniendo un ovario monospermo, de cuyo ápice sale un estigma apincelado. Baya, monosperma, sentada en el receptáculo : *cecropia*, F. 39, T. V, G. IV.

213. Estambres siempre 4; fruto drupáceo pequeño, cubierto de cera; vejetales aromáticos, 214. — Estambres 2 solamente; fruto capsular con semillas peludas; vejetales nunca aromáticos : árboles mas ó menos altos y muy ramosos, ó arbustos con hojas simples, alternas, muy cortamente pecioladas, lanceoladas, coriáceas, lustrosas, enteras ó aserradas, acompañadas de estípulas persistentes ó escamosas y decíduas; flores en amentos saliendo ordinariamente antes que las hojas, otras veces despues de ellas, y entónces son axilares, cuyos masculinos con escamas enteras en la axila de las cuales se halla un disco glanduloso, de donde salen los estambres de filamentos libres ó reunidos por la base ; los femeninos se diferencian de los primeros solamente por tener en lugar de los estambres un ovario unilocular ovoídeo que se termina por un estilo cortísimo con dos estigmas bilobulados; muchos óvulos, parietales y situados hácia la base de la celda. Cápsula unilocular abriéndose en dos valvas, cuya base carga con muchas semillas derechas y cabelludas : *salix*, F. 43.

214. Arbustos ó árboles bajitos que se elevan á 15 ó 25' de altura, ramosos, resinosos y aromáticos y produciendo cera, de hojas simples alternas, cortamente pecioladas, enteras ó sub-enteras, ó aserradas por arriba de su parte mediana, espatuladas ó lanceoladas, de

cara superior pubescentita ó alampiñada, las nervaduras de la inferior solas son pubescentitas, provistas de puntitos resinosos transparentes; amentos tardíos, sub-solitarios y axilares, cuyos masculinos cortamente cilíndricos, con brácteas cuneiformes; estambres 4, 5, cuyos filamentos reunidos por la parte mediana forman una columna filiforme y peluda con anteras verticales largas, biloculares y bilobuladas; los femeninos, tambien axilares, ovoídeos, son formados de brácteas caducas, ovalagudas; ovario oval algo achatadito por el vértice, de cuyo ápice salen dos estigmas sentados filiformes, estendidos y mas largos que las brácteas. Fruto drupáceo, unilocular, ovoídeo, pequeño y largo de 1′′′, monospermo, cuya cáscara verde está cubierta de muchos tuberculitos moraduscos que parecen como granitos de pólvora, reunidos entre sí ó envueltos por una capa mas ó menos espesita de cera mas ó menos blanca; el huesecito contiene una semilla prieta y algo elongada; *myrica*, F. 44. T. I.

215. Fruto drupáceo ó no drupáceo, cuyo hueso cuando drupáceo no está nunca cubierto por un arilo; estambres nunca monadelfos tampoco, 216. — Fruto drupáceo dehiscente, pareciendo casi un albaricoque de Europa, cuyo hueso ovoídeo y de casco lustroso y pardo está cubierto por un arilo ramoso color rojizo ó anaranjado moradusco; estambres monadelfos. Arboles mas ó menos grandes, muy ramosos, que se elevan á 25′ y 60′ de altura, de hojas simples, pecioladas, alternas, enteras, elíptico-oblongas ó linear-oblongas, alampiñadas, mas ó menos cuspidadas, de cara inferior con las nervaduras dispuestas por pares en número variable de 8 á 30, sin estípulas. Flores axilares cuyas masculinas, fasciculadas ó arracimadas, pediceladas y acompañadas de una bráctea mas ó menos grande situada por el vértice de los pedícelos y decídua, constan de un periantio ovoídeo ó infundibuliforme, 3-fido, valvar, conteniendo 3, 9, 12 anteras estrorsas adheridas en tubo monadelfo, linear-oblongas, con dos celdillas que se abren lonjitudinalmente; mientras las femeninas, casi siempre solitarias, pediceladas, difieren de las otras solamente por tener un ovario único, unilocular, con un solo óvulo erguido, y de cuyo ápice salen dos estilos cortísimos con estigma cabezudito. El casco crustáceo, lustroso y poco espeso del hueso contenido en la drupa, encierra una semilla formada de un endospermo voluminoso, bastante duro, de corte jaspeado, oleajinoso y aromático á la par, con el embrion alojado por la base : *myristica*, F. 94.

216. Flores provistas de una envoltura floral simple ó con un periantio, 217. — Flores cuya cubierta floral doble se compone de un cáliz y de una corola, 229.

217. Periantio asalvillado, con invólucro pequeño, conteniendo 4 escamas hipójinas; 8 anteras subsesiles; fruto abayado, 218. — Periantio nunca asalvillado ni involucrado por la base tampoco, sin escamas hipójinas; fruto ordinariamente drupáceo ó abayado, 219.

218. Arbustos ó arbolitos ramosos, cuyas ramitas pubescentes ó lampiñas llevan hojas simples, alternas, enteras, coriáceas ó subcoriáceas, elíptico-lanceoladas ó elípticas, discolores ó concolores, enteramente lampiñas ó cuya superior es lampiña, mientras la in-

ferior es blanquecino-pubescente, largas de 4″-3″ y anchas de 18‴ 8‴. Flores dispuestas en cabezas ó en umbelas, con pedúnculos simples, di ó tricótomos, pediceladas ó sentadas, mas ó menos sedosas; las masculinas constan de un cáliz monosépalo asalvillado, cuyo tubo delgado, 2 ó 3 veces mas largo que el limbo 4-partido, sostenido por un invólucro diminuto y dentadito, tiene en su fondo un pistilo rudimentario, 4 escamas hipójinas, y 8 estambres subsesiles; en las femeninas el periantio es infundibuliforme ó campanudo, con sus 4 lóbulos obtusitos y encorvados, contiene un ovario ovoídeo unilocular, ordinariamente con un óvulo, lateralmente inserto, de cuyo ápice sale un estigma terminal y subsesil : *daphnopsis*, F. 49, G. II.

219. Estambres nunca dispuestos por séries, de anteras que no se abren nunca por poros, fruto abayado y sorosiforme ó drupáceo, 219 *bis*.—Estambres dispuestos en 2, 3 ó mas séries, y en número variable de 9, 12, 15, 18, de las cuales algunas suelen abortar, cuyas anteras de 2, 4 celdas se abren siempre por medio de poros cuyas ventallas se levantan de abajo por arriba. Fruto abayado ó drupáceo, pero sin hueso y sí con una pepita, 222.

219 *bis*. Estambres 4 ó 6; fruto abayado ó sorosiforme, 220.—Estambres 2, 3, 5 insertos en un disco anular; fruto drupáceo. Arbolitos ó frutices de hojas simples, alternas, cortamente pecioladas, coriáceas, entejérrimas ó anguloso-dentadas, con estípulas caducas. Flores axilares, espigado-amentáceas; perigonio 3, 5-partido en ambos sexos; en las masculinas los filamentos de los estambres son filiformes y con anteras biloculares, cuyas celdas son divaricado-abiertas : hay un ovario rudimentario En las femeninas el disco anular ciñe á la base del ovario aovado, libre y unilocular, con dos óvulos colgantes del ápice de la celda, colaterales y anátropos; estigma sentado y 3, 5-radiado. Drupa monosperma, coronada por el estigma, cuyo hueso es espinosito interiormente, conteniendo una semilla pendiente, de endospermo espeso. carnoso y hoyoso; embrion ortótropo, axil. con cotiledones grandes y foliáceos y raicilla corta y súpera : *antidesma*, F. 38.

220. Estambres 4; fruto abayado ó sorosiforme; árboles ó arbustos nunca jamás trepadores, sarmentosos ni zarcillosos tampoco, 220 *bis*. — Estambres 6; fruto abayado pisiforme; vejetales abejucados sarmentosos y provistos de dos zarcillos acompañando á la insercion del peciolo; un rizoma con bastante frecuencia, 236.

220 *bis*. Flores masculinas y femeninas en espigas axilares y pedunculadas y nunca jamás colocadas sobre un receptáculo, 221. — Flores masculinas espigadas ó racemosas, sin receptáculo alguno, mientras las femeninas están agrupadas sobre un receptáculo globoso. Fruto compuesto de drupitas reunidas entre sí y formando así una especie de sorosis. Arboles bastante grandes. lechositos, corpulentos y coposos, con ó sin espinas axilares ; de hojas simples, alternas, pecioladas, sub-enteras ó aserradas, oblongas y aguzadas ó aovado-oblongas con una punta, de base sub-truncada, redondeada ó sub-acorazonada, alampiñadas ó pubescentes ó solamente en las nervaduras de la cara inferior; flores masculinas en espigas cilíndricas, amentiformes y formadas de un periantio 4-partido, lijera-

mente imbricado, conteniendo 4 estambres esertos, mientras las femeninas son en cabezas mas ó menos globosas, con el periantio de 5 segmentos que por fin se vuelven sólidos y duros por el ápice connivente; ovario libre, unilocular, con un solo óvulo pendiente y campilótropo, de cuyo ápice sale un estilo simple, filiforme, eserto, tan ó mas largo que el diámetro de la cabezuela y estigmatífero interiormente. Fruto sorosiforme, formado de muchos aquenios cubriendo un receptáculo globoso y algo carnudo : *maclura*, F. 41, G. I.

221. Arbolito de ramos alampiñados, de hojas simples, alternas, oval-oblongas ú oblongas, con una punta, bien enteras y lampiñas, redondeadas por la base, con las nervaduras 6, 8-yugadas y arqueadas, pecioladas y largas de 8-4″ sobre 3-2 1⟨2-2″ de ancho, de peciolo corto, 5 á 6′″ solamente; flores masculinas en espigas cilíndricas amentiformes, pubescentitas y de ordinario mellizas, constando de un periantio 4-fido, valvar y conteniendo 4 estambres esertos, inclinados en el capullo y saliendo de él con elasticidad, mientras las femeninas, mas cortas, tienen solamente 4′″ de largo y se componen de 4, 8 flores cuyo periantio tubular es contraido hácia el limbo 4-dentado y contiene un ovario adherido unilocular, con un óvulo pendiente y campilotropo, de cuyo ápice sale un estilo 2-partido. Baya monosperma, larga de 4′″-6′″, de semilla globosa y colgante, cuyo embrion no tiene endospermo : *trophis*, F. 39, T. I, G. II.

222. Flores siempre dioicas; 9 estambres de anteras 4-loculares; flores femeninas con 9 estambres estériles, 223.—Flores tan pronto dioicas como polígamas y hasta á veces polígamas, 224.

223. Arboles pequeños y frondosos, cuyas flores salen antes que las hojas, que son sencillas, alternas, membranosas, de forma y tamaño variados, de manera que las unas son enteras y las otras trilobadas á veces de un solo lado, pubescentes, pecioladas y caducas. Flores amarillentas en corimbos opuestos á las hojas, lampiños ó pubescentes y con brácteas subuladas y caducas, constando de un periantio 6-partido, con segmentos membranosos, iguales y cuya base sola persiste; estambres dispuestos en 3 séries; las flores femeninas difieren de las masculinas solamente por tener un pistilo formado de un ovario unilocular, uniovulado, terminado por un estigma asentado y cabezudo, rodeado por 3 séries de filamentos estériles. Drupa suculenta, azulada, pisiforme, engastada en la base persistente y algo crecida del periantio y situada en el ápice crecido, como carnoso y colorado del pedúnculo, claviforme : *sassafras*, F. 46, T. X.

224. Dioicas ó polígamas y hermafroditas á la par, 225. — Dioicas ó las mas veces hermafroditas : arboles bastante grandes, ramosos, frondosos y que se elevan á 40′ ó 50′ de altura, con hojas simples, alternas, largamente ‘pecioladas, coriáceas, enteras, de cara superior lampiña y lustrosa, mientras la inferior, mas pálida, pubescentita ó alampiñada, tiene las nervaduras proeminentes 4, 5 ó 4, 6-yugadas y arqueadas, no aromáticas. Flores fasciculado-apanojadas, cuyos pedícelos son mas cortos que ellas, con periantio 6-partido, cuyos segmentos son casi iguales á los 3 esteriores, pequeñitos

y tres veces mas cortos que los interiores, y por fin enteramente decíduo; estambres fértiles 9, 12. Baya mas ó menos gruesa de forma y tamaño muy variados, tan pronto oval y redondeada como piriforme, desnuda, lustrosa, verde, mas ó menos amarillenta ó moradusca, áspera ó lampiña, de carne amarillo pálido y comestible; semilla globosa enteramente libre en el centro : *persea*, F. 46, T. VII.

225. Arboles ordinariamente bastante grandes, y á veces muy altos, corpulentos y coposos, siempre verdes y de hojas alternas, pecioladas, enteras, papiráceas, lustrosas, lampiñas y con las nervaduras arqueado-reticuladas. Flores densamente arracimado-apanojadas, terminales, á veces en tirsos y hasta casi en umbelas y formadas de un periantio 6-fido, cuyo tubo turbinado lleva un limbo decíduo; en las femeninas hay estambres mas ó menos desarrollados y á veces enteramente abortados, y las masculinas tienen con bastante frecuencia un pistilo en igual estado; estambres 9, 12 dispuestos en 3 ó 4 séries, de los cuales 9 esteriores son fértiles y biglandulosos por la base algunos, con anteras de celdillas sobrepuestas, dispuestas por pares, oblongas é introrsas las de la 1ª y 2ª série, mientras las de la 3ª son estrorsas; los 3 estambres anteriores ó formando la 4ª série son estériles ó enteramente abortados; ovario unilocular, uniovulado, de cuyo ápice sale un estilo corto, terminado por un estigma discoídeo ó deprimido mas ó menos cabezudo. Drupa abayada monosperma, acompañada por el tubo calizinal que se ha vuelto una especie de cúpula, mas ó menos espesa y carnosita por el pedúnculo que se ha engrosado : *ocotea*, Aubl., *oreodaphne*, Nees., F. 46, T. XII, G. I.

226. Fruto drupáceo ó abayado, no proviniendo nunca de un ovario ginobásico, 227. — Fruto drupáceo ó capsular proviniendo siempre de un ovario ginobásico y formado á lo menos de 4 carpelos mas ó menos separados, 229.

227. Fruto drupáceo y casi seco, siempre unilocular; cáliz 5-partido ó 5-lobulado; corola con 5 pétalos insertos por debajo del disco; 5 estambres; 3 estilos, 228. — Fruto abayado proviniendo de un ovario con 2, 3 celdillas conteniendo 2 óvulos; cáliz 3, 5-fido; corola con 3, 5 pétalos y á veces nula; estambres 3, 5 opuestos á los pétalos é insertos tambien por debajo del disco; estigmas 2, 3 subsesiles. Arboles pequeños ó arbustos, de hojas alternas imparipinadas, con 5-9, 5-7 ó 7-9 hojuelas elípticas ú oblongas, entejérrimas, mas ó menos papiráceas y lustrosas, lampiñas ó alampiñadas, con las nervaduras bastante pronunciadas por la cara inferior á veces pubescentita. Flores en racimos mas ó menos largos y á veces como algo apanojados. Bayas pequeñas ordinariamente, coloradas ó prieto-azuladas y lustrosas, con una sola semilla colgante : *picramnia*, F. 110, G. II.

228. Arbustos y árboles bajitos, de hojas alternas imparipinadas ó con 2, 3 ó 1 par de hojuelas ó de 3 en rama, oval-redondeaditas, escotadas ó redondeadas por el ápice, bien enteras, largamente pecioladas y lampiñas, largas de 1″-1 1|2″. Flores en panojas pequeñas, las hermafroditas siendo en corimbos axilares; estigmas sub-

sesiles; drupa ovoídeo-oblonga y color de escarlata: *rhus*, F. 128.

229. Diez estambres saliendo cada uno de una escama hipojínica; fruto bien ginobásico formado 5 drupitas, 230. — Cinco estambres solamente; fruto apenas ginobásico formando de 5 ó 1 folículos pequeños ó cajitas dehiscentes: árboles mas ó menos altos, á veces bastante corpulentos y frondosos, ó arbustos inermes ó de ordinario armados con aguijones gruesos cónicos ó punzantes, de base como esponjosa aunque fuerte en los troncos y ramos gruesos, mientras que los de las ramitas y peciolos no tienen nada de particular; hojas imparipinadas y formadas de 10, 5-9, 6-6, 2 pares de hojuelas ó de una sola hojuela, lanceolado-oblongas, lanceoladas, elípticas ú oblongas, bien enteras, aserraditas, festoneado-aserradas, festoneadas, subsesiles ó pecioladas, enteramente lampiñas, de cara superior lampiña, mientras la inferior es alampiñada ó pubescentita solamente por las nervaduras, provistas siempre de puntitos transparentes mas ó menos abundantes. Flores pequeñas en panojas densas, axilares ó terminales, pubescentes y lampiño-verrugosas, de cáliz corto, monosépalo, con 3, 4, 5 divisiones derechas, de corola que suele faltar algunas veces, con 5 pétalos iguales á los segmentos calizinales ó mas largos que ellos; las masculinas tienen 5, 6 estambres salientes, alternos, iguales con los pétalos, mas largos que ellos é insertos en rededor de la base del disco ginofórico, en cuyo centro están los rudimentos del pistilo abortado; en las femeninas se observan á veces estambres muy cortos, representados por los filamentos, sin ó con anteras mas ó menos abortadas, y siempre un pistilo formado de 5 carpelos ú ovarios distintos ó coherentes por medio del eje, á veces hay uno solo, uniloculares y con dos óvulos colaterales y colgantes, sentados sobre un disco globóso ó cilíndrico hipójino, mas ó menos desarrollado y que constituye así una especie de ginóforo poco pronunciado; del ápice salen tantos estigmas conniventes ó coherentes. El fruto consiste en 5, 1 folículos, cuyo endocarpio es adherente á las valvas ó se separa por las márjenes uniloculares, abriéndose por dos valvas, sentados ó algo estipitados, largos de 3'''-2''' sobre 1 1|2 de diámetro, conteniendo 1, 2 semillas negras, esféricas, mas ó menos lustrosas, de embrion derecho ó encorvado: *zanthoxylum*, F. 114, G. II.

230. Árboles mas ó menos altos que alcanzan á veces hasta 50' de altura, mas ó menos corpulentos y frondosos; hojas alternas, compuestas y pinadas sin impar y formadas de muchos pares de hojuelas alternas, pecioladas, coriáceas, enteras, oblongas ó lanceolado-oblongas, espatulado-oblongas ó lanceoladas, obtusas ó con una puntita obtusita, de cara superior lustrosa y verde oscuro, mientras la inferior es á veces mas pálida y glauca, lampiñas y decíduas. Flores en panojas terminales formadas de cimas pequeñas y paucífloras, mas cortas ó apenas tan largas como las hojas, de cáliz 5-fido y mucho mas corto que los pétalos, que son 5 y abiertos; en las masculinas los estambres son inclusos, con anteras introrsas, biloculares, acorazonado-ovales y lonjitudinalmente dehiscentes; en las femeninas hay los rudimentos de las 10 escamas, y 5 ovarios situados sobre un ginóforo corto, distintos, uniloculares y con un óvulo

único; de los ápices sale un estilo continuo, cada cual con su correspondiente estigma. Fruto formado de carpidios drupáceos en número de 5 ó menos, sentados, uniloculares, monospermos; embrion sin endospermo y con los cotiledones semi-ovoídeos : *simaru-ba*, F. 110, G. I.

231. Flores nunca jamás desnudas ni en cono terminal tampoco ; siempre un tallo bien manifiesto y mas ó menos largo, 232 *bis*. — Flores siempre desnudas, 231 *bis*.

231 *bis*. Nunca en cono ó amento ó estrobiliforme terminal, pero sí en amentos filiformes ó pequeños opuestos á las hojas; arbustos trepadores, 232. — En cono ó amento estrobiliforme terminal, cuyo tallo es una especie de estipe subterráneo ó rizoma perpendicular, ordinariamente largo de 1′ á 1 1|2′ sobre 3″ á 4″ de diámetro, escamoso solamente por el vértice que se halla á la superficie del suelo y del cual salen 4 ó 5 frondas que les hacen parecer á primera vista palmeras jóvenes, largas de 2′ á 3′, derechas, cuyas hojuelas, articuladas por la base y sentadas, son alternas ó á veces casi opuestas, lanceolado-aguzadas por ambos estremos, ó redondeadas por el vértice, cuneiformes por la base, enteras ó aserradas hácia el vértice, basinervias, caducas, como estriaditas, lampiñas y lustrosas, raquis inerme ó provisto de aguijones, quedándose desnudo bastante tiempo y con aspecto como de una varita ó espina larga, derecha, algo comprimida, de cara interior llana, mientras la esterior es convexa. Flores masculinas en conos terminales simples ó ramosos, ó mejor algunos saliendo del mismo pedúnculo, largos de 2″ á 3″ y bastante gruesos, formados de escamas truncado-abroqueladas, cuyas floríferas estipitadas y de ápice engrosado y como abroquelado, sub-bilobulado, llevan por la cara inferior muchas anteras sentadas; los conos femeninos son mucho mas gruesos, mas cortos, de pedúnculo largo de como 3″-4″ y como estriado tambien, aterciopelado y color castaño, formado de escamas algo carnosas, prismáticas y de 6 caras, dispuestas por séries verticales y alternando las unas con las otras, de ápice aterciopelado-moradusco como el de las masculinas, algo estipitadas tambien, cargando con 2 ovarios desnudos volcados cabizbajos y dispuestos á manera de T, cuya base está vuelta hácia la circunferencia, mientras el ápice, terminado por un puntito negro con una boquita, es el estigma sentado, situado por la base de las escamas, que así como las masculinas se apartan un poco las unas de las otras en la estacion de la fecundacion y despues se vuelven á cerrar, mientras las primeras se quedan abiertas. El fruto es una especie de drupa abayada, con poca carne colorada, del tamaño de una avellana pequeña, situada entre las escamas del cono y por debajo de ellas; semilla ovoídeo-sub-globosa de testa huesosa; embrion inverso contenido en el eje de un endospermo carnoso : *za-mia*, F. 35.

232. De hojas simples, alternas, pecioladas, enteras, tri-multinervias ó costilludas, membranáceas ó coriáceas, lampiñas ó pubescentes; amentos saliendo de los nudos, cuyos masculinos son delgados, los femeninos algo mas gruesos y los fructíferos como arracimados; flores sentadas, acompañadas las masculinas de brác-

teas oblongas sentadas é imbricadas; estambres 2, 5, de filamentos rollizos, con las anteras aovado-reniformes; en las femeninas las brácteas son abroqueladas, sub-sentadas, persistentes,
oblongas ú orbiculares, frecuentemente hirsutas inferiormente;
ovario sentado, aovado, con 3, 5 estigmas sesiles, cortos, espesos é
hispiditos superiormente. Bayas estrechadas por la base, con pedúnculo falso, sub-globosas, de pericarpio delgado, con la semilla sub-
redonda, de tegumento coriáceo-membranáceo ó córneo; endospermo harinoso: *cubeba*, Miq., F. 37.

232 *bis.* Vejetales siempre parásitos; flores apétalas; inflorescencia en espigas filiformes axilares, articuladas, cuyas flores numerosas están anidadas en escavaciones correspondientes situadas en el
eje, cuyos artejos ó piezas son sostenidos por un involucro truncado
y bífido; periantio de limbo 3, 2, 4-partido, adherente en las femeninas, anteras 4 sentadas; ovario ínfero ovoídeo-unilocular, con un
estigma sentado y obtuso; baya unilocular monosperma. Tallos muy
ramosos, leñosos, de como 1'-2' de largo algo mas ó menos, con ó
sin hojas, de color verde mas ó menos amarillento, 233. — Vejetales nunca parásitos, 234 *bis.*

233. Vejetales con hojas; anteras sentadas transversalmente biloculares, cuya celda se abre por un poro ó una grieta, 233 *bis.* —
Vejetales afíleos, pero sí escamosos; anteras sentadas por la parte
media de las divisiones calizinales, uniloculares y transversalmente
dehiscentes. 234.

233 *bis.* Tallos articulados y nudosos, de ramitas mas ó menos
comprimidas, tetrágonas, sub-cilíndricas ó cilíndricas, con hojas
opuestas bastante dobles, coriáceas, enteras, cortamente pecioladas,
de tamaño variado, anchas y largas de 1''-2 1|2'' ó pequeñas y lar-
gas de 6''' á 2''', aovadas, ob-aovadas, espatuladas, oblongas, elípticas, linear-lanceoladas, mas ó menos obtusas por el ápice, mas ó
menos aguzadas por la base; las flores constan de un periantio cuyo
limbo es ordinariamente 3-lobulado, y raras veces con 2 ó 4 lóbulos;
anteras transversalmente biloculares y cuyas celdas se abren por un
poro ó una grieta: *phoradendron*, F. 47, T. II, G. I.

234. Tallos dicótomos nudoso articulados, muy ramosos, largos
de 6''-1'-2', con las ramitas estriado-cilíndricas, comprimidas y por
fin mas ó menos cilíndricas, mas ó menos quebradizas, sin hojas, que
están reemplazadas por escamas mas ó menos trabadas y formando
una vaina, ó reducidas á puntas ó apenas notables y mas ó menos
decíduas; las flores constan de un periantio 3, 2-lobulado ó partido
y raras veces con 4 segmentos; en las masculinas está el rudimento
del pistilo; anteras sentadas en la parte mediana de las divisiones
calizinales, uniloculares y transversalmente dehiscentes: *arceutho-
bium*, F. 47, T. II, G. II.

234 *bis.* Matas de tallos mas ó menos largos y delgados, enredaderos ó volubles, leñosos ó herbáceos, con ó sin zarcillos, con ó sin
aguijones, 235. — Vejetales ni enredaderos ni volubles tampoco,
244.

235. Con zarcillos, 236. — Sin zarcillos, 239.

236. Plantas de tallos leñosos abejucados ó herbáceos, sin aguijo-

nes; zarcillos solitarios estraxilares, simples ó ramosos; periantio siempre doble; ovario ínfero, 237. — Bejucos de tallos larguísimos, fortísimos, muy aguijonosos, con 2 zarcillos acompañando á la insercion del peciolo; periantio único; ovario libre ó súpero; vejetales perennes, cuyos tallos lampiños salen á veces de una especie de rizoma, sarmentosos y trepando por encima de los demas vejetales, en donde se sostienen con sus zarcillos muy fuertes, de aguijones negros, cortos, ganchosos y muy fuertes; hojas simples alternas, asaz largamente pecioladas, enteras, basinervias, de nervaduras sencillas y paralelas, mas ó menos ovales, de base acorazonada y de vértice mas ó menos puntiagudo, mas ó menos anchas, como membranosas, lampiñas, lustrosas y de un color verde oscuro. Flores en especies de umbelas axilares largamente pedunculadas, pequeñas y verdoso-amarillentas, cuyas masculinas constan de un periantio monosépalo, campanudo, con 5 segmentos casi iguales abiertos y estendidos; 6 estambres de anteras erguidas, biloculares; en las femeninas el periantio es persistente, marcescente y conforme al de las masculinas; ovario libre, mas ó menos globoso, con 3 celdillas monospermas y de cuyo ápice sale un estilo corto que se termina por 3 estigmas. Baya esférica, pisiforme, rojiza, lustrosa y con 3 celdas conteniendo cada una una semilla redonda: á veces algunas suelen abortar : *smilax*, F. 17.

237. Zarcillos estraxilares y simples; fruto abayado y carnudo; estambres diadelfos insertos por la base del tubo calizinal, 2 anteras subsesiles, oblongas, cuyas celdas son rectas y marjinales, 238. — Zarcillos axilares proviniendo de ramitas abortadas y simples; fruto grueso, corticoso, con una especie de surco transversal y casi en la parte mediana por donde al caerse al suelo se abre á manera de los pixidios ó de jabonera ; estambres 5 centrales, alternando con 5 filamentos estériles, de anteras marjinales ; vejetales semi-leñosos, de tallos larguísimos y sarmentosos, muy ramosos y que se crian de ordinario en las cercanías ó en las orillas de las quebradas, con hojas grandes, alternas, simples, largamente pecioladas, algo coriáceas, sub-acorazonado-redondeaditas, angulosas, 3-5-lobuladas ó enteras, lisas, de cara superior lustrosa, con ó sin glándulas y anchas de 3″-4″ y largas de 5″ sin el peciolo, que lo es de 4 á 6″ ; flores masculinas amarillentas fasciculadas y dispuestas en panojas, de cáliz monófilo 5-fido; corola enrodada ; las femeninas al contrario son solitarias con el cáliz adherente 5-lobulado; corola cuyos 5 pétalos son distintos y oblongos; 5 filamentos estériles alternan de ordinario con los pétalos ; ovario ínfero, globoso, con 3 celdas conteniendo algunos óvulos, de cuyo ápice salen 3 estilos terminándose en un estigma, espesito, obtuso y bífido. Fruto globoso, lampiño, de como 4″-6″ de diámetro, con 3 celdillas en las cuales las semillas casi horizontales son pegadas del placenta central bastante grueso y triangular y aplicadas las unas por encima de las otras oblícuamente, discoídeas, achatadas, undulosas, de testa espesa bastante fuerte y de color gris sucio esteriormente, blanca y como corchosa interiormente, anchas de 1 1|2″-2″ y espesas de como 6‴: *feuillea*, F. 141, T. I.

238. Plantas herbáceas cuyos tallos, largos, delgados, ramosos y alampiñados, salen de una raiz tuberculosa bastante gruesa, y tienen hojas simples, alternas pecioladas, con 5 lóbulos profundos y pedáleos, á veces son 7 ú 8, sub-enteros, cuyos tres medianos son oblongos y mucronados, mientras los esteriores son semi-aovados, acorazonadas por la base con un seno grande y anchas de 5″-6″. Flores ordinariamente rojas, cuyas masculinas son en racimos cortos, con los pedúnculos tan largos como las hojas, pedícelos sin bráctea y del largo del cáliz monosépalo, 5-dentado, tubular-campanudo, de tubo verde mas largo que los pétalos, que son 5; tubo calizinal largo de 7-8‴; dientecitos recorvos y largos de 5‴-6‴; mientras las femeninas son solitarias y tienen un ovario con 2 celdillas conteniendo algunos óvulos : *anguria*, F. 141, T. II, G. IX.

239. Raiz siempre fibrosa; flores á veces provistas de una corola; ovario libre ó súpero; embrion encerrado en un endospermo en forma de herradura; hojas de nervaduras no paralelas simples pero anastomosadas entre sí; fruto drupáceo, 240. — Raiz siempre tuberosa mas ó menos gruesa; flores sin corola siempre; ovario ínfero; embrion contenido en un endospermo nunca dispuesto á manera de herradura; hojas basinervias y de nervaduaas simples paralelas y no ramificadas; fruto capsular, 242.

240. En ambos sexos cáliz con 6 sépalos dispuestos en 2 séries, y corola de 6 pétalos; las masculinas contienen 6 estambres y las femeninas 3 ovarios, 241. — En las flores masculinas el cáliz es de 4 sépalos y la corola cupuliforme, sub-entera, con 4 estambres cuyas anteras se abren transversalmente; el cáliz de las femeninas es monófilo, como espatiforme, de ordinario escotado, sostenido por una bracteita ; pétalos nulos; ovario único con 3 estilos ; vejetales sarmentosos, sin embargo algunas veces no lo son ó solo muy póco, sin duda por ser demasiado cortos los tallos pubescentes, velludos y hasta afelpados; de hojas simples, alternas, pecioladas, acorazonado-redondeadas, cuyo peciolo es situado por la base ó como abroqueladas, lijeramente velluditas por ambas caras ó por la inferior solamente, pubescentes ó afelpadas por ambas caras, membranosas ó cartáceas ; flores masculinas muy pequeñas dispuestas en racimos compuestos ó corimbos axilares cuyos pedícelos son tricótomos ó simples, estambres monadelfos ; mientras las femeninas son fasciculadas y dispuestas en racimos ó espigas y sostenidas por una bráctea bastante grande. Drupa pequeña casi esférica, roja y envuelta en la base del cáliz, monosperma unilocular : *cissampelos*, F. 93, T. II.

241. Vejetales sarmentosos ó bejucos de hojas mas ó menos coriáceas, alternas simples, pecioladas, oblongas, clíptico-oblongas ó acorazonado-triangulares, lampiñas ó algo pubescentitas enteras, con las nervaduras bastante pronunciadas por la cara inferior. Flores dispuestas en racimos axilares á veces apanojados, delgados y mas largos que el peciolo; drupas comprimidas, cuya semilla está situada sobre un ápice discoídeo y saliendo del pericarpio; endospermo espeso y no ruminado, conteniendo el embrion anular, cilíndrico y casi tan largo como él : *cocculus*, F. 93, T. I.

242. Ovario con 3 estilos; fruto capsular de 3 celdillas con 2 semillas aladas en cada una, 243. — Ovario con 5 estilos; el fruto es una especie de sámara y por consiguiente unilocular y monospermo; tallos muy ramosos, delgados, larguísimos, enredaderos y herbáceos, saliendo de una raiz perpendicular carnosa no muy gruesa, con hojas simples, alternas, pecioladas, óvalo-lanceoladas, de base acorazonada y con una punta por el ápice. Flores en espigas axilares en la sumidad de las ramitas formando así especies de guirnaldas apanojadas algo amarillentas; en las masculinas el periantio es de 6 divisiones iguales y abiertas, con 6 estambres cuyos filamentos son mas cortos que él y por consiguiente inclusos : *rajania*, F. 19.

243. Tallos anuales, semi-leñosos, largos, ramosos, no muy delgados, volubles, mas ó menos alados, saliendo de una raiz tuberosa que se vuelve á veces muy gruesa y llega á pesar mas de una arroba, con hojas sencillas, alternas, pecioladas, enteras, á veces bastante grandes, membranosas, ovales ú oblongo-aovadas, acorazonadas por la base y aguzadas por el vértice, lampiñas y lustrosas. Flores pequeñas, blanquecinas, á veces bastante fragrantes, en espigas ó racimos axilares delgados y pendientes, cuyas masculinas constan de un periantio 6-partido, algo coloradito, con 6 estambres; en las femeninas es adherente y tambien 6-partido; ovario no enteramente ínfero, cuyo vértice lleva 3 estilos con estigma cabezudo : *dioscorea*, F. 19.

244. Estambres pocos y en número determinado; plantas herbáceas ó matas, 244 *bis*. — Estambres muchísimos é indeterminados ; árboles ó arbustos frutices con frecuencia espinosos, de hojas simples alternas, algo coriáceas, cortamente pecioladas, sub-redondeadas, aovadas, festoneadas y agudas. Flores pequeñas en glomérulos axilares, de cáliz con 4-5 sépalos escamiformes pestañosos é imbricados ; en las femeninas están diminutos ó reducidos á brácteas subdistantes; corola nula; estambres á veces ceñidos por glándulas, de anteras versátiles y cortas. Ovario ceñido por un disco lobulado ó por glándulas, 2 ó plurilocular, con óvulos las mas veces mellizos en las celdas, en cuyas paredes están pegados ; estilos 2 ó muchos, libres ó adheridos por la base ; estigmas remellados ó bílobos. Baya indehiscente con el endocarpio endurecido, cuyas semillas solitarias y obovoídeas tienen la testa lijeramente coriácea; embrion sin endospermo y con los cotiledones orbiculares : *flacourtia*, F. 87, T. IV.

244 *bis*. Flores nunca amentáceas; tallos nunca jamás articulados ni suculentos tampoco ; 4 ó mas estambres; el fruto es un aquenio, 245. — Flores siempre amentáceas, semi-anidadas las femeninas en el eje espeso; mata fruticosa inferiormente, desparramada ó derecha, con las ramitas tiernas herbáceas y suculentas, alta de 1 1½' á 3', criándose en los sanitrales, lampiña y de un color verde amarillento ; hojas simples, opuestas, pequeñas, espesas y carnosas, casi sentadas, oblongo-lineares, cuya cara superior es llana ó algo cóncava á manera de gotera, mientras la inferior es convexa. Flores en amentos axilares ó terminales, los masculinos largos de como 1″ á 1 1½″ son imbricados y con 4 caras poco pronunciadas, cuyas flo-

res constan de 4 estambres alternando con algunas escamas membranosas, encerrados en un invólucro bífido y delgado ó insertos por la base de una bráctea orbicular; mientras que los femeninos son mas cortos y oblongo–cilíndricos ú ovales, cuyas flores sin envólucro son semi–engastadas en el eje carnudo y sostenidas por una bráctea única, de ovario 4-locular coronado por un estigma bilobulado. El fruto consiste en algunas bayas reunidas entre sí formando un sincarpio, las 4 celdas de cada baya, de endocarpio coriáceo, contienen cada cual una semilla de testa membranosa, y un embrion arqueado y sin endospermo : *batis*, F. 52.

245. Vejetales siempre herbáceos de raiz mas ó menos carnosa y perpendicular ó con un rizoma; flores dioicas, polígamas y hermafroditas á la vez; fruto aqueniforme ó abayado, 246. — Frutices ó vejetales fruticulosos ó herbáceos, de raices siempre fibrosas y sin rizoma; flores dioicas ó andrójinas; siempre un aquenio, á veces contenido en el periantio carnudo, 248.

246. Hojas bastante grandes, cuya base del peciolo está provista de una membrana envainadora ú ochrea: aquenio envuelto en el periantio mas ó menos vejigoso, 247.— Hojas lineares fasciculadas, cuyos haces son esparcidos, y sentadas; periantio coroliforme; baya pisiforme : vejetales de cuyo rizoma salen retoños mas ó menos gruesos, que se vuelven tallo derecho, ramoso superiormente y alto de 3' á 5', lampiño y cilíndrico; hojas pequeñas lineares, subuladas, caducas, lampiñas, de un color verde oscuro y lustrosas, derechas y cuyos haces salen de la axila de una bráctea membranosa. Flores axilares de ordinario mellizas, cuyo pedúnculo, bastante largo y pendiente, es articulado hácia la parte mediana, de periantio petaloídeo, partido en 6 divisiones iguales, sub–campanudo ; en las masculinas hay 6 estambres inclusos cuyos filamentos cortos se insertan en el 1|3 inferior del periantio, mientras que en las femeninas hay un ovario globoso trilocular, uni–ovulada cada celdilla, y de cuyo ápice sale un estilo único y trígono terminándose por 3 estigmas, Baya roja pisiforme, lampiña y lustrosa con 2 y raras veces 3 semillas : *asparragus*, F. 16, T. V.

247. Plantas bisanuales cuyas raices perpendiculares son á veces bastante gruesas y mas ó menos carnudas, de las cuales sale un tallo único, derecho, mas ó menos estriado, ordinariamente lampiño, poco ramoso, alto de 1', 2', 3' algo mas ó menos; hojas bastante grandes, de figura y tamaño muy variados, alternas y largamente pecioladas cuando son radicales, mientras que las caulinares son tanto mas cortamente pecioladas cuanto mas superiores son, enteras y frecuentemente undulosas por los bordes. Flores pequeñas verduscas en panojas terminales muy furnidas, de un periantio membranoso con 6 divisiones, desiguales ordinariamente, cuyas interiores son sinuosas, á veces glandulosas, membranosas, persistentes y á veces vejigosas, mientras las 3 esteriores, mucho mas pequeñas y caducas, alternan con las primeras ; en las masculinas 6 estambres hay pegados en el fondo del periantio, de filamentos muy cortos y capilares, con anteras derechas, oblongas y biloculares ; mientras las femeninas contienen un ovario pequeño triangular ó turbinado,

de cuyo ápice salen 3 estilos capilares, estendidos, bastante largos para salir afuera entre los sépalos y terminándose por un estigma apincelado ó ramoso y glanduloso á la par. Aquenio pequeño, triangular ú oval, mas ó menos lustroso, negro, lampiño, envuelto por los sépalos mas ó menos crecidos; embrion oblongo lateralmente situado en el endospermo feculento bastante desarrollado : *rumex*, F. 50, T. II, S.-T. III, G. I.

248. Aquenio envuelto en el cáliz que se ha vuelto carnudo; fruta simulando pues una baya; estambres 5, 4; frutices con pelos de picadura que causa escozor ó aguijones que producen igual efecto, 249. — Aquenio mas ó menos envuelto por el periantio que no se vuelve nunca carnoso, 250.

249. Vejetales que á veces se vuelven arbustos de tallo ramoso, con hojas grandes alternas, pecioladas, aovadas, aovado-oblongas, elípticas ó elíptico-oblongas, ovales ó redondeaditas, acorazonaditas, escotadas, redondeadas ó cuneiformes por la base, mientras que por el ápice son obtusitas ó provistas de una punta obtusa, enteras, undulosas, aserradas, festoneadas ó festoneado-aserradas, pubescentes, lampiñas ó alampiñadas, de cara superior provista de rafidias puntiformes ó sin ellas, ó muchas y lineares; flores en cimas axilares ó laterales divaricado-dicótomas, tricótomas, ó en grupos dispuestos en espigas ó axilares, cuyas masculinas, de periantio 4, 5-partido, tienen 4 estambres; en las femeninas el periantio es 4-partido ó 4-lobulado, y se vuelve carnoso y abayado; ovario único oval ó redondeado, cuyo ápice lleva un estigma sub-sentado y apincelado : *urera*, *urtibaca*, Nobis, F. 39, T. II, G. I.

250. Frutices, matas ó plantas herbáceas sin pelo punzante ni aguijones tampoco, 250 *bis*.— Plantas herbáceas anuales, bisanuales ó vivaces, de corteza muy fibrosa, fuerte y tejible, con frecuencia provistas de pelos muy punzantes y cuya picadura causa mucho escozor, de hojas simples, alternas, largamente pecioladas ordinariamente, mas ó menos grandes, de ordinario pubescentes ó velludas, enteras, festoneadas ó aserradas, de base mas ó menos acorazonada, mientras el vértice es con una punta ó sin ella, acompañadas de estipulas que faltan con bastante frecuencia. Flores en racimos axilares bastantes veces como apanojados, pequeñas y separadas, de periantio con 4 divisiones, en las masculinas, profundas, cóncavas, obtusas, iguales y redondeadas, conteniendo 4 estambres, de filamentos alesnados, opuestos á los sépalos y diverjentes, mas largos que ellos, ésertos y situados en el fondo del cáliz en derredor de los rudimentos del ovario; mientras que en las femeninas el periantio tiene solo dos sépalos de igual forma, persistentes ; ovario súpero, unilocular, oval, de cuyo ápice sale un estigma sentado, formado de pelo glanduloso y dispuesto á manera de nudo ó de pluma. Aquenio oval ó mejor comprimido, liso y envuelto en el periantio : *urtica*, F. 39, T. II, G. III.

250 *bis*. Plantas siempre herbáceas; flores con estigma apincelado, 196. — Siempre frutices; flores cuyo estigma no está apincelado, pero sí filiforme, persistente y con pelo por uno de sus lados, 195.

251. Vejetales polígamos monoicos; un solo individuo teniendo á la vez flores masculinas ó femeninas y hermafroditas, 252.—Polígamos, dioicos ó cuyas flores masculinas ó femeninas y hermafroditas se hallan en dos ó mas individuos ó sujetos vejetales diferentes, 299.

252. Plantas herbáceas, 253.— Arboles, arbustos, frutices y matas, 261.

253. Flores nunca desnudas. 253 *bis*.— Flores desnudas y en espádice ; plantas frecuentemente de tallo trepador, con hojas alternas, simples, bastante grandes, de ordinario aovado-oblongas, enteras ó agujereadas, cuyo peciolo, mas ó menos largo, está provisto por la base de una vajina algo floja y dilatada. Espata blancuzco-amarillenta, abierta y por fin decidua ; espádice sentado femenino por la base, mientras que el vértice es hermafrodito; estambres sub-indefinidos, de filamentos lineares comprimidos, cuyas anteras terminales, aovadas y biloculares tienen las celdillas opuestas, abriéndose lonjitudinalmente, y situados en derredor del ovario bilocular, rafidioforo, con 2 óvulos sub-colaterales, ascendentes, anátropos y situados por la base del tabique ; del ápice sale un estilo cortísimo terminado por un estigma cabezudo : *monstera*, F. 8, T. II, S.-T. I.

253 *bis*. Flores glumáceas ; una cariópside : una caña por tallo, 255.—Flores nunca glumáceas; fruto capsular que es un pixidio mas ó menos lejítimo, 254.

254. Flores en grupos ordinariamente espiciformes, todas ó las superiores solamente dispuestas en panojas terminales y de periantio con 5, 3 sépalos, con 5, 3 estambres; estilos 2 ó 3 ; fruto es un pixidio, véase n. 197. — Flores pequeñas membranosas, en cabezas ó espigas; grupos dispuestos en panojas muy ramosas, con brácteas membranosas y ordinariamente cóncavas; plantas anuales, fruticulosas y hasta leñositas, rastreras, á veces algo trepadoras, lampiñas ó pubescentes, de tallo ramoso, con hojas simples, alternas, pecioladas, aovadas, lanceoladas, aovado-lanceoladas y elípticas, aguzadas ó con una punta, lampiñas ó de cara inferior pubescente ; periantio con 5 sépalos, ceñido en las femeninas y por fin envuelto en lana; estambres 5 cúpula basilar de ordinario sin dientes, anteras elípticas; estigmas 2, 3 sub-sentados, algunas veces coadheridos cuando jóvenes. Pericarpio utricular y por fin reventándose irregularmente: *iresine*, F. 55, T. I.

255. Flores en panojas solas ó en panojas y en espigas á la par, 256. — Flores siempre en espigas delgadas y bastante largas, dispuestas á manera de los dedos de la mano ; hojas con la lodicula hendida ; las flores de las espiguitas lineares son mellizas, una estando casi sentada y la otra pedicelada; gluma de 2 valvas, oval-oblongas, cilíndricas y sin arista; glumela de 2, 3 valvas cóncavas, cuya última, mas pequeña, falta á veces ; la segunda varia bastante, mientras la primera es tan larga como la gluma misma. Yerba de como 8" á 10" de alto, con hojas linear-lanceoladas, de vaina hendida : *digitaria*, F. 10, T. X.

256. Todas en panojas terminales mas ó menos densas y grandes.

257.—Las masculinas y polígamas en panojas grandes terminales, mientras las femeninas son en espigas axilares : véase 172.

257. Formadas de espiguitas reunidas dos por dos, de las cuales una es femenina y la otra hermafrodita; glumela terminándose por una arista, 258.—Espiguitas solitarias ; arista saliendo del fondo de la gluma ; estigma sentado, 259.

258. Yerbas vivaces ó anuales, cuya altura varia de 1' hasta 5' y 6' de altura ; hojas linear-lanceoladas ó lanceoladas y bastante anchas á la vez; las espiguitas que constituyen las panojas son frecuentemente dijitadas; flores masculinas pedunculadas sin arista, mientras las hermafroditas son al contrario sentadas, aristadas y provistas de pelo pegado por la parte esterior de la gluma. Algunas especies son aromáticas : *andropogon.* F. 10, T. II.

259. Gluma biflora, con dos valvas dentadas; arista torcida, 260. — Gluma uni ó biflora, con valvas sin dientes, arista no torcida ; yerbas anuales de ordinario bastante altas, de hojas largas y lanceoladas envainadoras por la base ; panojas ramosísimas compuestas de espiguitas masculinas con flores membranosas y sin arista, mientras que las de las hermafroditas son coriáceas y ordinariamente aristadas; las masculinas no están jamás contenidas en la misma gluma que las hermafroditas : *holcus*, F. 10, T. II.

260. Plantas anuales que tienen mucha analojía con el género anterior, de las cuales se diferencian porque una de las dos flores contenidas en la gluma es hermafrodita y sentada, mientras la otra masculina ó estéril es pedicelada. En las flores femeninas la glumela es formada de 2 valvas y la gluma de 3, cuya segunda es aristada y la tercera pegada de una pajita velluda ; la arista torcida sale de entre los dientes de la valva inferior ; gluma sin arista en las masculinas ; cariópside bastante gruesa : *sorghum*, F. 10. T. II.

261. Cuyo tallo es un estipe ó á primera vista parece como un estipe pequeño, 262.—De tronco ó tallo lejítimo, 264.

262. Estipe lejítimo; flores con un periantio único; fruto drupáceo; una espata, 262 *bis.*— Estipe espurio ó tallo estipiforme; flores completas; fruto abayado; siempre espata nula. Arbol sin ramas algunas, de 20'-2' de altura, cuyo tronco delgado se termina por hojas grandes, simples, espatulado-lanceoladas, tiesas, lampiñas, que forman una roseta en su ápice, de base largamente aguzada, terminándose en un peciolo corto, obtusitas, con dientes apartados, espinescentes y encorvados ó sub-enteras, adornadas de venas acostilladas, delicadas, que las hacen reticuladas por ambas caras ; de color verde pálido, largas de 1'-1 1|2' y anchas de 3'', cuyo peciolo bruno, espeso y largo de 4-6''' solamente. Flores color de escarlata en racimos flojos, espiciformes, alargados, axilares ó situados en las axilas de las hojas mas adultas ó mas inferiores y mitad ó 4 veces mas largos que ellas, cuyos pedícelos son de lo largo de las flores que llevan; cáliz 5, 4-partido ; corola enrodada, coronada por la garganta de 5, 10 apéndices redonditos, y con 3-4''' de diámetro ; estambres 5 formando un tubo en las flores masculinas, mientras que en las femeninas son distintas, cuyas anteras estrorsas, cortas, ordinariamente truncadas, se abren por una grieta; ovario con pla-

centas pluriovulados; estigma obtuso. Baya grande plurisperma: *theophrasta* ó *clavija*, F. 80.

262 *bis*. Una sola espata, 263.— Dos espatas completas, cuya esterior es comprimida y la interior lanceolada y con ápice abierto; por fin fibroso-laciniadas, 96.

263. Espata mucronada y asurcada por el dorso; fruto muy grueso, 91.— Espata leñosa, persistente, espesa, muy larga, en forma de canoa y con un pico muy largo; fruto pequeño. 92.

264. Estambres monadelfos, cuya columna ó andróforo hipojínico lleva 10-20 anteras de celdas paralelas; 5 carpidios insertos en el vértice de un carpóforo, unidos solamente por el estilo simple; fruto de tantos folículos distintos ó de 2 ó 3, algunos de ellos abortando siempre. Flores incompletas ó con un solo periantio, 265.— Estambres monadelfos ó libres, hipojínicos ó pirijínicos, pero nunca con andróforo columnario coronado por anteras numerosas; fruto nunca formado de folículos, 266.

265. Arboles grandes que se elevan á 40'-50' de altura, corpulentos y frondosos; con hojas simples, alternas, largamente pecioladas, acorazonado-redondeadas, 5, 3-lobuladas ó aovado-oblongas y ordinariamente enteras, de cara superior lampiña ó alampiñada, mientras la inferior es aterciopelada ó pubescentita, con las costillas, nervaduras y venas muy pronunciadas, cuyas anastomosis numerosas le dan un aspecto particular, anchas de 12″ á 14″ sobre 9-11 de largo, con el peciolo un poco crecido tanto por la base como por el ápice aterciopelado ó pubescentito y largo de 6 á 8″; con dos cicatrices acompañando á su insercion, una de cada lado, las cuales señalan la existencia de las dos estípulas que se observan solamente al abrirse la yema, son triangulares, derechas, largas de como 5‴-6‴ y anchas de 1 1|2-2‴ por la base, aterciopeladas y de color acanelado oscuro por la cara esterior. Flores en racimos apanojados axilares largos de 8″ á 10″, de brazos alternos y bozosos como el eje principal y las ramitas que les llevan, en número de 3 á 5 y largos como de 2 1|2″ á 3″, con una bráctea por su insercion, con las flores dispuestas sobre ellos por grupos de á 3 ordinariamente y por el vértice, cuyo pedúnculo cortito y bastante grueso, comun á cada grupo, sale de la axila de una bráctea igual á la ya señalada, membranosa, pubescente y triangular, tambien larga de como 1‴; del ápice de ese pedúnculo y de cada lado sale un pedícelo gruesecito tambien con 3 bracteitas por la base, de las cuales la del medio es mucho mayor que las dos laterales opuestas, despues de ellas sigue el pedícelo mas delgado y largo de como 4‴ á 6‴, terminándose por una flor primorosa de como 10‴ á 15‴ de diámetro y larga de 6 á 9″, de color amarillento teñido de morado esteriormente, y mas pálido interiormente con manchas moradas; periantio campanudo ó rotáceo-acampanado, 5-fido, con los segmentos ovales y puntiagudos, arrolladitos hácia fuera; en las flores hermafroditas la columna no existe, pero está reemplazada por una membrana corta que forma por la base del ovario una especie de invólucro con 5 lóbulos poco pronunciados ó quizás solamente 5 ángulos que cargan cada uno con 3 estambres cuyos 2 laterales son casi sentados, mientras

que el del centro tiene el filamento algo mas larguito, anteras amarillas, biloculares y casi escondidas por la base del ovario bastante desarrollado en relacion con ellas. El pistilo se compone pues de un ovario bastante grueso formado de 5 carpelitos, estipitado, pubescente; estigma con 5 lóbulos y amarillento; los carpelos se separan los unos de los otros, toman la figura de una estrella, y se vuelven folículos de un color ceniciento aleonado despues de caido el bozo que cubria los ovarios; son algo estipitados, desigualmente ovales y algo fusiformes, largos de como $4''$-4 $1|2''$ y $2''$-2 $1|2''$ de diámetro en la parte mediana, contienen algunas semillas pegadas de cada lado de la sutura, situada por la cara interna de los ovarios que se ha vuelto superior en los folículos por causa de su posicion horizontal; se abren por esa sutura principiando por el ápice; los bordes de la abertura son de un hermoso color agamuzado, el interior algo mas pálido y de aspecto sedoso por estar cubierto de una peluza blanca, tiesa, lustrosa y punzante; las semillas, en número de 6 por causa de aborto, son insertas en la placenta sutural alternativamente por medio de un podójino bastante desarrollado, discoídeo, amarillo, son negras, lustrosas, ovoídeas ó quizás mejor elípticas, largas de como $13'''$ á $14'''$ y anchas de $5'''$-$7'''$, de epispermo ó tegumento como coriáceo y bastante espeso : *sterculia*, F. 105.

266. Fruto mas ó menos carnudo, drupáceo ó abayado, 267. — Fruto seco capsular ó no capsular, 277.

267. Fruto siempre drupáceo, 268. — Fruto no drupáceo como abayado ó formado de 2 ó 3 carpelos, de los cuales 1 ó 2 suelen abortar; árboles bajitos ó arbustos pubescentes ó lampiños, con hojas de 3 en rama ordinariamente, cuyas hojuelas pecioladas ó subsesiles son elípticas, enteras y repandas, sinuado-aserradas ó aserraditas, mas ó menos obtusas ó con una punta, coriáceas, enteramente lampiñas ó solamente por la cara superior lustrosa, mientras la inferior es pubescente ó alampiñada. Flores en racimos axilares con frecuencia ramosos ó fasciculados, frecuentemente con una bráctea por la insercion del pedícelo, de cáliz con 4 sépalos mas ó menos ovales á orbiculares, sub-campanudo y pubescente; corola de 4 pétalos ordinariamente mas largos que el cáliz y cuya uña lleva algunas veces una escamita peludita situada por la cara interior; estambres 8 mas largos que la corola ó insertos en el disco cuya parte interna tiene pelo, de filamentos subulados mas ó menos derechos, lampiños ó pubescentes, cuyas anteras introrsas son ovoídeo-oblongas, biloculares y dorsifijas. Ovario dídimo, ovoídeo, mas ó menos velludo, con un estilo bífido saliendo de su ápice : *schmidelia*, F. 121, T. I, G. V.

268. Drupa lejítima mas ó menos gruesa, 271. — Drupa nuciforme ó una nuez, 269.

269. Flores apétalas, drupa nuciforme elíptica puntiaguda, biconvexa, ú oval-oblonga y obtusa por ambos estremos, comprimida, márjen mas ó menos aguda y prolongada, 270. — Flores completas; nuez obaovada, lijeramente alada ó de márjen comprimida y algo dilatada; árboles bajitos ó arbustos ramosos, que se crian en los lugares pantanosos de las orillas del mar, con hojas simples, opuestas,

bien enteras, sin venas, de peciolo biglanduloso por el vértice, oval-oblongas ú ovales, lampiñas; flores en espigas pedunculadas ordinariamente compuestas por la base y blanquecino-pubescentes, de cáliz persistente 5-lobulado, cuyo limbo es corto, con el tubo campanudo en las femeninas; corola con 5 pétalos diminutos y decíduos; estambres 10 inclusos; nuez larga de 6''': *laguncularia*, F. 139, T. II, G. III.

270. Arboles muy altos, corpulentos y frondosos, que se elevan á 40', 60', 80' y 100' de altura, de hojas simples, alternas, bien enteras ú ondulosas, obaovado-oblongas ó cuneiformes, oblongas, aguzadas por la base en peciolo largo y sub-acorazonadas ó redondeadas por la base algo aguzada, sub-glandulosa ó biglandulosa inferiormente, lampiñas por la cara superior, mientras que la inferior es alampiñada ó pubescente; flores en espigas axilares delgadas, simples, pedunculadas y cilíndricas, cuyo vértice lleva flores masculinas, mientras la base está ocupada por hermafroditas, cuyo periantio 5-fido y de limbo ciatiforme es decíduo; 10 estambres lijeramente esertos: *terminalia*, F. 139, T. II, G. I.

271. Flores provistas de un cáliz y de una corola, 272. — Flores apétalas: árboles bajitos ó arbustos sarmentosos inermes ó con espinas estipulares, de hojas simples, alternas, 3-nervias, aovadas, aovado-oblongas, oblicuas por la base, aserraditas hácia el vértice ó enteras, alampiñadas, pubescentes ó lampiñas, pecioladas; flores fasciculadas ó como algo cimosas y axilares, pediceladas y formadas de un cáliz decíduo 5, 6-partido, con 5 estambres inclusos y de anteras introrsas; ovario unilocular globoso ó aovado, de cuyo vértice salen 2 estilos divaricados; óvulo campilótropo y suspendido. Drupita globosa ó aovada, pedicelada: *celtis*, F. 40.

272. Ovario único, 273. — 3 ovarios distintos, que se vuelven carpidios, drupáceos, con una semilla solitaria y ascendente; árbol alto, bastante corpulento y frondoso, con hojas alternas, imparipinadas, formadas de 9, 11 hojuelas, opuestas, pecioladas, oblongas ú oblongo-lanceoladas, con una punta obtusa, coriáceas, lampiñas, bien enteras y largas de 4''-2'' sobre 2 1|2-3'' de ancho; hoja entera, larga de 12 á 15''; flores en cimas corimbiformes ó apanojadas, axilares, pubescentes, mucho mas cortas que las hojas, y de cáliz diminuto 5, 4-fido; corola con 5 pétalos largos de 1''', oblongos, de color amarillento pálido y verdusco á la par; estambres 5, 4, esertos, saliendo de un disco; estilo 3-partido; drupitas globosas, negras, de 6'''-3''' de diámetro; semillas con embrion sin endospermo. *picræna*, F. 110, G. V.

273. Hojas compuestas, 274. — Hojas simples; árboles grandes, corpulentos, muy coposos y que se elevan á 40'-50' de altura, de hojas alternas, coriáceas, lampiñas, oblongo-lanceoladas ó lanceoladas, con una punta, cortamente pecioladas y bien enteras, de un color verde oscuro y lustrosas cuando adultas, mientras que cuando tiernas son moraditas, un poco undulosas por los bordes, largas de 10-8'' sobre 2 1|2 3-3'' 1|2 de ancho, algo aguzadas por ambos estremos; flores pequeñas amarillento-verdosas, en panojas terminales pubescentes, y formadas de un cáliz 5, 4-partido decíduo, de una

corola con 5, 4 pétalos mas largos que el cáliz; estambres 5 períjinos y algo esertos, de los cuales 1, 2 solamente son fértiles, mientras los demas se quedan estériles; ovario 1 locular con 1 solo óvulo
ascendente, de cuyo ápice sale un estilo simple corvo terminado por
un estigma algo cabezudo. Drupa aovada ú ovoídea un poco arriñonada, larga de 2″–4″ sobre 1 1ı2 á 2″ de diámetro, lampiña y glauca
antes de madura, despues mas ó menos amarilla ó rosada; semilla
contenida en una especie de hueso no muy duro comprimido oval,
cubierto de muchísimas fibras que penetran en la carne amarilla y
con dos valvas; radícula inferior y ascendente: *mangifera*, F. 126,
G. II.

274. Ovario con 5–1 celdas, de las cuales algunas abortan siempre, conteniendo 1 óvulo solitario, 275. — Ovario con 5-1 celdas
todas ovulíferas y conteniendo dos óvulos; árbol alto, corpulento y
muy coposo, de cuya corteza del tronco sale una resina blanca muy
aromática, con hojas imparipinadas, largas de 6 á 8″, cuyo raquis
lo es de 4″ con la mitad inferior sin hojuelas, y formadas de 9–3 ó
de 13–1 hojuelas opuestas y pecioladas, aovado–oblongas, ordinariamente con una punta, de cara superior lampiña y lustrosa, mientras
la inferior es peluda ó alampiñada: largas de 3‴–2 1ı2‴ con un peciolo largo de 8 á 10‴; flores fasciculadas y dispuestas en racimos
axilares ó terminales, cuyo raquis es lampiño ó velludo–pubescente;
de cáliz 3, 5-partido; corola con 3, 5 pétalos valvares, oblongos,
largos de 1‴ y mucho mas que el cáliz; estambres 6–10 períjinos
con anteras oblongas; ovario 3–locular, con un estilo 3–lobulado por
el ápice. Drupita con 3, 2 valvas, conteniendo una sola semilla por
causa de aborto; embrion con los cotiledones arrugados; putamen
ó huesecito largo de 3‴, con una area proeminente, aovada y larga
de 1 1ı2‴, situada por el lado interno: *bursera*, F. 125, G. II.

275. Drupa de tamaño regular ovoídea ú obovoídea amarilla ó
moradusca, larga de 1″-2″; estambres 10–8 insertos por debajo de
un disco hipójino; cáliz 5, 4-fido; corola con 5, 4 pétalos, 276. —
Drupa siempre pequeñita, de color purpúreo oscuro ó roja; estambres 3, 4, insertos en un disco perííino; cáliz 3, 4-partido y colorido; corola con 3, 4 pétalos: arbustos ordinariamente de 4′ 1ı2 á 3,
de alto, pero á veces se elevan á 10′, 15′ y hasta 30′, muy ramosos,
y al cortar los ramos dejan salir una leche amarilla; hojas alternas,
imparipinadas, aproximadas hácia el vértice de las ramas ó tallos,
formadas de 8, 10, 5, ó 9, 10 pares de hojuelas sesiles ó pecioladas,
de cara superior lampiña ó alampiñada, mientras la inferior es
alampiñada ó peluda color de orin ó por fin lampiña, bien enteras,
ó con 3 ó 5 espinas saliendo de la costilla y de las principales nervaduras, oblongas obtusas ó con una punta, sub-truncadas por la
base, ó aovado–deltoídeas y sub-acorazonadas, largas de 1″, 2″ 6″.
Flores purpúreo-oscuras, pequeñas, fasciculadas ó agrupadas á lo
largo de brazos distantes y racemiformes formando una panoja floja, pubescente ó alampiñada y peluda color de orin, tan larga ó mas
corta que las hojas; ovario unilocular con un óvulo pendiente de un
funículo central y ascendente; del ápice salen 3 estigmas sentados:
comocladia, F. 128, G. II.

276. Arboles bastante grandes ó bajitos muy ramosos y bastante corpulentos, con hojas decíduas imparipinadas, lam formadas de 3-8 ú 8-10 pares de hojuelas mas ó menos pecio aovado-lanceoladas ó lanceoladas, elíptico-oblongas aguzadas tusitas, sub-enteras á aserradas; flores amarillentas ó purpúr dispuestas en racimos ó en panojas terminales ó laterales y salie antes que las hojas, largas de 6″ á 12″ ó solamente de 3″-4″, entó ces mas ó menos que las hojas. Ovario con 5-3 celdas todas fértiles, de cuyo ápice salen 5-3 estilos cortos. En el ápice de la drupa se ven los rudimentos de los estilos; hueso lobulado : *spondias*, F. 126, G. I.

277. Fruto capsular ó leguminoso, 278. — Fruto consistiendo en una especie de nuez de concha coriácea lisa, seca, arriñonada y situada en el vértice del pedúnculo carnudo, piriforme simulando una fruta, largo de 3″-5″, con 2-3″ de diámetro, amarillo ó colorado y lustroso. Arboles de 15′ á 30′ de altura, muy ramosos, de hojas simples, alternas, bien enteras, coriáceas, lampiñas, obaovadas ú ovales, redondeadas ó escotadas por el ápice, cortamente pecioladas, largas de 5-4″ 1|2-6 1|2″, con el peciolo de 8‴ y anchas de 3 1|2-3 1|4-2″; flores acompañadas de una bracteita aovada y aguzada, en panojas terminales cuyos brazos distantes son corimbíferos, siempre una flor es mas larga ó escede á las demas ; de cáliz 5-partido decíduo y pequeño ; corola con 5 pétalos, mucho mas largos que el cáliz, lineares, aguzados, recorvados y arrollados hácia fuera ; estambres 10, 9-períjinos, de los cuales 1-4 solamente se hallan en las flores fértiles; ovario unilocular, cuyo óvulo es ascendente ; estilo simple y corvo. Nuez comprimida, algo arriñonada, larga de como 1″ y color aplomado mas ó menos oscuro ; cuya concha bastante espesa, coriácea por afuera, tiene el mesocarpio celuloso y con un aceite cáustico ; semilla cilíndrico-arriñonada, con la raicilla superior y ascendente : *anacardium*, F. 129.

278. Una legumbre con ó sin tripa ó pulpa, 279. — Una cápsula septícida, 3 ó 4, 6-locular, ordinariamente samaroídea, cuya ala dorsal suele ceñir la celda, con semillas crustáceas y sin arilo ; arbustos ramosos, altos de 6′ á 10′ de ordinario viscosos, con hojas las mas veces formadas de una hojuela única, obovada-lanceolada ú ob-lanceolada, espatulado-lanceolada, oblongo-lanceolada, ó en fin linear-lanceolada, entera y algo coriácea ; flores pequeñas en racimos ó corimbos terminales flojos, de periantio único con 4 ó 5-3 sépalos ; estambres 8, 6, 10 insertos en un disco hipojínico; ovario con dos óvulos en cada celda, cuyo superior es erguido, mientras el inferior es pendiente, del ápice sale un estilo central 3-tetrágono, de ápice 3, 4-fido, cuyos lóbulos llevan el estigma por la parte interna : *dodonæa*, F. 121, T. III.

279. Estambres cuyas anteras llevan una glándula por el ápice, 280.— Estambres de anteras sin glándula alguna en el ápice, 286.

280. Glándula de la antera constante, 281. — Glándula faltando alguna vez que otra : árboles bastante grandes, corpulentos y coposos que se elevan á 30′-45′ de altura, y son armados con espinas axilares, lampiñas; hojas bipinadas, con 1, 2 pares de pínulas formadas

mije 20, 15 "pares de hojuelas, linear-oblongas, obtusas, lampiñas, largas de 4‴-6‴ y anchas de 1‴-2‴; una glándula orbicular algo deprimida y sentada está entre la insercion de los raquises de las pínulas. Flores en espigas amentiformes largas de como 2″ y blancas, de cáliz con 5 dientes; corola con 5 pétalos velludos por la cara interna; legumbre falciforme, entera, comprimida y por fin espesita, indehiscente, cuyo endocarpío se parte en una série de artejos, larga de 6″-8″, ancha de 6‴ y por fin espesa de 3‴-4‴ : *prosopis*, F. 130, S.-F. 3, T. II, G. IX.

281. Glándula terminal, 284. — Glándula no terminal, anteras ovoídeo-oblongas, 282.

282. Legumbres muy largas de 2′-8′ y anchas de 3″-4″, comprimidas y llanas y formadas de artejos que se desprenden los unos de los otros y del borde continuo que se queda entero y persistente, 283. — Legumbre anchamente linear, llano-comprimida, larga de 6″-3″, bivalve y con semillas comprimidas : árbol alto inerme, de hojas bipinadas, cuyo raquis lleva glándulas, con 15 á 20 pares de pínulas de 30-80 pares de hojuelas cada una, diminutas, lineares, largas de 1‴-2‴ alampiñadas; flores blancas sesiles dispuestas en cabezas ó espigas axilares, mas cortas que los pedúnculos pubescentitos, de cáliz 5-dentado conteniendo 10 estambres; legumbre monoliforme, sinuosa, estipitada, cuyas valvas son coriáceas y ásperas : *piptadenia*, F. 130, S.-F. 3, T. II, G. VII.

283. Arbustos sarmentosos cuyos numerosos ramos abejucados alcanzan hasta la cumbre de los árboles mas altos, inermes y cirríferos, de hojas bipinadas con frecuencia cirríferas ó provistas de un zarcillo, formadas de 1-2 ó de 4-6-2 pares de pínulas con 2-5 á 6-8 pares de hojuelas oblongas ó elíptico-oblongas, mas ó menos inequilaterales, redondeadas por el ápice, lampiñas ó alampiñadas inferiormente ; flores en racimos espiciformes axilares solitarios ó mellizos, ó terminales y apanojados y formadas de un cáliz 5-dentado con 10 estambres : *entada*, F. 130, S.-F. 3, T. II, G. I.

284. Estambres monadelfos por la base, de los cuales 5 solamente son fértiles y 5-15 estériles; anteras oblongas con la glándula sentada, 285. — Estambres no monadelfos 10-8 todos fértiles, anteras ovoídeo-oblongas con la glándula estipitada : árbol de hojas bipinadas con 2-5 pares de pínulas distantes, y formadas de 6-10 pares de hojuelas, alternas, ovales ú oval-oblongas, lampiñas y largas de 1‴; flores en racimos de cáliz 5, 4-dentado, conteniendo los estambres inclusos cuya glándula sola sale por afuera; legumbre lijeramente falciforme, larga de 6″-8″ y ancha de 6″, linear-comprimida, un poco crecida por causa de las semillas biconvexas que contiene, y bivalve : *adenanthera*, F. 130, S.-F. 3, T. II, G. VIII.

285. Arbol alto, corpulento y coposo, de hojas bipinadas con 20, 10 pares de pínulas formadas de 50, 30 pares de hojuelas lineares, falcadas por el vértice y prolongadas por la base, lampiñas y lustrosas, largas de 3‴ á 4‴ y anchas de 1¡2‴ : flores blancas, en espigas largas de 6″-8″, frecuentemente agrupadas ó apanojadas en el vértice de las ramitas, con el eje tomentoso color de orin, de cáliz 5-dentado, cuyos dientes anchos son lijeramente imbricados; corola

profundamente 5-fida, larga de 2′″; filamentos estériles, 8. Legumbre comprimida larga de 10 á 15″ y ancha de 2 á 3 : *pentaclethra*, F. 130, S.-F. 3, T. I.

286. En número definido ó indefinido á la par, 290. — Siempre en número definido, 287.

287. En número de 8, 10, 6, 12, de anteras globosas; legumbre comprimida dehiscente, cuyas valvas se separan del borde enteró, articulado ó continuo; raquis sin glándula ordinariamente, hojas sensibles, 288.—Estambres 10, de anteras ovoidoblongas, legumbre anchamente linear, estipitada, llano-comprimida, cartácea y bivalve; raquis glanduloso, 289.

288. Arbustos ó matas muy ramosas, á veces plantas semi-leñosas, aguijonosos ó inermes, lampiños ó pubescentes, de hojas ordinariamente bipinadas, sensibles, por lo comun desprovistas de glándulas peciolares, formadas de pínulas cuyo número de pares varia de 1, 2, 3, 4 á 5, 7, 8, y 15 y con 3, 4, 5, 6 á 30, 15, 20, 60 pares de hojuelas mas ó menos oblongas, obovales, obaovado-oblongas, elípticas, lineares, obaovado-redonditas, con una punta ú obtusas, lampiñas ó pubescentes, etc., pequeñas siempre; flores en cabezas pedunculadas y axilares, de cáliz dentado ó abortivo; corola con 4, 5 ó mas, rara vez con 3, 6 segmentos; estambres ordinariamente esertos de anteras globosas, comunmente rosadas ó blancas; legumbre comprimida, dehiscente, con las valvas articuladas ó continuas: *mimosa*, F. 130, S.-F. 3, T. II, G. II.

289. Arboles no muy altos, bastante ramosos y frondosos, inermes, cuyas ramitas y peciolos son pulverulento-pubescentes, con hojas bipinadas formadas de 4, 8 pares de pínulas, de 10, 20 pares de bojuelas, oblongo-lineares, con una puntita, oblícuas por la base, alampiñadas y glaucas inferiormente, largas de 3′″-4′″. Flores blancas en cabezas pedunculadas ordinariamente fasciculadas en la axila de las hojas superiores, de cáliz 5-dentado; corola con 5 pétalos distintos mitad mas largos que el cáliz. Legumbre larga de 5″-6″ y ancha de 8′″-10′″, con las semillas comprimidas, lustrosas, color castaño y situadas transversalmente á las valvas : *leucæna*, F. 130, S.-F. 3, T. II, G. II.

290. Estambres siempre muchos ó en número indefinido, 291. — Estambres tan pronto muchos como algunos y en número definido. 297.

291. Legumbre torcida á manera de caracol ó espiralmente, abriéndose en dos valvas; semillas con ó sin arilo; hojas bipinadas de raquis sin glándula, 295.— Legumbre nunca jamás torcida, 292.

292. Legumbre hinchada, ó espesa y comprimida, mas ó menos pulposa, indehiscente ; estambres sub-distintos ó monadelfos; espinas axilares, 296. — Indehiscente ó reventándose irregularmente ; semillas envueltas por un arillo pulposo ó no, pero entónces legumbre algo pulposa; hojas pinadas ó bipinadas, de raquis glandulífero, 293.

293. Legumbre recta ó apenas arqueadita, comprimida y bastante espesa, ó sub-prismática, de márjen engrosada ó ensanchada, angulosa ó sub-cilíndrica, indehiscente ó reventándose desigual é ir-

regularmente; semillas envueltas en pulpa suave; hojas pinadas, 294. — Legumbre comprimida, bastante ancha, lustrosa y lampiña, arqueada de manera á simular como una oreja, y de tal suerte que sus dos estremos redondeados se juntan casi, y del medio de la concavidad así formada sale el pedúnculo, un poco undulosa y con crecidos correspondiendo con las semillas, separadas por tabiques falsos; árbol muy alto, muy corpulento y bien oposo, inerme; de hojas bipinadas, cuyo raquis lleva dos glándulas situadas la una entre las pínulas mas inferiores y la otra entre las mas superiores, formada de 4, 9 pares de pínulas con 20, 30 pares de hojuelas inequilaterales, oblongas, con una puntita, lampiñas y lustrosas, un poco glaucas inferiormente. Flores subsesiles, verduscas en cabezas pedunculadas y de cáliz 5-dentado, pubescentito, mitad mas corto que la corola de 5 pétalos; estambres reunidos por la base, blancos y largamente esertos. Legumbre ancha de 1 1⁄2″-2″ y cuyo diámetro, siendo cerrado el seno de la base, es de 3″-4″; coriácea y enteramente dehiscente, lustrosa y como undulosa : *enterolobium*, F. 130, S.-F. 3, T. II. G. VI *bis.*

294. Arboles mas ó menos altos y corpulentos, mas ó menos frondosos, con las ramitas lampiñas, pubescentes ó bozosas, ásperoalampiñadas ó pubescentitas, con hojas pinadas, cuyo raquis alado ó no es siempre glanduloso, con 1, 2, 3, 4, 5 pares de hojuelas bastante grandes, elípticas, aovado-lanceoladas, mas ó menos aguzadas ú obtusitas, lampiñas y lustrosas superiormente, alampiñadas, pubescentes ó bozosas inferiormente. Flores en cabezas, umbelas y espigas ó racimos axilares, de cáliz diminuto; corola tubular con 4, 5 y á veces solo 2 dientes; estambres monadelfos y largamente esertos. Legumbre comprimida y bastante espesa, algo crecida en los lugares correspondiendo con las semillas, ó con 4 costillas ó ángulos 2 por cada sutura y como cuadrangular ó sub-cilíndrica, ordinariamente pubescente ó bozosa y color de orin ó aleonado : *inga*, F. 130, S.-F. 3, T. II, G. VI.

295. Arboles grandes, corpulentos y coposos ó arbustos aguijonosos ó inermes, pubescentes o lampiños; hojas bipinadas cuyo raquis está provisto de glándulas situadas entre las pínulas en número de 1, 2, 4, 8; 16 pares, cargando con 1, 2, 3, 4, 12 y hasta 20, 60 pares de hojuelas generalmente bastante pequeñas y de forma muy variada, pero mas comunmente aovadas ó romboídeas, de cara superior lustrosa y lampiña, mientras la inferior es frecuentemente alampiñada; las mayores son largas de como 10‴ y las menores de 1‴-2‴. Flores sentadas ó subsesiles, dispuestas en cabezas ó en espigas axilares mas ó menos pedunculadas solitares ó aracimadas, pubescentes ó lampiñas y que constan de un cáliz diminuto y de una corola 5, 6-dentada; estambres monadelfos esertos blancos ó rosados : *pithecolobium*, F. 130, S.-F. 3, T. II, G. V.

296. Arboles no muy altos ni muy corpulentos, pero sí muy frondosos y muy coposos, ó arbustos espinosos y cuyas ramitas pubescentes, tomentoso-pubescentes, alampiñadas ó lampiñas llevan hojas bipinadas con raquis glanduloso ó rarísima vez sin glándulas y formadas de 2, 6, 8, 4, 9, 1, 5, 3, 40 pares de pínulas que cargan con

10, 15, 20, 3, 5, 30, 9 pares de hojuelas de ordinario diminutas ó pequeñas, lineares, oblongo-lineares, oblongo-elípticas ú oblongas, obtusitas ú obtusas, lampiñas ó alampiñadas, de cara superior lustrosa, mientras la inferior está á veces pubescentita. Flores amarillas de ordinario en cabezas globosas, sub-fasciculadas ó solitarias, pedunculadas, pubescentitas ó alampiñadas y formadas de un cáliz diminuto 5-dentado y de una corola con 5, 4 y mas rara vez 3, 6 divisiones : *vachelia*, F. 130, S.-F. 3, T. II, G. III.

297. Estambres muchos ó 10 de pólen compuesto, poco esertos y distintos ó sub-distintos; legumbre comprimida y raras veces sub-cilíndrica, de márjen no engrosada y abriéndose sin elasticidad, 298.

— Estambres muchos, pero con mayor frecuencia en número determinado, 20, 25, 10, 15, 40 largamente esertos y monadelfos ; legumbre de ordinario comprimida, con los bordes ó márjen muy salientes y espesos, ordinariamente acabando para abrirse con elasticidad y bivalve : arbustos inermes ó aguijonosos, ó á veces árboles de los cuales uno es muy alto, muy corpulento y muy frondoso, de ramitas y peciolos lampiños, alampiñados, pubescentes, lanudos y aterciopelado-pubescentes; hojas bipinadas, de raquis ordinariamente sin glándulas, formadas de 1, 2, 3, 4. 6, 8 pares de pínulas que cargan con 1, 1 1|2, 2. 2 1|2, 3, 4, 10, 8, 7, 15, 20, 40 pares de hojuelas oblongo-lineares , falcado-lineares , oblongas , elíptico-oblongas, aovadas, etc., obtusas, obtusitas ó con una punta, lampiñas, alampiñadas, y de cara inferior alampiñada y bastantes veces pubescente, alguna vez que otra pestañosas. Flores sesiles ó pediceladas, solitarias ó fasciculadas y axilares, y de cáliz pequeño; corola 5-dentada, raras veces 5, 3-fida con estambres purpúreos ó blancos; algunas raras veces la legumbre contiene pulpa : *callian-dra*, F. 130, S.-F. 3, T. II, G. II.

298. Arboles no muy altos, pero sí muy frondosos, ó arbustos, ordinariamente inermes, pero sin embargo algunos están provistos de aguijones, de ramitas y peciolos pubescentes, pubescentitos, velludo-pubescentes, tomentoso-pubescentes, alampiñados ó lampiños, con hojas bipinadas, cuyo raquis está con ó sin glándulas, y compuestas de 4, 5, 6, 7. 8, 9, 10, 12, 16, 20, 30 pares de pínulas que llevan 5, 6, 9, 10, 12, 15, 16, 20, 25, 30, 50, 60 pares de hojuelas lineares, oblongas, oblongo-lineares, obaovado-oblongas, obtusas, obtusitas ó con una punta, de base redondeada, inequilateral ú oblícua, lampiñas ó alampiñadas. Flores en cabezas, racimos ó grupos axilares mas ó menos pedunculados, ordinariamente amarillas, de cáliz diminuto ; corola con 5, 4 y á veces 3, 6 divisiones, con los estambres distintos, sub-distintos ó monadelfos : *acacia*, F. 130, S.-F. 3, T. II, G. III.

299. Vejetales herbáceos cuyo tallo sale de un rizoma ; hojas capilares y fasciculadas ; flores solitarias ó mellizas, pedunculadas, de periantio coroliforme ; fruto abayado, núm. 246. — Arboles ó arbustos, 300.

300. De tronco que á primera vista parece un estipe; frutos gruesos, carnudos, uniloculares y con muchas semillas pegadas en 3 placenta verticales, envueltas en una membrana vesiculosa llena de

líquido ; vejetales lechosos, n. 203.— De tronco lejítimo ; vejetales nunca lechosos, 301.

301. Flores apétalas ; fruto contenido en el tubo calizinal vuelto duro ó abayado, glanduloso ó no, 302.—Vejetales cuyas flores constan de un cáliz 4, 6-lobulado ó partido, largo de 2''', de lóbulos redondeados é imbricaditos ; corola campanuda ó tubular sedosa, amarillenta, cuyo tubo es largo de 4''' y los lóbulos redondeaditos de 1''' ; estambres 8, 10 y hasta 20, insertos sin órden en la base de la corola, cuyos filamentos frecuentemente apareados alternan con sus lóbulos, tubo elipsoídeo-cilíndrico dos veces mas largo que el cáliz ; anteras alesnadas y basifijas, mas largas que los filamentos ; ovario con 4, 12 celdas conteniendo 1 óvulo cada una, y de cuyo ápice sale un estilo 4-fido. Flores hermafroditas y masculinas ordinariamente en grupos, mientras las femeninas son solitarias, de pedúnculos tan largos como los peciolos y doblados hácia abajo ; con 3 flores en las hermafroditas ; baya ancha de 6''', de testa áspera, endospermo no ruminado ; embrion cilíndrico ; hojas acuñado-espatuladas, simples, alternas, obtusas, lampiñas, de cara superior lustrosa, con puntos transparentes cuando tiernecitas, largas de 1 1|2'' 3''. Arbustos ó árboles bajitos de ramitas alampiñadas : *diospyros*, F. 82.

302. Arbustos ó árboles bajitos, inermes ó raras veces aguijonosos, con hojas opuestas, simples ó parcialmente alternas, elípti elíptico-oblongas, aovadas, aovado-oblongas, etc., mas ó menos ᵖₑcioladas, obtusas ó con una punta, mas ó menos aguzadas por la base, lampiñas, alampiñadas ó pubescentitas. Flores agrupadas ó fasciculadas, sostenidas por 3, 1 brácteas diminutas y dispuestas en cimas axilares ó terminales pedunculadas, pubescentitas ó velludo-pubescentes y formadas de un cáliz infundibuliforme en las masculinas, con ó sin glándulas dispuestas por séries, campanudo ó claviforme en las femeninas ; de limbo 5-lobulado ó 5-dentado, con 6, 8, á veces 5, 10 estambres esertos en las masculinas ; estigma multífido ; embrion recto : *pisonia*, F. 56, T. I.

VEJETALES FANERÓGAMOS HERMAFRODITOS APÉTALOS.

303. Flores casi enteramente desnudas ó cuya cubierta floral está reemplazada por escamas ó cerdas, 304. — Flores nunca jamás desnudas y siempre con una cubierta floral propia, 320.

304. De inflorescencia en espádices con ó sin espata, 305. — De inflorescencia nunca jamás en espádices, 320.

305. Espádices provistos de una espáta abierta mas ó menos foliforme ó cerrada y membranosa, 306. — Espádices nunca jamás provistos de espata, amentiformes y ordinariamente opuestos á las hojas, 310.

306. Espata abierta coloreada ó foliforme, 307.—Espata cerrada, membranosa, que se revienta para que salga el espádice ; plantas herbáceas acuáticas y nadantes, de tallo delgado, cilíndrico, mas ó menos largo, ramoso, con hojas cartáceas ó membranosas, alternas, oblongas ó lanceolado-oblongas, mas ó menos pecioladas, provistas de estípulas ; flores constando de 4 sépalos ó escamas conteniendo 4

estambres insertos en su uña, y 4 ovarios uniloculares, cada uno con
su estigma sentado; aquenio lijeramente suculento; embrion corvo:
potamoyeton, F. 29, páj. 52.

307. Espata foliácea ó acortada, 308.— Espata colorida, ni foliácea ni acortada y con figura de cartucho, persistente; espádice sub-
sentado, cilíndrico y cubierto de flores que constan de un periantio
5, 8-fido, conteniendo 5, 8 estambres, insertos por la base de las
lacinias calizinales, esertos y de filamentos lineares y alesnados que
llevan anteras biloculares de celdillas transversales; ovario trilocular, con un óvulo pendiente del ápice del eje y solitario en cada celda; del ápice sale un estilo subulado alargadito, terminado por un
estigma trígono; bayas distintas mono ó trispermas, cuyas semillas
son sin endospermo. Plantas herbáceas acaulas, cuyo rizoma tube-
roso, placentiforme, lleva hijos; hojas radicales sub-solitarias pedá-
leo-descompuestas, de peciolo largo mas ó menos envainador por la
base : *dracontium*, F. 8, T. II, S.-T. II.

308. Espata acortada, doblada hácia fuera y persistente; estambres, 4, 309.— Espata foliácea persistente; estambres 5, 8 opuestos
á las divisiones calizinales y en número igual; ovario trilocular,
con 2 óvulos mellizos en cada celda, colaterales y pendientes del
eje; del ápice sale un estigma 3-lobulado y sentado. Espádice pedi-
celado, acortado y cubierto enteramente de flores. Plantas herbáceas acaulas, vivaces, de hojas radicales, bastante grandes, coriáceas, asaetadas ú oblongas, y oblongo-asaetadas, con peciolos largos
de base envainadora, y geniculados por el ápice : *spatiphyllum*, F.
8, T. II, S.-T. II.

309. Plantas herbáceas vivaces, sub-acaulas ó algo trepadoras, de
hojas dijitado-palmeadas, ó frecuentemente con los lóbulos laterales
abortados, y entónces enteras, cuyo peciolo mas ó menos largo es
hinchado por el ápice; vajinas estipulares alternas con los peciolos
y persistentes, pero solo en los individuos floríferos; espádice sub-
sentado, cilíndrico y enteramente cubierto de flores que constan de
un periantio 3-filo, cuyas divisiones son opuestas á los estambres de
filamentos lineares y achatados llevando anteras biloculares; ovario
plurilocular, con 2 óvulos apareados en cada celda, colaterales, anátropos y colgantes del ápice del eje; estigma sentado y oblongo.
Baya bilocular, con 2, 3 semillas, inversas, cuyo embrion está alojado en el eje del endospermo algo carnoso, ortótropo y de estremidad radicular súpera : *anthurium*, F. 8, T. II, S.-T. II.

310. Flores siempre perfectas y nunca diclines ó unisexuales,
311.— Flores diclines ó perfectas, amentáceas y apartadas en los
amentos. Brácteas coriáceas, oblongas, lineares adheridas, aproximadas, sobrepuestas por la base y de márjen encerrada por dos
colaterales, rarísima vez redondeadas y pegadas por el centro ó abroqueladas. En las flores perfectas hay 2 estambres laterales, de filamentos espesos, frecuentemente adheridos con la base del ovario,
algo persistentes, con anteras acorazonado-reniformes, de celdillas
distintas. Ovario sentado y aovado, con estigmas 3, 4 y rara vez 5,
espesamente lanceolados ú oblongos, pubescentitos y encorvados.
En las flores masculinas hay 2, 3 estambres mas delgados, y en las

femeninas un ovario igual al de las perfectas y sin estambres rudimentarios. Bayas sentadas oblongas ó globosas, pulposas, de semillas conformes con el tegumento membranáceo ó espesamente coriáceo; endospermo corneo-harináceo, radiado. Frutices trepadores y raras veces arbustos de hojas simples, alternas, enteras, pecioladas, las mas veces coriáceas, multipli ó mas rara vez dijitinervias, lampiñas ó pubescentes; estípulas peciolares adheridas y las opositifolias libres y deciduas. Amentos opositífloros, pedunculados, mas veces colgantes, filiformes; bayas apartadas, sentadas; semillas aromático-acres y quemantes: *piper*, F. 37, G. I.

311. Frutices, arbustos ó arbolitos, 312.—Plantas herbáceas mas ó menos suculentas y generalmente pequeñas, cuyos tallos mas ó menos delgados son rastreros y arraigantes, largos de 6″-12″-15″, á veces ascendentes ó derechos y altos de 1′-1 1½′, mas ó menos ramosos, mas ó menos carnudos, lampiños ó pubescentes, con hojas simples, pecioladas, enteramente ó á veces parcialmente alternas ó todas opuestas, de forma, tamaño y consistencia muy variados; flores en espádices amentiformes delgados terminales ó axilares, solitarios ó á veces mellizos mas ó menos pedunculados, y formadas de 2 estambres acompañados de una bráctea abroquelada, y situados al lado del ovario sentado, unilocular, globoso ú ovoídeo, con un estigma apincelado ó diminuto situado por el ápice ó en la parte anterior del pico subulado que termina el ovario. Fruto abayado pequeño globoso ú ovoídeo sub-sentado, sentado, ó estipitado, con ó sin apéndice ó pico por el ápice : *peperomia*, F. 37, G. III.

312. Brácteas abroqueladas acompañando á las flores, 313. — Brácteas florales con figura de cartucho, 317.

313. Estambres en número constante, 314. — Estambres en número variable, 315.

314. Siempre 2 estambres, 316. — Siempre 5 estambres, 319.

315. 4 estambres, de los cuales 2 son superiores y 2 inferiores ó 2 solamente situados al lado del ovario que lleva 3, 5, 2 estigmas sesiles; anteras conniventes : arbustos ó arbolitos de tallos con nudos mas ó menos pronunciados, rectos, mas ó menos ramosos, cilíndricos, con las ramitas lampiñas, alampiñadas, pelierizaditas, peludas, lisas, ásperas ó verrugosas; hojas uninervias con venas arqueadas mas distantes del ápice de la hoja que entre sí, otras veces igualmente distantes entre sí como del ápice de la hoja, alternas, simples, mas ó menos pecioladas, opuestas á una hoja abortada que falta muchísimas veces, insertas por la base de los nudos, aovadas, aovado-ovales, elípticas, elíptico-oblongas, aovado-oblongas, oblongas, oblongo-lanceoladas y lanceolado-oblongas, aguzadas ó con una punta por el vértice mas ó menos obtuso, de base igual ó desigual, redondeada mas ó menos acorazonadita, pubescentes, lampiñas ó alampiñadas, lisas ó ásperas y verrugosas, con ó sin puntos transparentes, enteras, papiráceas ó membranosas, largas de 10″-8″-6″-4″ y anchas de 4″-3″-2″; de peciolo desnudo mas ó menos acanalado, ó alado, lampiño, alampiñado, pubescente, liso ó verrugoso y largo de 12‴-6‴-5‴; amentos pedunculados, solitarios, opuestos á las hojas y saliendo de la axila de una bráctea espatiforme que constituye

sin duda la hoja abortada, lanceolada, cóncava, puntiaguda, larga de 4'''-6''', aquilada y convexa esteriormente, pronto caduca, rectos ó arqueados, mas ó menos delgados, mas ó menos largos y de 1''-1 1|2''-2''-3''-4''-5''-6''-7'', cuyas flores muy numerosas son de ordinario sentadas á lo largo del eje. Baya con una semilla angulosa : *artanthe*, F. 37, G. V.

316. Arbustos poco ramosos, altos de 4'-6', de tallo con nudos, en la base de los cuales se inserta la base envainadora del peciolo, largo de 6''-8''-10'', lampiño ó pubescentito, estriado ó no; hojas alternas simples, grandes, acorazonadas ó abroqueladas, membranosas, acorazonado-redondeadas con puntita, con 11, 13 nervaduras, de las cuales uno ó dos pares son insertas por encima de la base de la costilla, anchas de 12''-8''-10''-6'', con puntitos transparentes; amentos cortamente pedicelados, delgados, largos de 4''-3''-2'' y situados en el ápice de un pedúnculo axilar bastante grueso, generalmente poco largo, 6''' á 12''', en donde forman umbela; flores sentadas cuyo ovario se termina por 3 estigmas sesiles y recorvados; fruto abayado monospermo : *potomorphe*, F. 37, G. II.

317. Estambres 4, 3 insertos en rededor del ovario pedicelado, con 4 estigmas sesiles; bráctea situada de ordinario por la base del pedícelo; fruto abayado, tetrágono, 318. — Estambres 5, 6, raras veces 4, 7, insertos en rededor del ovario sentado y con 3, 5 estigmas sesiles; anteras confluentes por arriba; fruto abayado ovoídeo, aovado, ovoídeo-oblongo, mas ó menos estriado ó asurcado, obtuso ó con un piquito, conteniendo una semilla asurcada. Arbustos ordinariamente y alguna vez que otra arbolitos lampiños, de tallo y ramos con nudos pronunciados; hojas simples, alternas, palmatinervias, con una hoja abortada opuesta á ellas, mas ó menos grandes, membranosas ó papiráceas, aovadas, aovado-oblongas, aovado-lanceoladas, de base redondeada, oblícua ó sub-acorazonada, mientras el ápice es obtuso ó con una punta obtusita, enteras, de cara superior lampiña y lustrosa, mientras la inferior es lampiña, alampiñada y pubescente por las nervaduras, largas de 10''-8''-6''-4''-3'' y anchas de 8''-5''-4''-3 1|2''-2''-2 1|2''-1 1|2'', ordinariamente con puntitos transparentes, con peciolo lampiño ó pubescentito, largo de 8'''-6'''-4'''. Amentos solitarios opuestos á las hojas, obtusos, mas ó menos pedunculados y rectos, largos de 6'''-4''' ó de 3''-4''-1 1|2'' : *enkea*, F. 37, G. IV.

318. Arbustos lisos y lampiños, de tallos y ramos con nudos mas ó menos pronunciados; hojas simples, alternas y opuestas á una abortada, uninervias, con las venas arqueadas, aovadas, con una punta por el ápice, mientras la base es anchamente cuneiforme, papiráceas, largas de 8''-6'', y anchas de 3 1|2-3, con 12, 15 pares de venas equidistantes, de peciolo acanalado, desnudo y largo de 6'''-4'''; amentos opuestos á las hojas, solitarios, mucronados, largos de 3''-2'' y con pedúnculo de 3''' á 4''', formados de flores pediceladas saliendo de la axila de la bráctea y con 4, 3 estambres insertos en rededor del ovario, de cuyo ápice salen 4 estigmas sesiles; baya tetrágona pedicelada, un poco mas larga que el pedícelo, redondeada por la base y mucronada por una punta obtusita : *ottonia*, F. 37.

319. Arbusto bastante alto, de tallo y ramos nudosos ó crecidos bien pronunciados y hojas abortadas, hojas alternas, simples, largamente pecioladas, acorazonadas, palmatinervias, redondeaditas, de ordinario con una punta, membranosas, con 9, 11 nervaduras, de seno basilar ordinariamente abierto, con puntitos transparentes, alampiñadas y raras veces pubescentitas, anchas de 6″-4″, cuyo peciolo es alado inferiormente y largo, de amentos solitarios cortamente pedunculados, arqueados, mucronados y casi tan largos como las hojas; estambres insertos en rededor del ovario, con 3, 5 estigmas sentados; anteras cuyas celdas son distintas. Fruto abayado conteniendo una semilla angulosa: *schilleria*, F. 37, G. V *bis*.

320. Flores siempre glumáceas, 321. — Flores nunca glumáceas, pero con un periantio lejítimo, 344.

321. Flores siempre glumáceas lejítimas, 322. — Flores glumáceas no lejítimas porque la gluma está reemplazada por algunas cerdas ó escamitas, 328.

322. Con 3 estambres, 325. — Con 6 estambres, 323.

323. Plantas de caña leñosa, bastante gruesa y muy altas, cuyas flores en panojas axilares tienen un estilo único, 324. — Plantas herbáceas anuales, cuyas flores en panojas terminales tienen 2 estilos: altas de 2 1⁚2′-3′, con la caña derecha, de hojas simples, alternas, sentadas, envainadoras y con la vaina abierta, cuya lígula membranosa, bastante desarrollada, es puntiaguda, lanceolado-linear y largo el limbo de 6 á 10″ sobre 1 á 12 de ancho, con la costilla muy pronunciada inferiormente; las panojas son formadas de espiguitas unífloras, con la gluma de dos valvas, pequeñas y lineares, la glumela tambien de dos valvas comprimidas y estriadas, cuya inferior, aquilada y algo mayor que la otra, lleva una cerda ó arista sedosa que suele faltar algunas veces, cariópside comprimida y ovoídea á la par: *oriza*, F. 10, T. I.

324. En ese género se halla el gigante de las gramíneas, ya que sus gruesas cañas se elevan hasta 40′-50′ de altura, huecas y echando ramitas de sus nudos y de la axila de sus grandes hojas, alternas, simples, basinervias y lanceoladas. Las panojas son formadas de espiguitas agrupadas 3 por 3 y conteniendo cada una tres flores, cuya base está envelta en una escama á manera de invólucro que constituye la gluma; glumela de 2 valvas conteniendo un ovario ovoídeo: *bambusa*, F. 10, T. XII.

325. Ovario con 2 estilos ó 2 estigmas, de ordinario saliendo por fuera de la gluma, 326. — Ovario con un estilo único: yerba de como 6″, perenne, de rizoma ramoso, nudoso, sólido y rastrero, con muchas escamitas situadas entre los nudos, de dónde salen las raices; hojas oblongas, estrechas, tiesas, estriadas y ásperas por la márjen, envainadoras, de vaina cerrada; panojas subsesiles, terminales, cortas y densas á la vez; gluma bivalve, glumela bivalve tambien y menor; pajitas acompañando á la semilla: *remirea*, F. 11, T. V.

326. Gluma siempre sin pelo, 327. — Gluma con pelo por su cara esterior: plantas herbáceas ó de caña leñosa, bastante gruesa, larga de algunas varas, llena, derecha ó de base estendida

por el suelo y de vértice ascendente, con hojas simples, alternas, envainadoras, ásperas, pelitiesas, enteras, lanceoladas, derechas y largas de 2' á 3' y anchas de 2'' á 3'', basinervias; flores en panojas terminales, moradusco-pálidas, piramidales, de brazos estendidos y horizontales, descompuestos y surdescompuestos, alternos, sobre el eje estriado, largas de 1 1[2' á 3', con el pedúnculo; las muchísimas flores que las forman son espiguitas paucífloras y mellizas; una de las dos flores es sentada y la otra pedicelada, pero ambas son hermafroditas y articuladas por la base; gluma bivalve con pelo sedoso larguísimo, persistente y moradito; glumela univalve y membranosa; pajitas subuladas, pequeñas é iguales; ovario liso, de cuyo ápice salen 2 estilos largos, terminados por un estigma franjeado, con pelo sencillo y dentadito : *saccharum*, F. 10, T. V.

327. Flores en espigas lejítimas y rarísimas veces apanojaditas, pero sí sencillas ó compuestas, 329.—Flores en panojas lejítimas, 328.

328. Plantas herbáceas anuales ó vivaces, de caña derecha ó estendida por el suelo, y hasta rastrera algunas veces, con hojas simples, alternas, envainadoras, con la vaina abierta, triquetras y algo cortantes, punzantes ó llanas y blandas, con la lígula peluda ó desnuda; panojas flojas ó densas, de gluma uniflora formada de 2 valvas, cuya esterior se termina por una arista, lampiña; estigmas lonjitudinalmente pelierizados ó plumosos : *agrostis*, F. 10. T. VIII.

329. Gluma cuya valva inferior lleva una arista muy poco pronunciada, 330. — Pajita esterior provista de una arista bastante larga y torcida; yerbas anuales, de hojas alternas, envainadoras, lanceoladas, bastante largas; flores en panojas ó en espigas formadas de una gluma con 2 valvas, multíflora, glumela, bivalva, sin arista, pajita esterior con una arista torcida situada por su dorso : *avena*, F. 10, T. IV.

330. Espigas sencillas ó algo compuestas; vaina abierta, 331. — Espigas compuestas ó sencillas; vaina cerrada, 338.

331. Eje de las espiguitas con pelo, 332. — Eje de las espiguitas sin pelo, 333.

332. Yerbas anuales ó vivaces, á veces muy altas y con caña leñosa, pero ordinariamente de tamaño regular ó pequeñas, con hojas alternas, simples, envainadoras, de vaina abierta, lanceoladas y mas ó menos grandes y largas. Gluma con 2 valvas conteniendo algunas flores; eje de las espiguitas con algunos pelos que envuelven la glumela, provista de algunos pelos interiormente : *arundo*, F. 10, T. IX.

333. Gluma con 2 valvas; flores unilaterales, 334. — Gluma con 3 valvas, cuya tercera está por la parte esterior de las flores y parece así como sobreañadida, 337.

334. Espiguitas largas y delgadas saliendo por debajo de una bráctea y formando por su reunion una especie de escoba, 335. — Espiguitas bastante largas, delgadas tambien, pero no tanto, sin bráctea, mas ó menos estendidas y dispuestas á manera de los dedos de la mano, 336.

335. Yerbecita á veces rastrera, cuya gluma contiene algunas

flores; glumela de 2 valvas lanceolado-lineares y muticas : *cynosu-rus*. F. 10, T. XII.

336. Yerbas pequeñas como de 6″ á 12″ de alto, con hojas alternas, envainadoras, lanceolado-lineares; gluma comprimida, con 2 valvas desiguales, puntiagudas y aquiladas, cuya mayor contiene 3 flores; glumela con 2 valvas agudas y tambien aquiladas : *dactylis*, F. 10, T. XII.

337. Yerbas anuales de tamaño variado, cuya caña llena se eleva á veces á 3′ ó 4′ de altura, terminada por una espiga apanojada, tan pronto densa como floja, cuyas flores están frecuentemente provistas por la base de una especie de invólucro con aristas ó barbas bastante largas; valvas de la gluma tambien á veces aristadas; glumela de 2 valvas persistentes envolviendo la semilla y haciéndola como una capa crustácea : *panicum*, F. 10, T. III.

338. Glumas 4, dísticamente imbricadas; flores diandras, 339. — Nunca 4 glumas ni flores diandras tampoco, 340.

339. Yerba vivaz cuya caña, delgada y alta de como 6 á 8″, sale de un rizoma delgado, bastante largo y escamoso; hojas bastante tiesas, lanceolado-lineares, envainadoras, radicales ó alternas, mas cortas que la cañita; flores en espigas redondeaditas ú oblongas y sentadas, á veces con una especie de invólucro trífilo y mas largo que la cabezuela, ó en especie de umbela formada de espiguitas apretadas é imbricadas; espiguitas unífloras; gluma con dos valvas desiguales estriadas y pestañosas; glumela tambien bivalva y mayor; estilo bífido, aquenio lenticular: *kyllingia*, F. 11, T. III.

340. Espigas comprimidas mas ó menos largas y dispuestas á manera de umbela en el ápice de una caña triangular mas ó menos larga, acompañadas de un invólucro situado en su ápice, cuyas hojas, ordinariamente en número de 3, son mas ó menos largas, 341. — Espigas cortas mas ó menos redondeadas y como en cabezuela, 342.

341. Yerbas mas ó menos grandes, vivaces y cuyo tallo triangular mas ó menos largo sale de ordinario de un rizoma mas ó menos desarrollado y á veces con tubérculos; hojas radicales ó alternas, lanceoladas, mas ó menos largas y ásperas, de vajina siempre cerrada, cuyos bordes aserraditos son muy cortantes algunas veces. Invólucro formado de una ó de algunas hojas florales; espigas amarillentas, delgadas, mas ó menos largas, mas ó menos pedunculadas, mas ó menos estendidas, mas ó menos numerosas, con escamas dísticas é imbricadas á la vez, en cuya axila está la flor que consta de 3 estambres y de un ovario unilocular, monospermo, de cuyo ápice sale un estilo con 3 estigmas; aquenio desnudo: *ciperus*, F. 11, T. IX.

342. Semillas enteramente desnudas ó á veces acompañadas de cerdas; escamas fasciculadas cuyas esteriores blanquecinas son estériles, 343 — Semillas desnudas, envueltas en pelos ó en cerdas; escamas imbricadas por todos lados y todas fértiles; yerbas siempre de los lugares inundados ó pantanosos, de caña cilíndrica, desnuda, larga de 1 1⁄2′ á 2′, torulosa, tabicada interiormente y hueca por consiguiente; hojas todas radicales, cilíndricas, cónicas, lustrosas y lampiñas, diferenciándose de la caña solo por no terminarse por una

cabezuela ovoídea; especie de espiga densa mas ó menos pardusca, formada de espiguitas un poco desarrolladas y agudas, cuyas flores constan de 3 estambres saliendo de la axila de una escama y de un ovario casi esférico, unilocular, monospermo y de cuyo ápice sale un estilo terminado por 3 estigmas; aquenio: *scirpus*, F. 11, T. VIII.

343. Yerbas tambien de los lugares húmedos, de caña sin ó con hojas simples, linear-lanceolodas, alternas, las mas veces radicales todas, envainadoras, con la vaina cerrada. Flores en espiguitas reunidas en cabezuela ó fasciculadas, formando espigas ó panojas, uni ó pauciíloras, con paleas ó pajitas dísticas, de varios modos imbricadas; estambres 3; ovario con estilo 3-fido, simple por la base, piramidal ó bulbosa, engrosada y decídua; cariópside trígona, mutica ó mucronadita: *schœnus*, F. 11, T. VIII.

344. De ovario libre ó súpero, 345. — De ovario ínfero ó adherente, 419.

345. Siempre único ó solitario, 346. — Nunca jamás único, pero en número variable, 417.

346. Estambres en número constante y determinado ó variable, 347. — Estambres indeterminados ó mas numerosos por consiguiente, 415.

347. En número siempre constante y determinado, 388. — En número variable, sea por causa de aborto ú otra, 348.

348. Fruto drupáceo ó abayado, 349. — Fruto nunca drupáceo, 363.

349. Fruto drupáceo, 350. — Fruto abayado ó baya, 361.

350. Flores polígamas, díclines ó unisexuales, 351. — Flores siempre hermafroditas, 353.

351. Hermafroditas ó polígamas, 352. — Hermafroditas ordinariamente, pero algunas raras veces dioicas ó unisexuales, 357.

352. Arboles grandes y ramosos, de hojas alternas, simples, pecioladas, con 3 nervaduras pronunciadas por la cara inferior, lustrosas, lampiñas, coriáceas, aromáticas y enteras. Flores amanojado-apanojadas y terminales, constando de un periantio 6-partido, de limbo deciduo y con la base persistente; estambres fértiles 9, cuyas anteras son 4-loculares. Drupa sostenida por una cúpula endurecida, 6-fida ó sub-truncada: *cinnamomum*, F. 46, T. III.

353. Anteras con 2 ó con 4 celdillas, 354. — Anteras siempre 4-loculares, 359.

354. Anteras con 2 ó 4 celdillas, 355. — Anteras biloculares solamente, 357.

355. Limbo calizinal siempre persistente; hay glándulas estaminiformes, 356. — Limbo calizinal persistente ó caduco y articulado; flores con ó sin glándulas estaminiformes; anteras de los estambres interiores estrorsas; fruto seco ó carnudo y encerrado en el tubo calizinal vuelto carnoso ó endurecido: árboles con hojas simples, alternas, pecioladas, peninervias, coriáceas; yemas con escamas foliáceas aquiladas; inflorescencia apanojada, axilar ó sub-terminal, flojita y algunas veces flexuosa: *criptocarya*, F. 46, T. IV.

356. Arbol grande, corpulento, alto y coposo, cuyas ramitas y panojas son pubescentes; hojas alternas, simples, pecioladas, aova-

das ó aovado-lonceoladas, de cara superior lustrosa, mientras la inferior es pubescentita ó alampiñada, largas de 3″ y anchas de 2 1ᵢ2, coriáceas, con las nervaduras bastante proeminentes inferiormente y cuya parte mas inferior es opuesta y distante de 2‴-3‴ de la base; flores fasciculadas, apanojadas, con pedículos tan largos como ellas, de periantio 6-partido y enteramente persistente, largo de 1‴ ; estambres fértiles 9, de anteras oblongas y tan largas como los filamentos, cuyos 3 de la série interna son biglandulosos por la base y tan largos como los estambres estériles, pubescentitos y oblongos ; drupa elipsoídeo-oblonga, obtusa, larga de 6‴ y ancha de 3‴, y mucho mas larga que la cápsula que la sostiene y que proviene del cáliz endurecido, alta de 1‴ y escondiendo el pedícelo turbinado : *phœbe*, F. 46, T. III.

357. Tres estambres fértiles contiguos, cuyas anteras subsesiles se abren por 2 ventallas terminales ; drupa sostenida por una cúpula truncada, 358. — 9 estambres fértiles, periantio de limbo 6-partido y tardiamente decíduo y desprendiéndose del tubo persistente : árboles altos ó medianos, mas ó menos corpulentos y coposos, cuyas ramitas son alampiñadas, tomentosas ó pulverulento-sedosas, así como las panojas; hojas simples, alternas, pecioladas, cartáceas ó coriáceas, enteras, lanceolado-oblongas, oblongas ó elípticas, elíptico-oblongas, obtusitas ó con una punta, enteramente lampiñas, ó de cara inferior plateado-sub-sedosa, con las nervaduras mas ó menos proeminentes, mientras la superíor es lustrosa y mas ó menos lisa; flores en haces apanojados; drupa sostenida por una cúpula truncada : *aydendron*, F. 46, T. V.

358. Arboles mas ó menos grandes, altos ó medianos, lampiños ó pubescentes, con hojas alternas, simples, pecioladas, enteras, coriáceas, con las nervaduras arqueadas, lanceoladas, oblongas, elípticas, lanceolado-oblongas ó elíptico-oblongas, aguzadas, con una punta mas ó menos obtusa, de cara superior lustrosa y lampiña, mientras la inferior, lampiña, alampiñada ó sedosa, tiene las nervaduras bastante pronunciadas y las venas con frecuencia dispuestas en redecilla; flores fasciculadas y dispuestas en panoja, constando de un periantio 6-fido ó 6-dentado, de limbo decíduo : *acroclidium*, F. 46, T. V.

359. Yemas de las ramitas incompletas, 360. — Yemas de las ramitas completas: árboles grandes y altos, ó medianos, mas ó menos corpulentos y coposos, de ramitas purpúreas, parduscas ó verdes, lampiñas ó pubescentes, con hojas cartáceas ó coriáceas, simples, alternas, pecioladas, lanceoladas, lanceolado-oblongas, lampiñas ó alampiñadas, de cara superior lustrosa, mientras la inferior, lampiña ó alampiñada, tiene barba en la axila de las nervaduras, dispuestas en redecilla; flores amanojado-apanojadas, de periantio 6-partido y enrodado; 9 estambres fértiles, á veces 3 tienen 2 glándulas por la base del filamento; anteras anchas subsesiles; drupa sostenida por una cúpula truncada : *nectandra*, F. 46, T. I.

360. Arboles con hojas simples, alternas, triplinervias; flores en panojas pequeñas sub-tricótomas y sin involucro, formadas de un periantio cartáceo 6-fido, cuyo limbo es deciduo; estambres dispues-

tos en 4 séries, de los cuales 9 esternos son fértiles, mientras los 6 mas internos son estériles; los 3 mas interiores fértiles tienen la base estipitada por estaminodes apareados y estipitados; los de la 1ª y 2ª série tienen las anteras introrsas, mientras las de la 3ª son estrorsas, y todas aovadas, cuadriloculares y dehiscentes por tantas valvas ascendentes; ovario unilocular, uniovulado, con un estigma discoídeo; drupa sentada en la base obcónica y entera del periantio: *camphora*, F. 46, T. II.

361. Arbustillos cuyo ovario es formado de un solo carpillo unilocular, 362. — Matas herbáceas ó fruticosas, cuyo ovario es formado de algunos 20, 10 carpillos formando una baya única; estambres 8, 10, 12, 20 casi períjinos; tallo herbáceo ó fruticoso saliendo de una raiz carnuda bastante gruesa, ramoso superiormente y alto de 4' á 6', asurcado ó estriado, lampiño; hojas alternas, simples, grandes, elípticas ó elíptico-lanceoladas, aovadas ó aovado-lanceoladas, con una punta ó cortamente aguzadas, pecioladas y sin estípulas, lampiñas y lustrosas; flores pequeñas amarillento-blanquecinas ó rojizo-blancuzcas, pediceladas, dispuestas en espigas mas ó menos racimosas, pedunculadas, delgadas y largas de 3" á 4" y de periantio 5-partido coroliforme. Baya asurcada, redondo-achatada, plurilocular, de color purpúreo casi prieto, carpelos uniloculares, cuya semilla contiene un embrion anular ciñendo el endospermo: *phytolacea*. F. 54, S.-O. III, T. II.

362. Arbustillos de tallo delgado, ramoso, altos de 6'-10'-15', con las ramitas herbáceas, lampiñas ó pubescentes, de hojas aovadas, elípticas ó elíptico-lanceoladas, con una punta, lampiñas ó á veces pubescentes. pecioladas, con estípulas. Flores pediceladas, pequeñas, rojizo-blancuzcas ó blanquecinas solamente, en racimos terminales ó laterales pedunculados, con los pedícelos acompañados de una bráctea mas ó menos decídua situada por la base ó por encima de ella; de periantio petaloídeo 4-partido; 4, 8, 12 estambres casi hipójinos, alternos con los segmentos calizinales, cuyas anteras son aovadas é introrsas ó aflechadas y estrorsas; pistilo formado de un ovario casi esférico, unilocular, cuyo óvulo único es basilar, de su ápice sale un estilo oblícuo y corto que suele faltar, terminado por un estigma cabezudo á veces sentado. Baya pequeña largamente pedicelada, globosa, roja ó purpúreo-negrusca y lustrosa; semilla con el embrion anular ciñendo el endospermo : *rivina*, F. 54, S.-O. I, T. II.

363. Fruto capsular ó no capsular, pero nunca una legumbre, 383. — Siempre una legumbre lejítima, 364.

364. Estambres muchos ó en número definido á la vez, 367. — Estambres siempre en número definido, pero mas ó menos variables, 365.

365. Cuyas anteras están provistas de una glándula, 366. — De anteras siempre sin glándula. (Véase núm. 280.)

366. Estambres 5, 15, de los cuales algunos abortan siempre, quedándose los filamentos estériles, monadelfos y esertos, n. 277. — Estambres 10, 8 libres no esertos, todos fértiles; glándula de la antera terminal y estipitada, n. 276.

367. En número indefinido y definido á la vez, 368. — Siempre muchos é indefinidos por consiguiente, 370.

368. Libres, muchos ó 10, de anteras globosas, cuyo pólen es compuesto, n. 200. — Monadelfos, 369.

369. Muchos 8, 10, 15, 20, 40, legumbre bivalve y abriéndose con elasticidad, siempre recta, n. 290. — Muchos ó 10, legumbre indehiscente, con pulpa, comprimida, ancha y doblada en arco casi completo, segun sus bordes, n. 285.

370. Siempre monadelfos, 371. — Sub-distintos; legumbre hinchada, sub-cilíndrica ó espesito-comprimida, con alguna pulpa interiormente, n. 288.

371. Legumbre dehiscente torcida ó dispuesta á manera de caracol, n. 287. — Legumbre indehiscente reventándose desigualmente, mas ó menos recta, con semillas siempre envueltas en un arilo pulposo, n. 286.

372. Fruto capsular, 373. — Fruto no capsular, pero un aquenio á veces envuelto en el cáliz vuelto ó no carnudo, 383.

373. Arboles ó arbustos, 374. — Vejetales subfruticosos y frutices ó plantas herbáceas, 375.

374. Con hojas simples, alternas, lampiñas ó alampiñadas, elípticas, aovadas, lanceoladas, elíptico-lanceoladas, oblongo-lanceoladas, enteras ó mas veces aserradas, y provistas de líneas y de puntos transparentes, persistentes y siempre verdes ó decíduas, pecioladas y con estípulas. Flores pequeñas en hacecillos axilares ó en corimbos y de periantio 5, 4-partido y raras veces 5-fido, coroliforme y marcescente, con los segmentos imbricados; estambres distintos 8, 10, 15, insertos sobre un disco perijínico alternando con escamas velludas; anteras redondeaditas; ovario unilocular con 3 ó 4 placentas, de cuyo ápice sale un estilo simple terminado por un estigma cabezudo, ó trífido con igual estigma en cada brazo. Semillas provistas de un arilo : *casearia*, F. 87, T. III.

375. Plantas herbáceas, 376.—Arbustitos ó vejetales sub-fruticosos, altos de 4′ á 9′, no muy ramosos, lechosos : en efecto, por las heridas dejan salir una leche amarilla; de hojas grandes, alternas, simples, pecioladas, largas de 6″-18″ y anchas de 4 1⁞2-5″, oval-oblongas, sinuoso-pinatífidas, cuyas superiores son á veces casi enteras, de cara inferior algo glauca; flores en panojas terminales largas de como 1′-1 1⁞2′, flojas y de cáliz con 2 sépalos coriáceos, cóncavos y caducos; 8, 24 estambres hipójinos ; ovario formado de 2 carpelos, con 2 estigmas opuestos á las placentas. Cápsula unilocular, bivalve por la base, con las placentas situadas entre las valvas, filiformes y reunidas por el ápice ; semilla solitaria erguida : *bocconia*, F. 90.

276. Pericarpio utricular, 377. — Fruta capsular lejítima, 379.

377. Estambres 5, 4, reunidos por la base, de anteras biloculares, y alternos con los apéndices de la cápula, 378. — Estambres 3, 5, monadelfos, de anteras uniloculares y ovales, alternos con los dientes de la cápula que á veces es entera ; yerbas ordinariamente vivaces y á veces anuales, lampiñas, alampiñadas ó pubescentes, de tallos rastreros ó arraigantes, muy ramosos y de vértice mas ó menos

ascendente; hojas opuestas, simples, bien enteras, aguzadas por la base, ob-aovado-lanceoladas ó lanceoladas, elíptico-lanceoladas, ob-lanceoladas, ovales ù ob-aovadas, cortamente pecioladas. Flores en cabezas sub-globosas, comunmente sesiles, axilares ó terminales, de periantio con 5 sépalos; 3, 5 estambres; ovario unilocular, cuyo estigma es sub-sentado y cabezudo ó sub-escotado, retrículo-obacorazonado, marjinado por la parte superior y escediendo la semilla : *alternanthera*, F. 55, T. I.

378. Planta mas ó menos fruticulosa, peluda ó alampiñada, cuyos ramos mas ó menos tetrágonos llevan hojas simples, opuestas, pecioladas, aovadas ó redondeadas, aguzadas ù ob-aovado-sub-redondas, mucronaditas. Flores verduscas, subsesiles, ordinariamente dispuestas en espigas simples y alargadas y por fin reflexas, cartilajinosas, largas de 13‴-12‴, cuyas brácteas son comunmente membranosas por la márjen y provistas de una costilla espinosa y de un periantio con 5, 4 sépalos y tantos estambres; ovario unilocular con un óvulo único y de cuyo ápice sale un estilo simple terminado por un estigma cabezudo, *achyranthes*, F. 55, T. I.

379. Un pixidio ; estambres períjinos, 380.—Una cápsula, estambres hipójinos, 382.

380. Flores solitarias semi-engastadas en la axila envainadora de las hojas y cuyo periantio 5-partido y colorado interiormente tiene sus divisiones mucronadas por debajo del ápice, 381. — Flores tambien solitarias y axilares, pero pedunculadas, de periantio 5-partido, campaniforme, petaloídeo, persistente, colorado ordinariamente y á veces blanco interiormente ; yerbecita vivaz muy bonita y que se cria en los sanitrales y en las orillas del mar, de tallito algo carnudo, cilíndrico, lampiño, delgado, largo de 6″ á 8″, estendido en el suelo y como rastrero, mas ó menos ramoso; hojas opuestas, simples, entejérrimas, algo carnosas, casi sentadas, aguzadas por la base algo envainadora, lanceoladas ó lanceolado-oblongas, de un color verde teñido de morado; flores con 5, 15, 30 estambres insertos en el tubo calizinal muy corto ; ovario sentado con 3, 5 celdillas conteniendo algunos óvulos, cuyo ápice lleva 3, 5, 6 estilos ; pixidio 3, 5-locular polispermo, con el eje placentario persistente : *sesuvium*, F. 148, T. IV.

381. Yerba vivaz, lampiña, cuyo tallo suculento, rastrero ó estendido por el suelo y largo de 1′-2′-3′, es muy ramoso; hojas simples, opuestas, bastante espesas y suculentas, cuya base del peciolo corto se dilata en vajina, ordinariamente una es menor en las pares, redondeadito-ob-aovadas, largas de 1 1|2 á 2″ sobre 12 á 15‴ de ancho; flores pequeñas axilares y agrupadas ó sub-solitarias, con 10, 5, 20 estambres, cuyos esteriores alternan con los segmentos calizinales; ovario con dos celdillas 3, 4-ovuladas, de cuyo ápice salen 2, 1 estilos con estigma cabezudo. Cápsula ó pixidio con 6, 8 semillas cubiertas por líneas lameliformes, de opérculo cóncavo por el ápice y con dientes obtusitos por la márjen, endurecido é incompletamente cerrado por la base del pixidio; es persistente y membranoso : *trianthema*, F. 148, T. IV.

382. Cápsula trilocular, loculícida, trivalve y con algunas semi-

llas lisas 3, 5-costilladas ó granujientas. Yerbas anuales, altas de 6" á 10", de tallo ramosísimo derecho y nudoso, lampiñas, con hojas espatuladas ú ob-lanceoladas, ó espatulado-oblongas, simples y como verticiladas en cada nudo ó solamente en el mas inferior; flores pequeñas, con pedícelos filiformes unífloros, dispuestos á manera de umbela ó en panojas corimbiformes, y de periantio 5-partido, coloreado interiormente con 2, 3, 5 estambres; ovario 3-locular, con algunos óvulos y de cuyo ápice salen 3 estilos con su correspondiente estigma cada uno: *pharnaceum*, Sw.; *mollugo*, L., F. 148, T. III.

383. Flores nunca agrupadas, como en cabezuela; aquenios nunca marjinados ni escamiformes tampoco; plantas siempre herbáceas, 383 *bis*. — Flores pequeñas herrumbrosas agrupadas como en cabezuelas pedunculadas; aquenios marjinados escamiformes á la par. Arboles bajitos ó arbustos de la costa y muy ramosos; hojas alternas, simples, pecioladas, lanceoladas ó elípticas, de ordinario con 2 glándulas por la márjen y hácia la base, lampiñas ó sedosas. Flores pequeñas cuyas cabezuelas están en racimos ó panojas, de cáliz con el limbo 5-fido y decíduo, cuyo tubo no se estiende sobre el ovario unilocular, cuyos óvulos mellizos y colgantes de la celda son anátropos, de estilo filiforme con estigma agudo; estambres perijínicos 5, 10, biseriados, insertos en el limbo calizinal, esertos, con las anteras bilo-culares y lonjitudinalmente dehiscentes. Aquenios imbricados, cimbiformes, redondeaditos, cóncavos y aquillados por arriba, convexos inferiormente y agudos por la márjen: *conocarpus*, F. 139, T. II, G. IV.

383 *bis*. Aquenio mas ó menos libre del cáliz, 384. — Aquenio contenido en el cáliz acrescente, vuelto ó no carnudo, que le hace parecer una cápsula ó una drupa, 386.

384. Aquenio casi enteramente desnudo y fuera del perigonio, con 2 ó 4 ganchitos terminales, uno en cada ángulo y doblados hácia abajo, 385. — Aquenio triangular ó biconvexo mas ó menos escondido por el cáliz marcescente; plantas herbáceas anuales ó bisanuales y hasta vivaces, de tallo cilíndrico, á veces estriado, mas ó menos ramoso, alto de 1' á 2', algunas veces mas largo, lampiño ó pubescente, derecho ó divaricado; hojas simples, alternas, lanceoladas, oblongo-lanceoladas, aguzadas por la base, cuyo peciolo mas ó menos corto está acompañado por la base de una estípula membranosa envainadora llamada ocrea, mas ó menos tubulosa, pestañosa, cerdosa ó desnuda y entera; flores pequeñas blancas ó rosaditas, en racimos espiciformes terminales ó axilares, solitarios ó mellizos, de pedícelo articulado y de periantio petaloídeo, 5, 3-partido y marcescente; estambres 8, 7, 4, de filamentos cortos y subulados; ovario redondeado ó triangular, unilocular y uniovulado, de cuyo ápice salen 3, 2 estilos muy cortos y filiformes terminados por un estigma sencillo. Aquenio mas ó menos lustroso, prieto, conteniendo un embrion arqueado en rededor de un lado del endospermo: *polygonum*, F. 50, S.-O. IV, T. II, S.-T. III, G. I.

385. Mata sub-fruticosa de tallo derecho, poco ramoso, alto de 2'-3'-4', pubescente, con hojas simples, alternas, cortamente pecio-

ladas, elípticas, oblongas ú oblongo-lanceoladas, ásperas por los bordes, puntiagudas y enteras, glandulosas hácia el peciolo tambien glanduloso y pubescentes, lampiñas, acompañadas por dos estípulas pequeñas, cilíndrico-subuladas, carnositas y pronto caducas. Flores pequeñas blancas, á veces algo teñidas de color de rosa, unilaterales y en espigas largas y delgadas, axilares y de ordinario terminales, algunas veces formando una especie de panoja, porque el eje principal es la prolongacion del tallo ó del ramo, de manera que se ramifica, de vértice arqueado hácia el suelo, con muchas flores esparcidas y mas ó menos distantes las unas de las otras, sentadas y acompañadas de 3 brácteas; de periantio 4-partido, coroliforme, blanquecino, largo de 2''' y cuyas divisiones son lineares y obtusas; estambres 4, 6, 8, casi períjinos y de anteras asaetadas; ovario pequeño unilocular con un solo óvulo basilar, algo cuadrangular, de cuyo ápice mas ancho que la base sale un estigma sentado, lateral y apincelado. Aquenio cuadrangular cuya base está acompañada por el cáliz, mientras el vértice, mucho mas grueso, lleva un ganchito por cada ángulo; toda la planta exhala olor de ajo : *petiveria*, F. 54, S.-O. I, T. I.

386. Aquenio contenido en el cáliz vuelto carnudo, de manera que la fruta parece carnuda, pero visible por el ápice abierto: árboles ó arbustos, 387. — Aquenio contenido en el tubo calizinal endurecido, cuyo ápice se cierra por fin, y así simula una especie de cápsula ; plantas herbáceas anuales ó vivaces y sub-fruticosas, algo trepadoras, de tallos muy ramosos, derechos ó estendidos por el suelo y desparramados, de vértice mas ó menos ascendente, lampiños ó pubescentes, con nudos mas ó menos pronunciados, de los cuales salen las hojas ordinariamente opuestas, simples, aovadas, aovado-lanceoladas, acorazonado-redondeadas, mas ó menos puntiagudas ú obtusas, concólores ó de cara inferior blanquecina, mas ó menos pecioladas; flores pequeñas blancas ó rojizas, fasciculadas, pediceladas y acompañadas de brácteas diminutas y dispuestas en umbelas ó panojas flojas bastante grandes, axilares ó terminales, y de periantio estrechado por arriba del tubo persistente, por fin claviforme, anguloso, troncado y obtusamente mucronado por el ápice, otras veces redondeado, con 5 estrias ó costillas mas ó menos pronunciadas y mas ó menos glandulosas, ó sin ellas, pero en ese caso el ápice es glanduloso, de limbo cortamente 5-lobulado; estambres 1, 3, 4; semilla de embrion conduplicado: *boerhaavia*, F. 56, T. I.

387. Arboles bastante grandes ó bajitos y arbustos mas ó menos ramosos, de hojas alternas mas ó menos grandes, coriáceas ó papiráceas algunas veces, lampiñas y á veces alampiñadas, mas ó menos cortamente pecioladas, con una ocrea, acorazonado-orbiculares, redondeaditas, aovado-oblongas, anchamente elípticas, oblongo-lanceoladas, elípticas ó elíptico-oblongas, mas ó menos obtusas, aguzadas ó puntiagudas, de base mas ó menos aguzada, acorazonada o redondeadita, de cara superior lustrosa, lisa o áspera, mientras la inferior tiene las nervaduras ordinariamente bien pronunciadas y las venas mas o menos en redecilla. Flores pequeñas blanquecinas ó verdoso-amarillentas, de pedícelo articulado sea por la base, sea

por el ápice, sea con el raquis y saliendo de la axila de una bráctea
mas o menos diminuta o á veces sentadas, dispuestas en racimos o
en espigas mas o menos largos, axilares ó terminales, y de periantio
5-fido o 5-partido, que se vuelve por fin espeso y carnudo creciendo
bastante para envolver el aquenio, sea enteramente, sea por partes
solamente ; estambres ordinariamente 8 y á veces 12 ; ovario unilocular, mas ó menos redondo y de cuyo ápice salen 3 estilos; embrion
axil, recto y alojado en un endospermo, ruminado : *coccoloba*, F. 50,
S.-O. V, T. II, S.-T. V, G. II.

388. Fruto mas ó menos carnudo, 388 *bis.*— Fruto siempre seco,
390 *bis.*

388 *bis.* Fruto abayado ; 5 estambres hipójinos ; plantas herbáceas, 389 *bis.* — Fruto drupáceo ; estambres 8, 10 hipojínicos ó perijínicos ; árboles mas ó menos altos, 389.

389. Estambres 8 hipojínicos ; liber que se puede desenvolver en
capas delgaditas que parecen encaje, 390. — Estambres perijínicos
10, desiguales y cuyos 5 mas largos se insertan mas arriba; árboles
de 30' á 60' y mas de altura, muy ramosos y bastante corpulentos,
cuyo liber es compacto, de hojas simples, alternas, pecioladas, aproximadas hácia el vértice de las ramitas, ob-aovadas ó espatulado-
lanceoladas, de cara superior lampiña, mientras la inferior es sedosa
ó alampiñada, espatuladas ú ob-aovado-oblongas, lampiñas superiormente y alampiñadas inferiormente, con vello herrumbroso
persistente y situado por la costilla y márjen, enteras y obtusas.
Flores pequeñas verdosas en espigas axilares mas ó menos pedunculadas, cilíndricas ú aovadas, de cáliz con el limbo acubileteado,
diminutamente 5-dentado, persistente ó tardiamente decíduo; algunas raras veces las flores se trasforman en un cuerpo largo, cilíndrico y arqueado ; estambres mas ó menos esertos, biseriados insertos en el fondo del cáliz, de anteras sub-globoso-dídimas, lonjitudinalmente dehiscentes. Ovario unilocular, con 3 óvulos colgantes del
ápice de la celdilla y anátropos, de estilo alesnado, agudo y terminado por un estigma simple. Drupa casi seca, pequeña, aovado-
cónica ú ovoídea, coronada por el limbo persistente del cáliz ó desprovista de él. Semilla de embrion sin endospermo y con cotiledones
foliáceos y convólutos : *bucida*, F. 139, T. II, G. II.

389 *bis.* Flores solitarias, pediceladas, de periantio coroliforme
y con 6 estambres; hojas capilares, fasciculadas y esparcidas; un
rizoma de donde salen turiones que se vuelven un tallo derecho;
baya pisiforme roja, 246.—Flores nunca solitarias, pero en espigas
sentadas en un eje grueso, carnudo y cilíndrico y saliendo de la
axila de una bráctea espesa y suculenta bastante grande. Plantas
herbáceas, de tallo muy largo ordinariamente, muy ramoso, enre-
dadero y trepador, mas ó menos delgado, con hojas alternas, simples, pecioladas, enteras, mas ó menos grandes, oval-redondeadas
ó lanceoladas, mas ó menos puntiagudas, lampiñas, verdes ó rojas,
bastante espesas y suculentas; flores blancas, rosaditas ó teñidas de
rosado; de periantio suculento 7-partido, cuyas divisiones cóncavas
mas ó menos puntiagudas son bastante carnosas ; estambres 5 ; ovario casi esférico, unilocular, de cuyo ápice sale un estilo muy corto

tripartido ó con 3 estigmas largos y lineares. Baya globoso-achata-
da, estriada, lustrosa, negra y pegada en el eje de la espiga; semilla
única: *basella*, F. 53, S.-O. I.

390. Arbol de 25 á 30' de altura, muy ramoso y poco corpulento,
cuyo liber está formado de fibras entremezcladas y separables, lampiño; hojas alternas, simples, pecioladas, anchamente aovadas, enteras, con una punta, cortamente pecioladas, siempre verdes y largas de 3-5". Flores pequeñas blanquecinas, en espigas flojas y sin
brácteas, de cáliz campanudo, espeso y 4-dentado. Ovario pelierizado, prolongándose en un estilo terminal, corto, que lleva un
estigma troncado. Drupa envuelta en el periantio abayado y velludo, con 1, 3 huesos crustáceos y frájiles, cuyas semillas en número
de 1, 3 son inversas; embrion ortótropo sin endospermo, con los cotiledones plano-convexos y la radícula corta y súpera: *lagetta*, F. 49,
G. 1.

390 *bis*. Una legumbre mas ó menos lejítima, 391. — Fruto capsular ó utricular, 397.

391. Legumbre no muy lejítima; 10 estambres distintos, 392. —
Legumbre lejítima, 394.

392. Periantio colorido y 5-partido, ceñida la base por un invólucro diminuto lijeramente bilobulado, 393. — Cáliz colorido 4-
partido y sin invólucro alguno: árbol resinoso muy alto, ramoso y
corpulento, de hojas paripinadas, con 5, 1 pares de hojuelas coriáceas, inequilaterales, oblícuamente aovadas, con una punta obtusita,
lampiñas, con puntitos transparentes, de ordinario alternas y largas
de 3"-1": una de las mas superiores aborta frecuentemente. Flores
blancuzas con racimos compuestos y espiciformes, terminales; periantio campanudo de divisiones imbricadas, algo desiguales, abiertas y diverjentes; estambres inclinados distintos; ovario redondeado y comprimido á la vez, con 2 óvulos, de cuyo ápice sale un estilo
terminado por un estigma entero. Legumbre estipitada, oblícuamente ovoídea, coriácea, bivalve y monosperma, inequilateral, con
una punta obtusita, lampiña y provista de puntos transparentes, con
una semilla única provista de un arilo lateral carpóforo muy corto:
copaifera, F. 130, S.-T. II, T. VII.

393. Arbol muy grande, alto, corpulento, coposo y de ramos estendidos, lampiño; hojas siempre verdes y coriáceas, pinadas y formadas de 4, 2 pares de hojuelas oblícuamente elípticas ó elíptical-
oblongas, pecioladas, obtusitas, de cara inferior con las venitas en
redecilla, lampiñas y con puntos transparentes, largas de 6"-4", y
anchas de 4"-2". Flores en panojas terminales, ordinariamente largas de 1', interrumpidas y formadas de espigas subsesiles, alternas,
distantes de como 4"'-6"' las unas de las otras y largas de 4"-2";
tales flores agrupadas y solitarias salen de la axila de una bráctea
diminuta y redondita y constan de un invólucro mas largo que la
bráctea, de 1¡3"', con los lóbulos redondeados ó sub-troncados; tubo
calizinal turbinado mas largo que el invólucro, segmentos calizinales ovales, pestañosos, iguales, imbricados, largos de 1"' y mitad
menos que los filamentos peludos é iguales, cuyas anteras incumbentes, oval-oblongas y de celdillas distintas son arqueadas; ovario

peludo sentado en la parte superior del tubo calizinal, lleno por el disco, perijínico, oblícuamente oval, 1\|3 tan largo como el estilo filiforme y terminado por un estigma diminuto, unilocular y con un solo óvulo homótropo y colgando de la parte superior de la sutura : *prioria*, F. 130, S.-F. 2, T. VII.

394. Estambres cuyas anteras están provistas de una glándula, 395. — Estambres de anteras sin glándula, n. 281.

395. Glándula constante, 396. — Glándula no constante, pero las mas veces. (Véase n. 280.)

396. Legumbre comprimida, muy larga y bastante ancha, sepárándose por artejos articulados por la márjen, quedándose entera y persistente, n. 275 *bis.*—Legumbre anchamente línear, plana y comprimida, bivalve, no separándose nunca por artejos, n. 275.

397. Fruto utricular ó capsular, 401. — Fruto ni utricular ni capsular tampoco, 398.

398. Aquenio libre en el fondo del cáliz que lo tiene encerrado y no simula nunca una cápsula, 400. — Aquenio contenido en el tubo calizinal persistente, endurecido y simulando así una cápsula, 399.

399. Primorosas plantas herbáceas cuyos tallos muy ramosos, nudosos y lampiños salen de una raiz napiforme, carnosa, mas ó menos desarrollada ; ramos dicótomos y como articulados ; hojas simples, de ordinario opuestas, enteras, pecioladas, aovadas ó sub-acorazonadas, ovalo-lanceoladas, puntiagudas, largas de 3″ á 3 1\|2″ sobre 1 1\|2 á 2″ de ancho ; flores fasciculado-terminales moradas, amarillas, blancas y disciplinadas, bastante grandes y formadas de un periantio coroliforme ó tubuloso, de limbo con 5 pliegues y tantos ángulos correspondientes, de base y tubo persistente, envuelto en un invólucro unífloro y 5-lobulado mucho mas corto que el tubo ; estambres 5 salientes y cuyos filamentos largos pegados á lo largo de la parte interna del tubo se insertan con el cáliz á un disco. Ovario sentado sobre el disco, unilocular y con un solo óvulo basilar, de cuyo ápice sale un estilo capilar cilíndrico mas largo que los estambres y que se termina por un estigma simple y capitado. Aquenio de tamaño regular ovoídeo, truncado por el ápice, asurcado ó áspero, negro, cuya semilla tiene un endospermo grueso, feculento y central, con el embrion corvo y escéntrico : *mirabilis*, F. 56, T. II.

400. Periantio de 6 segmentos membranosos, desiguales, mas ó menos conniventes ; estambres 6 ; estigmas 3. Plantas herbáceas cuya base del peciolo está acompañada de una ocrea; flores en panojas terminales ; embrion no anular, n. 247. — Periantio 5, 3-partido, cuyos segmentos son membranosos por la márjen y con frecuencia aquilados, no conniventes é iguales ; estambres 5, de filamentos alesnados, opuestos á las divisiones perigoniales y casi tan largos como ellas é insertos por debajo del ovario globoso, algo deprimido y de cuyo ápice sale un estilo muy corto terminado por 2 estigmas lineares y obtusos mas ó menos largos. Aquenio lenticular con endospermo harinoso; embrion completa ó incompletamente anular. Plantas herbáceas anuales ó vivaces, á veces fruticulosas ó leñositas, con tallos ramosos derechos ó desparramados, mas ó me-

nos tendidos, lampiñas, verdosas ó pubescentes, altas de 6-12-18" ó algo mas, hojas simples, alternas, lanceolado-oblongas ó espatuladas, eliptical-oblongas, deltoídeo-aovadas, sinuoso-dentadas ó solamente sinuosas, otras veces desigualmente dentadas sin estar sinuosas, á veces enteras, glandulosas ó no y mas ó menos pecioladas. Flores pequeñas verdes ó verdoso-amarillentas, en grupos dispuestos en espigas terminales ó axilares, á veces arracimadas ó apanojadas : *chenopodium*, F. 51, S.-O. I, T. IV, S.-T. V.

401. Fruto utricular, 402.—Fruto capsular, 406.
402. Estambres 5 monadelfos, 403.—Estambres 5 ó 6 libres, 405.
403. Estambres enteramente reunidos, cuyas anteras oblongas alternan con los dientes bipartidos que terminan el tubo calizinal alargadito, 404. — Estambres de anteras oblongas ; cúpula basilar corta y sin dientes. Planta herbácea vivaz, de tallos largos, cilíndricos, acostados sobre el suelo y desparramados, muy ramosos y bastante largos, lampiños, moraduscos, con nuditos arraigantes ; ramitas floríferas ascendentes y derechas, largas de como 6". Hojas simples, opuestas, enteras, lineares, suculento-carnositas, lampiñas, de cara inferior convexa, mientras la superior es llana y lustrosa, de base aguzada, mientras el ápice obtuso es un poco espatulado ; flores pequeñas, blancas, escariosas, en espiguitas agrupadas y dispuestas en cabezuelas sub-globosas, ó globosas y por fin aovadas ú oblongas, terminales. y cuya base está acompañada de hojas ; brácteas escariosas, aquiladas, conduplicadas, cuyas inferiores están á veces estériles ; periantio con 5 sépalos, cuyos dos interiores son mas estrechos, pero tan largos como los demas, trinervios por debajo de su parte media, casi iguales con la bráctea lateral, los esteriores lampiños ; las nervaduras laterales se juntan con la costillita hácia su medio; estambres 5 ; estilo bipartido : *philoxerus*, F. 55, T. I.

404. Planta herbácea anual pubescente, de tallo derecho como de 1 1|2' á 2' de alto, como articulado, de ramos cortos, opuestos y axilares ; hojas simples, opuestas, óvalo-lanceoladas ó lanceoladooblongas, enteras, pubescentes y verdes ; flores capitadas, formando ordinariamente cabezas globosas, por fin envueltas en pelo, terminales y con dos hojas florales situadas por su base, de ordinario solitarias ; tales flores numerosas rojas ó rosadas secas y escariosas se componen de un periantio petaloídeo persistente formado de 5 divisiones profundas y uninervias, rodeado por 3 brácteas carenadas y con una ala aserrada y mas largas que el pelo lanudo ; estambres 5 monadelfos ; estigmas dos lineares terminando un estilo saliendo del ápice del ovario ovoídeo y unilocular : *gomphrena*, F. 55, T. II.

405. Eje de la espiga delgada y no carnosa ; flores pediceladas ; periantio casi caroliforme y 6-partido ; estilo 5-fido : planta herbácea de tallos larguísimos, ramosísimos, lampiños, verdes ó moraduscos, enredaderos y saliendo de una raiz perpendicular carnosa y del tamaño del dedo pulgar ó mas, y vivaz por supuesto ; hojas bastante grandes, pecioladas, algo suculentas, óvalo-lanceoladas, undulosas por los bordes enteros, de base decurrente en el vértice del peciolo, bastante largo y de cara superior moradusca y lampiño,

lustroso, así como las hojas. Flores pequeñas verdoso-amarillentas, en espigas simples ó ramosas, delgadas, largas de 3″-2″, pedunculadas, axilares, á veces como apanojadas y terminales, cuyos pedúnculos, mas ó menos morados y lampiños, salen de la axila de una hojita floral; pedícelos cortos, filiformes, rosados, unífloros y saliendo de la axila de una bracteíta caduca; un periantio 6-partido, un poco campanudo, cuyos segmentos ovales y algo puntiagudos son imbricados en la estivacion, dispuestos al abrirse como en dos séries y de los cuales uno está algo mas esterior que los demas, casi iguales, marcescentes; estambres 5 derechos, de filamentos subulados y un poco dilatados y comprimidos por la base; anteras dorsifijas, oscilantes y transversales, biloculares. Ovario globoso, de cuyo vértice sale un estilo 5-fido, con estigmas glandulosos. Fruto utricular coriáceo y comprimido; semilla basilar, con la testa membranosa; embrion anular : *anredera*, Juss.; *devenischia*, Nobis, F. 53, S.-Or. II.

406. Una cápsula lejítima, 409. — Pixidio, 407.

407. Estambres 4; yerbas siempre sin tallo lejítimo, 408. — Estambres 5, con una cúpula basilar corta y sin dientes, plantas herbáceas ó leñositas siempre provistas de un tallo propiamente dicho, alto de 1′-2′-3′ ; hojas simples, alternas, lanceoladas, aovadas, aguzadas ó no por la base, lampiñas, mas ó menos pecioladas ; flores en espigas, con brácteas persistentes coloridas; periantio con 5 sépalos mucho mas largos que las brácteas ; ovario ovoídeo unilocular y con algunos óvulos, de cuyo vértice sale un estilo corto, terminado por 2 ó 3 estigmas pequeños y recorvados. Semillas verticales lenticulares y arriñonadas, de testa crustácea, cuyo endospermo es central y farináceo, y el embrion anular periférico, con la radícula aproximada al hilo : *celosia*, F. 55, T. II.

408. Plantas herbáceas anuales ó bisanuales sin tallo lejítimo, reemplazado ordinariamente por un bojordo; hojas radicales simples, enteras, basinervias, enteras, mas ó menos óvalo-lanceoladas, largamente pecioladas, aguzadas por la base y algo puntiagudas por el ápice. Flores en espiga larga terminando un pedúnculo largo y axilar, formada de muchas flores pequeñas esparcidas sin órden por la superficie del eje, casi sentadas y saliendo de la axila de una escama membranosa; de periantio doble, cuyo esterior ó invólucro es 4-partido y cortito, mientras el interior es tuboloso, escamoso y de 4 divisiones dobladas por afuera ; 4 estambres, esertos, cuyos filamentos muy largos y capilares llevan anteras biloculares ; ovario ovoídeo, unilocular, con 2 óvulos, de cuyo ápice sale un estilo corto terminada por un estigma subulado: *plantago*, F. 77.

409. Siempre 6 estambres; periantio mas ó menos petaloídeo, con segmentos soldados ó libres, 411.—Solamente 3 estambres fértiles. 410.

410. Plantas herbáceas vivaces ó anuales, cuyos tallos simples ó ramosos, cilíndricos, suculentos, nudosos, son rastreros, tendidos por el suelo, desparramados ó rectos ; hojas simples, alternas, basinervias, mas ó menos suculentas, lampiñas, sentadas, envainadoras por la base, de cara superior ordinariamente cóncava y á manera

de gotera; flores azules, blancas ó á veces amarillas, en grupos axilares ó terminales, envueltas en una especie de espata foliácea, formada de dos hojas redondeadas y trabadas; de periantio con 6 divisiones profundas de las cuales 3 son petaloídeas simulando así una corola; tres nectarios cruciformes situados entre los filamentos de los tres estambres estériles; ovario globoso 3-locular y poliovulado, de cuyo vértice sale un estilo simple terminado por un estigma sencillo; cápsula casi globosa, trilocular, trivalve y con muchas semillas: *commelina*, F. 12.

411. Periantio enteramente petaloídeo, cuyas 6 divisiones mas ó menos profundas son reunidas entre sí por la base ó á veces libres y simulando petalos, 412. — Periantio cuyas 3 divisiones esteriores menores son verdes y foliáceas, mientras las 3 interiores son petaloídeas; flores en grupos axilares muy fornidos y encapotadas por una especie de espata foliácea. Plantas herbáceas vivaces, de tallo mas ó menos suculento, con hojas simples, alternas y frecuentemente dísticas, sentadas y de base algo envainadora, lanceoladas, mas ó menos largas y puntiagudas, de cara superior de ordinario cóncava y á manera de gotera, lampiñas, mas ó menos lustrosas, ordinariamente concolores, ó á veces de dos colores distintos, la cara superior estando verde y la inferior morada. Flores pediceladas en grupos axilares ó terminales, envueltas cada una en una espata particular membranosa y pedicelada, con 6 estambres cuyos filamentos son cubiertos de pelo articulado; ovario globoso trilocular y de cuyo ápice sale un estilo simple alesnado, terminándose en un estigma algo cabezudo y glanduloso; cápsula 3-locular, trivalve, globosa y polisperma : *tradescantia*, F. 12.

412. Raiz bulbosa ó que consiste en una cebolla mas ó menos gruesa, 413 *bis*. — Raiz nunca bulbosa, pero sí fibrosa siempre, 412 *bis*.

412 *bis*. Plantas terrestres y de los lugares muy secos y arenosos, con las hojas carnosas y arrosetadas, 413. — Plantas herbáceas siempre acuáticas, cuyo tallo recto ó nadante lleva hojas alternas, simples, ovales ó acorazonadas, cuyo peciolo largo es envainador por la base, entejérrimas y con nervaduras paralelas. Flores azules ó azulado-rosaditas primosas, en espigas ó racimos, á veces subumbeladas, saliendo del peciolo hendido ó solitarias, cada una espatáceo-bracteada; periantio coroliforme persistente, infundibuliforme, de tubo anguloso, mas veces encorvado, con el limbo 6-fido, sub-igual ó sub-bilabiado. Estambres desiguales insertos 3 por el ápice y 3 por la base del tubo, ó todos en el vértice pegados. Ovario sub-trígono, 3-locular, de celdillas todas fértiles, multiovuladas, cuyos óvulos pendientes son anátropos, de estilo terminal y subulado, que se termina por un estigma engrosado y apenas trílobo. Cápsula vest'da con la base del periantio ó á veces con la misma acresciente, trilocular, loculícido-3-valve y polisperma, otras veces unilocular monosperma é indehiscente; semillas aovadas, inversas, de testa papirácea, costillado-estriada. Embrion ortótropo, axil en un endospermo farináceo, cuya radícula engrosada mira al vértice del fruto: *pontederia*, F. pontederiáceas.

413. Plantas vivaces herbáceas ó cuyo tallo cortito es sub-leñoso, con hojas grandes radicales ó caulinares, alternas, arrosetadas, á veces dísticas, muy espesas, lanceoladas, lampiñas, á veces aguijonosas por los bordes, mas ó menos largas y puntiagudas, glaucas ó no, de cara superior llana, mientras la inferior ó esterna es convexa. Flores en espigas largas terminando un bojordo mas ó menos largo, saliendo del centro de las hojas ordinariamente sencillo, amarillo-anaranjadbs, derechos antes de abrirse, horizontales durante la florescencia y pendientes ó cabizbajos despues de la fecundacion, cuyo pedícelo corto sale de la axila de una bráctea escamosa; de periantio cilíndrico, tubuloso, como campanudo, nectarífero por la base, petaloídeo y cuyas 6 divisiones son conniventes por el vértice de manera que está casi cerrado, imbricadas y de ápice un poco encorvado por afuera; 6 estambres hipójinos desiguales, un poco esertos y pegados en la base del periantio con que se insertan, de anteras biloculares. Ovario ovoídeo, trilocular, poliovulado, cuyo ápice lleva un estilo corto terminado por un estigma trilobulado. Cápsula membranoso-escariosa, de 3 celdillas, cuya dehiscencia loculícida se efectua por 3 valvas, conteniendo cada una bastantes semillas redondeadas ó angulosas y dispuestas en dos séries : *aloes*, F. 16, T. IV.

413 *bis*. Muchas flores reunidas en el ápice de un bojordo mas ó menos largo y hueco en cabezuelas ó cimas, envueltas antes de la floracion por una espata comun membranosa que se revienta para que floreen, 414. — Muchas flores dispuestas en espiga floja y terminal que ocupa la mitad superior de un bojordo nunca hueco, mas ó menos carnoso, á veces escamoso y por lo regular de 6" á 12", nunca envueltas en una espata comun. Plantas herbáceas ó vivaces, de bulbos ó cebollas simples, tunicados, mas ó menos desarrollados, con hijos ; hojas radicales, sentadas, largas, estrechas, mas ó menos derechas, alternas, envainadoras por la base, ó arrosetadas y mas ó menos estendidas por el suelo, de cuyo centro sale un bojordo con flores azules ó de otro color, segun las especies, pediceladas y acompañadas por la base del pedícelo de una bráctea como articulada y vuelta hácia fuera; de periantio suculento, con 6 divisiones profundas abiertas y dobladas hácia fuera ; estambres 6, de filamentos lisos, enteros, subulados y mas ó menos comprimidos por la base, siempre mas cortos que el periantio con que están soldados ; ovario trilocular poliovulado algo trígono y ovoídeo á la vez, de cuyo ápice sale un estilo corto terminado por un estigma pequeño algo trilobulado y glanduloso ; en el vértice del ovario se reparan unas glándulas nectaríferas. Cápsula redondeada y algo trígona á la par, trilocular, polisperma y abriéndose por 3 valvas, de semillas redondeadas y algo aplanadas, dispuestas en 2 séries y con epispermo membranoso : *scilla*, F. 16, T. II.

414. Plantas herbáceas vivaces ó bisanuales con bulbos ó cebollas simples, ó compuestos y truncados, sin tallo ; hojas radicales, sencillas, mas ó menos largas y estrechas, ordinariamente derechas, sentadas y envainadoras, alternas, cilíndricas y huecas, triquetras ó lanceolado-lineares. Flores en cabeza ó cima en el vértice de un

bojordo mas ó menos largo saliendo del centro de las hojas, algunas veces entremezcladas con bulbillos; de periantio campanudo ordinariamente blanco, verdoso ó rosadito y raras veces amarillo, con 6 sépalos distintos marcescentes, otras veces iguales; está 6-partido; de los filamentos de los 6 estambres 3 son simples y 3 terminados por 3 puntitas cuya mediana sola es anterífera, y todos insertos en la base calizinal é hipójinos; ovario globoso, trilocular, pauciovulado y algo trígono á la vez, de cuyo ápice sale un estilo subulado terminado por un estigma simple cabezudito. Cápsula algo trígona ó trilobulada, un poco deprimida, con 3 celdas de dehiscencia septífraga que se efectua por 3 valvas, con 1 ó 2 semillas negras, angulosas y redondeadas á la vez en cada una: *allium*, F. 16, T. II.

415. Plantas siempre acuáticas y herbáceas, en cuyas flores se puede distinguir un cáliz y una corola con muchos pétalos, 415 *bis*.
— Arboles mas ó menos grandes y corpulentos, y que se elevan á veces hasta 100′ de altura, con hojas simples, alternas, pecioladas, oblongo-aguzadas ú ovales, sub-enteras ó apenas dentaditas, lampiñas ó alampiñadas, acompañada la insercion del peciolo por dos estípulas pequeñas caducas ordinariamente. Flores en racimos ó corimbos axilares mas cortos que las hojas, ó solitarias y axilares con los pedícelos doblados hácia abajo; cáliz decíduo ordinariamente con 4, 5, 8 segmentos uni ó biseriados; estambres muchos pubescentes, de anteras alargadas corniculadas por el ápice y abriéndose por poros infraterminales ú ovales, que por fin se vuelven grietas. Ovario 4, 5-locular, con algunos óvulos en cada celda, de cuyo ápice sale un estilo simple ó 4, 5-fido, incluso ó eserto. Fruto capsular, leñoso, erizado, loculícido y con semillas provistas de un arilo; embrion recto, con cotiledones grandes y sub-carnosos; endospermo delgado: *solanea*, F. 99, T. II, G. I.

415 *bis*. Fruto capsular 1-locular y polispermo, mas ó menos grueso, coronado por el estigma con figura de escudo; endospermo harinoso muy grueso; flores blancas ó amarillas, 416.— Fruto consistiendo en nuecesitas ó carpelos anidados en un disco carnoso; semillas sin endospermo; flores de ordinario rosadas ó purpúreas; hojas largamente pecioladas, derechas y saliendo por fuera del agua, alternas en gruesos rizomas pegados en el fondo de la madre de los riachuelos, escutiformes, enteras ó recortadas; flores solitarias en el ápice de un bojordo muy largo, derecho y axilar; periantio con muchas divisiones todas coloridas y dispuestas por séries, desiguales, anchas, ovales, algo aguzadas y abiertas; muchísimos estambres insertos en el receptáculo; ovario unilocular, con 1, 2 óvulos pendientes, turbinado y anidado en el receptáculo, coronado por un estilo persistente terminándose en un estigma lobulado; receptáculo apeonzado, con alveolos conteniendo los frutos aqueniformes: *nelumbo*, F. 92.

416. Yerbas de cuyos rizomas gruesos salen hojas alternas, simples de peciolos larguísimos, cilíndricos, acompañados por la insercion de estípulas, y cuyo ápice lleva un disco grande acorazonado, algo abroquelado, sinuado-dentado ó entero, aplicado á la superficie del agua por su cara inferior como esponjosa, con las venas dispuestas en redecilla, de ordinario blanca teñida de rosadito, mientras la superior es verde y lustrosa ; periantio de muchas divisiones dispuestas por séries, cuyas esteriores son verdes y las interiores blancas, petaloídeas, mas ó menos largas, lanceoladas y puntiagudas ú oblongo-lanceoladas insertas en el torus junto con los estambres cuyos esteriores son mucho mas largos que los internos, y con apéndices mas largos, lineares y obtusos, de anteras con las celdillas apenas mas estrechitas que el conectivo ; apéndices de los estigmas cortos, cónicos y puntiagudos ó claviformes y por fin reflexos ; ovario globoso, de ápice truncado, unilocular, con muchos óvulos esparcidos por la superficie de su cara interna : *nymphœa*, F. 91.

417. Fruto capsular, estambres 6 ; plantas herbáceas, 418. — El fruto consiste en aquenios numerosos agrupados en el centro de la flor, sesiles y con un penacho mas ó menos largo que no es otra cosa sino el estilo persistente y crecido ; bejucos larguísimos, de tallos delgados, leñosos y ramosísimos, pubescentes ó alampiñados, sarmentosos y sosteniéndose por medio de los peciolos de las hojas, que se enroscan en los vejetales vecinos ; hojas alternas muy partidas, de manera que parecen compuestas, envainadoras por la base del peciolo, ternadamente divididas con los segmentos aovados y enteros ó pinatisectas ; flores en panojas polígamas ó dioicas, mas ó menos pubescentes, de periantio coroliforme con 4, 8 sépalos, cuneiformes, oblongos, abiertos y peludos ó pubescentes, de inflorescencia valvar ; estambres muchos, hipójinos, cuyas anteras adheridas tienen sus celdillas estrorsas ó laterales ; embrion diminuto alojado en el ápice del endospermo : *clematis*, F. 96, T. I.

418. Plantas herbáceas de tallo bastante ramoso superiormente y alto de 3' á 5', con hojas simples, alternas, basinervias, enteras, sentadas y amplexicaules cuando caulinares, mientras que cuando son radicales tienen un peciolo bastante largo, son mayores, aovado-lanceoladas y tambien basinervias, lampiñas ; flores pequeñas, á veces polígamas y en panojas grandes, flojas y terminales, constando de un periantio 6-partido, de segmentos iguales, abiertos y glandulosos por la base, 3 son mas esteriores ; 6 estambres derechos insertos en la base de las divisiones calizinales, con filamentos subulados, cuyas anteras arriñonadas tienen sus dos celdillas confluentes. Pistilo formado de 3 ovarios distintos, uniloculares, con 1 ó 3 óvulos, cuyo ápice divaricado y aguzado se termina en un estigma casi sentado ; el fruto se compone de 3 carpelos oblongos, algo puntiagudos, abriéndose por la parte interna y que contienen de 1, 3 semillas : *veratrum*, F. 15, T. I.

419. Flores ginandras, es decir cuyos estambres están soldados con el pistilo, 420.— Flores nunca jamás ginandras, 445.

420. Con dos ó tres estambres íntimamente unidos al pistilo, de manera que forman con él una columna llamada ginostemo, de anteras operculadas cuyo pólen es en masa ó en granitos aglutinados,

421.—Estambres 6, 5 soldados y confundidos en el centro de la flor con el estilo y con el estigma y formando así una columna en que están subsesiles ; plantas herbáceas, matas fruticosas algo enredaderas, bejucos ó arbustos sarmentosos y volubles, de tallo mas ó menos grueso, muy largo, muy ramoso, de corteza mas ó menos corchosa, ó lisa y lampiña ó alampiñada en las partes herbáceas; hojas simples, alternas, á veces muy grandes, pecioladas, enteras ó lobuladas, arriñonadas, acorazonadas, con una punta, acorazonado-oblongas, obtusas, como aflechadas, con una estípula cordiforme mas ó menos grande, persistente ó sub-persistente, pero que suele faltar á veces, pedatinervias. Flores ordinariamente axilares y solitarias, otras veces en especies de racimos y no axilares, pedunculadas y de color triste, oscuro, pintadas de bruno y de amarillento mas ó menos oscuro, á veces muy grandes y de periantio cuya figura y forma son características, monosépalo con la base mas ó menos hinchada, el tubo mas estrecho y derecho y el limbo mas ó menos dilatado, irregular ordinariamente, con uno ó con dos labios y algunas raras veces sin ninguno ó á lo menos cuyo labio superior está apenas pronunciado ; ovario largo y siguiendo al pedúnculo ordinariamente como claviforme y asurcado, con 6, 5 celdas con muchos óvulos, pegados en una placenta central ó axil, estilo corto con el canal visible, terminado por un estigma 6, 3-lobulado. Cápsula mas ó menos gruesa y elíptica ó sub-aovada, de dehiscencia superior y septicida, con 6 celdas conteniendo muchas semillas achatadas, de embrion diminuto, situado en el ápice de un endospermo carnudo : *aristolochia*, F. 45.

421. Dos estambres ó dos anteras, 422. — Tres estambres, de los cuales los dos laterales solos son fértiles, mientras la tercera intermedia es estéril; mitad del estilo libre; estigma con 3 areolos opuestos á las anteras; plantas herbáceas terrestres, de raices fibrosas, y tallos con hojas alternas, simples, envainadoras; flores en espigas terminales, de periantio abierto con 6 divisiones desiguales, de las cuales 3 son interiores algo mas estrechas, y 3 esteriores, de las cuales dos son laterales, uninervias, mientras la tercera ó mediana es mucho mayor, con figura de zapato y se llama labelo. Ginostemo corto, inclinado hácia abajo, de ápice trífido, cuyos lóbulos laterales son anteríferos por su parte inferior, mientras el intermedio es estéril y petaloídeo ; anteras de celdas separadas y sub-bivalves ; pólen pultáceo-granujiento ; ovario ovoídeo unilocular poliovulado, con estigma deltoídeo situado en la cara de la columna, por debajo de las anteras : *cypripedium*, F. 27, T. I.

422. Cápsula mas ó menos ovoídea ó fusiforme, con 3 ángulos mas ó menos pronunciados, unilocular, conteniendo muchas semillas muy pequeñas insertas á lo largo de 3 placentas persistentes y correspondiendo á los 3 ángulos persistentes saliendo del pedúnculo y reunidos en el ápice por el periantio marcescente, mientras las 3 valvas ó ventallas intermedias se desprenden y se caen, 423.—Cápsula siliciforme, larga de 6″ á 8″, indehiscente y como pulposa interiormente : plantas suculentas sarmentosas, de tallos como herbáceos, larguísimos y ramosísimos, lampiños, mas ó menos asurcados, cilíndricos ó algo elípticos, provistos de zarcillos opuestos á las hojas, simples, enteras, coriáceas, alternas, sentadas, no envainadoras, articuladas con el tallo ó los ramos, mas veces reticuladas, lampiñas, ovales, elípticas ó aovado-oblongas, de cara superior algo cón-

cáva. Flores rosadas ó blancas grandes y en espigas ó racimitos axilares y paucífloras, cortamente pediceladas y de periantio coroliforme, con 6 divisiones desiguales cuya inferior ó labelo es cóncava, cuculiforme, con el limbo dilatado en lámina undulosa por los bordes, los demas son subiguales, conformes y libres; antera terminal opercular, con 2 polinias bilobuladas y granujientas: *vanilla*, F. 28.

423. Polinias ó masas polínicas ceráceas, 428. — Polinias nunca ceráceas, pero mas ó menos pulverulentas, ó aglomeradas en lobulitos coherentes por medio de una sustancia elástica, 424.

424. Antera terminal opercular, persistente ó caduca: estigma sin pico ninguno, 425.—Antera dorsal persistente, casi paralela con el estigma que frecuentemente se prolonga en pico pequeño agrietado, ó paralela con la cara del ginostemo, 426.

425. Plantas herbáceas terrestres, cuyo tallo con hojas simples envainadoras y alternas sale de un rizoma rastrero y se termina por una espiga de flores verdosas, coloridas y pubescentitas, de un periantio con 6 divisiones abiertas, conformes, cuyas interiores y esteriores son subiguales; de labelo estendido, interrumpido y formado de dos partes sobrepuestas, cuya una es inferior y cóncava, mientras la otra superior, alargada y petaloídeo-entera, ginostemo semi-cilíndrico, con la antera situada por el ápice de su cara posterior, y cordiforme, bilocular, conteniendo masas polínicas pulverulentas y cuya cada celda es dividida en 2 partes por un surco lonjitudinal : *epipactis*, F. 27, T. VI, S.-T. II.

426. Polinias cuatro, 427. — Polinias 2, lineares, claviformes y fijadas en la glándula comun ; yerbas de hojas rádicales, óvalo-lanceoladas y nerviosas; bojordo de base provista de brácteas envainadoras, mientras que el vértice desnudo es peludo; flores en espiga floja, de periantio algo endurecido con 6 divisiones, cuyas laterales puestas por debajo del labelo y adheridas con su base se vuelven por fin conniventes con las 3 interiores; labelo sentado, estendido, entero y paralelo con el ginostemo que abraza con sus márjenes y se prolonga en espolon ; ginostemo corto ; antera terminal estipitada, bilocular y escotada, piquito laminiforme y recto : *pelexia*, F. 27, T. VII.

427. Juntas con la glándula comun; antera posterior incompletamente cuadrangular, 428. — Encorvadas por la base y coherentes por el ápice; antera terminal provista de un piquito; yerbas de tallo derecho con hojas alternas, oblongo-lanceoladas y estriadas, simples enteras; flores grandes hermosas y dispuestas en espigas terminales, de un periantio con 6 divisiones cuyas esteriores son erguidas; con las dos laterales obovales, tiesas, papilosas y volviéndose por fin ovales y planas; mientras las 3 interiores son casi semejantes á las laterales; labelo cortamente unguiculado, anchamente oblongo, encrespado, papiloso y con el disco provisto de laminitas ; ginostemo erguido, semi-cilíndrico; antera terminal apendiculada : *ulantha*, F. 27, T. VII.

428. Polinias en número definido, 429. — Polinias en número indefinido y muchísimas por consiguiente, 431.

429. Antera erguida, con las celdas contiguas y paralelas; polinias con dos glándulas distintas, encerradas en la plegadura bilocular y acogullada del estigma, 430. — Antera erguida también, de celdas sueltas, diverjentes por la base y adheridas á los canales estigmáticos ; piquito plano y adherido á la antera; estigma provisto de dos prolongamientos : plantas terrestres herbáceas, de raiz tuberculosa, con hojas radicales lanceoladas, de flores en espigas terminales en el vértice del tallo, cuyo periantio 6-partido es galeiforme, con los segmentos sub-equilongos, cuyos esteriores son mucho mas angostos que los interiores bi ó trífidos y conniventes ; labillo alargado, colgante, entero, bi ó trífido y prolongándose en espolen : *habenaria*, F. 27, T. V.

430. Plantas herbáceas terrestres de raíces con dos tubérculos dídimos, redondeados, enteros ó palmeados ; hojas radicales blandas y algo suculentas, alternas, sesiles y lanceoladas ; flores en espigas terminales en la sumidad del bojordo á veces foliáceo, con ó sin brácteas; periantio galeiforme, cuyas divisiones son casi iguales ; las 2 esteriores laterales, converjentes ó encorvadas, se vuelven por fin converjentes á manera de bóveda, con los 3 interiores semejantes á ellas; labelo anterior, adherido con la base del ginostemo, entero, tri ó 4-lobulado y de base prolongada en espolon ; antera erguida, de celdas paralelas y contiguas : *orchis*, F. 27, T. V, S.-T. I.

431. Con una especie de membrana celular coherente en colitas elásticas pulverulentas y con mayor frecuencia redobladas, 432. — Sin tejido celular accesorio alguno : yerbas epifitas de rizoma filiforme y monófilas, de flores axilares solitarias amanojadas ó racimosas ; periantio cuyas divisiones esteriores conniventes son subiguales, las laterales ó todas adheridas y mayores que las interiores; labillo libre paralelo al ginostemo, diforme é intejérrimo ; ginostemo libre y aptero, continuo con el ovario ; antera bilocular y membranosa por el ápice ; polinias dos, frecuentemente reunidas por el ápice á favor de una colita pulverulenta : *pleurothalis*, F. 27, T. II, S.-T. I.

432. Polinias reunidas por medio de una membrana celulosa coherente á favor de colitas elásticas pulverulentas, frecuentemente redobladas, sin glándula alguna ; antera terminal opercular, 433. —Polinias aglutinadas al momento de la florescencia, con una colita elástica y á la vez con la glándula del estigma ; antera terminal y rara vez dorsal, opercular. 441.

433. Antera bi ó 4-locular ; polinias cuatro, 434. — Antera con 8 celdas, polinias 8 : yerbas terrestes de hojas ensiformes y plegadas, enteras y sencillas ; bojordo ramoso con muchas flores ordinariamente grandes y preciosas, de periantio cuyas divisiones esteriores son abiertas é iguales, mientras las internas son subiguales, abiertas ó conniventes ; labillo articulado con la base del ginostemo con figura de capuz ó de saco, trilobulado y cuyo limbo está adornado de laminitas ó de tubérculos; ginostemo alargado y semi-cilíndrico; antera carnosa; polinias iguales y coherentes por medio de 4 colitas pulverulentas : *blettia*, F. 27, T. IV, S.-T. III.

434. Anteras biloculares carnosas; colitas de las polinias otro tanto redobladas, 435. — Anteras 4-loculares carnudas y con tabiques marjinales membranosos; colitas de las polinias otro tanto redobladas : yerbas epífitas con hojas solitarias ó mellizas, coriáceas y situadas en el ápice del seudo-bulbo; flores grandes y hermosas, saliendo con frecuencia de una espata grande y membranosa; de periantio cuyas divisiones esteriores membranosas ó carnositas son abiertas é iguales, mientras las interiores son con frecuencia mayores; labillo articulado con el ginostemo claviforme, semi-cilíndrico y alado, envuelto en el labelo de figura de capuz, entero ó trilobulado : *cattleya*, F. 27, T. IV, S.-T. I.

435. Antera completa ó incompletamente bilocular, 436. — Antera unilocular; plantas herbáceas epífitas de hojas solitarias y estriadas; flores poco notables dispuestas en espigas y de periantio llano, cuyas divisiones esteriores é interiores son iguales, mientras las laterales connatas están por debajo del labillo, libre, sin espolon, muy abierto y entero, pero con callos situados por su parte media; ginostemo erguido, cilíndrico, aguzado, con la boca ó abertura del estigma vertical; antera dorsal paralela con el estigma; ginostemo plano algo calloso, marjinado ó como alado posteriormente; polinias dos, enteras con las colitas alargadas y cuneiformes; glándula diminuta : *notylia*, F. 27, T. III, S.-T. IV.

436. Antera completamente bilocular, 437. — Antera incompletamente bilocular, 440.

437. Ginostemo erguido, semi-cilíndrico, aptero, con ó sin pico pequeño, 438.— Ginostemo corto, acanalado, alado hácia el ápice y sin pico; plantas herbáceas, de hojas dísticas en el vértice del seudo-bulbo, carnosas, ensiformes é envainadoras por la base; flores solitarias axilares y acompañadas de una bráctea ó en espigas, de periantio profundamente 6-partido, cuyas divisiones carnosas y abiertas son cinco, subiguales, oblongas, esteriormente aquiladas y planas interiormente, mientras la sexta ó labillo, algo mas larga, presenta interiormente dos líneas salientes ó es tuberculosa; antera terminal opercular; polinias dos : *pachyphyllum*, F. 27, T. III, S.-T. III.

438. Ginostemo sub-cilíndrico rara vez alargado y semi-cilíndrico, sin pico alguno, 439. — Ginostemo provisto de un pico : yerbas epífitas acaules, de hojas coriáceas; bojordos apanojados provistos de brácteas envainadoras; flores pequeñas y pálidas, de periantio cerrado, cuyas divisiones esteriores son connatas con la base del labillo, las laterales aproximadas inferiormente y semejantes á las interiores; labillo mucho mayor y dispuesto á manera de saco por la base, con la uña callosa y paralela al ginostemo, de limbo estendido, abierto y bilobulado; polinias dos, asurcadas posteriormente; colita linear encerrada; glándula obaovada : *inopsis*, F. 27, T. III, S.-T. II.

439. Yerbas seudo-parásitas, de periantio abierto, cuyas divisiones esteriores é interiores son subiguales; labillo continuo con la base del ginostemo, sentado, carnoso, entero, mucho mas ancho que las otras divisiones, y provisto de un espolon recto y con

figura de cuerno. Antera troncada; polinias 2-bipartibles de colita corta yestrecha; glándula triangular : *angræcum*, F. 27, T. III, S.-T. I.

440. Ginostemo de vértice sin alas, 441.— Ginostemo erguido, semi-cilíndrico, de vértice alado por sus ambos lados; plantas herbáceas epifitas, seudo-bulbosas, de hojas coriáceas, planas, dobladas sobre sí, triquetras y á veces como cilíndricas; bojordos mas ó menos largos, apanojados ó espigados, con flores ordinariamente muy primorosas y de figura muy variada, cuyo periantio estendido tiene las divisiones esteriores frecuentemente ondulosas y semejantes á las interiores y cuyas laterales libres son un poco connatas con el labillo máximo, continuo con el ginostemo, espolonado, lobulado y de base adornada de tuberculitos ó de crestitas; antera con un piquito corto ó alargadito y puntiagudo ; polinias dos, asurcadas posteriormente y con colitas planas ; glándula oblonga : *oncidium*, F. 27, T. III, S.-T. V.

441. Erguido, libre del labillo y de base ó de ápice por ambos lados franjeado, rizado ó mútico, 442.— Semi-cilíndrico, sin franjas y de base prolongada en que se articula el labillo; yerbas epifitas seudo-bulbosas, caulescentes ó acaulas, de hojas pelegadas y coriáceas; pedúnculos radicales axilares ó terminales, y entónces saliendo del ápice del seudo-bulbo, uni ó multífloros; periantio abierto ó connivente, cuyas divisiones esteriores y laterales tienen la base prolongada á manera de saco y connata con el ginostemo ; interiores casi semejantes; labillo articulado con la base del ginostemo, antera opercular; polinias dos, bipartibles ó enteras; colitas cortas y pegadas á una glándula transparente : *maxilaria*, F. 27, T. III, S.-T. VII.

442. Labillo continuo con la columna, de pié alargado unguiculado, plano, nunca con figura de saco por el ápice tripartido, desnudo, 443.—Labillo espeso, carnosito, desnudo, ventrudo ó estriado y llano á la vez, onduloso y con forma de saco por debajo del ápice algo trílobo, 444.

443. Plantas terrestres ó seudo-parásitas, cuyos seudo-bulbos, á veces largo hasta de una vara y mas, son fusiformes, bastante gruesos y terminados por 5 á 7 hojas gramíneas, bastante largas, dísticas, cuyo limbo está articulado con el vértice de la vaina, por una articulacion escamosa, de manera que despues de desprendido el ápice del seudo-bulbo se queda espinoso, la parte de las nervaduras correspondiente á la articulacion teniendo papel de espinas. Del pié y lado de la cebollota ó seudo-bulbo mas nuevo y mas tierno sale uno ó algunos bojordos altos de 3 á 5', derechos, cilíndricos y del tamaño del dedo meñique por la base, con nudos poco pronunciados, de cada cual sale una bráctea grande, foliácea y envainadora ; son largas de 3 1|4 á 2 1|2", enderezadas, aplicadas al tallo que tienen envuelto y algo avejigadas, dispuestas casi á igual distancia las unas de las otras, y terminándose por un racimo apanojado y bastante fornido de flores amarillas bastante grandes, pedunculadas y saliendo de la axila de una bráctea semejante á las ya mencionadas, pero mas pequeña. Tales flores tienen 2 á 2 1|2" de diámetro, con 6

divisiones perigoniales algo desiguales y dispuestas en dos séries ; columna erguida semi-rolliza, y sin embargo algo abovedada y como espatuladita á la par; antera bilocular con 2 polinias bilobuladas posteriormente, de colita linear corta; glándula aovada. Cápsula de pericarpio algo carnoso ovoídeo-trígona y del tamaño de un huevo pequeño de gallina : *cyrtopodium*, F. 27, T. III, S.-T. VI.

444. Yerbas epifitas ó terrestres seudo-bulbosas ó de tallos mas ó menos cortos; hojas plegadas, coriáceas ó gramíneas, cuya base envainadora se queda vistiendo el seudo-bulbo mas ó menos largo á manera de membrana, dejando á veces en el ápice, al desprenderse, pujas ó espinas en número de 3 para cada vaina que se queda y con que se articulaban las nervaduras y costillas del limbo caido ; bojordos radicales y axilares mas ó menos largos terminados por hermosas flores dispuestas en espigas ó en racimos, mas ó menos verdusco-amarillentas y bastantes veces disciplinadas, con color purpúreo mas ó menos oscuro ; periantio globoso connivente ó estendido, con las divisiones esteriores casi iguales con las interiores ; ginostemo libre y aptero ; antera troncada por su parte anterior; polinias dos bilobuladas ó asurcadas posteriormente ; colitas máximas y desnudas y por fin elásticamente contractiles ; glándula cartilajinosa sub-cuadrangular: *catasetum*, F. 27, T. III, S.-T. VI.

445. Flores envueltas en una ó algunas espatas, 446. — Flores desprovistas de espata, ó con una membranosa, 449.

446. Dos espatas, cuya una comun grande y coriácea es colorada; mientras la otra, pequeña y membranosa, es propia á cada flor, 447. — Una espata única monófila ó polífila, petaloídea ó membranosa, 448.

447. Plantas herbáceas vivaces, bastante grandes, de los lugares húmedos y pantanosos, de'cuyo rizoma bastante grueso salen hojas grandes, largamente pecioladas y que parecen las del plátano enano, derechas, elípticas, lanceoladas, envainadoras por la base del peciolo, de cuyo centro sale un bojordo derecho de como 2″ á 2 1|2″ de diámetro por la base y alto de 4′ á 5′, cuya mitad superior está provista de espatas coloradas con figura de canoa, dispuestas dísticamente, y conteniendo en su axila muchísimas flores agrupadas, cortamente pedunculadas y envueltas cada una en su espata particular membranosa : de periantio monófilo, bilabiado, con el labio superior bífido; estambres cinco; un nectario bífido ó de dos hojas ; pistilo cuyo ovario trilocular pauciovulado se termina por un estigma casi sentado. La fruta es una cápsula oblonga, trilocular monosperma : *heliconia*, F. 24, T. I.

448. Espata mono ó polífila, siempre membranosa y nunca jamás petaloídea, única ó multiple, 449. — Espata monófila, única, grande, cóncava, carnuda, petaloídea y pronto caduca. Grandísimas y primorosísimas plantas herbáceas de cuyo rizoma salen grandes hojas de base envainadora cuyas vainas juntas forman una especie de tronco bastante grueso y mas ó menos alto, segun la clase, de 3′ á 8′ y se prolongan superiormente en peciolos mas ó menos cortos sosteniendo limbos elípticos, obtusos, enteros, delgados y muy grandes, cuyas nervaduras muy finas son todas paralelas y salen

horizontalmente de la costilla gruesa y que es la continuacion del peciolo; prefoliacion convoluta ó enrolladas sobre sí mismo en cartucho, el eje quedándose derecho. Del medio de las hojas sale un bojordo bastante grueso, verde, muy fuerte, derecho al principio, llevando en su ápice una yema del tamaño como del puño ó algo menos, ovoídea y moradusco-rojiza, mas tarde se dobla el bojordo, de tal manera, que la yema se halla por afuera y cabizbaja: entónces su espata superior, la cual ocupaba antes su base, se abre y se dobla por arriba, de tal manera que aparecen las flores que se hallan en su axila, las cuales, en número como de 15, son bastante grandes, por ser muy largo y grueso su ovario proporcionalmente á la parte libre del periantio, dispuestas en dos séries insertas sobre un diente único del pedúnculo que sigue alargándose á medida que nuevos grupos de flores van saliendo y abriéndose, de tal manera que forma así una espiga monstruosa que se termina por flores estériles. Despues de verificada la fecundacion, la espata se desprende y se cae al suelo, mientras que las flores casi sentadas y cabizbajas se enderezan y su pedúnculo se alarga un poco, de tal manera que los frutos están siempre mas ó menos enderezados y mas ó menos arqueados; flores de periantio monófilo, bilabiado, petaloídeo, cuyo labio superior enderezado y recto es cuadridentado, mientras el inferior, al contrario entero, es algo mas corto, cóncavo y nectarífero; 6 estambres, de los cuales uno solo está fértil y algo mas largo que los demas estériles, lo que se observa solo en las flores de la base de la espiga, porque en las del vértice al contrario uno solo es estéril, mientras todos los demas son fértiles; ovario largo, grueso, fusiforme, algo trígono y poliovulado, llevando en su ápice un estilo simple terminado por un estigma cabezudo ó con 3 surcos ó lóbulos muy poco marcados. El fruto es una baya de color variando segun las especies, amarilla ó mas ó menos morada, carnuda, mas ó menos larga y gruesa, fusiforme, lijeramente trígona, mas ó menos arqueada : *musa*, F. 24, T. II.

449. Flores con 6 estambres, 450. — Flores con menos de 6 estambres, 465.

450. Raiz bulbosa ó una cebolla, 451.—De raiz nunca jamás bulbosa, 456.

451. De estambres salientes, diverjentes y cuya base de los filamentos está reunida por un nectario membranoso coroniforme, 6-lobo ó inserto en la garganta del periantio, 452. — Estambres tambien salientes ó esertos, no diverjentes pero inclinados ó solamente derechos, sin nectario, 453.

452. Primorosa yerba que se halla en los pastos, de hojas todas radicales, sentadas, anchas de como 1 1$\frac{1}{2}''$ á 2'' y largas de 6'' y mas, como dísticas, algo tendidas por el suelo, de su lado sale un bojordo alto de como 2' algo mas ó menos, que lleva en su ápice de 6 á 8 flores blancas, bastante grandes, muy lindas, de fragancia deliciosa, saliendo de una espata membranosa que se revienta en dos piezas desiguales; periantio monosépalo infundibuliforme, de tubo larguísimo y con el limbo partido en seis divisiones estendidas, bastante largas y estrechas; seis estambres insertos en el vértice del

tubo y cuyos filamentos están soldados entre sí por medio de un nectario bilobado, formando en el centro de la flor una hermosa corona hexágona; vértice de los filamentos verde y algo encorvado, terminado por anteras grandes y dorsifijas; pistilo de ovario, algo largo, trígono y un poco fusiforme, de cuyo vértice sale un estigma sencillo, troncado, glanduloso y casi cabezudo. El fruto es una cápsula trilocular polisperma, cuyas semillas están á veces reemplazadas por una especie de bulbillo que se va desarrollando en su lugar : *pancratium*, F. 21, T. II.

453. De periantio infundibuliforme y tubuloso, con tres divisiones cuya punta se termina como en gancho, sin escama alguna en la garganta ; estigma único; espata membranosa partida en algunas divisiones desiguales é irregulares, 454.—De periantio campanudo con las divisiones á veces reflexas, provisto de seis escamitas situadas en la entrada del tubo ; tres estigmas; espata reventándose en 2 ó algunas piezas, 455.

454. Planta herbácea, con hojas radicales, simples, sentadas, bastante largas, estrechas y lanceoladas, derechas, dentaditas ó aserraditas por los bordes, de cuyo lado sale un bojordo cilíndrico, alto como de 1' á 1 1|2', con dos espatas bastante grandes, algo carnudas, coloradas, situadas en su vértice y conteniendo 6 á 8 primorosas flores blancas algo teñidas de color de rosa, de periantio infundibuliforme, cuyo tubo largo lleva un limbo de 6 divisiones abiertas, alesnadas, algo acanaliculadas y dobladitas hácia fuera ; 6 estambres de filamentos colorados, largos, distintos, libres, salientes é insertos en la garganta del periantio; pistilo de ovario algo trilobado, oval, un poco trígono, trilocular, poliovulado, de cuyo vértice sale un estilo filiforme algo mas largo que los estambres, terminándose por un estigma bífido. Fruto capsular ovoídeo, membranoso, algo trígono, trilocular y polispermo, cuyas semillas globosas ó esféricas tienen la testa algo carnosita : *crinum*, F. 21, T. I.

455. Plantas herbáceas vivaces pequeñas ó bastante grandes, con flores ordinariamente bastante grandes y lindas, de hojas radicales, sentadas, derechas, bastante largas, mas ó menos estrechas ó lanceoladas, de cuyo centro sale un bojordo de 6" hasta 1' á 1 1|2' de alto, segun las especies, y que lleva en el vértice una sola ó algunas flores mas ó menos rosadas, algunas raras veces amarillas ó coloradas, envueltas por lo comun por una espata membranosa que se revienta en algunas piezas irregulares, de manera que parece como polífila ; periantio petaloídeo, campanudo, partido en 6 divisiones derechas ó á veces dobladas hácia fuera, con 6 escamitas en la boca del tubo, correspondientes á la insercion ó mejor á la salida de los filamentos, desiguales tanto en proporcion como en direccion ; ovario pedunculado, trígono y algo ovoídeo, trilocular poliovulado, de cuyo ápice sale un estilo filiforme, cilíndrico, mas largo que los estambres, y terminándose por un estigma trífido. Cápsula trilocular polisperma : *amaryllis*, F. 21, T. I.

456. Un rizoma mas ó menos desarrollado, 464.—Ningun rizoma y raices fibrosas, 457.

457. Fruto capsular, 458.—Fruta bacciforme ó sincarpio, 461.

458. Vejetales parásitas; cápsulas uni ó triloculares, con muchas semillas velludas ó peludas, 459. — Vejetales nunca parásitas y por consiguiente siempre terrestres; cápsulas triloculares siempre, polispermas, y cuyas semillas desnudas son llanas y dísticas, 460.

459. Vejetales herbáceos vivaces que se nutren á espensas de los demas vejetales en que viven, raras veces son terrestres; hojas radicales de ordinario arrosetadas, alternas ó dísticas y entónces un poco caulinares, coriáceas, mas ó menos estrechas, á veces filiformes, con frecuencia arqueadas hácia fuera, de cara superior cóncava y dispuesta como á manera de gotera, ordinariamente enteras, sin embargo algunas veces espinosas por los bordes, lustrosas y lampiñas ó bozosas y blanquecinas, mas ó menos largas y lanceoladas, abrazadoras por la base. Del centro de las hojas sale un bojordo mas ó menos largo, filiforme y corto ó bastante grueso y provisto de algunas hojitas á veces reemplazadas por unas brácteas y terminándose en una espiga ó en una panoja de flores con periantio de 6 divisiones, de las cuales 3 son esteriores algo enrolladas y persistentes mas ó menos verdes, mientras las 3 interiores son petaloídeas y caducas; 6 estambres. Cápsula oblonga, linear, trilocular y á veces unilocular, con muchas semillas alargadas y velludas : *tillandsia*, F. 18.

460. Grandes y primorosas plantas vivaces de los lugares arenosos y pedregosos, cuyo tallo corto es sub-leñoso y del tamaño como del muslo ó menos, segun la especie y el terreno en que vejeta; hojas al principio todas radicales y arrosetadas, pero algo mas tarde caulinares y esparcidas, carnosas, derechas, lanceoladas, sentadas, largas de 2 1¡2′ á 3′ y anchas de 3″ á 4″ en el medio ó parte mas ancha, algo undulosas por los bordes algo dentados y terminándose en una espina fuerte y prieta, de cara superior cóncava, mientras la esterior es convexa, basinervias y lampiñas; del centro sale un bojordo mas grueso que la pierna, que se eleva á 15 ó 20′ y mas, derecho, provisto de algunas hojas pequeñas, volviéndose arriba como brácteas grandes, y entónces de su axila salen brazos mas ó menos largos, mas ó menos estendidos y simples, que cargan con las flores, dispuestas en grupos ó primorosas cimas, cuya reunion constituye un tirso muy grande ó panojas; de periantio coroliforme ó petaloídeo, monosépalo, tubulado, infundibuliforme, con 6 divisiones profundas mas ó menos abiertas; estambres salientes de filamentos largos, con anteras largas, movibles, pegadas en su punta por el medio de su dorso y así transversales; ovario algo trígono y oblongo, trilocular, poliovulado y de cuyo vértice sale un estilo filiforme tan largo como los estambres y terminado por un estigma caoezudo. Cápsula algo trígona, con tres celdas conteniendo muchas semillas dispuestas en dos séries: algunas veces las cápsulas no existen y están reemplazadas en las ramitas por yemas que despues de bastante desarrolladas se caen al suelo en donde echan raices : *agave*, F. 21, T. IV.

461. Frutos agregados formados de muchas bayas soldadas entre

sí y constituyendo un sorosis, 462. — Bayas sueltas ó libres dispuestas en panojas derechas, 463.

462. Plantas herbáceas vivaces, con hojas todas radicales y arrosetadas, casi rectas ó un poco diverjentes al principio, sentadas,
envainadoras por la base, lanceoladas, largas de 2' á 2 1|2', de cara
superior cóncava, con aguijones mas ó menos numerosos y ganchosos por los bordes, lampiñas y anchas de 2" á 3", puntiagudas y de
cuyo medio sale un bojordo corto bastante grueso y cilíndrico, mas
ó menos foliáceo ó solamente escamoso, largo de 1 1|2' á 2', algo
mas ó menos, terminándose por una espiga gruesa, cilíndrica ú ovoídea, formada de muchísimas flores moradas ó rosadas, sentadas en
la axila, de brácteas que no tardan en volverse carnudas y soldarse
entre sí y tambien con los ovarios de las flores antes libres y sueltos,
pero su punta se queda libre, bastante grande y aserradita, acompaña á la base de cada baya y despues se vuelven de nuevo hojas
para formar la corona que se halla en el ápice de la fruta ó de la
piña. Tales flores sentadas y cuyo ovario está como un poco engastado en el eje espeso y carnudo, se componen de un periantio libre
por su limbo, partido en 6 divisiones, cuyas 3 esternas, mas cortas y
mas estrechas, simulan un cáliz, mientras las 3 interiores, mas grandes, petaloídeas y coloridas, parecen corola, con una escama nectariforme situada por la base ; 6 estambres insertos en la garganta del
periantio, con anteras aflechadas; ovario ovoídeo, libre solamente
antes de la floracion, terminándose por un estilo simple. Despues
de la floracion y de la fecundacion, la parte interior del periantio se
cae y el ovario ombligado ó coronado entónces se queda engastado
en el eje florífero, que se vuelve mas carnoso á medida que se va
acercando mas la madurez de las frutas, que soldadas entre sí, como
ya lo tenemos dicho, forman un conjunto regular de bayas polispermas y ombligadas, que tienen al aspecto de una piña, cuyo nombre
llevan vulgarmente; y al madurarse se vuelven amarillas ó moradas : *bromelia*, F. 23.

463. Plantas herbáceas vivaces, cundidoras como las anteriores,
á las cuales parecen enteramente y de las que se diferencian solamente por las flores y frutas; en la estacion de la floracion las hojas
mas interiores de la roseta se vuelven de un hermoso color rojo,
especialmente por la cara interna, y del centro sale entónces un
bojordo grueso, blanco, bozoso, con algunas hojas pequeñas, alternas,
de base membranosa y envainadora; blanca y pubescente, mientras
el limbo es rojo, lustroso, lampiño y aguijonoso por los bordes como
las demas hojas, cuyo vértice se termina en una especie de racimo
grueso, como de 1' de largo, formado de unas espiguitas compuestas de como 6 hasta 10 flores casi sentadas al nacer, ó cuyo pedícelo
muy corto sale del vértice de un pedúnculo comun bastante grueso y
que se va alargando á medida que las flores se desarrollan y se abren,
y en especial despues de la fecundacion, de tal modo que el racimo se
vuelve muy luego una panoja mas ó menos grande y fornida segun
la especie, derecha y cuyas divisiones salen de la axila de las hojas
florales. Además las flores salen de la axila de una bráctea membranosa propia y constan de un periantio campanudo, con 6 divisio-

nes muy profundas y dispuestas casi en hélice: se pueden quitar sin lastimar las demas, son triangulares, algo abiertas, subuladas y unidas entre sí por la base, no petaloídeas y blanquecino-grisáceas, mas cortitas que las interiores, con las cuales alternan, y que son petaloídeas, blancas con la punta rosada, derechas, conniventes y formando así una especie de tubo triangular cuyo ápice está algo abierto; el ápice de cada division se dobla un poco hácia fuera; los estambres son 6, derechos, inclusos y con sus filamentos unidos á la base de los pétalos; anteras aflechadas, basifijas, tan largas como los filamentos y terminándose en una punta cuadrangular; ovario trígono, algo fusiforme, pubescente ó bozoso y blanco como los pedúnculos, trilocular poliovulado, de cuyo ápice sale un estilo bastante grueso, triangular por la base, cuyos 3 lados están pegados con la garganta del perigonio y la divide en 3 celdillas triangulares y bastante profundas; su ápice se termina por un estigma trífido, glanduloso y cuyas divisiones están pegadas entre sí, bayas sueltas del tamaño de un huevo de paloma ó menor, segun las especies, y á veces largas y fusiformes, ombligadas, amarillas cuando maduras, uniloculares y polispermas, de semillas lentiformes, lustrosas y negras : *malla*, F. 23.

464. Yerbecita vivaz, de hojas sencillas, sentadas, alternas en el rizoma, basinervias, largas como de 3″ y anchas de 1½2″, pubescentes y algo puntiagudas, de cuya axila salen bojordos mas cortos que ellas, llevando en su ápice 3 á 4 flores amarillas, pedunculadas, contenidas antes de la floracion en una espata foliácea dífila, y formando así una especie de umbela pequeñita; de periantio petaloídeo, hipocrateriforme; con tubo larguísimo y delgado que sostiene un limbo partido en 6 divisiones algo desiguales, profundas y puntiagudas; estambres 6, insertos en la garganta del periantio, cuyos filamentos cortos llevan anteras aflechadas; pistilo compuesto de un ovario turbinado trilocular, poliovulado, de cuyo ápice sale un estilo simple, filiforme y bastante largo, terminado por un estigma simple y ovoídeo. Cápsula trilocular, polisperma, trígona, ovoidea y coronada : *hypoxis*, F. 22.

465. Tres estambres, 466. — Un solo estambre, 469.

466. Estambres de filamentos distintos insertos en el tubo perigonial, con anteras oblongas no escotadas y basifijas; raiz siempre bulbosa, 467. — Estambres insertos en el fondo del perigonio, de filamentos reunidos en tubo por la base ó segun toda su lonjitud; anteras escotadas y basifijas; raiz de ordinario fibrosa, á veces bulbosa y raramente fasciculada, 468.

467. Plantas herbáceas, con hojas simples, alternas, sesiles, envainadoras por la base, ensiformes y basinervias; flores contenidas en espatas terminales, elongadas é imbricadas, amarillas, pedunculadas, de periantio corolino, con el tubo cortísimo; limbo 6-partido con las lacinias interiores menores. Ovario obtusamente trígono, trilocular, poliovulado, cuyos óvulos están en dos séries, pegados por el ángulo central de las celdillas, ascendentes y anátropos; estilo cortísimo con 3 estigmas petaloídeo-dilatados y no divididos, alternos con los estambres, erguidos ó estendidos; cápsula membra-

nosa ob-aovado-claviforme, trilocular, loculícido-trivalve, con muchas semillas angulosas : *cipura*, F. 20.

468. Plantas herbáceas vivaces, altas de 8 á 18", lampiñas, con hojas simples, lanceolado-lineares, sentadas y envainadoras por la base, bifarias ó en dos filas opuestas y alternas á la par ; tallo las mas veces ramoso y ancípite, terminado por flores blancas ó amarillas muy fugaces, en espigas ó cimas pequeñas acompañadas de una espata comun bivalve, foliácea, conteniendo las parciales en la valva esterior ; perigonio corolino 6-filo ó 6-partido, con las lacinias sub-iguales, abiertas ó conniventes en tubo por la base. Ovario obtusamente trígono, trilocular, con muchos óvulos bi-pluriseriados en el ángulo central de la celdilla, horizontales y anátropos; estilo corto con 3 estigmas envoluto-filiformes, agudos y alternos con los estambres. Cápsula membranácea, ob-aovado-claviforme, trilocular, loculícido-trivalve, con muchas semillas sub-globosas ó angulosas, de testa coriácea y dura ; rafe obsoleto; embrion axil ó sub-lateral algo mas corto que el endospermo cartilajinoso; estremidad radicular alcanzando casi el ombligo y centrípeta : *sisyrinchium*, F. 20.

469. Flores en espigas simples, gruesas, escamosas y claviformes, 470. — Flores nunca en espigas claviformes y escamosas, pero sí en panojas ó espigas flojas mas ó menos largas, 479.

470. Semillas provistas de un arilo, 471. — Semillas sin arilo, 478.

471. Cápsulas mas ó menos carnositas, 472. — Cápsulas nunca carnosas, 475.

472. Cápsula no siempre, pero con frecuencia carnuda; filamento del estambre prolongándose mas allá de la antera' y formando una cresta entera ó lobulada, 473.—Cápsula siempre carnuda; filamento del estambre prolongándose apenas mas allá de la antera escotada, 474.

473. Plantas herbáceas vivaces, de cuyo rizoma articulado y rastrero salen tallos herbáceos cilíndricos, largos de 2' á 5', algo mas ó menos, con hojas sencillas mas ó menos grandes, lanceoladas, sentadas, envainadoras por la base y alternas ó radicales, membranosas, basinervias y bastantes veces dísticas. Flores asaz grandes y primorosas, por lo comun muy fragantes, blancas ó violáceas, de perianto con 3 divisiones esteriores foliáceas simulando el cáliz, y de 3 internas petaloídeas, soldadas entre sí y desiguales. Segun el profesor Blume, tales flores son formadas de un cáliz de ordinario claviforme, con el tubo cilíndrico, mas ó menos pubescente, tan largo como el tubo delgado y encorvado de la corola, cuya série esterior consta de 3 divisiones casi iguales y como transparentes, mientras la série inferior tiene una sola pieza labiiforme mas ó menos grande, recortada, con los bordes undulosos y frecuentemente pintada de los mas bonitos colores. A veces el estambre único casi sentado, está formado de una antera muy voluminosa, cuyas dos celdas dejan entre sí un espacio vacio, especie de canal por donde pasa el estilo filiforme saliendo del ápice de un ovario mas ó menos ovoídeo ó globoso y terminándose por un estigma cabezudo que se halla al nivel del ápice de la antera. El fruto es una cápsula fre-

cuentemente bacciforme, de 3 celdas con muchas semillas, y que se abre por 3 ventallas : *amomum*, F. 26, T. II.

474. Plantas herbáceas vivaces, de raices mas ó menos tuberculosas, ó rizomas horizontales á veces aromáticos, de los cuales sale una especie de mata alta de 2′ hasta 6′ y mas, segun la especie, con hojas bastante grandes, radicales ó caulinares, y entónces alternas, mas ó menos ovales y lanceoladas, sentadas y envainadoras por la base, cuya vaina hendida está provista de una lígula. Flores tan pronto en panojas y racimos flojos como en espigas terminales, situadas en la axila de una bráctea escamiforme asaz grande y de ordinario melliza, floreciendo sucesivamente, y de periantio tubuloso que sale fuera de la bráctea, partido en 6 divisiones, cuyas 3 esteriores pequeñas é iguales parecen dientes, mientras las 3 internas mucho mas grandes, cuya media constituye un labillo muy grande y trílobo. Segun los profesores Blume y Lindley, tales flores constan de un cáliz liso con 3 dientes blancos casi tan largos como la corola, cuyo tubo es algo corto y su limbo interior es formado de un labio único entero ó con un diente de cada lado de su base; estambre cuyo filamento linear y petaliforme sirve de vaina á la parte superior del estilo, de punta en forma de gancho, apenas mas prolongada que la antera, que es escotada por el ápice. El fruto consiste en una cápsula bacciforme, trilocular, cuyas muchas semillas están provistas de un arilo que á veces deja su punta libre : *alpinia*, F. 26, T. III.

475. Filamento ancho, pero no prolongándose en pico mas allá de la antera que lleva dos espolones por la base, 476. — Filamento prolongándose en forma de pico algo encorvado mas allá de la antera sin apéndices, 477.

476. Plantas herbáceas vivaces, de cuyo rizoma palmeado ó á veces tuberculífero, salen las hojas sea radicales, sea alternas y dísticas, sobre una especie de tallo herbáceo, pecioladas, envainadoras, simples, mas ó menos largas y lanceoladas ; bojordo escamoso alto de 1 1|2′ á 2′ algo mas ó menos, terminándose por una espiga gruesa ó mazorca oval, claviforme, simple y formada de grandes escamas bracteiformes que tienen en su axila dos flores envueltas cada una en su espata propia, corta y membranosa ; de periantio tubulado, con limbo de 6 divisiones, de las cuales 3 son interiores y cortas, mientras las otras 3 internas, son soldadas entre sí por la base, con un labillo bífido mucho mas grande que las demas. Segun los señores Blume y Lindley, tales flores se componen de un cáliz mas corto que la corola, con 3 dientes desiguales é irregulares, de una corola infundibuliforme cuyo tubo algo encorvado se va ensanchando gradualmente hácia la garganta, sostiene un limbo con dos labios tripartidos ; filamento ancho llevando una antera incumbente y provista de 2 espolones que acompañan á su base, y con las 2 celdillas pegadas en los lados de la hendidura del filamento ; ovario ovoídeo algo trígono, trilocular, poliovulado, de cuyo ápice sale un estilo capilar largo que se termina por un estigma algo corvo. La fruta es una cápsula mas ó menos oval, de 3 celdillas, abriéndose por 3 valvas y conteniendo muchas semillas ariladas : *curcuma*, F. 25.

477. Plantas herbáceas vivaces, de rizoma articulado, palmeado,

rastrero y á veces casi tuberculoso, de cuyo vértice sale un tallo falso anual de como 2′ á 3′ de alto, con hojas simples, alternas y dísticas, enteras, lanceoladas, algo puntiagudas, envainadoras por la base y por consiguiente sentadas, con una lígula bífida. Bojordo escamoso, cuyas escamas son envainadoras, alto de como 6″ á 12″, y mas ó menos distante del tallo herbáceo, terminándose por una espiga gruesa simple, conoídea ó claviforme, escamosa y formada de brácteas grandes, ovales, imbricadas, que tienen en su axila 2 flores que florean sucesivamente, con una espata membranosa y particular á cada una de ellas que envuelve antes de su entero desarrollo ; de periantio doble, cuyo esterior, de 3 divisiones cortas, encierra el interior, tubuloso y petaloídeo, con 3 divisiones irregulares y desiguales, cuya inferior ó labillo es tríloba y colorada, mientras las superiores son amarillas. Segun Blume, esas flores son completas y formadas de un cáliz tubulado, que se abre de un solo lado y partido en 3 dientes; corola cuyo limbo doble tiene el esterior con 3 segmentos casi iguales y oblongos, mientras que el interior consta solamente de un labio trilobado. El estambre consiste en una antera partida en dos partes y cuyo filamento se prolonga en una especie de pico simple y subulado. Pistilo formado de un ovario algo oval que lleva en su ápice un estilo filiforme largo y que pasa por dentro de la hendidura de la antera y va á salir por el ápice del pico hueco y abierto del filamento por donde se presenta el estigma cabezudo. El fruto es una cápsula coronada y ovoídea, de 3 celdillas y abriéndose por 3 ventallas, con muchas semillas ariladas : *zingiber*, F. 25.

478. Plantas herbáceas vivaces, de rizoma á veces tuberculoso: se parecen mucho á la curcuma; hojas simples, pecioladas, derechas ó estendidas por el suelo, ovales ó acorazonadas, entre agudas y obtusas, basinervias y algo envainadoras. Flores en espigas radicales, otras veces en grupos de 6 á 10 flores contenidas en la vaina de las hojas y floreando sucesivamente; están acompañadas de 3 brácteas, de las cuales la una es mas larga y esterior, mientras las dos otras, interiores y laterales, son imbricadas; periantio doble cuyo esterior tubulado y monófilo es abierto lateralmente, mientras que el interior tiene el limbo tambien doble, de tal manera que la série esterior está formada de 3 divisiones estrechas y la interior, tambien formada de 3 segmentos, tiene el mediano mayor y bífido; pero segun los profesores Blume y Lindley, estas flores se componen de un cáliz tan largo como las brácteas y de una corola monopétala y tubulada, cuyo tubo largo y filiforme lleva un limbo formado de 2 séries tripartidas cada una, cuyas divisiones esteriores son lineares y puntiagudas, mientras que de las interiores 2 son superiores, ovales y derechas, y la tercera inferior mas ó menos estendida y bífida. Filamento corto, pero dilatándose por encima de la antera doble con forma de cresta bífida. Pistilo compuesto de un ovario oval, trilocular, poliovulado y de cuyo ápice sale un estilo largo, filiforme y que se termina en un estigma bilamelado. Cápsula de 3 celdas con algunas semillas : *kœmpferia*, F. 25.

479. Filamento petaloídeo y provisto solamente de una media antera ó de una antera unilocular situada por su borde; estilo casi

con figura de capucho y adherido al borde de un filamento estéril ;
cápsula frecuentemente monosperma por causa de aborto, y siempre
lisa, 480.— Filamento petaloídeo con una media antera ó una antera unilocular situada en su borde; estilo bien plano y casi libre ;
cápsula membranosa con puas ó tubérculos caducos y conteniendo
siempre algunas semillas, 481.

480. Plantas herbáceas vivaces, con un rizoma ó tubérculos que
salen de las raices, de tallos delgaditos herbáceos, anuales, nudosos
y frecuentemente dicótomos, altos como de 1 1⁄2′ á 2 1⁄2′, saliendo
del medio de hojas simples, pecioladas, envainadoras por la base,
anteras, lanceoladas, pero no muy estrechas y un poco ovales, alternas, algo pubescentes por ambas caras ó lampiñas, basinervias y
membranosas; flores blancas, pequeñas, en panojas flojas y contenidas en brácteas glumiformes y decíduas, mellizas y largamente pedunculadas; de un periantio doble con 6 divisiones, de las cuales 3
esteriores son verdes, foliáceas, ovales, puntiagudas y cóncavas, tenidas por un cáliz lejítimo al parecer de algunos botánicos, mientras las 3 interiores, petaloídeas y blancas, simulan una corola monófila tripartida. Pistilo formado de un ovario trilocular, con óvulos
solitarios en cada celdilla : *marantha*, F. 26, T. II.

481. Primorosas plantas herbáceas vivaces, con rizomas rastreros, no raras veces tuberculíferos, de donde salen hojas grandes,
pecioladas, lanceoladas y oblongas á la vez, obtusas, algo aguzadas
por ambos estremos, alternas en los tallos altos de 5′ á 6′ algo mas
ó menos, derechos y ramosos superiormente, cuyas divisiones llevan
primorosas flores encarnadas ó amarillas, en espigas flojas, cuya
reunion forma grandes panojas; los grupos que constituyen tales
espigas salen de la axila de una bráctea espatiforme y bastante
grande. Tales flores mellizas están envueltas por una bráctea propia
membranosa y oboval, de manera que están acompañadas de brácteas glumáceas y constan de un periantio con 9 segmentos, á veces
mas, otras veces menos, cuyos tres esteriores profundos, ovales, cóncavos, puntiagudos y foliáceos, son mucho mas cortos que los interiores, petaloídeos, colorados ó amarillos y en número de 6, de los
cuales 5 son derechos, mientras el sesto es reflejo y mucho mas
grande; pero segun el profesor Lindley, estas flores son formadas de
un cáliz monosépalo con 3 divisiones ovales y pequeñas y de una corola cuyos segmentos desiguales varian en número y en forma, de
tal suerte que en ciertas especies los 3 esteriores son lineares, lanceolados y derechos, 2 de los 3 mas interiores son oblongos y
recortados, mientras el tercero, mas ó menos arrollado, está recortado por la punta. Filamento petaloídeo con una antera unilocular
y sentada á lo largo de su borde. Pistilo formado de un ovario casi
globoso, algo trígono, tuberculoso, trilocular y pluriovulado, de cuyo
ápice sale un estilo casi lanciforme, casi libro y que lleva un estigma lateral; cápsula membranosa, erizada ó tuberculosa, cuyas
puas son á veces caducas, globoso-trígona, trilocular, abriéndose
por 3 ventallas y con algunas semillas : *canna*, F. 26, T. II.

VEJETALES DE FLORES COMPLETAS.

482. De corola monopétala, 483. — De corola polipétala, 808.
483. Ovario libre ó súpero, 484. — Ovario adherente ó ínfero, 684.
484. Estambres 5 ó menos, 485. — Estambres 6 ó mas. 673.
485. Menos de 5 estambres, 486. — Cinco estambres, 576.
486. Dos estambres, 487. — Cuatro estambres, 502.
487. Fruto carnudo drupáceo ó abayado, 488. — Fruto seco tan pronto capsular como aqueniforme, 493.
488. Una drupa cuyo mesocarpio es aceitoso, 489. — Una baya, 490.
489. Árboles pequeños, pero á veces bastante grandes, muy ramosos, con hojas simples, alternas, pecioladas, lanceoladas, óvalo-lanceoladas, coriáceas, aguzadas por ambos estremos y puntiagudas. Flores pequeñas, blancas, dispuestas en racimos axilares mas ó menos cortos y de cáliz monosépalo, corto, 4 dentado; corola corta en forma de copa ó de rueda, cuyo limbo es partido en 4 segmentos planos y algo ovales; los dos estambres son opuestos, algo esertos ó salientes; ovario oval, con uno ó dos óvulos, de cuyo ápice sale un estilo muy corto terminado por un estigma bífido, cuyos brazos son escotados. Drupa mas ó menos oval, de tamaño variado, pero siempre pequeña y raras veces mayor que el dedo pulgar, conteniendo un hueso monospermo por causa del aborto de un óvulo; color verde amarillento ó de aceituna cuando madura : *olea*, F. 74.
490. Cáliz y corola con 8 divisiones, 491. — Cáliz y corola de 5 segmentos, 492.
591. Arbusto ramosísimo que se eleva á 3' ó 5' lo mas, con hojas simples, muy cortamente pecioladas, ovales, algo puntiagudas, un poco acorazonadas cuando tiernas, opuestas ó verticiladas por á cuatro, enteras y lampiñas. Flores blancas bastante grandes, solitarias y terminales, muy cortamente pedunculadas, con brácteas filiformes situadas por la base del cáliz y tambien algunos pelos blancos ; cáliz tubular, de limbo 8 á 12 dividido ó con lacinias casi filiformes; corola tubulada á veces con muchísimos segmentos, en número igual á los del cáliz, ó como formada de algunas corolas contenidas mas adentro de las otras : entónces faltan los órganos sexuales que se han vuelto pétalos al volverse doble la flor, ó que habrán abortado: *mengorium*, F. 74.
492. Arbustos casi sarmentosos ó no, con muchos ramos opuestos de ordinario, pero algunas veces alternos, algo estriados, estendidos, delgados y muy largos, cuyas hojas opuestas y pecioladas son compuestas é imparipinadas ó á veces simples, las superiores de 3 en rama y las otras de 7. Flores blancas ó amarillas, pedunculadas y saliendo de la axila de una bráctea pequeña, en especies de panojas terminales, y de cáliz monófilo tubulado, de limbo partido en 5 lacinias filiformes muy profundas; corola hipocrateriforme, largamente tubulada, cuyo limbo partido en 5 segmentos ovales, grandes

y puntiagudos es estendido, de prefloracion torcida; estambres inclusos cuyos filamentos cortos é insertos en el tubo llevan una antera grande, oval y puntiaguda; un ovario globoso, de cuyo ápice sale un estilo filiforme terminado por un estigma glanduloso, espeso, oval-alargado y verdusco. Baya con dos celdas, semilla solitaria y arilada: *jasminium*, F. 74.

493. Cápsula, 494. — Aquenio ó tetraquenio, 499.

494. Cápsula loculícida ó mas raramente septícida, pero sin elasticidad, polisperma; corola enrodada y con 4 divisiones, 495. — Cápsula claviforme, abriéndose con elasticidad, provista de retináculos, unilocular, polisperma; corola bilabiada ó boquiabierta y rasgada: 495 *bis*.

495. Plantas herbáceas anuales ó vivaces y entónces sofruticosas, mas ó menos ramosas, altas de 4″ á 10″, tendidas ó derechas, cuyas hojas enteras, festoneadas, dentadas ó lobadas, lampiñas ó pubescentes y coriáceas, son opuestas y alguna vez que otra alternas, en especial hácia la sumidad de las ramitas, sentadas ó muy cortaménte pecioladas. Flores blancas, azules ó moraduscas, en espigas terminales ó casi solitarias y axilares, de cáliz monosépalo con 4, 5 ó raras veces 3 divisiones profundas, aguzadas y persistentes; corola de limbo 4, 5-partido y lijeramente desigual; en la yema los segmentos laterales son esteriores; estambres esertos alternando con el lóbulo superior de la corola; pistilo formado de un ovario ovoídeo, comprimido, bilocular y multiovulado, de cuyo ápice sale un estilo filiforme terminado por un estigma obtuso y bífido. Cápsula comprimida, obcordada, con 2 ventallas y 2 celdas conteniendo muchas semillas: *veronica*, F. 68, T. IV.

495 *bis*. Anteras cornudas ó espolonadas, mucronadas ó callosas, 496. — Anteras mochas, barbudas ó lampiñas por la base; 496 *bis*.

496. De celdillas cuya inferior sola es callosa ó mucronada por la base; cápsula 4, 2-esperma, claviforme, con los segmentos de los tabiques quedándose adheridos á las valvas, 498. — De celdillas iguales, cornudas ó espolonadas; cápsula 4-esperma deprimida, por la parte media. Plantas herbáceas ó frutices, ramosas, de hojas simples, opuestas, pecioladas, entejérrimas y lampiñas. Flores en espigas opuestas, axilares ó en espiga terminal bracteadas y á la par con bracteolas grandes, persistentes, mas largas que el cáliz, valvar y ocultándole, profundamente 5-fido, con las lacinias iguales; corola boquiabierta, con el tubo corto y mediocre, bilabiada y cuyo labio superior es cóncavo, mientras el inferior es trílobo; estambres insertos por debajo de la parte media del tubo de la corola, cuyas anteras biloculares tienen las celdillas insertas oblícuamente en el conectivo y sobrepuestas; estigma obtuso: *adhatoda*, F. 72. Or. II, T. V, G. II.

496 *bis*. Mochas por la base, de celdillas desiguales y lampiñas; cápsula claviforme 4, 2-esperma, cuyos segmentos de los tabiques se quedan adheridos á las ventallas, 497. — Mochas por la base, do celdillas paralelas, cuya inferior es barbuda; cápsula deprimida y polisperma desde la base. Plantas herbáceas anuales ó vivaces, á veces matas y hasta frutices, con hojas simples, opuestas, lanceo-

ladas, aguzadas por la base hasta volverse peciolo, lampiñas y enteras. Flores en racimos axilares, delgados, simples, 2 ó 3-chótomos, unilaterales, con 2 brácteas opuestas mas cortas que el cáliz, y dos bracteolas mínimas situadas hácia la base del pedícelo, despues nulas; cáliz pubescente y con glandulitas pediceladas entremezcladas, de lacinias filiformes; corola blanco-purpúrea á veces disciplinada, mas ó menos hirsuto-glandulosa. Filamentos de los estambres peludos; cápsula lanceolada conteniendo 12, 16 semillas : *andrographis*, F. 72, Or. II, T. IX.

497. Plantas herbáceas ó frutices y hasta arbustillos, muy ramosos, derechos ó divaricados y hasta tendidos por el suelo, cuyos tallos y ramos tienen con frecuencia 4 caras; hojas simples, sentadas ó muy poco pecioladas, ovales ú óvalo-lanceoladas, aovadas ó aovado-lanceoladas, lanceolado-aguzadas ú oblongo-lanceoladas, obtusitas ó algo puntiagudas, lampiñas. Flores en racimos terminales compuestos, en espigas ó axilares, acompañadas de brácteas pequeñas, de cuya axila salen; de cáliz monosépalo 5 ó 4-partido, con los segmentos iguales ó cuyo superior es menor; corola mas ó menos tubulada, con los labios aproximados, el superior sub-entero ó escotado y el inferior 3-festoneado ó no aproximados y cuyo inferior está estendido y anchamente trílobo; estambres de anteras cuyas celdas están ó no separadas por un conectivo : *dianthera*, F. 72, T. V, G. I.

498. Plantas fruticosas, sofruticosas, herbáceas ó á veces arbustillos mas ó menos ramosos, de tallos algo nudosos, altos de 3′ á 6′, con hojas simples, opuestas, sentadas ó apenas pecioladas, lanceoladas, aovadas ó aovado-lanceoladas, elíptico-lanceoladas, obtusas ó puntiagudas. Flores en espigas, de ordinario de 4 caras, provistas de brácteas bastante grandes, de cuya axila salen, de cáliz 5-partido, cuyos segmentos son iguales ó á veces el superior mas pequeño; corola colorada ó purpúreo-pálida, con el lábio inferior abierto y estendido, de lóbulos oblongos mas ó menos obtusos, mientras el superior es escotado : *justicia*, F. 72, T. V.

499. Estambres cuyos filamentos largos y arqueados son provistos de un diente lateral, con anteras biloculares y sin conectivo alguno, 500. — Estambres cuyo filamento cortito está articulado con un conectivo largo y transversal, del cual un brazo ascendente se termina por una celda fértil de la antera, mientras el otro, mas corto y de ordinario descendente, lleva la otra celdilla, pero rudimentaria y estéril, 501.

500. Primorosísimo arbusto muy ramoso, derecho, que se eleva á 3′ ó 4′ de alto, con muchísimas hojas sentadas, lineares, enteras, lampiñas, pero de cara inferior blanquecina y glauca, mientras la superior es de un color verde subido, enteras, de bordes doblados por fuera. Flores azuladitas ó blancas, teñidas de azulito, con el cáliz algo purpuráceo, dispuestas en racimos cortos paucifloros ó en grupos axilares opuestos y casi sentados, saliendo de la axila, de brácteas ó de hojas florales mas cortas que el cáliz, cortamente pedunculadas y de un cáliz monosépalo oval, campanudo y bilabiado, cuyo labio superior es entero, mientras el inferior es bífido ; corola

no campanuda, pero solamente algo crecida hácia la garganta, bilabiada é igual, cuyo labio superior es entero ó escotado y derecho,
mientras que el inferior es bífido, con el lóbulo mediano muy ancho, cóncavo y algo doblado hácia abajo; anteras líneares de celdillas confluentes; estilo simple saliendo del medio de los cuatro ovarios reunidos en el fondo del cáliz, tan largo como los estambres y
terminado por un estigma bífido, cuyo lóbulo superior es mas cortito ; el fruto es un tetraquenio : *rosmarinus*, F. 76, T. I, G. II.

501. Primorosos vejetales tan pronto herbáceos como sofrutico-
sos, de tallo siempre de 4 caras, mas ó menos ramoso, derecho y
que se eleva á 1' ó 3' de altura, con hojas simples algo pecioladas,
un poco dentadas, opuestas, pubescentes, así como las demas partes.
Flores en espigas terminales mas ó menos flojas, compuestas de verticilos mas ó menos numerosos que salen de la axila, de hojas florales cuyo color varia tanto como el de las flores que acompañan, las
cuales son tan pronto coloradas como azules y constan de un cáliz
monosépalo tubulado, sub-campanudo y bilabiado, cuyo labio superior es tridentado, mientras que el inferior es solamente bílobo; corola muchísimo mas grande y mas larga que el cáliz, largamente
tubulada y bilabiada, con el labio superior muy grande, falciforme,
comprimido y escotado, mientras que el inferior es algo mas corto,
trílobo, con lóbulos desiguales, de tal manera que el mediano es
mayor que los demas y redondeado. Pistilo compuesto de 4 ovarios
uniloculares y nniovulados, ginobásicos, de cuyo centro sale un estilo simple, largo, flliforme, arqueado y terminado por un estigma
bífido. El fruto consiste en 4 ó en 2 aquenios, porque con frecuencia abortan 2 : *salvia*, F. 72, T. I, G. I.

502. Estambres siempre 4, didínamos, 503.—Estambres 4, nunca jamás didínamos, 557.

503. Fruto siempre seco, capsular ó aqueniforme, etc., 504. —
Fruto mas ó menos carnudo, 548.

504. Aqueniforme ó capsular, 505. — Una especie de drupa no
carnuda y cuyo hueso es ganchoso, 545.

505. Uno solo ó algunos aquenios contenidos en el cáliz persistente, 506.— Una cápsula, 524.

506. Flores de corola labiada; tallo con 4 caras, 512.— Flores de
corola labiada ó no; tallo no cuadrangular, 507.

507. Fruto dicoco, 508.—Un tetraquenio, corola no labiada; 511.

508. Flores en espiga; nuecesitas líneares contenidas en una escavacion del eje de la espiga, monosperma; corola no labiada, 509.
—Flores en cabezas ó espigas; fruto formado tambien de dos cocos,
ó de dos nuecesitas coherentes y monospermas, 510.

509. Plantas herbáceas anuales ó vivaces y sofruticosas, cuyos
tallos ramosos, derechos ó divaricados se elevan de 1' á 3' y 4' de
altura ; lampiños, pubescentes ó velludos, con hojas simples, cortamente pecioladas, aovadas ú ovales, aserradas, de ápice obtuso ú
obtusito y de base aguzada y pareciendo volverse peciolo, opuestas.
Flores azules de ordinario ó á veces coloradas, en espigas terminales delgadas , largas, derechas ó algo arqueadas, cilíndricas, cuyo
eje bastante grueso presenta huecos ó escavaciones en las cuales se

hallan las flores solitarias y sentadas en la axila de una bráctea bastante grande, que despues de la fecundacion tapa dicha cavidad en donde se van madurando las semillas ; de cáliz monosépalo, tubulado y con 4 dientes, marcescente ó persistente y que envuelve las semillas ; corola de tubo muy largo, un poco arqueado, llevando un limbo partido en 5 segmentos desiguales; estambres inclusos, de los cuales dos solos son fértiles; de anteras cuyas celdas son diverjentes; un ovario unilocular biovulado, de cuyo vértice sale un estilo largo, filiforme y terminándose en un estigma simple y cabezudo. Las dos semillas que constituyen el fruto están aplicadas la una á la otra por la cara, de tal manera que forman así una especie de aquenio ovoídeo, prieto y mucronado : *stachytarpha*, F. 75, T. VI.

510. Plantas herbáceas ó arbustos que se elevan de 2' hasta 6' de altura, mas ó menos ramosos, muy aromáticos, desparramados, arraigantes ó derechos; hojas simples, opuestas, mas ó menos pecioladas, pubescentes ó peludas, romboideo-aovadas, espatuladas, espatulado-oblongas ó elíptico-oblongas, aovado-oblongas ó lanceolado-lineares, de ordinario aserradas y algunas veces sub-enteras. Flores en cabezas ó espigas mas ó menos pedunculadas y de cáliz monosépalo 2, 4-dentado ; corola bilabiada, con el limbo abierto; estambres inclusos, de anteras con las celdillas paralelas. Estigma oblícuamente cabezudo : *lippia*, F. 75, T. I, S.-T. I, G. I.

511. Plantas herbáceas ó sofruticosas, de tallo ramoso derecho, tendido ó divaricado, alto de 2' á 3', con hojas sencillas, opuestas ó verticiladas, mas ó menos pinatífidas ó festoneadas, muy cortamente pecioladas, aovadas ó aovado-lanceoladas. Flores sentadas, azules, en espigas y formadas de un cáliz monosépalo 5-dentado, con uno de los dientes de ordinario mas corto, la bráctea de cuya axila sale la flor es mas larga que el cáliz; corola oblícuamente 5-loba, infundibuliforme, y cuyos segmentos son desiguales. Estambres inclusos, de los cuales 2 abortan algunas veces. Pistilo formado de un ovario 4-lobo, de cuyo centro sale un estilo simple terminado por un estigma obtuso, cuya segunda division está abortada. Fruto formado de 4 cocos contenidos en el fundo del cáliz persistente y urceolado : *verbena*. F. 75, T. I, S.-T. VI.

512. Corola bilabiada siempre, 513. — Corola monolabiada, cuyo labio superior falta y está reemplazado por una hendidura por donde salen con frecuencia los estambres. Plantas herbáceas ó á veces sofruticosas, de tallo derecho simple ó algo ramoso, alto de 1 1⁄2', 2' ó 3', lampiñas, pubescentes ó alampiñadas ; hojas simples, opuestas, pecioladas mas ó menos, cuneiformes y elípticas á la vez ó aovadas y aovado-lanceoladas, pinatífido-aserradas, con los lóbulos ó dientes oblongos, ó aserradas solamente. Flores en espigas delgadas formadas de verticilos aproximados, ó axilares y en grupos bífloros, de cáliz monosépalo 5-dentado ó 5-fido; corola como dos veces mas larga que el cáliz, cuyo lóbulo inferior ó mediano del labio inferior es mucho mas grande que los laterales ; los estambres inferiores son los mas largos. Pistilo formado de 4 ovarios uniloculares, uniovulados, de cuyo centro sale un estilo tan largo como los estambres, con los cuales sale á fuera y terminado por un estigma bífido. El fruto

consiste en 4 aquenios ó nuecesitas oblícuamente situadas, ordinariamente reticulado ásperas, raras veces lisas y una vez que otra glandulosas : *teucrium*, F. 76, T. IV.

513. Cáliz y corola ambos bilabiados, 514. — Corola sola bilabiada, cáliz con 5 ó 10 dientes, 517.

514. Cáliz cuyo labio superior está provisto de un apéndice escutiforme, 515. — Labio superior formado por el diente superior mas largo y decurrente y sin apéndice alguno, 516.

515. Planta herbácea desparramada, ramosa por la base, alampiñada ó pubescente y alta de 6″,12″, con hojas opuestas, simples, pecioladas, aovadas ó deltoídeas, obtusas, algo aserradas, cuyas florales son mínimas, elípticas y enteras ; flores en racimos cortos, flojos y unilaterales, formados de verticilos distantes y bífloros, cuyo vértice las lleva esparcidas y solitarias ; de cáliz con dos labios bien pronunciados y enteros,. cerrado sobre el fruto, pero reventándose por la base, mas largo que el pedícelo y por fin algo acrescente ; corola azul, pubescente, larga de 6‴-8‴, cuyo tubo delgado, cilíndrico, dilatado hácia la garganta es mucho mas largo que el cáliz y eserto. Estambres paralelos, cuyos 2 inferiores son mas largos, anteras peludas uniloculares en los largos y 2-loculares en los mas cortos. Lóbulos del estilo desiguales; nuecesitas tuberculosas : *scutellaria*, F. 76, T.

516. Planta herbácea anual que se vuelve casi como fruticosa, de tallo ramoso, alto de 1′ á 1 1|2′, alampiñada, con hojas simples, pecioladas, aovadas y aserraditas, elípticas ó elíptico-lanceoladas. Flores en racimos ó espigas formados de verticilos de á 6 ó 10 flores, de cáliz monosépalo muy desigual y por último arqueado, cuyo diente superior aovado, obtuso y cóncavo, es decurrente por la base del tubo, mientras los cuatro inferiores son subulados. Corola de labio superior 4-fido, mientras el inferior es entero y de ordinario llano; estambres arqueados, inclusos y con los filamentos desnudos : *ocymum*, F. 76, T. VII, G. II.

517. Cáliz 5-dentado, con 5 ó 13 nervaduras, 518.— Cáliz 10, 8-dentado y con 9 nervaduras; estambres paralelos, cuyos dos inferiores son mas largos; celdillas de las anteras diverjentes, 521.

518. Dientes subiguales; 13 nervaduras ; tubo de la corola subcilíndrico ; lóbulos llanos, 519. — Dientes calizinales espinosos ; labio superior de la corola entero, mientras que el inferior es trílobo, 520.

519. Plantas herbáceas ó fruticosas, de tallo tendido, delgado y lampiño, otras veces desparramado, pubescente y alto de 1′ á 12′ ; hojas pequeñas, bbaovadas ó aovado-redondeadas, revolutas por la márjen, enteras y de cara inferior blanquecina, ó deltoídeo-redondeaditas, obtusamente algo aserradas. Flores blancas ó purpúreoblancas, axilares ó racemosas, cuyos verticilos son de á 2 ó de á 4, pediceladas ó sub-sentadas ; estambres distantes, ascendentes, de anteras inclusas y con las celdillas paralelas; estilo eserto terminado por un estigma bífido : *micromeria*. F. 76, T. II, S.-T. IV.

520. Vejetal bienal, de tallo herbáceo, fuerte, derecho, pubescente ó alampiñado, con hojas palmatipartidas ó las mas superiores

enteras; flores en espigas terminales, de cáliz alampiñado, corola roja, pubescente, cuyo labio superior es cóncavo, el tubo recto y no anillado; estambres paralelos, esertos, cuyos dos inferiores son mas largos. Lóbulos del estigma subiguales. Nuecesitas 3-gonas y truncadas : *leonurus*, F. 76, T. III, S.-T. III.

521. Corola blanca inclusa y no anillada, cuyo labio superior cóncavo y entero es lanudo, 522. — Corola carmesí, como dos veces mas larga que el cáliz, velluda y cuyo labio superior elongado y mucho mas largo que el inferior, que es trífido, 523.

522. Planta herbácea anual, de tallo derecho algo ramoso, alto de 1 1[2' á 3', pubescente, con hojas aovado-lanceoladas ó aovadas, obtusamente aserradas, opuestas y pecioladas. Flores en verticilos axilares como de 1" de diámetro, globosos, distantes y formados de algunas flores, saliendo de la axila de brácteas linear-aguzadas, y de cáliz oblícuo hácia arriba y arqueado, cuyos dientes son espinoso-cerdáceos desde la base subulada, con el superior mucho mas largo. Lóbulos del estigma desiguales, el superior mas corto; nuecesitas 3-gonas y obtusas : *leucas*, F. 76, T. III, S.-T. III.

523. Planta herbácea anual, cuyo tallo de 4 caras, derecho, lampiño, se eleva de 2' á 6' de altura, poco ramoso, con hojas largamente pecioladas, bastante grandes, aovadas, con la base un poco acorazonada, festoneado-aserradas, cuyas superiores son mas lanceoladas y casi sentadas. Flores primorosas en verticilos terminales, distantes, muy gruesos y con muchísimas flores, de 2" á 2 1[2" de diámetro y de cáliz monosépalo arqueado y oblícuo, con dientes espinosos, desiguales, lanceolado-lineares, cuyo superior es mucho mas largo y subulado. Anteras aproximadas por pares, cuyas celdillas divaricadas son agudas y á veces paralelas; lóbulo superior del estigma cortísimo : *leonitis*, F. 76, T. III, S.-T. III.

524. Cápsulas mas ó menos comprimidas, mas ó menos largas y con frecuencia silicuiformes, biloculares y con muchas semillas aladas situadas en una placenta central muy desarrollada, 525.— Cápsulas ni comprimidas ni silicuiformes tampoco, biloculares, y cuyas semillas no son nunca aladas, 532.

525. Cáliz profundamente 2-lobo; dos estambres fértiles solamente, con una celdilla de las anteras erguida y la otra pendiente ; semillas con lana, ó una franja por sus dos estremos. 526, — Cáliz tubuloso ó campanudo; todos los estambres fértiles, semillas aladas, 527.

526. Arbol grande que se eleva á como 50' ó 60' de altura, bastante coposo superiormente, lampiño, con hojas simples, opuestas ó verticiladas, aovado-oblongas ú oblongo-lanceoladas, obtusitas, enteras, largamente pecioladas, anchas de 3" á 5". Flores primorosas blanco-rosadas y saliendo antes que las hojas, en panojas flojas y terminales, de cáliz monosépalo largo de 2''', con los labios enteros, redondeadito-mucrónados; corola mucho mas grande, campanuda, pronto caduca, de limbo desigualmente 5-lobo, laiga de 15" á 16" y ancha de 10''' á 8'''. Ovario bilocular, multiovulado y de cuyo vértice sale un estilo filiforme terminado por un estigma bilamelado ; cápsula silicuiforme, sub-cilíndrica, loculícida, larga de 2' y col-

gante, cuyas semillas, lineares, aguzadas por sus dos estremos, son sin ala, pero provistas de un poco de lana sedosa por la punta : *catalpa,* F. -70, T. II, S.-T. II, G. II.

527. Cáliz campanado, de ordinario cerrado en el botón; véjetales trepadores ó bejucos, con hojas 2, 3-folioladas y terminadas por un zarcillo, 528.— Cáliz tubulado; hojas compuestas, dijitadas ó pinadas, sin zarcillo alguno, 529.

528. Vejetales leñosos, abejucados, de tallos larguísimos, ramosísimos, trepadores, lampiños ordinariamente y a veces pubescentes, tomentosos ó alampiñados; con hojas opuestas, compuestas de 2 ó 3 hojuelas aovado-oblongas ú aovado-aguzadas, elípticas o elínticooblongas, enteras, lampiñas, pubescentitas por la cara superior y tomentoso-venosas por la inferior. Flores primorosas rosadas, moraduscas ó amarillas, en racimos, cimas, panojas y grupos terminales ó axilares algunas veces, de cáliz monosépalo truncado û ondeado, otras veces con dientes mínimos, ó anchamente campanudo, oblicuamente 5-festoneado, cuyos festones son anchos ; corola campanuda ó infundibuliforme con 5 lóbulos, frecuentemente desiguales, lampiña ó pubescente; celdillas de las anteras diverjentes; cápsula siliciuiforme, llana, comprimida y marjenicida, mas ó menos larga y estrecha, con semillas aladas por ambos estremos. situadas en una série á lo largo de los bordes de la placenta planos, formando tabique, y paralelas con ella : *bignonia,* F. TO, T. 1, S. T. I.

529. Cáliz tubuloso únicamente; el quinto estambro estéril y barbudo por el ápice; celdillas de las anteras diverjentes pendientes ó una de ellas abortada, 530. — Cáliz tubuloso, de limbo ordinariamente con do3 labios cortitos, 531.

530. Primoroso árbol , bastante grande y ramoso, de lindísimas hojas imparibipinadas, cuyas pínulas son 4 á 8, con 8 á H pares de hojuelas oblicuamente romboídeo-oblongas, obtusitas y largas de 8'''-10'''; flores azules en panojas terminales, de cáliz pequeño 5dentado, largo de 2'''-3''' solamente; corola campanuda por arriba de la base delgada, lampiña, larga de 1 li2'', con el limbo desigualmente 5-lobo. Cápsula leñosa, llana y comprimida, loculícida, ovalredondeadita y escotada por el ápice redondeado, larga de 2'' y ancha de 8''' á 10''' ; semillas aladas insertas á lo largo de la línea media de las ventallas y paralelas á ellas, tabique apenas visible ó abortado : *Jacaranda,* F. 70 T. II, S.-T. II, G. III.

531. Arboles ó arbustos raras veces trepadores, de ordinario lampiños, algunas veces tomentosos, de hojas compuestas opuestas dijitadas ó imparipinadas, con escamitas ordinariamente dictantes ó desprovistas de ellas, formadas de 3, 5, 7, 8, 4, 6, hojuelas coriáceas, bastante tiesas, ó cartáceas, de figura bastante variada y d ordinario lampiñas. Flores ordinariamente en colimbos terminales, rosadas, blancas ó amarillas; de cáliz monosépalo cuyo limbo es desigual, otras veces igual y 5-dentado; corola infundibuliforme, cuyo tallo se va gradualmente dilatando, ó ventrudo por encima de la base, con 5 lóbulos lijeramente desiguales. Celdillas de las anteras diverjentes. Cápsula siliciuiforme, loculícida, con semillas aladas por los dos estremos, dispuestas en una sola série á lo largo del

borde del tabique placentario y paralelas con él : *tecoma,* F. 70, T. II, S.-T. II, G. I.

532. Cápíulas abriéndose con elasticidad y de dehiscencia loculícida, y con retináculos, 532 *bis.*—Cápsulas abriéndose sin elasticidad, y desprovistas de retináculos, 536.

532 *bis.* Cápsula cuyos retináculos nunca dentados son mas ó menos obtusos, 533. — Cápsula de retináculos escotados 2. 3-dentados. Plantas herbáceas ó sub-lefiosas, con tallo 4-angular y lampiño; hojas opuestas, simples, anchitas, serpeadas ó festoneadas, aovadooblongas, adelgazado-obtusas, obtusamente dentadas, aguzadas por la ba^e, pecioladas y rayadas superiormente. Flores color grana, sub-ternadas en ramitas mas ó menos alargadas, pedunculadas y como en cabezuelas, cuyas brácteas comunes lanceoladas y sentadas son mas largas que la cabezuela, mientras que las particulares *ó* propias, ovales, obtusas y enteríoimas, son mas cortas ; cáliz 5partido, de lacinias subiguales, lineares y obtusas; corola sub-hipocrateriforme, de tubo encorvado que se vuelve garganta ó es angostamente obcónico, con el limbo ^ea mayor 5-partido , de lacinias abiertas y aovadas, sea menor enderezado, siendo entonces angostamente infundibuliforme la corola; estambres 4, algo esertos, mas rara vez algo mas cortos que la garganta é insertos hacia el ápice del tubo corto, pero hasta el limbo están casi apareados y membranoso-adheridos entre sí, cerca de la division del limbo están libres de las fauces y siguen diadelfos todavía durante un trecho corto ; anteras oblongas cuyas celdas situadas en un conectivo mediocre y asaetado son diverjentes por la base. Estigma bilabiado, con los labios espesos y planos, cuyo superior es mas corto. Cápsula contraída de=de la base hasta el medio, sin celdas ni semillas tampoco, que están por encima de su parte media y en numero de 8, 12, llanas : *arrhasloxylum* ó *barleria,* F. *12,* Or. II, T. I.

533. Celdillas de las anteras paralelas, no diverjentes y siempre mochas, 533 *bis.* — Celdillas de las anteras moraduseas, paralelas, pero diverjentes por la base aflechada, mocha ó sub-mucronada. Plantas herbáceas de los lugares húmedos y hasta algo pantanosos, de tallo derecho ó tendido y cuadrangular, con hojas opuestas, pepioladas, simples, entejérrimas, lanceoladas, oblongas ó algo fesconeaditas, con líneas densas por la cara superior, peludas ó lampinas. Flores axilares cimoso-aglomeradas, formando verticilos enteros y diminutos: brácteas pestañosas; cáliz tubuloso, semi-5-fido, con las lacinias iguales y por fin 5-partido, con las divisiones pelierizadatj o barbudas ; corola de garganta abierta, con el labio superior bílidp, mientras el inferior, convexo y rugosito hasta el medio, es trífido. Estambres 4 didínamos, todos fértiles, á veces apareados por la liase insertos en el tubo de la corola é inclusos. Ovario bilocular, con celdillas poliovuladas, estilo simple con el estigma indiviso, alesnado y encorvado. Cápsula angosta, rollicita, 6-estriada, bilocular, polispenua, loculícido-bivalve, con las valvas medio septíferas, cuyas semillas pequeñas, circulares, comprimidas y lisas; retináculos corto* y obtusos: *kytjropkylla,* F. 72, Ur. И, T! VI.

533 *bis.* Cápsula mas ó menos sub-coruprimida con 4, 24, 2 semi-

llas, cuyos segmentos de los tabiques se quedan adheridos á las valvas, frecuentemente por fin reducidos por encima de las semillas, 534. — Capsula ovoídea con 8 semillas insertas desde la base, con los segmentos de los tabiques separándose de las ventallas, 535.

534. Plantas herbáceas, con raices fasciculadas y algo tuberculosas, ó vejetales fruticosos, siempre vivaces, de tallos derechos, bastante ramosos y altos de 1 1/2' á 3', con hojas opuestas, cortamente pecioladas ó casi sentadas, simples, lanceoladas, ó lanceolado-oblongas, aovado-lanceoladas ó elípticas, lampiñas, alampiñadas y á veces pubescentes; flores axilares, racemosas ó en cimas axilares, de cáliz monosépalo 5-partido ó profundamente 5-fido, subigual y mucho mas pequeño que la corola, con bastante frecuencia acompañado de dos brácteas situadas por debajo de las flores laterales; corola infundibuliforme, azulada, mucho mas grande que el cáliz, de limbo casi igual; estambres inclusos, con las celdillas de las anteras paralelas : *ruellia*, F. 72, Or. II, T. VII.

535. Plantas herbáceas anuales ó sub-fruticosas, lampiñas ó alampiñadas, altas de 1' á 2', ramosas y con hojas opuestas, simples, pecioladas, aovadas, aovado-lanceoladas, lanceolado-lineares, aguzadas; flores fasciculadas y dispuestas en espigas, sostenidas por brácteas foliáceas y cruzadas; de cáliz 5-partido igual y bibracteado; corola infundibuliforme, lijeramente arqueada y casi regular; estambres inclusos, de anteras con las celdillas paralelas : *blechum*, F. 72.

536. Corola bilabiada, 537.— Corola nunca bilabiada: cápsula de dehiscencia loculícida, 542.

537. Corola enrodada, provista de apéndices sacciformes situados en su garganta; cápsula loculícida, 541. — Corola nunca enrodada ni con apéndices tampoco; cápsula no loculícida, 538.

538. Cáliz 5-partido, desigual, con el segmento superior mas ancho que los laterales; lábio superior de la corola esterior en la prefloracion, 539. — Cáliz 5-partido, con el segmento superior mas pequeño; cápsula con muchas semillas y picuda, 540.

539. Yerbecitas anuales ó vivaces de los lugares húmedos, cuyos tallos herbáceos, largos de 4" á 6", muy ramosos, son desparramados, rastreros, arraigantes ó derechos, lampiños ó pubescentes; con hojas opuestas, pecioladas ó subsesiles, aovadas, lanceolado-lineares, ovales, espatuladas ú obaovadas, enteras ó aserraditas. Flores axilares cuyo pedícelo mas ó menos largo está algunas veces provisto de dos brácteas situadas hácia el ápice; celdillas de las anteras paralelas de ordinario, raras veces diverjentes; estigma obtuso, bífido ó cabezudo. Cápsula con 2 ó 4 valvas separándose de la placenta central : *herpestis*, F. 68, S.-O. II, T. VII.

540. Planta herbácea anual, de tallo cilíndrico, derecho, mas ó menos ramoso, alta de 3' á 5', segun la riqueza del suelo en que vejeta, guarnecido de muchas hojas simples, pecioladas, alternas, aovado-lanceoladas, aguzadas, enteras ó un poco dentadas inferiormente, pubescentes y con puntitos por la cara inferior, bastante grandes. Flores axilares, cortamente pedunculadas solitarias, con 2 estípulas situadas hácia la base del pedúnculo y saliendo de la

parte esterior de una glándula ; de cáliz con divisiones casi lineares y mucho mas corto que la corola blanca teñida de rosado y larga de 1" á 1¡2", como campanuda, con 5 divisiones desiguales cuya inferior es mucho mas grande que las otras ; estambres inclusos é insertos en el tubo corolar, en donde se observa un quinto filamento rudimentario. Pistilo formado de un ovario cónico y algo tetrágono, de cuyo vértice sale un estilo que alcanza solamente la garganta de la corola y se termina por un estigma bífido, cuya division superior es algo mas larga que la inferior. Cápsula ovoídeo-oblonga, algo tetrágona ó con 4 surcos, un poco picuda con bastantes semillas angulosas, y abriéndose por el ápice por 2 ventallas : *sesamum*, F. 71, T. I.

541. Plantas herbáceas anuales, lampiñas ó pubescentes, de tallo derecho, bastante ramoso y alto de 1' 1¡2 á 2' algo mas ó menos ; hojas simples cuyas inferiores son opuestas y á veces todas, simples, oblongo-lineares, lanceoladas ó linear-lanceoladas, puntiagudas, redondeadas por la base, sesiles ó subsesiles, sub-enteras ó un poco aserradas superiormente. Flores axilares ó en racimos flojos ; de cáliz monosépalo 5-fido ó 5-partido ; corola violada muy hermosa, ancha de 6''' á 8''', con los lóbulos inferiores oblongos, obtusos y los apéndices cortos; celdillas de las anteras diverjentes. Cápsula globosa loculícida por la base : *angelonia*, F. 68, S.-Or. II, T. IV.

542. Corola rosada campanudo-infundibuliforme, con 5 lóbulos desiguales y los dos superiores interiores en la prefloracion ; estambres inclusos y peludos, de anteras aproximadas por pares, 543. — Corola amarilla conniventc-campanuda ó sub-globosa, reticulada, con el limbo 5-fido oblícuo, cuyos 2 lóbulos superiores son esteriores en el boton ; estambres inclusos ni velludos ni con las anteras apareadas, 544.

543. Planta herbácea, anual, áspera y un poco pelierizada, alta de 1'-1 1¡2', de tallo delgado y poco ramoso, con hojas opuestas, lineares, bien enteras y largas de 1"-2". Flores rosadas en racimos ó espigas terminales flojos, cuyos pedícelos filiformes son mucho mas largos que ellas, con 2, 1 bracteita situada hácia el medio ; cáliz casi mitad mas corto que el tubo corolar, infundibuliforme y casi lampiño, con los dientes cortamente subulados. Estigma achatado y obtuso. Cápsula inclusa, ovoídeo-globosa : *gerardia*, F. 68, S.-Or. III, T. II.

544. Plantas herbáceas derechas, ásperas, pelitiesas, creciendo parásitas en las raices de los otros vejetales; la caña de azúcar especialmente, que mata, de tallo tieso, poco ramoso y alto de 12" á 15"; hojas subsesiles, simples, opuestas, aguzadas desde la base sub-acorazonada, aserrado-dentadas, híspidas y largas de 1 1¡2" á 2"; flores en racimos espiciformes terminales, axilares y cortamente pedunculadas. Estilo encorvado terminado por un estigma achatado y obtuso; cáliz sub-globoso, anchamente 5-dentado, con el diámetro de 4''' á 5'''; corola inclusa ó cortamente eserta y poco abierta y amarilla : *alectra*, F. 68, S.-Or. II, T. VI.

545. Cáliz 5-fido y oblícuo ; corola bilabiada con el tubo oblícuamente campanudo, 546. — Cáliz espatáceo 5-dentado, corola hipo-

crateriforme, de tubo largo, filiforme, campanudo superiormente, de limbo lijeramente bilabiado, con los segmentos subiguales, 547.

546. Plantas herbáceas anuales, cuyo tallo poco ramoso se eleva á 3' ó 4' de altura, pubescentes y algo viscosas; hojas grandes, todas opuestas ó solamente las inferiores, pecioladas, simples, acorazonado-redondeaditas, sinuoso-dentadas, y anchas de 6", cubiertas de pelos blancos viscosos. Flores en racimos cortos saliendo de la dicotomía, sea del tallo sea de los ramos, pedunculados y cuyo pedúnculo sale de la axila de una bráctea moradusca, ovoídea y cóncava; de cáliz 5-fido ó de 5 divisiones foliáceas y profundas, obtusas, desiguales, aovadas y puntiagudas, con el tubo algo crecido; corola algo infundibuliforme anómala, de tubo muy corto, pero de garganta grande, cuyo limbo abierto es 5-lobo, con segmentos redondeados, de los cuales el inferior es mayor que los demas y los dos superiores mucho mas pequeños; en la garganta se observan hermosas manchas purpúreas ó carmesí, con la corola blanquecina. Estambres 4 ó á veces 2 solamente: hemos además observado un 5-estambre rudimentario. Ovario oval algo comprimido y cónico, pubescente, de cuyo vértice sale un estilo simple, filiforme y terminándose por un estigma con dos láminas apartadas una de otra y formando así una boca, pero que se cierran despues de cojido el pólen. El fruto es una especie de drupa leñosa, cuya cáscara carnuda y poco espesa no tarda en desprenderse y se queda entónces una especie de cápsula leñosa negra, achatada, oblícuamente semi-elíptica, mucho mas larga que su pico ganchoso, medianícida, en 2 ventallas, 4-locular, con una sola semilla en cada una: *martynia*, F. 71, T. II.

547. Plantas herbáceas vivaces, cuyo tallo, alto de 2 1|2 á 3', muy ramoso, sale de una raiz carnuda, perpendicular, bastante gruesa, peludo-viscosas y exhalando un olor almizclado característico; hojas simples, cuyas inferiores son opuestas y las superiores alternas, largamente pecioladas, acorazonado-redondeadas, palmatífidas, con los lóbulos dentado-sinuosos, cubiertas de mucho pelo algo tieso y terminado por una glandulita. Primorosas flores, color blanco teñido de rosado, grandes y con lindísimas manchas moradas situadas en el interior de la garganta abierta, en espigas ó racimos simples paucifloros, axilares ó saliendo de la dicotomia de los ramos, pedunculadas y cuyo pedúnculo nace de la axila de una bráctea foliácea, algo cóncava, lanceolada, puntiaguda y larga de 4''' á 5''', articulado y con dos bracteitas, semejantes á la ya mencionada y situadas como á 4 líneas de la insercion de la flor; de cáliz monosépalo, espatiforme, ovoídeo, hendido solamente de un lado, con 5 dientes en el ápice, provisto ademas de 12 á 15 estrías lonjitudinales algo salientes de color rojo oscuro y que van desde la base hasta el ápice casi sin ramificarse, largo de 1'' á 1 1|2''; corola de tubo larguísimo, 6'' á 7'', arqueado antes de la floracion, de tal manera que el limbo no abierto representa entónces una especie de cabeza pentágona aplicada al lado del ovario; se endereza poco á poco y sale por la hendidura del cáliz, entónces abierta la corola es grande y recta, de limbo con 5 divisiones planas redondeadas y un poco

desiguales, de garganta grande y abierta un poco pentágona como el tubo que la lleva. Estambres insertos en el tubo, aproximándose todos de la parte superior de la garganta y quedándose en el lugar correspondiente al seno que separa los dos segmentos superiores del limbo, con anteras mediifijas, cuyas celdas muy grandes están dispuestas por pares una por encima de la otra, pendientes antes de la fecundacion y erguidas despues. Ovario cónico un poco comprimido, sostenido por un disco hipojínico bastante desarrollado, con un surco de cada lado, que se continua sobre el ovario, de cuyo vértice sale un estilo filiforme muy largo terminado por un estigma lameliforme y que viene á parecer por encima de las anteras, con figura de lanza; tal estilo dura todavía algun tiempo despues de desprendida la corola. El fruto consiste en una especie de drupa cuya corteza se desprende, y entónces se queda una especie de hueso indehiscente, prieto, muy duro, semí-elíptico, achatado y terminándose por una punta ganchosa formada de dos cuernecillos que se separan poco á poco uno del otro, segun la sutura lonjitudinal y mediana, con dientecitos por donde sin duda han de salir las semillas únicas en cada celda : *craniolaria*, F. 71, T. II.

548. Fruto drupáceo, 549.—Fruto abayado, 552.

549. Pequeñas drupas biloculares, agrupadas algunas en el centro del involucro y contenidas cada una en el cáliz acrescente ; corola bilabiada y con el limbo abierto ; flores reunidas en cabezuelas esféricas pedunculadas, 550.— Una drupa única ordinariamente con 4 semillas, aovada y larga de 5''' ; corola tubulosa bilabiada, peluda interiormente, con el labio inferior doblado hácia abajo, 551.

550. Arbustos aromáticos con ó sin aguijones, muy ramosos, altos de 3' á 6', raras veces plantas herbáceas, con hojas simples, pecioladas, peninervias, ásperas, pubescentes, peludas, alampiñadas y raras veces lampiñas. opuestas, aovadas ó aovado-oblongas, ovales, aovado-lanceoladas ó lanceolado aguzadas, elípticas ó elíptico oblongas, etc., puntiagudas, obtusas ú obtusitas, festoneadas ó aserrado-dentadas. Flores en cabezuelas pedunculadas y axilares, con la base del pedúnculo acompañada de una bráctea foliácea mas ó menos desarrollada; de cáliz mono-épalo 2 ó 4-dentado, pequeño, tubulado y con dientes obtusos; corola largamente tubulosa, con la garganta abierta y el limbo estendido y llano, partido en 4 segmentos bastante profundos, obtusos y desiguales, amarillenta ó rojiza; estambres inclusos, con las celdas de las anteras paralelas. Ovario único esférico, 2-locular uniovulado, de cuyo ápice sale un estilo simple terminado por un estigma oblícuamente cabezudo. La fruta es una drupa pequeña, esférica, lisa, prieta y de hueso bilocular : *lantana*, F. 75, T. I, S.-T. I, G. II.

551. Arbolito muy ramoso, alto de 15' á 20', lampiño, de hojas simples, alternas, casi sentadas, lanceolado-aguzadas, largas de 4'-2', esparcidas y enteras, coriáceas, de un hermoso color verde y lustrosas. Flores axilares, amarillas, solitarias, situadas en especial hácia el vértice de las ramitas, pediceladas y de cáliz monosépalo 5-partido, pequeño, campaniforme, largo de 1''' y pestañoso; corola bilabiada, amarilla, disciplinada de purpúreo, larga de 10'''-12''',

cuyo labio superior es recto y escotado, mientras el inferior al contrario tripartido, es algo doblado hácia abajo. Estambres inferiores esertos. Ovario bilocular, cuyas celdas contienen 4 óvulos separados por un tabique lonjitudinal incompleto, dispuestas por pares situadas la una por encima de la otra, de cuyo ápice sale un estilo terminándose por un estigma obtuso y bífido. Drupa aovada, amarillenta y puntiaguda : *bontia*. F. 73.

552. Fruto abayado de ordinario, pero á veces capsular y con dos valvas ; algunas raras veces 5 estambres, 553.—Fruto siempre abayado ; siempre 4 estambres didínamos, 554.

553. Arbustos ó árboles bajitos, ramosos y que se elevan hasta 25′ de altura, de hojas simples, algo pecioladas, alternas, elípticas, elíptico-oblongas ú obaovadas, lanceolado-oblongas, puntiagudas ú obtusas, con frecuencia venosas, lampiñas. Flores de ordinario solitarias, terminales ó laterales, de cáliz 5-ó ..tado ó 5-fido, campanudo ; corola hipocrateriforme, doblada e el boton, con 5 lobulos lijeramente desiguales, redondeados, imbricados y cuyo superior se ha vuelto esterior. Estambres inclusos, de anteras reniformes, con las celdillas confluentes. Ovario globoso, de cuyo ápice sale un estilo simple, cilíndrico y cuyo tamaño va creciendo hasta el éstigma bastante grueso y bilabiado. Baya esférica amarillo-anaranjada, unilocular y polisperma : *brunsfelsia*, F. 67.

554. Baya corticosa, pero nunca leñosa, de tamaño regular, larga como de 1″; cáliz campanudo, 555. — Fruto muy grueso, de casco leñoso muy fuerte, de figura y tamaño muy variados; cáliz de dos sépalos, 556.

555. Arbustos sarmentosos ó trepadores, ramosísimos y de hojas opuestas, compuestas de 2 ó 3 hojuelas membranosas ó coriáceas aovadas, elípticas ú ovales, obtusas, ó con una punta obtusita y lampiñas, largas de 3″-4″-5″. Flores en corimbos axilares y terminales, con algunas flores de cáliz tubuloso-campanudo y sub-truncado, cerrado en la yema; corola infundibuliforme, larga de 4″-6″- 7″-8″ y blanca, de tubo elongado, filiforme y claviforme á la vez, enteramente pubescente, con los lóbulos aovados, aovado-oblongos y obtusos ó deltoídeos, puntiagudos y ondulosos ; anteras de celdillas diverjentes, de las cuales dos son esertas; ovario bilocular de cuyo vértice sale un estilo terminado por un estigma bilamelado. Baya oblonga, larga de 1″ : *tanæcium*, F. 69, T. II.

556. Arboles bajitos ó de mediana altura, ramosísimos, lampiños, de copa dispuesta á manera de paraguas, cuyas ramas cilíndricas y en varita son de ordinario todas horizontales; hojas simples, alternas ó fasciculadas, largas de 8″-4″, subsesiles ó cortamente pecioladas, espatuladas, obaovado-oblongas ú oval-oblongas, cartáceas ó ríjidas, lustrosas, enteras y obtusas. Flores bastante grandes saliendo del tronco y de los ramos, formadas de un cáliz deciduo, 2-partido ó 2-fido ; corola campaniforme, transversalmente plegada por su parte inferior, de limbo desigualmente 5-fido ó sub-entero, con lóbulos dentado-ondulosos, larga de 3″ á 2″. Estambres inclusos é insertos en el tubo de la corola, en donde se halla á veces un quinto estambre rudimentario ; pistilo compuesto de un ovario ovoi-

deo, cuya base está envuelta en un disco amarillento bastante ancho y algo carnudo, de cuyo ápice sale un estilo simple algo mas largo que la corola terminándose por un estigma bilamelado. Baya mas ó menos gruesa, indehiscente y de casco leñoso muy duro, de color verde amarillento cuando madura, lampiña y lustrosa, de forma y tamaño muy variados, unilocular, conteniendo muchas semillas comprimidas y acorazonadas, anidadas en el trofospermo que se ha vuelto una pulpa abundante : *crescentia*, F. 69, T. II.

557. Fruto drupáceo, 558. — Fruto no drupáceo, 561.

558. Siempre 4 estambres, 559.—De ordinario 4 estambres, pero algunas raras veces cinco, 560.

559. Arbustos muy ramosos, altos de 3' hasta 12', con ó sin aguijones; hojas simples, opuestas, elípticas ó elíptico-lanceoladas, enteras, de base aguzándose hasta volverse peciolo, ó aovado-deltoídeas, desigualmente dentadas y largamente pecioladas, cuyo peciolo está articulado hácia la base, cartáceas ó membranosas, lampiñas ó pubescentes. Flores en cimas tricótomas, axilares, pedunculadas, 7, 3-floras, con los pedícelos estendidos, ó terminales, subsesiles y contraidas ; de cáliz 5-fido ó 5-dentado, raras veces troncado; corola hipocrateriforme ó infundibuliforme, con el tubo delgado y los 5 lóbulos del limbo algo desiguales; estambres esertos y desiguales ; estigma cortamente bífido, con los lóbulos puntiagudos. Drupa con 4 huesecitos, ó 3 y solamente 1 por causa de aborto, uniloculares monospermos, á veces apareados : *clerodendron*, F. 75, T. III.

560. Arboles altos hasta de 50', ó arbustos, muy ramosos, y cuyas ramitas son de cuatro caras; en los árboles el epidermis color de ceniza se desprende de ordinario en tiras muy largas y desiguales ; hojas simples, opuestas, pecioladas, enteras. cartáceas ó raras veces membranosas y coriáceas, lustrosas y lampiñas, con las venitas formando redecilla visible por ambas caras, ó solamente por la inferior en donde forman arcos; obaovado-oblongas, eliptical-oblongas ó elípticas, lanceolado-oblongas, oblongo-lanceoladas, etc., mas ó menos obtusas. Flores olorosas blancas ó amarillas, en racimos espiciformes ó en espigas, sub-sentadas ó cuyos pedícelos son mas ó tan largos como la bráctea de cuya axila salen; flores esparcidas en el eje ó dispuestas por grupos, de cáliz monosépalo, troncado, como campanudo y de limbo 5-dentado ; corola hipocrateriforme, mas larga que el cáliz, de tubo corto y cuyo limbo está partido en 5 segmentos bastante profundos, iguales, obtusos, con pelo blanco por los bordes y en la garganta. Estaml : es inclusos y tapados por el pelo, iguales, cuyos filamentos cortos é insertos hácia la base de la garganta llevan anteras aflechadas y basifijas. Ovario pequeño, casi globoso, liso, verdusco y lustroso, de cuyo ápice sale un estilo casi tan largo como los estambres, verde, cilíndrico y que se termina por un estigma pequeño, oblícuo, de bordes glandulosos y violáceos, con una depresion en el centro. Drupa pisiforme prieta-moradusca. con dos huesecitos erguidos, cuya reunion forma una pirámide central; cada huesecito es bilocular ó á veces unilocular por causa de aborto : *citharexylum*, F. 75, T. I, S.-T. II.

561. Un tetraquenio, 562.—Fruto capsular, 565.

562. Corola bilabiada, con el lóbulo inferior encorvado; estambres arqueados ó inclinados, 563. — Corola no labiada; estambres derechos y diverjentes, 564.

563. Vejetales de ordinario herbáceos, mas ó menos ramosos, comunmente muy aromáticos, cuyo tallo de 4 caras se eleva desde 1' á 8' de altura, con hojas simples, opuestas, pecioladas, aovado-lanceoladas, aovado-oblongas, elíptico-oblongas, aovadas, aguzadas ó puntiagudas, festoneadas ó aserradas, de base redondeada ó acorazonada, pubescentes, peludas ó alampiñadas ; las hojas florales mucho mas pequeñas son oblongo-lineares, lanceolado-aguzadas, aovadas, elípticas, elíptico-oblongas, muy pequeñas y setáceas, mas largas ó mas cortas que los verticilos que acompañan, las mas veces inclinadas. Flores sentadas en los verticilos formando espiga terminal, ó en cabezas axilares, ó cuyas cabezuelas son dispuestas en racimos, ó por fin subsesiles ó pediceladas y en cimas contraidas, de cáliz monosépalo 5-dentado ó 5-fido; corola con el labio inferior inclinado ; aquenios sin la márjen cóncava : *hyptis*, F. 76, T. VII, S.-T. I, G. I.

564. Plantas herbáceas anuales ó vivaces, de tallos rastreros ó derechos, pubescentes ó alampiñadas, con hojas simples, opuestas, pecioladas, enteras ó festoneadas, á veces aserradas, pubescentes ó alampiñadas, á veces lampiñas. Flores pequeñas en verticilos axilares que bastantes veces forman espigas terminales, con hojas florales mas ó menos desarrolladas, de cáliz cilíndrico, campanudo ó tubulado, con 5 dientes casi iguales, á veces simulando dos labios, y cuya garganta está tan pronto desnuda como provista de pelo ; corola infundibuliforme, algo mas larga que el cáliz, tubulada, de 4 divisiones casi iguales, obtusas y derechas, cuya superior algo mas grande que las demas es escotada ; estambres rectos, distantes, de filamentos lisos y lampiños, y cuyas anteras tienen las celdillas paralelas ; estilo filiforme mas largo que la corola, terminado por un estigma bífido : *mentha*, F. 76, T. II, S.-T. VII.

565. Fruto comprimido, coriáceo, por fin abriéndose en 2 valvas, con una sola semilla por causa de aborto ; embrion desnudo, germinando en el fruto, 566.—Una cápsula lejítima ó un pixidio, 567.

566. Arboles bajitos de los sanitrales y manglares, con ramos derechos, de 4 caras, en forma de varita, mas ó menos blancos y lampiños; hojas opuestas, simples, enteras, lanceoladas ó lanceolado-elípticas, aguzadas ú obtusitas, coriáceas, de cara inferior como cubiertas de polvo blanco ó alampiñadas. Flores blancas en racimos axilares y derechos en la sumidad de las ramitas : de cáliz monosépalo 5-partido ; corola sub-enrodada, con 4 lóbulos lijeramente desiguales, pubescente por ambas caras; estilo tan largo como los estambres. Embrion de raicilla inferior y ascendente entre los cotiledones : *avicennia*, F. 75, T. II.

567. Un pixidio, 568.—Una cápsula lejítima, 569.

568. Planta herbácea con hojas simples bastante grandes todas radicales, arrosetadas, lanceoladas, basinervias; flores muy pequeñas en espiga cilíndrica ocupando la parte superior de un pedúnculo axilar y radical que parece bojordo y largo de 6" á 8", y de cáliz 4-

partido; corola cuadrífida ó hipocrateriforme membranosa de limbo estendido y algo doblado hácia arriba, se desprende y se cae de una sola pieza llevando consigo los estambres insertos en su tubo, de filamentos largos, delgados, esertos y con anteras bastante grandes. Ovario globoso de cuyo ápice sale un estilo mas corto que los estambres, terminado por un estigma lateral : *plantago*, F. 77.

569. Cuatro ó cinco estambres; cápsula loculícida ó septícida, cuadrivalve, 570.— Siempre 4 estambres, 571.

570. Frutices mas ó menos ramosos, alampiñados, peludos ó lampiños, raras veces pubescentes, que se elevan á 2' ó 5' de altura, con hojas simples, alternas, cortamente pecioladas, elíptico-lanceoladas ó elíptico-oblongas, lanceoladas, aguzadas ó no, aserradas por encima de la base ó del medio, otras veces sub-enteras. Flores axilares, de ordinario mellizas, cuyos pedícelos no son acompañados de brácteas; de cáliz 5-partido ; corola campanuda, regular, blanca, 5-fida, cuyo labio superior está interior en el boton. Estambres inclusos é insertos en la garganta de la corola, de anteras oblongas y bífidas por la base ; estigma obtuso : *capraria*, F. 68, S.-Or. III, T. VI, G. I.

571. Corola de ordinario torcida por la derecha, 573. — Corola nunca torcida, pero cuyo lóbulo superior está inferior en el boton ; cápsula septícida, 572.

572. Planta anual sub-leñosa, muy ramosa, lampiña, alta de 1' á 3', con hojas simples, casi sentadas, ternadas ú opuestas, punteaditas, lanceoladas, oblongo-lanceoladas ó linear-lanceoladas, ordinariamente aserradas por encima de la base cuneiforme ó aguzada. Flores pequeñas blancas, axilares y fasciculadas, cuyos pedícelos filiformes son numerosos, mellizos ó solitarios; de cáliz 4, 5-partido, con divisiones un poco desiguales; corola enrodada, regular, 4-fida y con pelo en la garganta; estambres esertos, iguales é insertos en la garganta de la corola ; ovario aovado, escotado por el ápice de donde sale un estilo simple bastante largo, terminado por un estigma esférico; cápsula casi globosa, polisperma, con un surco de cada lado : *scoparia*, F. 68, S.-Or. III, T. VI, G. II.

573. Anteras aflechadas, rectas y esertas; cápsula semi-4-locular, bivalve, cuyas semillas marjinales son situadas sobre las valvas inclinadas por adentro, 574. —Anteras no aflechadas, mas cortas que el limbo de la corola, rectas y recostadas; cápsula unilocular, con las semillas marjinales situadas en las valvas lijeramente dobladas por adentro, 575.

574. Plantas herbáceas anuales, de tallo en forma de varita, alto de 1' á 3', con hojas simples, opuestas, sentadas, oblongo-lanceoladas y redondeaditas ó acorazonadas por la base algo envainadora. Flores blancas ó rojizas eu espigas ó racimos, y acompañadas de 3 brácteas aproximadas á ellas ó cuya inferior está algo mas distante; de cáliz monosépalo 4-fido 3 ó 2 bracteolado, con las divisiones iguales y algo puntiagudas: corola cortamente hipocrateriforme, marcescente, 4-dentada ; estambres insertos en su garganta al pié de una escamita, con filamentos muy cortos. Ovario oval de cuyo vér-

tice sale un estilo capilar mas largo que la corola, decíduo y terminándose por un estigma bilamelado : *coutoubea*, F. 64, T. VII.

575. Plantas herbáceas anuales, cuyo tallo tetrágono se eleva á 6″ y 10″ de altura, poco ramoso, derecho, con hojas simples, opuestas, oblongas, lanceoladas ó lineares, ó lanceolado-lineares; flores en cimas terminales ó solitarias, rosadas, purpúreas ó á veces amarillas, acompañadas de 2 brácteas situadas por debajo de la cima dicótoma, pauciflora ; de cáliz monosépalo 4, 5-fido, cuyo tubo es 4, 5-alado ó aquilado, alas transversalmente venosas, semi-ovales ó semi-lanceoladas ; corola infundibuliforme marcescente, de lóbulos anchamente redondeados ó sub-troncados, bastante grande; filamentos provistos inferiormente de 2 dientes ó subulados por la base. Estilo decíduo terminado por un estigma bilamelado ó globoso : *schultesia*, F. 64, T. II, S.-T. I, G. II.

576. Un ovario único, 577.—Algunos ovarios, 642.

577. Fruto seco ó capsular, 578. — Fruto mas ó menos carnudo, drupáceo ó abayado, 602.

578. Vejetales lechosos, 579. —Vejetales nunca lechosos, 584.

579. Cápsula unilocular, erizada, con semillas aladas, 580. — Cápsula 2, 4-locular, 581..

580. Arbusto de ramas largas, delgadas, muy largas y como sarmentosas, lampiño, de hojas simples verticiladas, elíptico-oblongas ú oblanceoladas, puntiagudas, de costilla algo peluda por la cara inferior; flores amarillas, primorosas, en racimos paucifloros, axilares ó terminales, pedunculadas y de cáliz monosépalo 5-partido; corola larga de 3″-4″, de tubo infundibuliforme largo de 1″, repentinamente dilatado, con 5 lóbulos algo desiguales y redondeados ; estambres inclusos, insertos en la garganta de la corola, pero cuya insercion parece salir del tubo y está señalada por una línea de pelos blancos, separados los unos de los otros por un grupo triangular de pelo blanco, sostenido por una escamita bipartida : anteras casi sentadas y aflechadas. Ovario oval, sentado sobre un disco anular, unilocular, poliovulado, de cuyo ápice sale un estilo filiforme muy largo terminado por un estigma carnudo, un poco estrechado por la parte mediana, con figura como de hisopo y terminado por dos puntitas. Cápsula orbicular, algo comprimida, coriácea, con largas puas, abriéndose por dos ventallas abarquilladas, polisperma, cuyas semillas discoídeas, imbricadas y situadas por la márjen de las ventallas tienen sus bordes membranosos : *allamanda*, F. 63, T. I, S.-T. I.

581. Ovario 2, 4-locular, con 4 ó 6 óvulos ; estigma 2, 3-lobado y cabezudo á la par, rara vez cabezudo solamente, 582. — Ovario 2-locular, con 4 óvulos; estigmas 2, diverjentes, filiformes ó claviforme-oblongos, 583.

582. Plantas herbáceas raras veces sub-fruticosas, anuales ó las mas veces vivaces y de raiz no rara vez tuberculosa, de tallos larguísimos, ramosos y volubles ó solamente trepadores, con hojas simples, alternas, pecioladas, enteras, ó mas ó menos lobuladas, de tamaño y de forma muy variados. Flores de ordinario bastante grandes : sin embargo las hay pequeñas, solitarias y axilares ó en

racimos axilares ó terminales, de cáliz monosépalo, con 5 divisiones mas ó menos profundas é iguales, grandes, escariosas y por fin cartilajinosas, ó membranosas y por fin coriáceas, otras veces membranosas solamente, pero terminadas algunas veces por un apéndice filiforme y herbáceo, y por último foliáceas y aguzadas; corola grande infundibuliforme ó campanuda y de tubo ancho dilatado por la base ó no, otras veces ventruda por arriba de la base, ó pequeña y campanudo-infundibuliforme ó claviforme-infundibuliforme, disminuyendo gradualmente hácia la base, otras veces es hipocrateriforme mas ó menos grande, con el tubo cilíndrico, ó tubuloso-hipocrateriforme con el tubo sea cilíndrico, sea claviforme; estambres de anteras ordinariamente inclusas : sin embargo bastantes especies hay que las tienen esertas. Cápsula reventándose de manera que las valvas se separan de los tabiques : *ipomœa*, F. 65, T. IV, S.-T. I, série V.-C. G. I.

583. Plantas herbáceas anuales ó vivaces, volubles, lampiñas ó pubescentes, de hojas simples, alternas, pecioladas, enteras ú ondeadas, acorazonado-aovadas, ovales, oval-redondeadas, lanceolado-lineares, obtusas, escotadas ó mucronadas; flores mas ó menos grandes, pedunculadas, solitarias y axilares ó en racimos axilares ó terminales, y de cáliz monosépalo persistente con 5 divisiones mas ó menos profundas é imbricadas; corola infundibuliforme, de prefloracion torcida, con 5 ángulos correspondiendo con sus pliegues ; estambres cortos, inclusos, insertos en el tubo de la corola, desiguales y con anteras aflechadas. Ovario globoso, de cuyo vértice sale un estilo filiforme terminado por dos estigmas diverjentes. Cápsula abriéndose por 2, 4 y hasta 8 valvas, bilocular, cuyas semillas son myosas, mas ó menos angulosas y á veces provistas de una ala estrecha : *convolvulus*, F. 65, T. IV, S.-T. I, série V.-C. G. III.

584. Vejetales sin hojas y como parásitos, 585. — Vejetales con hojas siempre y nunca pareciendo parásitos, 586.

585. Plantas herbáceas de semblante particular y característico, cuyos muchísimos tallos delgaditos, ramosísimos, pareciendo larguísimos fideos, tanto por el color y el tamaño como por la forma, se arrollan y enredan de mil maneras en los vejetales vecinos que han elejido para vivir, de tal manera que á veces les hacen desaparecer y hasta acaban con ellos. Flores pequeñas blanquecinas en grupos laterales, mas ó menos pediceladas y acompañadas de 2 brácteas, y de cáliz monosépalo 5 ó raras veces 4-fido, cuyos segmentos son iguales y algo imbricados ; corola cortamente campanuda ó enrodada, marcescente, de limbo 5, 4-partido, de prefloracion imbricada; estambres 5, insertos en la garganta de la corola, tan largos como ella, alternos con sus divisiones y provistos de un apéndice escamiforme situado por la base, inclusos ó proeminentes. Ovario globoso, bilocular y biovulado, de cuyo ápice salen dos estilos terminados cada uno por un estigma cabezudo. El fruto es un pixidio y raras veces una cápsula algo abayada; embrion indiviso y en espiral : *cuscuta*, F. 65, T. I.

586. Fruto capsular lejítimo, 587. — Fruto capsular no muy lejítimo, 590.

587. Unilocular, indehiscente, con semillas suturales; corola enrodada, decídua, de segmentos induplicativos y franjeados ó peludos, 588. — Cápsula uni ó bilocular siempre dehiscente, 589.

588. Yerba vivaz de los lugares húmedos y anegadizos, con una especie de rizoma del tamaño del dedo índice, largo como de 1″, cilíndrico, de color moreno esteriormente, con surcos ó estrias circulares, blanco-amarillento interiormente; de su parte inferior salen raices simples del tamaño del cañon de una pluma de gallina, blancas ó parduscas esteriormente, esponjosas, largas y provistas de muchas raicillas capilares mas ó menos cortas y blancas, mientras que de su vértice nacen bastantes hojas, cuyo peciolo, largo como de unas 6″ á 8″, casi cilíndrico, lampiño, de base algo mas desarrollada y algo envainadora, tendido en el suelo húmedo ó derecho cuando anegado, llevando un limbo acorazonado-orbicular, bastante doble, sin ser carnoso, liso, lustroso y lampiño, de cara superior verde-amarillenta, con la costilla y nervaduras poco notables por causa de su color algo mas pálido, mientras la inferior, mas pálida, las tiene bastante pronunciadas y es como glandulosa ó esponjosa; tales hojas radicales y alternas, acorazonadas ó abroqueladas, salen derechas, con sus dos lados enrollados, de tal manera que parecen como aflechadas de un hermoso color de rosa, son anchas de 2″-2 1⁄2″; del vértice y de la cara superior del peciolo salen sucesivamente 2 á 5 flores, acompañadas de una bráctea membranosa, cuyos pedícelos desiguales son derechos, largos de como 10‴ ó 12‴ y unifloros; de cáliz 5-partido, cuyos segmentos oblongo-lineares son como dos veces mas cortos que la corola, trabados por la base, y algo mas largos que la cápsula; corola enrodada, decídua, blanca, con el tubo amarillo, cara superior de las divisiones ornada de muchas franjas ó apéndices capilares, blancos y marjinales, que desaparecen en la garganta, para volver despues á presentarse en el tubo, hay algunas glándulas pediceladas en la base. Estambres insertos en el tubo de la corola, inclusos, de anteras erguidas, rectas, introrsas y moraduscas, formando una especie de bóveda por encima del estígma que aparece en el fondo de la flor como una estrellita de muchos brazos, pero observado con mas cuidado se ve que es casi sentado, bílobo, con cada lóbulo crestado. Ovario unilocular en forma de botella, lustroso, lampiño, color verde teñido de pardusco, cuya base está cargada por 5 glándulas ó nectarios hipojínicos, alternos con las divisiones del cáliz en el fondo del cual están situadas, irregularmente cuadrangulares, elongadas, separadas las unas de las otras, de color como de hollin desleido, un poco mas oscuro por el vértice, provisto de unos pelos blancos cortitos y muy finos; tales glándulas tienen como 1⁄4 de línea de largo. Cápsula sin ventallas, unilocular, polisperma y cuyas semillas suturales son globosas, lisas, algo aquilladas, reventándose al favor de la maceracion en el agua. Por la cara inferior del peciolo, al nivel de su vértice, cuando no salen flores por su cara superior, entónces nacen raices que penetran en el suelo, y en lugar de flores se presenta una planta nueva; y á medida que crece se va marchitando el limbo de la hoja madre que no tarda en desaparecer enteramente,

y entónces solo se queda el peciolo que la tiene unida á la planta madre, que á primera vista parece oundidora : *limnanthemum*, F. 64, T. I.

589. Cápsula no lejítima, pero pericarpio membranoso, reventándose por la base; cáliz tubuloso, 5-costilludo, con glándulas estipitadas situadas especialmente sobre los ángulos, esféricas y pegajosas, 590. — Cápsula lejítima, 591.

590. Arbustos sarmentosos, lampiños, cuyos ramos muy largos, delgados y rollizos, son estendidos y llevan hojas simples esparcidas y alternas, mas ó menos pecioladas, enteras, aovadas ú oblongo-lanceoladas, aguzadas ó puntiagudas. Flores blancas á veces teñidas de color de rosa ó azules en espigas terminales, cuya reunion forma á veces panojas arracimadas, de pedúnculo corto saliendo de la axila de 3 bráoteas alternas, foliáceas y pequeñas casi iguales, pero cuya inferior es frecuentemente algo mayor que las demas; de cáliz monosépalo, tubulado, oblongo, pentágono, 5-dentado, cuyo tubo lleva glándulas situadas hácia la base de sus ángulos convexos, mitad mas corto que el tubo filiforme de la corola hipocrateriforme, con 5 lóbulos mucronados, cuya garganta es desnuda ó provista de pelo. Estambres inclusos, hipójinos, alcanzando apenas la garganta de la corola. Ovario pequeño, algo fusiforme, sentado en medio de un disco anular, unilocular, poliovulado, y de cuyo ápice sale un estilo capilar simple, muy largo y terminado por 5 estigmas erguidos, filiformes é inclusos : *plumbago*, F. 78, T. II.

591. Cápsulas uniloculares con las semillas marjinales en las valvas, 592. — Cápsulas biloculares, 595.

592. Enteramente unilocular ; anteras erguidas, derechas y corniculadas por el ápice, 593. — Unilocular, pero hasta la mitad bilocular, 594.

593. Plantas herbáceas vivaces, de tallo un poco áspero y que se eleva á 1'-3' de altura, con hojas opuestas, simples, elíptico-lanceoladas y acuminadas por ambos estremos, trinervias y largas de 2"-4"'. Flores agrupadas y axilares compuestas de un cáliz monosépalo 5-fido, cuyos lóbulos subulados y esparramados son casi tan largos como la cápsula ; corola infundibuliforme, azul, marcescente y larga de 3" ; estambres inclusos y alternando con los dientes. Estilo decíduo terminado por un estigma cabezudo : *slevogtia*, F. 64, T. II, S.-T. IV.

594. Yerba anual, glauca, erguida y alta de 1' á 2', con hojas simples, opuestas, elíptico-oblongas, algo acorazonadas y abrasadoras, por consiguiente sentadas; flores azules ó blancas disciplinadas en cimas terminales paucifloras, de cáliz 5 ó á veces 6-partido ; corola infundibuliforme y enrodada á la par, marcescente, cuyos segmentos elíptico-lanceolados y apendiculados son dos veces mas largos que el tubo campanudo. Anteras incumbentes y por fin recorvadas. Estilo tarde decíduo, terminándose por un estigma bilamelado : *eustoma*, F. 64, T. II, S.-T. IV.

595. Enteramente biloculares, 596. — No del todo biloculares, 601.

596. Formada de 2 carpelos abriéndose á lo largo de la línea dorsal, dídima, libre y por fin separándose del disco vuelto duro y que

se queda casi con forma de escudo, 597. — Nunca dídima, ni formada tampoco de 2 carpelos bien distintos, 598.

597. Yerba anual, cuyo tallo ordinariamente simple ó á veces algo ramoso y derecho se eleva á 8″-12″ de alto, con 4 caras, lampiño, que lleva 2 ó 3 pares de hojas simples opuestas, aovado-lanceoladas, aguzadas, dispuestas á manera de cruz ó casi verticiladas por á cuatro por estar dos pares muy aproximados el uno del otro en el vértice del tallo ó de sus divisiones, de las cuales 2 son mas anchas y mas largas que las demas; del medio de la especie de invólucro que forman así salen de 2 hasta 4 espigas simples, delgadas, estendidas horizontalmente ó arqueadas, formadas de flores pequeñas, rosadas, unilaterales y distantes, de cáliz monosépalo persistente, con 5 divisiones profundas, lineares y subuladas; corola infundibuliforme, con 5 lóbulos profundos de prefloracion valvar, como unas cuatro veces mas larga que el cáliz, con el tubo algo crecido y anguloso superiormente; estambres inclusos de filamentos cortos é insertos en la garganta de la corola y alternando con sus divisiones, de anteras oblongas y como cabezudas, converjentes; estilo simple mas largo que la corola, articulado hácia su parte mediana y torcido hasta el ápice, que se termina por un estigma cónico. Cápsula dídima, rugosa y erizada, cuadrivalve y oligosperma; despues de su caida se ve en el fondo del cáliz una especie de cápsula romboídea, leñosa, persistente en que estaba sentada, formada por el disco endurecido, envuelta por las divisiones calizinales : *spigelia*, F. 61, Or. I.

598. Cápsula septícida, de valvas bífidas, con muchísimas semillas, muy pequeñas, prietas é irregulares : abierta ofrece 4 puntitas en su ápice, 599. — Cápsula bilocular por causa de estar las valvas dobladas hácia dentro, cuyos bordes cargan con las placentas, en las cuales muchas semillas están imbricadas, 600.

599. Plantas herbáceas anuales, pubescentes, viscosas y exhalando un olor viroso particular, cuyo tallo recto, poco ramoso y cilíndrico se eleva á 3′-5′ piés de altura, con hojas simples, sentadas, alternas, decurrentes, oblongo-lanceoladas, un poco aguzadas por ambos estremos, largas de 1′ á 3′ y anchas de 4″ á 8″. Flores rosadas en cimas terminales, corimbiformes ó arracimadas, pedunculadas y de cáliz monosépalo tubuloso 5-fido ó 5-dentado persistente, algo ventrudo; corola infundibuliforme ó hipocrateriforme, plegada en el boton, y de limbo doblemente duplicativo; partida en 5 divisiones poco profundas, iguales, bastante anchas y agudas, de tubo claviforme y no estrechado; estambres algo salientes é inclinados de un solo lado, insertos hasta el medio del tubo de la corola y por debajo de la garganta, cuyos filamentos son peludos inferiormente. Ovario bilocular, poliovulado, sentado en un disco amarillo, ovoídeo y de cuyo ápice sale un estilo filiforme casi tan largo como los estambres y terminado por un estigma cabezudo y bílobo á la par. Cápsula ovoídea cuyas muchísimas semillas están en una placenta central : *nicotiana*, F. 67, T. II. S.-T. II, G. VII.

600. Plantas herbáceas anuales, sub-fruticosas y hasta arbustos, de tallo simple mas ó menos ramoso, cilíndrico, tetrágono ó 4-alado,

con hojas simples, opuestas ó verticiladas y cortamente pecioladas, con las nervaduras arqueadas. Flores ordinariamente en cimas terminales, de cáliz 5-partido ó 5-fido, con las divisiones imbricativas y no aquiladas, derechas y con los bordes mas ó menos membranosos; corola infundibuliforme ó hipocrateriforme, marcescente, de tubo contraido y de limbo abierto, con frecuencia oblícuo, otras veces decídua, cuyo tubo se va ensanchando gradualmente hasta desaparecer en el limbo; estambres insertos en la parte inferior del tubo de la corola, y frecuentemente desiguales, de anteras por fin recorvadas, con el conectivo de ordinario ensanchado; estilo persistente terminado por un estigma bilamelado: *lisianthus*, F. 64, T. II, S.-T. I, G. I.

601. Plantas herbáceas anuales ó arbustos, de tallos ramosos, con los ramos dicótomos, altos de 3' á 6' y 10', lampiñas ó pubescentes y que exhalan un olor viroso bastante desagradable; hojas simples, alternas, pecioladas, aovadas ó aovado-oblongas, enteras con algunos dientes, ondeadas, ondeado-dentadas, puntiagudas, algunas veces meilizas, con una mas pequeña. Flores solitarias saliendo de las dicotómias y estra-axilares, pendunculadas, blancas ó moraditas y grandes, de cáliz monosépalo tubulado, 5-dentado ó hendido, con 5 ángulos, ventrudo, mitad mas corto que la corola, y por fin circonciso por la base que persiste, sigue vejetando y á veces se vuelve bastante grande; corola infundibuliforme, plegada en el boton y de limbo dos veces plegado, 5-dentado y abierto y cortamente 10-dentado, larga desde 3″-4″-5″·6″-7″-10″ y hasta 12″; estambres insertos en el tubo de la corola, inclusos, y sin embargo de filamentos largos de 1″ á 4″ y mas, de anteras coherentes y lineares ó distintas, oblongas ú oblongo-lineares. Ovario ovoídeo de 4 celdas incompletas, y 2 solamente hácia el vértice, poliovulado con la placenta central; del ápice sale un estilo filiforme muy largo, terminándose por un estigma bilamelado. Cápsula ordinariamente erizada ó espinosa y raras veces inerme, bilocular superiormente y 4-locular inferiormente, abriéndose por 4 ventallas, con muchas semillas pequeñas, prietas, rugosas y un poco arriñonadas, de embrion encorvado: *datura*, F. 67, T. II, S.-T. II, G. VI.

602. Fruto drupáceo, 603 — Fruto abayado, 612.

603. Vejetales lechosos, 609. — Vejetales nunca lechosos, 604.

604. Estilo simple, cuyo estigma entero ó bílobo está sostenido por un anillo, 605. — Estilo bífido una ó dos veces, 606.

605. Arbustos y rarísimas veces plantas herbáceas, pero sí con frecuencia vejetales fruticosos y sub-fruticosos, de tallos muy ramosos, bastantes veces sarmentosos, lampiños, pubescentes, peludos y pelierizados, con hojas simples alternas, mas ó menos pecioladas, enteras, de forma bastante variada, elípticas, elíptico-oblongas, elíptico-lanceoladas, espatuladas, oblongas, oblongo-aovadas, oblongo-lineares, lanceoladas, lanceolado-aguzadas, aovadas, aovado-lanceoladas, obtusas, obtusitas, aguzadas ó puntiagudas; su tamaño es tan variado como su forma: las hay en efecto de 1″-2″-3″-4″-5″-6″ hasta 12″ y 15″ de largo, lampiñas, alampiñadas, pubescentes, velludas, pelierizadas, etc. Flores unilaterales en espigas del-

gadas escorpioídeas, cuyo conjunto forma especies de umbelas ó panojas terminales, y de cáliz monosépalo 5 ó á veces 4-partido; corola hipocrateriforme, mas larga que el cáliz, de tubo bastante largo y cilíndrico, pubescente, pubescentito, alampiñado ó velludo, cuya base está algo crecida y de limbo 5-fido, con los lóbulos cortos y mas ó menos iguales; estambres inclusos ó cuyas puntas de las anteras están algo esertas, insertos en el tubo de la corola. Drupa con 2 huesecitos biloculares ó 4 huesecitos uniloculares, monospermos, embrion recto ó encorvado: *tournefortia*, F. 66, T. II, G. II.

606. Estilo dos veces bífido, 607. — Estilo solamente bífido, 608.

607. Arboles ó arbustos, raras veces frutices, alampiñados, pubescentes, velludos, aterciopelados y siempre bastante ásperos, de hojas simples, alternas, pecioladas, de forma y tamaño muy variados, oblongas, oblongo-lanceoladas, elípticas, elíptico-oblongas, aovadas, aovado-oblongas, aovado-lanceoladas, oval-redondeadítas, elíptico-redondeadas, enteras, sub-enteras, ondeadas, ondeado-dentadas, aguzadas, puntiagudas, obtusas y obtusitas, de base acorazonada, redondeada, aguzada etc., alampiñadas, pubescentes, velludas, pelierizadas, aterciopeladas y mas ó menos ásperas, largas de 3″-4″-5″-6″ basta 8″-12″ y 18″. Flores de ordinario pequeñas y poco vistosas, en cimas abiertas ó contraidas, á veces poligamas ó en panojas corimbosas, otras veces en glomérulos, espigas ó cabezas, de cáliz monosépalo tubuloso y con frecuencia cerrado en el boton, 10, 12-costilludo, 5 ó 3-dentado ó no costilludo y reventándose por el ápice cerrado ó regularmente 5 ó 4-dentado; corola infundibuliforme ó hipocrateriforme, marcescente ó decídua, de garganta desnuda ó peluda, con el limbo de 5 ó 4 segmentos casi iguales; estambres muy cortos é insertos en la garganta de la corola; ovario oval de 4 á 1 celdillas, uniovuladas, de cuyo ápice sale el estilo terminado por 4 estigmas cabezudos; drupa blanca ó á veces cerasiforme, con un hueso asurcado, 4, 1-locular monospermo: *cordia*, F. 66, T. I.

608. Arbustos ó árboles bajitos muy ramosos, lampiños, alampiñados ó aterciopelado-pubescentes, pelierizaditos, de hojas simples, alternas, mas ó menos ásperas, ob-aovado-oblongas, oblongas ú ob-aovado-redondeaditas, elípticas, lanceolado-oblongas, ovales, obtusas, obtusitas ó puntiagudas y de base aguzada ó redonda, largas de 2″-3″-4″-5″, enteras y mas ó menos pecioladas. Flores de ordinario en corimbos cimosos y blancas, de cáliz cerrado en el boton, 5, 2-valve, cuyos dientes ó lóbulos son valvares; corola hipocrateriforme; estambres insertos por debajo de la garganta de la corola ó en la parte mas inferior de su tubo y esertos. Drupa globosa ú ovoídea con 4 huesecitos que se separan mas tarde, ó fruto drupáceo seco con 4 cocos que se separan de un carpóforo bipartido y filiforme: *beurreria*, F. 66, T. II, G. I.

609. Drupa verde-amarillenta deprimida, algo trígona, ensanchada transversalmente, de hueso bilocular, incompletamente dehiscente y con 4 ó 2 semillas; corola bastante grande de un primoroso color amarillo azufrado, 610. — Drupa redonda cerasiforme, moradusca; corola pequeña amarillenta, 611.

610. Arbusto ó arbolito bajito que se eleva á 10'-20' de altura, bastante ramoso ó coposo superiormente, con hojas simples, alternas ó esparcidas, sub-sentadas, lampiñas, coriáceas, lanceolado-lineares, aguzadas por ambos estremos, puntiagudas, de un hermoso color verde subido y de cara superior lustrosa, largas de 3" á 6". Flores en racimos paucífloros y terminales, de cáliz monosépalo pequeño, con 5 divisiones muy profundas, lanceolado-aguzadas, casi mitad de la lonjitud de la parte cilíndrica del tubo de la corola que es 3 veces mas corto que su parte ensanchada; corola larga de 3", grande, infundibuliforme, estrechada hácia la base, de tubo claviforme y cuyo orificio lleva 5 dientecitos escamosos, de garganta pentágona, con el limbo con 5 lóbulos oblícuos, de prefloracion torcida; estambres inclusos é insertos en la parte mediana del tubo de la corola, de anteras con conectivo mucronado; ovario trígono, bilocular, de cuyo ápice sale un estilo simple bastante largo, terminándose por un estigma espeso claviforme y con dos puntitas: *thevetia*, F. 63, T. II, S.-T. III.

611. Arbusto saliendo de una especie de cepa bastante gruesa: la hemos visto hasta de 6" de diámetro transversal, perpendicular, mas ó menos cilíndrica, y cuya parte inferior echa raices bastante gruesas y largas, de madera ni blandita ni dura tampoco, bastante liviana y de un color blanco lijeramente teñido de amarillento; la corteza que la cubre es poco espesa, de un color que á primera vista parece gris ceniciento, pero que despues de limpiada con agua y un cepillo aparece color de cacao, con muchas estrias verticales. Los vástagos, mas ó menos numerosos, que salen de ella son muy derechos y rectos, poco ramosos, en forma de varita y se elevan hasta 8' ó 12' de altura y alcanzan el diámetro de 2" á 2 1|2", con ramos opuestos tambien y muy rectos y derechos que salen de la axila de las hojas, de corteza lampiña, pardusco-achocolatada, mas ó menos pálida, con muchos puntitos ó manchitas blancas. Hojas simples, enteras, opuestas, subsesiles ó muy cortamente pecioladas, óvalo-lanceoladas, aguzadas por ambos estremos, mucronado-obtusas, algo orladas por la circunferencia, lampiñas por ambas caras, cuya superior es verde casi manzana y lustrosa, mientras la inferior es mas pálida, de costilla muy pronunciada, con las nervaduras bastante proeminentes y en número de 11 á 13 de cada lado de la costilla, opuestas inferiormente y alternas superiormente en la misma hoja ó todas alternas, largas de 5" algo mas ó menos y anchas de 2-2 1|2". Flores ni grandes ni pequeñas tampoco, pero regulares, en grupos axilares, largamente pedunculadas, cuyo pedúnculo filiforme, unifloro, largo de unas 12'" á 15'", verde, lampiño, un poco crecido por el ápice, lleva un cáliz monosépalo, 5-partido, cuyas divisiones membranosas por los bordes, triangulares y puntiagudas, son largas como de 1'" escasa y derechas; corola hipocrateriforme mucho mas grande y larga que el cáliz, amarillento-verdosa, cuyo tubo largo como de unas 6'", tiene la base ventruda y algo pentágona, por encima de la cual sigue mas estrecho y pentágono y se encuentra otra vez al nivel de la garganta, de la cual sale el limbo partido en 5 lacinias bastante largas, abiertas y despues dobladas hácia abajo, de manera

que su punta alcanza el cáliz, un poco ondulosas, esteriormente lampiñas, así como el tubo, mientras su cara interna, que se ha vuelto superior al abrirse la corola, está cubierta de pelo blanco como algodonoso y bastante largo: el interior del tubo es solamente pubescente; estambres de anteras conniventes, sentadas en la garganta de la corola y formando un cono amarillo-pardusco largo como de 1''' escasa; son pubescentitas esteriormente é inclusas. Ovario casi redondo y que sin embargo parece un poco lobado, por causa de un surco vertical muy poco pronunciado, sentado sobre un disco hipojínico, de cuyo ápice sale un estilo blanco, filiforme, bastante largo, terminado por un estigma glanduloso, grueso y pegado con la parte interior é inferior de las anteras : *guachamaca*, F. 63, T. II.

612. Vejetales lechosos, 628. — Vejetales nunca lechosos, 613.

613. Baya grande con semillas abroqueladas, discoídeas, albuminosas y con los cotiledones foliáceos, 614. — Bayas mas ó menos grandes ó pequeñas, pero cuyas semillas no están nunca abroqueladas ni albuminosas, y de embrion con los cotiledones foliáceos, 615.

614. Arbustos abejucados provistos de zarcillos leñosos ó sin ellos y entónces se agarran por el vértice de sus ramos nuevos que se enroscan sobre los vejetales vecinos, pelierizados ó pubescentes, con hojas simples, alternas, de ordinario triplinervias, aovadas ó elíptico-oblongas ú oval-oblongas, coriáceas, aguzadas o con una punta obtusa con 3 ó 5 nervaduras pronunciadas, lustrosas y lampiñas ó pelierizadas. Flores pequeñas axilares ó en cimas corimbiformes, de cáliz monosépalo 5, 4-partido ; corola hipocrateriforme ó enrodada, con 5 lóbulos estendidos, de prefloracion valvar, pubescente; estambres inclusos é insertos en la garganta lampiña ó pubescente de la corola, de anteras subsesiles y cuyo conectivo no está prolongado. Ovario bilocular, redondo, de cuyo ápice sale un estilo filiforme, con un estigma espeso algo cabezudo : *strychnos*, F. 61, Or. III.

615. Baya coriácea; corola con 5 apéndices situados en la garganta y opuestos á las divisiones del cáliz, 616. — Baya nunca coriácea; corola de garganta sin apéndice alguno, 617.

616. Arboles bajitos ó arbustos y hasta frutices, muy ramosos y poco altos, de hojas simples, esparcidas, opuestas ó verticiladas y sub-verticiladas, coriáceas, entejérrimas, engrosadas por la márjen, sub-revuelta, á veces mucronaditas, obtusas, alguna vez espinosas, con frecuencia provistas de puntitos diminutos, largas de 4''-1 1¡2'' y anchas de 2 1¡2''' á 6''', lampiñas, acuñado-espatuladas ú obovales, lanceolado oblongas, obtusas ó mucronadas, subsesiles. Flores blancas ó anaranjadas, en racimos, en umbelas terminales ó solitarias, de cáliz monosépalo 5-partido, de lobulos obtusos, algo pestañosos por la márjen é imbricados ; corola 5-fida, enrodado-hipocrateriforme o sub-campanuda, lampiña, con los lóbulos obtusos, abiertos y de estivacion imbricada ; estambres insertos en la parte mas inferior del tubo de la corola, libres y algo mas largos que él, cuyos filamentos de base algo dilatada y aplanada, y subulados, llevan anteras biloculares, anchas y mas cortas que ellos, elipsoídeas y tríquetras, y sin embargo esertas, cuyas celdillas adheridas y lon-

jitudinalmente dehiscentes están reunidas por un conectivo grueso, de ápice troncado, que se prolonga por encima de ellas, entrorsas y abriéndose por medio de grietas. Ovario ovoídeo unilocular, con muchos óvulos insertos en una placenta central, ovoídeos y ascendentes; del ápice sale un estilo cilíndrico con la base cónica y terminandose por un estigma cabezudo sub-5-lobo, cuyos lóbulos son opuestos á las divisiones calizinales. Fruto globoso ú ovoídeo, con 10 ó solamente 3 semillas anidadas en la sustancia gelatinosa de la placenta y casi cubiertas por ella, ovoídeas, algo·comprimidas lateralmente, cuyo ombligo oval y ventral se estiende desde la base hasta la parte mediana: *jacquinia*, F. 80, T. II.

617. Cáliz avejigado mas ó menos desarrollado, y que encierra enteramente la baya, 618. — Cáliz nunca jamás vejigoso, baya no envuelta enteramente por el cáliz, 619.

618. Plantas herbáceas anuales ó vivaces, velludas, pubescentes ó alampiñadas, muy ramosas y de ramos dicótomos, altas de 1' á 2', con hojas simples, alternas ó mellizas, pecioladas, enteras, sinuosas, sinuoso-dentadas, sub-enteras, acorazonadas, aovadas, deltoídeo-aovadas, aovado-oblongas, puntiagudas ú obtusitas. Flores solitarias en la dicotomia de los ramos ó laterales, de cáliz monosépalo 5-fido, avejigado y con 5 ángulos mas ó menos pronunciados; corola cortamente campanuda, de limbo plegado en el boton, amarillenta, con puntitos purpúreos por dentro ó pálida y sin ellos, larga de 3'''-4'''-6'''-8'''; estambres inclusos, insertos en la parte inferior de la corola, de anteras de ordinario moradas y á veces amarillas, erguidas y lonjitudinalmente dehiscentes. Ovario casi esférico, bilocular, poliovulado, de cuyo ápice sale un estilo corto terminado por un estigma mny pequeño y cabezudo. Baya esférica, cerasiforme, de ordinario amarillenta, bilocular, con muchas semillas arriñonadas, situadas en dos placentas, insertas en los tabiques: *physalis*, F. 67, T. II, S.-T. I, G. II.

619. Baya muy poco carnuda, casi capsuliforme y á veces muy grande, 2 ó raras veces 3-locular, cuya placenta central lleva las semillas que se hallan como en una celdilla vacía y sin pulpa alguna, de sabor muy picante y hasta quemante, 620.—Baya mas ó menos gruesa y siempre llena de pulpa, mas ó menos abundante, sabor nunca picante, 621.

620. Arbustos ó plantas herbáceas anuales, muy ramosos, lampiños ó pubescentes, que se elevan á 2 1|2'-4' y hasta 6' de áltura, con hojas simples, alternas y á veces mellizas, en especial hácia el vértice de los ramos, pecioladas, aovadas, ovales, sub-enteras, puntiagudas. Flores solitarias ó fasciculadas, situadas en la bifurcacion de los ramos ó laterales, blanquecinas y de cáliz monosépalo, 5-dentado ó sub-entero; corola enrodada, de limbo plegado y con los 5 lóbulos valvados; estambres insertos en la garganta de la corola, inclusos, cuyos filamentos muy cortos é iguales llevan anteras conniventes y dehiscentes por una grieta lonjitudinal. Ovario ovoídeo ó redondo, bilocular, poliovulado, de cuyo ápice sale un estilo simple terminado por un estigma cabezudo. Baya seca mas ó menos voluminosa, tan pronto muy pequeña y larga solamente de 3''' ó 4''' y

6''', como del tamaño del puño y larga de 3'' á 4'', roja ó amarilla y lustrosa, con semillas amarillentas, comprimidas y casi discoídeas : *capsicum*, F. 67, T. II, S.-T. IV, G. III.

621. Anteras conniventes y abriéndose por poros situados en el ápice, 622. — Anteras abriéndose lonjitudinalmente por una grieta, 623.

622. Plantas herbáceas, arbustos, vejetales fruticosos y sub-fruticosos, á veces sarmentosos ó abejucados, lampiños, alampiñados, pubescentes, velludos, aterciopelados, aguijonosos ó inermes, muy ramosos y con hojas simples, alternas, raras veces como compuestas, enteras, mas ó menos lobadas, sinuosas, angulosas, de forma y tamaño muy variados, pecioladas, algunas veces aguijonosas, pero mas comunmente inermes. Flores en racimos ó espigas terminales, otras veces en grupos paucífloros laterales, de cáliz monosépalo 5-partido, algo campanudo, persistente, pubescente, peludo ó aguijonoso ; corola enrodada, de limbo 5 ó mas rara vez 9, 4-fido, plegada por la base ó 5, 9, 4-partida, con sus divisiones valvadas ó induplicativas ; estambres 5 de ordinario y algunas veces 9 ó 4, insertos en la garganta de la corola, de filamentos cortos, con las antéras grandes, conniventes, raras veces coherentes, y sin conectivo proeminente, por fin abriéndose algunas veces lonjitudinalmente. Ovario mas ó menos globoso ú oval, 2 ó 4-locular, poliovulado, de cuyo ápice sale un estilo simple de lo largo de los estambres, terminado por un estigma cabezudo que se presenta por el ápice de la pirámide amarilla formada por las anteras. Baya mas ó menos gruesa, de forma y de color variados. bi ó cuadrilocular, polisperma y cuya base está envuelta por el cáliz persistente : *solanum*, F. 67, T. II, S.-T. III, G. I.

623. Anteras coherentes ; hojas pinatisectas, 624. — Anteras nunca jamás coherentes ; hojas siempre enteras, 625.

624. Plantas herbáceas y anuales velludo-glandulosas, de tallos largos, muy ramosos, tendidos por el suelo ó algo trepadores, con hojas alternas pecioladas, de divisiones alternativamente pequeñas y grandes y pareciendo hojas compuestas, viscosas y exhalando un olor viroso bastante fuerte. Flores en cimas laterales largamente pedunculadas, amarillas y de cáliz monosépalo, 5-partido y á veces hasta 9-partido, mitad mas· corto que la corola, cuyos segmentos lineares y puntiagudos son velludos como él; corola enrodada, de limbo plegado, con los lóbulos valvados y en igual número que las divisiones cizalinales; estambres cuyo número corresponde al de los lóbulos de las cubiertas florales, insertos en la garganta de la corola, de filamentos cortos, anteras abriéndose á lo largo de su lado interior. Ovario globoso ú algo deprimido, como discoídeo y mas ó menos asurcado, de cuyo ápice sale un estilo simple que se termina por un estigma cabezudo que aparece en el vértice del cono formado por las anteras, algo bílobo y glanduloso. Baya colorada, lustrosa y lampiña, con 2 ó 3 celdas conteniendo muchas semillas : *lycopersicum*, F. 67, T. II, S.-T. III, G. IV.

625. Corola siempre largamente tubulada y con frecuencia hipocrateriforme ; filamentos bastantes veces con un diente, 626. — Co-

rola siempre campanuda; filamentos siempre sin dientes; baya pisiforme amarilla, 627.

626. Arbustos lampiños ó pubescentitos mas ó menos ramosos y cuyos ramos largos y delgados son en forma de varita, altos de 3', 6' y 8', con hojas simples, alternas, lustroso-lampiñas, aovado-lanceoladas, elíptico-oblongas, oblongas, elípticas, oblongo-lanceoladas, aovado-oblongas, con venas delicadas ó con las nervaduras proeminentes inferiormente y por fin visibles por la cara superior, obtusitas, de base mas ó menos obtusa, alampiñadas, cartáceo-membranosas ó coriáceas, cortamente pecioladas, enteras. Flores en cimas estra-axilares ó en especie de panojas terminales no grandes, amarillentas, de ordinario muy olorosas, subsesiles ó largamente pediceladas, y de cáliz monosépalo pequeño, campanudo y algo tubulado, muy corto y 5-dentado; corola infundibuliforme ó hipocrateriforme, de tubo larguísimo, claviforme, delgado ó filiforme y cilíndrico, cuyo limbo corto, induplicativo y llano es abierto y con 5 divisiones agudas, iguales y escotadas, pubescente por las márjenes; estambres de filamentos muy cortos é insertos en la garganta de la corola ó mas largos que las anteras é insertos entónces por encima ó en el medio del tubo de la corola, ordinariamente en número de 5 y á veces de 7 ó de 4, de ordinario inclusos, de filamentos lampiños ó peludos por la base, alguna vez provista de un diente. Ovario aovado y pequeño, de cuyo ápice sale un estilo simple, largo, cilíndrico, un poco engrosado hácia el ápice que lleva un estigma cabezudo, algo bilobo y glanduloso. Baya ovoídea, oblonga, obovoídea ó sub-globosa, pequeña, azul ó prieta, bilocular, polisperma y cuyas semillas redondeadas tienen el embrion recto : *cestrum*, F. 67, T. II, S -T. IX, G. VII.

627. Arbusto ó arbolito muy ramoso y que se eleva de 8' hasta 15' y aun 25', de tallo ó tronco cubierto de una corteza cenicienta, muy agrietada y un poco corchosa, con ramos muy largos, en varita y estendidos; hojas simples, alternas, enteras, á veces fasciculadas, pubescentitas cuando tiernas, pecioladas, elípticas, elíptico-oblongas, aguzadas por ambos estremos, puntiagudas y de base algo decurrente en el peciolo, largo como de 1 1½" á 2", de cara superior verde oscuro, algo lustrosa y lampiña, con líneas mas pálidas señalando la costilla y las nervaduras que están muy proeminentes por la cara inferior; largas de 12"-8"-6"-4" y 2" y anchas de 5"-4"-3"-1 1½". Flores no muy pequeñas en grandes tampoco, pedunculadas y saliendo por grupos de 10 á 20, de especies de tubérculos que se hallan á lo largo de los ramos del año anterior, al lado de 2 á 3 hojas pequeñas que no se desarrollan sino despues de la fecundacion y alcanzan entónces su tamaño regular; pedúnculo delgado, largo de como 6''', de ápice un poco mas grueso, pendiente y unifloro ; cáliz campanudo, 5 ó 4-festoneado, blanquecino, largo de 1 1½'''-2''' y persistente ; corola campanuda blanco-verdusca, gradualmente dilatada hácia la base, 4 ó 5 veces tan larga como el cáliz, con 5, 4 lóbulos valvares y lijeramente induplicativos, obtusos, recorvados, con dos manchitas verdes, larga de 5''' y pubescente. Estambres in-

sertos en la parte mas inferior del tubo de la corola, alternos con sus divisiones, esertos y por fin casi dos veces tan largos como ella, con anteras derechas, gruesas, ovales, escotadas por la base, por donde están pegadas en los filamentos, un poco inclinadas hácia el pistilo y abriéndose lonjitudinalmente. Ovario ovoídeo, amarillento por la base, y despues blanquecino, bilocular, poliovulado, con una depresion en el ápice, de donde sale un estilo mas largo que los estambres, terminado por un estigma verde, glanduloso, cabezudo y trílobo; el estilo está doblado en la prefloracion y despues se endereza al abrirse la flor. Baya pisiforme amarilla, bilocular y polisperma : *acnistus*, F. 67, T. II. S.-T. IV, G. V.

628. Corola sin estaminodios ó estambres estériles y abortados, que se han vuelto apéndices; anteras lateralmente dehiscentes; hojas de cara inferior color de oro, 629. — Corola siempre con estaminodios ó apéndices; hojas de cara inferior nunca dorado-serícea, 630.

629. Arboles frondosos, altos de 35′ á 45′ ó arbustos de 10′ á 15′, de hojas simples, enteras, alternas, pecioladas, coriáceas, ovales, oblongas, lanceolado-oblongas ó elíptico-oblongas, con una punta obtusita ó mucronadas, con las nervaduras casi perpendiculares ú oblícuas en la costilla, de cara superior lampiña, verde oscuro y lustrosa, mientras la inferior es dorado-sedosa y mas rara vez plateado-sedosa, largas de 5″-4″-3″ y anchas de 2″-1 |1|2″-8″. Flores pequeñas pedunculadas, en grupos axilares, situadas en la sumidad de las ramitas y de cáliz monosépalo 5, 6-partido, campanudo, con los segmentos obtusos, casi iguales y escariosos ó membranosos por los bordes; corola 5, 7-lobulada, campanuda, cuyas divisiones son iguales y estendidas; estambres inclusos insertos en la garganta de la corola y alternos con sus divisiones. Ovario esférico 5, 10-locular, con tantos óvulos ascendentes : del ápice sale un estilo corto terminado por un estigma 5-fido. Baya globosa 10, 8-locular, del tamaño de una manzana, verdusca, rosado-purpúrea ó azul, otras veces mucho mas pequeña, aceituniforme y larga de 8‴-6‴, prieto-azulada ó negra, con semillas solitarias en cada celda, de casco duro, lustroso, prieto, con el ombligo blanco y lateral, muy largo, comprimidas y conteniendo un endospermo carnudo : *chrysophyllum*, F. 84, G. I.

630. Apéndices de la corola ó estaminodios simples y situados entre sus lóbulos, estambres fértiles en número igual á las divisiones calizinales, 631. — Apéndices de la corola dispuestos por pares, situados entre sus lóbulos, y además hay algunos otros mas interiores y alternos con los estambres, 637.

631. Cáliz siempre con 5 segmentos imbricados, de los cuales 2 son interiores; corola semi-quinquéfida ó casi 5-partida, de estivacion imbricada, con los 5 apéndices alternando con sus lóbulos y con frecuencia partidos á manera de dientes; endospermo copioso, 636. — Cáliz cuyo número de lóbulos no es fijo, pero varia bastante, 632.

632. Cáliz 4, 6 y hasta 12-partido, de segmentos imbricados, cuyos dos esteriores son algo mayores y abrazan á los demas; corola

campanuda con 4, 5, 6 lóbulos profundos; endospermo nulo, 633. —
Cáliz formado de 5, 6 sépalos imbricados en 'la estivacion; corola
tubuloso-campanuda, 5, 6 lobada, cuyos segmentos están partidos
hasta el medio y aun mas allá; endospermo carnoso, 635.

633. Cáliz con 5 sépalos imbricativos; ovario 5-locular con óvulos ascendentes, 641.—Cáliz 4 ó plurisépalo ó partido é imbricativo;
ovario 10, 2-locular con los óvulos pendientes, 634.

634. Arboles grandes y coposos, con las ramitas sedoso ó velludo-
herrumbrosas ó alampiñadas, con hojas simples, alternas, pecioladas, cartáceas, obaovado-oblongas ú obaovadas, otras veces espatuladas, mucronadas ú obtusitas, con las venas distantes y dispuestas
á manera de costilla, delicadamente reticuladas, lampiñas por ambas caras ó lampiñas superiormente, mientras la cara inferior es
alampiñada. Flores fasciculadas ó sub-solitarias, pediceladas, axilares ó laterales en las ramitas, cuyas hojas ya se han desprendido,
de cáliz monosépalo con 4, algunas veces 6 y hasta 12 segmentos;
corola tubulosa, 6, 4 8-lobada, á veces cilindrácea, y con tantos
apéndices insertos en su tubo cuantos lóbulos tiene; tantos estambres hay cuantos segmentos en la corola, á los cuales son opuestos y
alternos pues con los apéndices, cuyas anteras oblongas ú ovoídeas
son acorazonadas por la base, mientras que tienen el ápice agudo ú
obtusito; estrorsas dehiscentes esterior ó lateralmente. Ovario pelierizado mas ó menos ovoídeo, con 2, 6, 10 celdas opuestas á los lóbulos calizinales, con óvulos solitarios en cada una de ellas, oblongos
y colgantes de su ángulo interno; del ápice sale un estilo simple,
lampiño y que se termina por un estigma obtuso, deprimido ó discoídeo, lobulado ó tuberculado. Baya carnuda mas ó menos gruesa,
globosa ú ovoídeo-oblonga, larga de 6″ y ancha de 3″, con una sola
semilla fusiforme, de casco duro, castaño-claro, larga de 2 1|2″ y
con el hilo blanco muy grande y ventral, y mucho mas pequeña,
con 5 á 8 semillas : *lucuma*, F. 84, G. III.

635. Arboles muy ramosos y bastante gruesos, que se elevan hasta 40′ de altura y mas, de ramitas, pedícelos y peciolos lijeramente
sedosos ó herrumbroso-pubescentes, de hojas simples, alternas, coriáceas, enteras, pecioladas, de ordinario aproximadas hasta la sumidad de las ramitas, oblongas, elípticas ó lanceolado oblongas,
elípticas, puntiagudas por el vértice solamente ó por ambos estremos; enteramente lampiñas ó con la cara inferior alampiñada, lustrosas superiormente, largas de 6″-8″ 3″-4″ y anchas de 3″-4″.
Flores en grupos axilares en la sumidad de las ramitas pedunculadas y de cáliz con 6, 5 sépalos ó 6, 5 partido, con las divisiones imbricativas, ovales ó aovadas, obtusas, de las cuales las 3 interiores
son á veces coloradas, sedosas ó herrumbroso-pubescentes; corola
campanuda 6, 5-loba; estambres inclusos, de filamentos cortísimos
é insertos en el interior del tubo de la corola, con anteras ovoídeas
ó deltoídeas, otras veces aflechado-lanceoladas y mas cortas que los
apéndices de la corola, lateralmente dehiscentes. Ovario globoso con
12, 4 celdas, con óvulo ascendente: del ápice sale un estilo mas largo que la corola, terminándose por un estigma obtuso. Baya bastante gruesa, redonda ú oval, cubierta de una concha áspera par-

dusco-amarillenta, cuyo diámetro es de 3″ á 4″ ó mucho mas pequeña, segun las especies; semillas negras, comprimidas, ovales, lisas, lustrosas y de casco muy duro, largas de 8‴ á 10‴ : *sapota*, F. 84, G. II.

636. Arboles de ordinario bastante grandes, ramosos y coposos, con los ramos las mas veces inermes; tienen hojas simples, alternas y raras veces opuestas, por lo comun nervosas, coriáceas, lampiñas ó pubescentes, de forma y tamaño poco variados, mas ó menos oblongas, ovales ó elípticas, aovado-oblongas, largas de 4″-2″-8‴, raramente fasciculadas. Flores fasciculadas ó á veces solitarias y axilares, de cáliz monosépalo 5-partido ó con 5 sépalos imbricados, y de dos cuales 2 son esteriores; corola enrodada, 5-partida ó 5-fida, con los segmentos mas veces abiertos, de estivacion imbricada, quedándose uno mas esterior; los apéndices en una sola série se insertan junto á los estambres con que alternan en el tubo de la corola, con cuyos lóbulos alternan tambien : son petaloídeos inclusos y frecuentemente recortados á manera de dientes; anteras de ordinario estrorsas, ovales, obtusas y mediifijas, mas cortas que el filamento y oscilantes. Ovario 5, 2-locular, con los óvulos ascendentes, pelierizado, ovoídeo y de cuyo ápice sale un estilo simple algo mas largo que él y terminándose en un ápice agudito y por lo menos lobado. Baya de ordinario pequeña y las mas veces cerasiforme, ovoídea ó globosa, cuyas semillas son 3, 1 por causa de aborto, globosas y raras veces ovoídeas, lustrosas, con 4 ó 5 crestas obtusas, de ombligo redondo, pequeño y algo deprimido; endospermo espeso y cartilajinoso, cotiledones grandes, planos y foliáceos : *sideroxylon*, F. 84, G. IV.

637. Hojuelas del cáliz 6, 8, dispuestas en dos séries; apéndices de la corola pareciendo sus segmentos, dobles que ellos ó mas numerosos y apareados entre ellos, 638. — Hojuelas calizinales nunca en dos séries, 5, 4, 8-imbricativas; apéndices de la corola no semejantes á sus divisiones, dispuestos en dos séries, cuya esterior está apareada entre ellas, mientras la interior alterna con los filamentos, 639.

638. Arboles no rara vez muy altos, corpulentos y coposos, de hojas simples, alternas; coriáceas, enteras, pulidas, con las venas poco notables, oblongas, obaovado-oblongas, obaovadas, ovales ó aovado-oblongas, retusas ó apiculado-obtusas, concóloras ó discóloras, enteramente lampiñas ó de cara inferior alampiñada, pubescentita, sedoso plateada ó escamosita, largas de 2″-4″-5″-6″. Flores con frecuencia fragantes y blancas, axilares, frecuentemente solitarias ó mellizas y pediceladas, de cáliz con 6, 8 hojuelas; corola enrodada 6, 8-partida; estambres insertos en el tubo de la corola, de filamentos delgaditos y cortos, alternos con los apéndices interiores, de anteras asaetadas mas largas que ellos, estrorsas, biloculares y lonjitudinalmente dehiscentes. Ovario pelierizado, mas veces anguloso, de celdillas en número igual á los segmentos calizinales con que están opuestas, con un solo huevecillo colgante de su ángulo interno y ascendente: del ápice sale un estilo cilindráceo, lampiño, algo asurcado y terminado por un estigma pequeño. Baya

globosa ó sub-elipsoídea ó bilocular por causa de aborto, con pocas ó una sola semilla tambien por el aborto, derechas, obovoídeas ó elipsoídeas, de casco crustáceo y lustroso; ombligo oval y pequeño; endospermo carnoso; embrion central erguido, de cotiledones grandes foliáceo-carnosos y con raicilla cilíndrica é ínfera : *mimusops*, F. 84, G. V.

639. Semillas provistas siempre de un endospermo; cáliz con 5 y á veces 4, 8 hojuelas ó divisiones foliáceas, 640. — Semillas sin endospermo; cáliz con 5 segmentos foliáceos, 641.

640. Arboles altos y ordinariamente corpulentos, con las ramitas lampiñas, alampiñadas ó herrumbroso-sedosas, llevando hojas simples, alternas, enteras, cartáceas, con las venas arqueadas, pecioladas, aovado-oblongas, elíptico-oblongas, lanceoladas, elíptico-lanceoladas, obaovadas ú obaovado-lanceoladas, terminadas por una punta mas ó menos retusa ú obtusa, de base bastantes veces aguzada, no rara vez ondulosas, largas de 2″-3″-4″-5″. Flores 4-10 dispuestas en especies de umbelas ó cimas axilares á veces muy fragantes, cuyos pedícelos mas largos que ellas son sedosos y herrumbrosos, así como el cáliz que es 5-partido y de estivacion imbricada; corola 5-partida enrodada ó infundibuliforme; estambres inclusos, opuestos á los lóbulos de la corola, cuyos filamentos se insertan en su tubo, con anteras estrorsas, redondeado-acorazonadas y mas cortas que el filamento, de pólen elipsoídeo. Ovario 5, 4-locular ovoídeo y con 5 ángulos, lampiño, con óvulos ascendentes, y en cuyo ápice está un estigma sentado y agudito. Baya ovoídeo-globosa, por lo regular pequeña, larga de 6‴-8‴ y ancha de 6‴, con una ó dos semillas ovoídeas ó sub-redondas, lisas, lustrosas, de casco crustáceo y con estrias poco marcadas, con el hilo sub-lateral, de embrion erguido y axil con los cotiledones planos: *dipholis*, F. 84, G. IV.

641. Arboles bajitos, de madera durísima y muy fuerte, cuyas ramitas sub-sedosas, alampiñadas, enteramente lampiñas ó sedosoherrumbrosas, llevan hojas simples, alternas, obaovadas ó redonditas, oval-redondeaditas, oval-oblongas, redondeadas por ambos estremos ó solamente por el vértice obtuso ó retuso, enteras, cortamente pecioladas, largas de 8‴-1″-2″-3″-4″, coriáceas, con las venas costilladas y oblícuas. Flores solitarias ó fasciculadas, axilares, pediceladas, lampiñas ó bozosas; de cáliz 5-partido, con los segmentos obtusos, de los cuales dos son esteriores y de estivacion imbricada; corola 5-fida enrodada ó infundibuliforme, con apéndices angostos acompañando á cada lado de los lóbulos y por consiguiente en número doble de ellos; estambres petaloídeos, alternos con las divisiones de la corola; ovario 5-locular, ovoídeo, de óvulos ascendentes, pelierizado ó pubescente, de cuyo ápice sale un estilo corto filiforme y lampiño, terminado por un estigma agudo. Baya elipsoídea ú ovoídea, larga de 1 1|2″-1″-6‴, con una semilla lisa, de casco crustáceo, de ombligo basilar y sub-redondo; cotiledones gruesos, ovales y aplicados por la cara, raicilla cortísima : *bumelia*, F. 84.

642. Dos ovarios, 643. — Cuatro ovarios, 668.

643. Fruto drupáceo; vejetales muy lechosos, 644. — Fruto seco y capsular; vejetales mas ó menos lechosos, 645.

644. Arbustos ó árboles bajitos, muy ramosos, cuyos ramos son de ordinario dicótomos, de ramitas lampiñas, alampiñadas ó pubescentes que llevan hojas simples opuestas ó verticiladas por á 3 ó á 4; cortamente pecioladas, cartáceas ó membranosas, elípticas, lanceolado-oblongas, elíptico-oblongas, aovado-lanceoladas, puntiagudas ó aguzadas por el vértice y á veces por ambos estremos, de cara superior lustrosa y lampiña, mientras la inferior es alampiñada, lampiña ó pubescentita sobre las nervaduras, con venas delicadas peninervias, enteras y de ordinario desiguales en el mismo verticilo. Flores pequeñas, blancas ó rojizas, en cimas axilares pauci ó plurífloras, pediceladas, y de cáliz monosépalo 5-fido ó 5-partido, con los segmentos agudos é iguales ; corola hipocrateriforme, de tubo cilíndrico dos ó tres veces mas largo que el cáliz, de limbo con 5 divisiones iguales, de prefloracion torcida hácia la izquierda ; estambres inclusos é insertos en la parte superior del tubo corolar. Dos ovarios distintos ó lijeramente coherentes, pauciovulados y envueltos inferiormente por un disco aorzado ; estigma provisto de un indusio que con frecuencia encierra 2 puntitas. Drupa dídima por ser adheridos los dos carpidios, semi-ovoídeo-redonditos, escotada, redondeadita, troncada, elipsoídea, retuso-troncada, larga de 3′″-6′″ y ancha de 4′″-5′″, morada cuando madura : *rauwolfia*, F. 63, T. II, S.-T. II, G. IV.

645. Estigma indusiado ; pólen no en masas ceráseas ó polinias ; anteras sin apéndice ó membrana por el ápice, 646. — Estigma sin indusio ; pólen compuesto de polinias ó masas ceráseas ordinariamente en número de 10, de las cuales 2 se unen á las anteras vecinas ó adyacentes por medio de una glandulita comun ; anteras terminadas por un apéndice ó membrana, 655.

646. Conectivo no presentándose por debajo de las celdillas de las anteras ; semillas de ordinario no penachudas, 647.—Conectivo ensanchado y presentándose por debajo de las celdas de las anteras; semillas ordinariamente provistas de un penacho terminal, 654.

647. Vejetales no ó apenas lechositos, 648. — Vejetales muy lechosos, 649.

648. Planta casi leñosa ó matita, muy ramosa, derecha, pubescentita que se eleva á 1 1[2′-2 1[2′ de altura, con hojas simples, opuestas, enteras, pecioladas, cartáceas, lustrosas, espatulado-oblongas ú óvalo-lanceoladas, con 2 glándulas frecuentemente situadas por su base y tambien en la de las lacinias del cáliz, largas de 2″-2 1[2″. Flores rosadas ó blanquecinas, bastante grandes y primorosas, solitarias ó con mayor frecuencia mellizas y axilares, de cáliz monosépalo 5-partido, con segmentos aguzados ó quizás mejor dientes erguidos, mucho mas corto que el tubo filiforme de la corola, que es hipocrateriforme, y pubescente hasta la garganta estrecha, callosa y con 5 ángulos opuestos á los lóbulos 5-obtusos, de prefloracion torcida, algo mas cortos que el tubo corolar largo de 1″; estambres inclusos, insertos en la parte superior del tubo corolar, de filamentos muy cortos con el ápice dilatado á manera de escama cóncava que lleva una antera inclinada, oblonga, membranosa, con el ápice torcido y mucho mas larga que el filamento. Dos ovarios,

erguidos, aproximados, lijeramente adheridos, alternando con las dos glándulas del disco oblongas y algo mas largas que ellos, multi-ovulados; el ápice se prolonga en un estilo terminado por un estigma indusiado, glanduloso, cónico, de ápice como pelierizado y cabezudo ó algo bílobo. El fruto consiste en dos folículos derechos, poco diverjentes, angostos, comprimido-cilíndricos, estriados, con muchas semillas oblongas, cilindráceas y troncadas por ambos estremos, morenas, tuberculadas, de ombligo asurcado y lateral; embrion recto, céntrico y mas corto que el endospermo carnudo, con la raicilia cilíndrica: *vinca*, F. 63, T. IV.

649. Fruto samaroídeo, cuya ala terminal se dilata repentinamente por la base y reviste el carpidio, 650.—Fruto folicular, 651.

650. Arboles muy grandes y corpulentos ó arbustos, lampiños, de hojas simples, opuestas, membranosas, pecioladas, enteras, elípticas, lanceoladas ú oblongo-lineares, obtusas, á veces escotadas por el ápice ó con una punta, de venas dispuestas á manera de costillas, aproximadas y reunidas por un arco, continuo y justa-marjinal, ó delicadas y dispuestas en redecilla floja, largas de 18'''-12'''-10''' y anchas de 6'''-4'''-2'''. Flores en cimas terminales paucífloras y blancas, de cáliz 5-fido muy pequeño, largo solamente de 1'''; corola hipocrateriforme, de tubo sub-cilíndrico, algo crecido por ambos lados y pentágono, con el limbo de 5 lóbulos oblícuos, cuya prefloracion es torcida; estambres insertos en la parte superior de la porcion lijeramente ensanchada del tubo corolar, cuyas anteras subsesiles y converjentes se terminan por un apéndice cerdoso que es la prolongacion del conectivo. Dos ovarios, cuyo estilo simple y filiforme se termina por un estigma indusiado y bipartido, con 2 segmentos cónicos. Semillas obtusas, comprimidas, discoídeas, aladas é imbricadas: *cameraria*, F. 63, T. IV, S.-T. II, G. II.

651. Folículos grandes, frecuentemente con pulpa, y cuyas semillas son asurcadas y sin alas. Anteras aflechadas y aguzadas, 652.— Folículos largos comprimidos y un poco fusiformes, sin pulpa alguna y cuyas semillas imbricadas son aladas; anteras converjentes no aflechadas, 653.

652. Arboles á veces hasta de 60' de alto, corpulentos y coposos, pero de ordinario arbustos mas ó menos altos, muy ramosos, ordinariamente lampiños, de hojas simples, opuestas, pecioladas, enteras, oblongas, ovales ú oval-oblongas, obaovado-lanceoladas, eliptical-oblongas, lanceolado-oblongas, ondulosas ó no, obtusas ó puntiagudas por ambos estremos, ó terminadas por una punta mas ó menos obtusa, mientras la base va aguzándose hasta confundirse con el peciolo, membranosas, largas de 6''-7''-5''-8''-4'' y anchas de 4''-3''-2''-18'''-9'''. Flores fragantes, blancas ó amarillas y bastante grandes, en cimas terminales, paucí ó plurífloras, mas ó menos pedunculadas ó subsesiles, de cáliz monosépalo 5-fido ó 5-partido, y glanduloso interiormente, con los segmentos oval-oblongos y obtusos, aovados y obtusitos, aovados ó aovado-lanceolados, de punta obtusa y recorvada; corola hipocrateriforme, con el tubo ordinariamente ensanchado en la línea de insercion de los estambres, con los 5 lóbulos del limbo linear oblongos, oblícuamente espatulados ú

obaovados, otras veces aovado-lanceolados, mas largos, tan largos ó mas cortos que el tubo corolar cilíndrico; estambres insertos en el medio ó por encima del medio del tubo corolar inclusos ó con el ápice de las anteras eserto. Dos ovarios envueltos por un disco aorzado, apenas notable ó nulo: del vértice sale un estilo simple terminado por un estigma sostenido por un indusio anular : *tabernæmontana*, F. 63, T. IV, S.-T. II, G. III.

653. Arboles bajitos de 25′ de altura ó mas pequeños ó arbustos, de ramos dicótomos gruesos por el ápice obtuso y como carnudo, estendidos, lampiños ó tomentosos; hojas simples, enteras, alternas ó esparcidas, con las venas dispuestas á manera de las costillas y reuniéndose en un arco justa-marjinal, cartáceas, enteras, pecioladas, oblongas, oblongo-lineares, obaovado-oblongas, espatulado-oblongas, con una punta, ó redondeadas y mucronadas por el ápice, largas de 8″-10″-12″-6″-4″. Flores pediceladas, de ordinario fragantes, primorosas, bastante grandes, rosadas, blancas, amarillentas, de ordinario saliendo antes que aparezcan las hojas, en cimas terminales pedunculadas, abiertas ó cerradas, pubescentes, alampiñadas ó lampiñas, y de cáliz monosépalo anchamente 5-lobo ó subentero, pequeño, campanudo, con los segmentos sub-troncados, redondeaditos ó mucronadito-truncados, obaovados; corola grande, períjina, hipocrateriforme ó infundibuliforme, de tubo largo, estrecho y con frecuencia oblícuo, con el limbo partido en 5 segmentos anchamente ovales, obaovado-oblongos ú obaovados, espatulado-lineares ú oblongo-lineares, casi iguales, tan ó dos veces mas largos que el tubo de la corola ; de prefloracion torcida ; estambres insertos en la parte mas inferior del tubo de la corola, inclusos y de filamentos cortos. Dos ovarios libres ó lijeramente adheridos con el tubo estrecho del cáliz, terminados por un estilo sencillo, corto y terminado por un estigma bipartido. Folículos largos como de 5″ á 6″ y mas, aguzados, ventrudos y conteniendo muchas semillas, comprimidas, oblongas, empizarradas, con una ala bastante ancha aguda, dentada ó festoneada : *plumeria*, F. 63, T. IV, S.-T. II, G. III.

654. Arbustos ordinariamente abejucados y raras veces plantas herbáceas, de tallos delgados, muy largos, ramosísimos, sarmentosos ó volubles, lampiños ó pubescentes ; de hojas simples, opuestas, pecioladas, aovado-lanceoladas, aovado-oblongas, oblongo-lanceoladas, oblongas, aovadas, lanceoladas, eliptical-oblongas, aovado-redondeaditas, ovales, oval-oblongas, acorazonado-aovadas, con una punta, obtusas ú obtusitas, mucronadas, aguzadas, de base redonda, acorazonada ó algo aguzada, largas de 2″-3″-4″-6″-5″-1″- 1 1ǀ2″-2 1ǀ2″. Flores bastante grandes ó pequeñas blancas, amarillas ó rosadas, pediceladas y mellizas, dispuestas en cimas axilares de ordinario corimbiformes, las mas veces paucífloras y pedunculadas; de cáliz 5-fido con los segmentos glandulosos aovado-lanceolados, lanceolado lineares, aovados, subulados, etc., y sin escamas interiores ó sin glándulas y provistos de escamas interiores que faltan raras veces, mucho mas cortos que el tubo de la corola hipocrateriforme, désnuda de lóbulos oblícuos y de prefloracion torcida por la dere-

cha, con el tubo sub-cilíndrico, infundibuliforme por encima de la base cilíndrica, pelierizado entre y por debajo de los estambres, campanudo por encima de la base, pero lampiño; estambres de anteras conniventes, adheridas al estigma por su parte mediana, oblongas, obtusas, con un mucro inclinado y dos cornezuelos, acorazonadas ó sub-acorazonadas por la base, tiesas, aguzándose desde la base aflechada ó acorazonada y aguzadas por la punta, oblongas, obtusitas y acorazonadas por la base, cornudas, aflechadas con aurejitas tiesas y obtusitas, aguzadas desde la base y contenidas en la parte mas baja de la porcion campanuda de la corola, otras veces provistas de un apéndice terminal y membranoso. Ovario sentado en un disco 5-glanduloso ó 5-lobo y raras veces sub-entero. Folículos lineares ó torrulosos, con semillas provistas de un penacho terminal : *echites*, F. 63, T. VII.

655. Vejetales apenas lechosos ó cuya savia es solo un poco turbia, 656.—Vejetales muy lechosos, 657.

656. Arbusto ramosísimo, alto de 8' á 15', cuyos ramos largos y lampiños son en forma de varita, derechos, tricótomos y un poco triangulares cuando tiernos, con hojas simples, coriáceas, sub-sentadas, verticiladas por á 3, enteras, lanceoladas, aguzadas por los dos estremos, lampiñas, lustrosas, con la costilla muy pronunciada inferiormente blanca, así como las nervaduras delgaditas, paralelas y pinadas, bastante proeminentes y notables en la cara superior por las líneas mas blanquecinas que corresponden á ellas : primorosas flores rosadas, algunas veces blancas, en corimbos terminales pedunculados y pediceladas, de cáliz muy pequeño, monosépalo, campanudo, de 5 divisiones profundas, lineares y derechas ; corola grande, infundibuliforme, regular, de limbo partido en 5 segmentos oblícuos, profundos, obtusos y de prefloracion torcida; tubo largo cuyo orificio está adornado de 5 apéndices petaloídeos con el ápice franjeado ; estambres inclusos, distintos, insertos en la parte media del tubo corolar, y cuyas anteras adhieren con el estigma por su parte mediana, son aflechadas y se terminan por un apéndice en forma de penacho. Dos ovarios aplicados uno á otro, derechos, estriados, larguitos, y de cuyo ápice sale un estilo filiforme, un poco crecido hácia el ápice, que se termina por un estigma cilíndrico, truncado y obtuso ; la base está acompañada de 5 apéndices muy cortos ó dientes que salen del fundo del cáliz, un poco por afuera de la insercion de la corola y representan el disco. Folículo cilindráceo, bilocular polispermo, derecho y estriado : *nerium*, F. 63.

657. Corona de la corola doble, cuya série esterior es anular ó cortamente ciatiforme, ondulosa ó festoneada, y reuniendo la columna con el tubo de la corola, mientras la interior mas grande es formada de 5 hojuelas situadas por debajo de las anteras, 658. — Corona de la corola sencilla, 659.

658. Plantas herbáceas pubescentes ó alampiñadas, de tallo muy largo voluble y abejucado, muy ramoso, de hojas simples, opuestas, enteras, aovado–oblongas ó lanceoladas, aguzadas ó mucronadas, obtusas por la base glandulífera y pecioladas, largas de 1"-2 1¡2". Flores en umbelas laterales ó terminales, de pedúnculos mas largos

que las hojas, pubescentes y formadas de algunas flores; de cáliz 5-partido; corola enrodada 5-partida ó 5-loba, lijeramente torcida, blanca, con los segmentos aovados, obtusitos ú obtusos; corona esterior anular, sub-entera, mientras la interior, de hojuelas ovales y abroqueladas por la base, escede un poco la columna. Polinias claviformes y cilíndricas á la par y colgantes, cuyo rabo corto y ascendente se inserta en el mucro basilar de la glándula deltoídeo-redondeadita; estigma cónico y sub-entero. Folículos aovado-lanceolados, lampiños, con semillas penachudas : *sarcostemma*, F. 62, T. IV, S.-T. VIII.

659. Formada de 5 hojuelas, 660.—Anular ó acubileteada ; anteras transversalmente dehiscentes, 665.

660. Insertas por debajo de los estambres y sin apéndice interior, frecuentemente adheridas por debajo de ellos, 661. — Insertas en la columna, 662.

661. Arbustos sarmentosos, trepadores ó bejucos, lampiños, ó con dos líneas de pelo en las ramitas, de hojas simples, opuestas, pecioladas, subsesiles, enteras, lanceolado-oblongas, lanceoladas ó espatuladas, aovadas ó anchamente aovado-oblongas, mucronaditas, obtusitas, aguzacitas ó algo acorazonadas por la base. Flores en cimas pedunculadas, á veces umbeliformes, pedunculadas ó sub-sentadas y de cáliz con 5 sépalos ó sub-5-partido, con los segmentos orbiculares, ú oval-oblongos y pestañosos; corola cortamente infundibuliforme, con 5 lobulos ovales dos veces tan largos como el tubo, barbudos por encima de la garganta, ú oval-oblongos, obtusos, pestañudos, interiormente lampiños y tres veces mas largos que el tubo; hojuelas de la corona redondeaditas y espesas ó lanceoladas. Polinias oblongas ú obovoídeas, y derechas; rabo horizontal é inserto en la base de la glándula. Estigma entero, plano ó convexo-cónico. Folículos lampiños y lisos, con semillas penachudas; *marsdenia*, F. 62, T. III, S.-T. I, G. I.

662. Verticalmente, dobladas sobre sí y provistas de un espolon ascendente situado en su dorso, 663. — En el vértice de un estipe corto, cuculiformes y provistas de un apéndice encorvado que sale de su concavidad, 664.

663. Arbusto que se eleva á como 10' ó 15' de altura ó á veces se queda una mata, muy ramoso, de corteza blanco-cenicienta, con el epidermis espeso muy agrietado y algo corchoso, las ramitas herbáceas todavía son glaucas; hojas simples, opuestas, enteras, sub-sentadas, obaovado-oblongas ú obaovado-redondeaditas, muy anchas, acorazonadas por la base, largas de 8''-6'', lampiñas y glaucas. Flores bastante grandes, de como 1'' de diámetro, blancas, teñidas por adentro de rojo moradusco, en corimbos axilares largamente pedunculados; cáliz monosépalo 5-partido; corola campanuda 5-partida, abierta, con la punta de los segmentos doblada un poco hácia fuera, de prefloracion valvar; hojuelas de la corona encorvadas y tan largas como la columna prismática ; polinias comprimidas, espatuladas, diverjentes y colgantes á la par; rabo corvo, horizontal por la base é inserto en la base de una glándula pequeña ; estambres inclusos y morados; estigma deprimido. Folículos ventrudos, lampiños y lisos.

glaucos, conteniendo muchas semillas penachudas : *calotropis*, F. 62, T. IV, S.-T. VIII.

664. Plantas herbáceas perennes ó matas, de tallo derecho mas ó menos ramoso y que se eleva á 1 1$\frac{1}{2}'$-4' de altura, pubescentito ; hojas simples, opuestas, pecioladas, oblongo-lanceoladas ó lanceolado-aguzadas, alampiñadas; flores en umbelas, plurífloras, pedunculadas y saliendo de entre las hojas superiores ó terminales; pedícelos 5, 12, 3, 4 veces tan largos como las flores sea carmesí ó verdoso-blancas, de cáliz 5-partido, cuyos segmentos muy pequeños son reflejos, pequeño y campanudo ; corola 5-partida, enrodada con las divisiones reflejas y de prefloracion valvar, elípticas, puntiagudas ú obtusitas; columna repentinamente estipitada, apéndices de las cornetas anaranjadas ó blanco-rosaditas, lanceolado-falcados, aovado-falciformes y mas ó menos esertos. Polinias obaovadas, comprimidas, coludas y colgantes. Estigma deprimido. Folículos oblongo-lanceolados ó lanceolados, lisos y con semillas penachudas : *asclepias*, F. 62, T. IV, S.-T. V.

665. Corona anular reuniendo la columna con la garganta de la corola, 666.—Corona escuteliforme, 15 festoneada é inserta en la columna corta, 667.

666. Matas trepadoras ó bejucos de tallos larguísimos y muy ramosos, peludos, densamente pelierizados, pubescentes, alampiñados ó lampiños, con hojas simples, alternas, pecioladas, enteras, aovado-oblongas y por la base acorazonadas, lanceolado-elípticas ó elípticas y puntiagudas por ambos estremos, puntiagudas, mucronadas ó cuspidadas, largas de 4"-2 1$\frac{1}{2}''$-1 1$\frac{1}{2}''$-8" y anchas de 2 1$\frac{1}{2}''$-1". Flores en corimbos paucífloros pedunculados y axilares, raras veces solitarias, pediceladas y de cáliz monosépalo 5-partido, con los segmentos aovado-puntiagudos, lanceolado-aguzados, lanceolado-obtusitos, aovado-oblongos y obtusos, lijeramente peludos, pelierizadítos ó lampiños ; corola enrodada 5-partida ó 5-loba, de prefloracion torcida con los segmentos lanceolado-lineares, aguzados, peludos ó alampiñados, ó con los lóbulos aovado-deltoídeos ó aovado-oblongos, obtusitos, papilosos hácia la punta ó lampiños; diámetro de la corola de 20'''-16'''-18'''-12'''-10'''-8'''. Polinias obaovadas, coludas y horizontales. Estigma deprimido. Folículos ventrudos, á veces del tamaño del puño y provistos de tres alas estrechas lonjitudinales, semillas muchas y penachudas : *gonolobus*, F. 62, T. V, G. I.

667. Mata abejucada de tallos delgados muy largos y muy ramosos superiormente, muy pubescentes, así como las demas partes de la planta ; hojas simples, alternas, pecioladas, acorazonado-deltoídeas, cuspidadas, pelierizaditas superiormente, mientras la cara inferior es blanquecino-tomentosa, anchas de 2 1$\frac{1}{2}''$-3". Flores fasciculadas, axilares y pequeñas, pediceladas y pubescentes, de cáliz monosépalo 5-partido; corola enrodada, 5-partida, ancha de 3''' lijeramente torcida, pubescente, y con los segmentos aovados y obtusos. Polinias ovoídeo-oblongas, paralelas á la glándula oblonga, coludas por su parte media, de cola corta, transversa é inserta en la base de la glándula. Estigma plano, de cuyo centro sale una

punta larga, subuliforme y espesita. Folículos ventricosôs, largos de como 3″ y erizados de puas carnosas bastante gruesas y largas de 1‴-1 1¡2‴, con muchas semillas penachudas : *ibatia*, F. 62, T. V, G. II.

668. Fruto capsular ó formado de 4 ó 5 cocos ó cajitas, 1 ó 2 espermas; estambres 5 ó mas, pero de los cuales algunos suelen abortar ; vejetales provistos de glandulitas transparentes conteniendo una esencia. Arboles ó yerbas, 669. — Fruto aqueniforme, formado de 4 aquenios ó nuecesitas monospermos ; ovarios de base sentada en un disco hipojínico poco desarrollado; estambres siempre 5 y todos fértiles, 670.

669. Ovarios muy pequeños casi enteramente envueltas por el disco hipójino 12-lobo y muy desarrollado ; estambres cuyo número vario de 7, 5 á 2 reemplazados siempre algunos por estaminodios ; cáliz corto, tubo de la corola seudo-monopétala corto; árboles de hojas trifolioladas, 836.—Los 2 sépalos esteriores del cáliz ocultando la corola diminuta y cúyo limbo es bilabiado; yerbas altas de 8 á 12″, ramosas superiormente, lampiñas ó algo velluditas anuales, con las ramitas rollizas ; hojas alternas, pecioladas y con 3 hojuelas aovado-lanceoladas, entejérrimas, membranáceas, con muchos puntitos transparentes muy finos. Flores en especie de espiga unilateral melliza en el ápice de un pedúnculo axilar, blanquecinas, de las cuales las de la segunda série son mas pequeñas y sentadas ; cáliz de 5 sépalos desiguales cuyos dos ó uno estericres foliáceos y bracteiformes son mucho mas largos que la corola que tienen oculta, los dos interiores son mas pequeños y por último el mas interior de todos es diminuto; corola corta tapada por el cáliz, de tubo encorvado y con el limbo 2-labiado, cuyo labio superior es entero y escotado, mientras el inferior es 4-lobo. Disco escamiforme oblícuo ó unilateral ; estambres 5 epipétalos, de los cuales 2 solos son perfectos y 3 sin anteras, de filamentos subulados y barbudos por la parte media ; anteras oblongas y sin apéndice. Ovario profundamente 5-partido, con los lóbulos distintos uniloculares y adheridos solamente por medio del estilo cortito, terminado por un estigma cabezudo ; óvulos dos sobrepuestos.Cápsula 1, 5 coca, con los cocos 2 valvares, 1-espermos, de endocarpio suelto elásticamente bílobo, de base membranácea y la semilla distante. Semilla reniforme, con el seno umbilicado ; testa tuberculosa; embrion sin endospermo, de cotiledones lisos con orejitas por la base, cuya esterior envuelve la interior; raicilla inflexa *monniera*, F. 111, T. II.

670. Corola hipocrateriforme, de garganta lampiña ó pubescente; estambres inclusos, 671. — Corola enrodada cuya garganta está adornada con 5 escamas derechas; estambres insertos en la garganta en donde forman un cono saliente y derecho, 672.

671. Plantas herbáceas anuales, matas y raras veces arbustillos, peludos, pelierizados, sedoso-blanquecinos, pinchudos y rara vez lampiños, de 1′ á 5′ de alto, de tallos derechos, desparramados y tendidos, muy ramosos, y con hojas simples, alternas, mas ó menos pecioladas, subsesiles ó sesiles, aovadas ó sub-acorazonadas, aovado-lanceoladas, oval-oblongas, lanceoladas, lanceolado-aguzadas ó li-

neares, elíptico-oblongas, enteras, festoneado-ondulosas ó de márjen revuelta, con una punta ú obtusas. Flores unilaterales en espigas escorpioídeas terminales, ó solitarias; de cáliz 5-partido, y raras veces 5-dentado algo tubulado; corola hipocrateriforme, plegada, con 5 segmentos cortos, á veces separados por un dientecito, estrechada al nivel de la garganta lampiña, ó de tubo abierto, á veces de garganta pubescente, mucho mas larga que el cáliz; estambres inclusos de anteras distintas ó á veces coherentes por su punta pubescentita, insertos en el medio ó por debajo del tubo de la corola. Estilo simple terminal ó nulo, sostenido por un anillo abroquelado-hemisférico, tan largo como el estilo y pubescentito. Aquenios 4, separados ó apareados : *heliotropium*, F. 66, T. III.

672. Planta herbácea bisanual, pelierizada, cuyo tallo se eleva á 1'-1 1½' cuando está para florear, con hojas radicales, simples, enteras, pecioladas, bastante grandes y oval-lanceoladas, muy ásperas, en el tallo son mas pequeñas, sentadas y decurrentes, alternas. Flores azules ó á veces blancas en panojas terminales, pediceladas y pendientes, de cáliz monosépalo, 5-partido, con los segmentos estendidos y lineares; corola enrodada, cuyas 5 lacinias son muy estrechas y puntiagudas : de la garganta salen 5 apéndices obtusos, escotados, lisos, lustrosos y negros; estambres cuyo filamento muy corto se prolonga en un cuernecillo situado un poco por afuera de la insercion de las anteras, grandes y erguidas. Cuatro ovarios uniloculares, del centro de los cuales sale un estilo simple que se termina por un estigma cabezudo. El fruto consiste en 4 aquenios ó nuececitas converjentes, arrugados y de vértice redondeado : *borrago*, F. 66, T. V, S.-T. I:

673. Estambres seis, 674. — Mas de 6 estambres, 675.

674. Cáliz 5-sépalo ó 5-partido, de segmentos imbricados; corola campanuda 6, 5-loba; estambres opuestos á los lóbulos de la corola y alternando al contrario con algunos apéndices estériles. Ovario 12, 4-locular, con los óvulos ascendentes. Baya mas ó menos gruesa, de semillas crustáceas provistas de un endospermo, 635.—Cáliz con 6, 8 sépalos dispuestos en dos séries; corola enrodada 6, 8-partida, con apéndices en número doble y pareciendo los segmentos entre los cuales están apareados, divisiones de la corola opuestas á los sépalos. Estambres opuestos á los lóbulos de la corola, alternando con tantos apéndices interiores, con anteras aflechadas y estrorsas. Ovario 6, 8-locular, con óvulos ascendentes de los cuales la mayor parte abortan, algunos ó uno solo quedándose. Baya bastante gruesa oligo ó unisperma por aborto, semillas con endospermo espeso, cartilajinoso y oleajinoso, 629.

675. Menos de 14 estambres, 676.—Catorce estambres y mas, 681.

676. Ocho estambres, 677. — Diez estambres, 678.

677. Mata suculenta, vivaz, de tallo corto, mas ó menos ramoso, que se alarga mucho para echar las flores, y entónces alcanza 2' á 3' de alto, con hojas compuestas é imparipinadas ó simples y opuestas, pecioladas, muy espesas, carnosas y suculentas, con 1, 5 hojuelas aovadas festoneadas, lampiñas y como glaucas. Flores rojizo-amarillentas, en panojas terminales, pediceladas y cabizbajas, de

cáliz campanudo, inflado, membranoso, cortamente 4-fido; corola campaniforme, claviforme en la parte superior y mas ancha, de base prismática y cortamente 4-fida, algo mas grande que el cáliz y de segmentos iguales y algo doblados hácia fuera; estambres insertos en el tubo de la corola é inclusos. 4 ovarios ovales puntiagudos y terminándose cada uno por un estigma; su base está acompañada de una escama nectariforme. El fruto consiste en 4 carpidios capsulares largos, puntiagudos, uniloculares y polispermos: *bryophyllum*, F. 147, T. I.

678. Cáliz acompañado de dos brácteas que mas luego se vuelven carnudas, envuelven la cápsula de manera á simular una baya ; corola con 10 lacinias; anteras grandes de ápice bifido, 679. — Las dos bracteas escamosas que acompañan al cáliz no se vuelven nunca carnudas ; corola con 10 lacinias; anteras grandes de ápice aguzado, cuyos filamentos salen de un anillo nectariforme ; baya con 6 surcos. 680.

679. Primorosos arbustos de 1' á 5' de alto, ramosísimos, con hojas simples, alternas, casi sesiles, ovales, aguzadas, enteras ó algo dentadas; flores en espigas axilares, pediceladas, pendientes, blancas mas ó menos teñidas de encarnado y que se componen de un cáliz monosépalo 5-dentado; corola oval, ventricosa, con 5 segmentos cuyos bordes están doblados por afuera; estambres inclusos, insertos en el tubo de la corola y cuyos filamentos aplanados llevan anteras de ápice bífido, terminándose por una cerda cada lóbulo, son acompañados de ordinario por la base de tantas escamas hipójinas reunidas con ellos. Ovario sentado sobre un disco glanduloso, casi semiínfero, de cuyo ápice sale un estilo simple y derecho que se termina por un estigma sencillo y algo cabezudito. Cápsula 5-locular, de dehiscencia loculícida, pero que parece baya á primera vista, contiene algunas semillas : *gaulteria*, F. 81, T. II.

680. Planta herbácea de tallo fruticoso, derecho, simple, nudoso, como del tamaño del dedo meñique, lleva hojas simples, opuestas, enteras, largas de 12″ y anchas de 5″, con la base aguzada y volviéndose peciolo muy corto. Flores terminales, con pedúnculos tricótomos que tienen una vaina por la base, pediceladas, opuestas, acompañadas de dos escamas, y de cáliz turbinado 5, 4-partido algo espeso y como dorado; corola tubulada, mas corta que el cáliz, con 10 segmentos empizarrados; estambres derechos, de filamentos mas cortos que las anteras é insertos en un anillo nectarífero ; anteras grandes elongadas, verdes y de ápice algo aguzado. Ovario ovoídeo, 3-locular, poliovulado, de cuyo ápice sale un estilo corto que se termina en un estigma escutiforme. Baya casi redonda y un poco oval á la par, del tamaño como de una cereza, con 6 surcos, trilocular y polisperma : *potalia*, F. 61, Or. IV.

681. Siempre 14 estambres ; cáliz y corola de 7 divisiones; cápsula 7-locular polisperma, 682. — Estambres muchos y en número indeterminado; cáliz de 6 sépalos cuyos 2 esteriores son mas pequeños ; baya coriácea multilocular que, desprendida la concha, parece una fresa colgante. Flores entremezcladas con brácteas claviformes y ascidiformes ó casi pareciendo un jarrito, 683.

682. Arbustos bajitos como de 4' á 6' de alto, peludos, mas ó menos ramosos, con hojas simples, alternas, sentadas, enteras, algo ovales y puntiagudas ; flores coloradas en espigas terminales flojas, pediceladas, y de cáliz cuyas divisiones profundas, estrechas, obaovadas y obtusas son pendientes ; estambres salientes insertos en la garganta de la corola. Ovario ovoídeo, casi polígono, de cuyo ápice sale un estilo simple algo larguito que se termina por un estigma algo cabezudo. Cápsula de 7 celdas, polisperma : *befaria*, F. 81, T. III, S.-T. II.

683. Arbustos trepadores que parecen parásitos, sin serlo verdaderamente, cuyos tallos poco ramosos trepan derechos, especialmente en el estipe de las palmas de yagua subiendo así casi hasta su vértice, comprimidos, y con 4 caras, de las cuales la que está aplicada al árbol es algo cóncava y provista de garras con que se agarra de la corteza de los árboles á lo largo de los cuales sube, de corteza color ceniciento ; hojas elípticas, simples, dísticas, subsesiles ó apenas pecioladas y aplicadas ó pegadas á la corteza de los árboles al favor de chupadores de que está provista su circunferencia ; mas luego de tales tallos ordinariamente sencillos y larguísimos salen ramos cilíndricos estendidos, de ningun modo trepadores largos de 2' á 3' algo mas ó menos, dísticos ó esparcidos, con hojas alternas, algo teñidas de morado claro cuando tiernas, cortamente pecioladas, lanceoladas, aguzadas por ambos estremos y puntiagudas. Flores en umbelas ó racimos acorimbados, pediceladas, con brácteas espatuladas, convexas por arriba y cóncavas inferiormente, insertas algo por debajo del medio de los pedícelos, otras veces son con forma de urna, claviformes y saliendo de los pedícelos de las flores abortadas del centro de la umbela; tales flores son verduscas y de cáliz monosépalo con las divisiones interiores redonditas ; corola caliptroeforme, circuncisa. Estambres de filamentos cortos, subulados y estendidos, con anteras lineares y articuladas con ellos, un poco por encima de la base, no mucronadas. Ovario con 12-4 celdillas incompletas, estriado lonjitudinalmente; estigmas decurrentes en la punta obtusita del ápice : *marcgraavia*, F. 98.

684. Ovario semi-ínfero ó soldado solamente con la parte inferior del cáliz, 685. — Ovario ínfero ó soldado enteramente con el cáliz, 691.

685. Estambres soldados entre sí y epijínicos, 686

686. Corola bi ó unilabiada, 688.—Corola hipocrateriforme, largamente tubulada y blanca, 687.

687. Planta herbácea vivaz, muy lechosa, pubescente, cuyo tallo herbáceo, blando y simple se eleva á 8'' ó 15'' y lleva muchas hojas, simples, alternas, lanceolado-oblongas, sinuoso-dentadas, aguzadas por la base sub-sentada, obtusas, largas de 3''-4''. Flores solitarias, axilares, con dos brácteas lanceoladas situadas hácia el medio del pedícelo corto, y de cáliz monosépalo semi-adherente, turbinado, con 5 ángulos y cuyo limbo es partido en 5 segmentos lanceolados, puntiagudos, casi dos veces mas largos que él, dentados y velludos ; corola hipocrateriforme, oblícua, de tubo casi tan largo como las hojas 2 1|2'' á 3'', filiforme, cilíndrico, de base bastante crecida y como ventruda pegada en la garganta del cáliz y con 4 ángulos que

no tardan en desaparecer, velludo y sosteniendo un limbo estendido y de 5 divisiones casi iguales, lanceolado-lineares y puntiagudas; estambres 5 adheridas entre sí por los filamentos y de anteras coherentes, insertos en el medio del tubo de la corola en donde están libres sus filamentos que llegados á la garganta se reunen y se soldan entre sí para formar un tubo corto y cilíndrico, con 4 surcos poco pronunciados que corresponden con los que separan las celdas de las anteras oblícuas, bastante largas, cuyas dos superiores están mucho mas largas que las inferiores, con el ápice provisto de pelos blancos que antes de verificada la florescencia tapan el estigma, mientras que despues forman como una corona en deredor suyo. Ovario semi-ínfero, bilocular, poliovulado y de cuyo ápice oblícuo y puntiagudo sale un estilo filiforme, muy largo terminado por un estigma que se presenta por encima del ápice de las anteras y en medio de la corona blanca ya señalada, ancho, bilabiado, con el centro verde y glanduloso-viscoso cuyo labio inferior es algo cóncavo y pareciendo la boca de una boccina. Cápsula como inflada, bilocular, bivalve y abriéndose por el vértice, conteniendo muchas semillas muy finas. Toda la planta exhala un olor viroso particular y bastante fuerte : *isotoma*, F. 57, T. II.

688. Corola bilabiada, 689. — Corola unilabiada, 690.

689. Plantas herbáceas anuales ó vivaces, muy lechosas, cuyo tallo derecho y poco ramoso se eleva á 18″-12″-8″, lampiñas, alampiñadas ó pubescentes, con hojas simples, alternas, sub-enteras, festoneadas ó dentadas, pecioladas ó sesiles y decurrentes, aovadas ó lanceoladas, largas de 2″-18‴-6‴. Flores en espigas terminales, pediceladas y que salen de la axila de una bráctea foliácea de tamaño muy variado, y de cáliz semi-adherente, anguloso, 5-fido, con segmentos bastante largos, lanceolado-subulados; corola muy irregular, cuyo tubo está hendido por su lado anterior, vuelto superior por torsion, bastante largo y de base como ventruda, de limbo con 5 lóbulos desiguales y bilabiado; estambres 5, cuyos filamentos soldados entre sí y anteras coherentes forman un tubo atravesado por un estilo filiforme, largo, simple y terminado por un estigma 2-lobo que se presenta por el ápice del tubo formado por las anteras raras veces lampiñas, pero con mayor frecuencia barbudas por el ápice, sea dos solamente sea todas. Cápsula bilocular, polisperma, bivalve y abriéndose por el ápice, coronada por el limbo calizinal : *lobelia*, F. 57, T. II.

690. Plantas herbáceas vigorosas ó matas y hasta arbustos muy lechosos, cuyo tallo mas ó menos ramoso y derecho se eleva á 1′-4′, con hojas alternas, simples, á veces aproximadas hácia el vértice, mas ó menos decurrentes y sentadas, pecioladas ó subsesiles, lanceoladas, lineares, linear-lanceoladas, lanceolado-oblongas, con una punta, mas ó menos aguzadas á veces por ambos estremos, aserradas, con dientes espiniformes ó lineares, algunas veces mucronaditos, largas de 8″-5″-4″-3″-12″-6″-15″. Flores de ordinario purpúreo-moraduscas, algunas veces amarillas ó azafranadas, en racimos mas ó menos foliáceos, largos, grandes, multífloros y que parecen espigas, pediceladas y saliendo de la axila de una bráctea foliácea

mas ó menos grande, con frecuencia unilaterales, y de cáliz semi-ínfero 5-lobo, de tubo hemisférico ó globoso, cuya cara anterior está lonjitudinalmente hendida, encorvada, plana ó cóncava, labio infe-rior 3-lobo, acompañado de dos lóbulos laterales mas ó menos diver-jentes, al concluirse la florescencia : á menudo las 5 piezas ó pétalos que la forman se separan; estambres 5 adheridos, cuyas anteras todas son barbudas por el ápice ó solamente las dos inferiores. Cáp-sula semi-ínfera y algunas raras veces libre, polisperma y abrién-dose por dos ventallas : *tupa*, F. 57, T. II.

691. Anteras libres. 692. —Anteras soldadas entre sí 763.

692. Menos de 5 estambres, 693. —Cinco estambres ó mas, 709.

693. De 1 á 4 estambres ; fruto aqueniforme penachudo, 694. — Siempre 4 estambres; fruto seco ó carnudo, 695.

694. Plantas herbáceas de ordinario vivaces, de tallo derecho mas ó menos ramoso, alto de 2′ á 3′ y saliendo casi siempre de un rizoma mas ó menos desarrollado, con hojas radicales simples, pe-cioladas, dentadas, opuestas, cuya base del peciolo es un poco en-vainadora, mientras las caulinares son compuestas ó pinatífidas. Flores pequeñas blancas y dispuestas en corimbos ó en panojas ter-minales pedunculadas y acompañadas de hojas florales, pediceladas y saliendo de la axila de una bráctea; cáliz dentadito y á veces de limbo enrollado hácia dentro; corola tubulada, con 5 segmentos de ordinario desiguales, ovales, obtusos, algo oblícuos y cuya base está algunas veces provista de un espolon ; 1, 2, 3, 4 estambres epíjinos por ser epijínica la insercion de la corola en la parte superior del tubo de la cual se insertan. Ovario unilocular ovoídeo, de cuyo ápice sale un estilo que se termina por 1 ó 3 estigmas. El fruto consiste en una especie de cápsula indehiscente, aqueniforme, con 3 celdas, de las cuales 2 abortan de ordinario, monosperma : *valeriana*, F. 60.

695. Flores agrupadas en una especie de receptáculo peludo y formando así una cabezuela, 696. — Flores nunca dispuestas en ca-bezuela, ó cuando lo son es sin receptáculo alguno, 697.

696. Matas ramosas, de hojas opuestas ó verticiladas por á 3, acompañadas de estípulas distintas ó algo coherentes. Flores ama-rillentas en cabezuelas largamente pedunculadas, axilares ó termi-nales, sesiles en un receptáculo esférico y de cáliz monosépalo, an-guloso y en forma de pirámide inversa, con 4 dientes ; corola infun-dibuliforme con 4 segmentos iguales y enderezaditos; estambres insertos en la parte superior del tubo delgado de la corola y algo esertos. Ovario ovoídeo, de cuyo ápice sale un estilo simple muy largo, eserto y terminándose en un estigma globoso y cabezudo á la par. El fruto consiste en una cápsula inversamente piramidal, co-riácea, coronada por los dientes del cáliz, bilocular, partible, cuyas celdas monospermas están frecuentemente vacías por causa de aborto, con semillas oblongas, cuyo embrion inverso y contenido en un endospermo algo cartilajinoso tiene su raicilla superior : *cepha-lanthus*, F. 62, Or. I, T. VII.

697. Fruto seco; óvulos pegados lateralmente; semillas provis-tas de endospermo, con embrion encerrado y la raicilla inferior;

corola de lóbulos valvares; estípulas trabadas opuestas á las hojas, divididas en cerdas y raras veces obsoletas, 698. — Fruto carnudo, 725.

698. Formado de cocos dehiscentes ó indehiscentes, 699.—Fruto capsular ó abayado, con 2 celdas, 706.

699. Fruto formado de 3, 4 cocos indehiscentes, asurcados por el lado interno y por fin adheridos con la semilla; limbo calizinal 6, 4 y raras veces 7, 3-partido y decíduo, 700.—Fruto compuesto de dos cocos dehiscentes ó indehiscentes; limbo calizinal con 4, 2 ó raras veces 10 segmentos persistentes, 701.

700. Planta herbácea, pubescente, desparramada, de tallo peludo, con hojas simples, opuestas, lanceolado-oblongas ó elípticas; cerdas estipulares tan largas ó mas cortas que su vajina; flores en cabezuelas terminales, pero sin receptáculo, acompañadas de un involucro formado de 4 hojas conteniendo algunas flores blancas, de cáliz monosépalo adherente, con 6 segmentos foliáceos, aovado-deltoídeos, tan largos como los 3 ó 4 carpidios troncado-obaovados y muricados; de una corola infundibuliforme, con 6 lóbulos valvares; estambres esertos; estigma 3, 4-fido : *richardsonia*, F. 62, Or. I, T. VI, S.-T. I, G. IV.

701. Ambos carpidios indehiscentes, 702. — Ambos carpidios dehiscentes ó uno solo, 703.

702. Plantas herbáceas ó matas, de tallos tetrágonos ascendentes ó algo trepadores, mas ó menos pubescentes, lampiños ó pinchudos, con hojas simples, opuestas, sin venas y sentadas, ó con venas, rugosas y cortamenté pecioladas, lineares, lanceolado-aguzadas, con una cerda terminal ú oblongo-lanceoladas y puntiagudas, revueltas por la márjen; cerdas estipulares setáceas ó cerdoso-peludas, otras veces largamente filiformes y flexuosas, á veces mas largas que su vaina. Flores sub-solitarias, pocas ó una, otras veces 5 en las axilas de las hojas y de cáliz adherente, con lóbulos deltoídeo-lanceolados, obtusitos, lanceolado-lineares ó lanceolados, mucho mas cortos que los carpidios, mitad tan largos como los carpidios ó una mitad o un torcio tan largos como ellos; corola blanca ó purpúreo-pálida infundibuliforme, con 4 segmentos valvares, de tubo delgado y obaovado, claviforme-campanudo escotado ó corto y casi tan largo como el limbo calizinal ; estigma escotado ó bífido. Fruto sub-globoso, lijeramente aquillado, duro y pelierizado, con los carpidios no costilludos lateralmente; sub-globoso tambien y alampiñado y de carpidios 3-costilludos, ú ovoídeo-oblongo, alampiñado, duro, no costilludo y de carpidios enteramente lisos : *diodia*, F. 62, Or. I, T. VIII, G. II.

703. Ambos carpidios igualmente dehiscentes á lo largo de la cara interna, 704. — Uno solo de los carpidios dehiscente á lo largo de la márjen de la comisura, mientras el otro se queda cerrado por el tabique, 705.

704. Plantas herbáceas anuales ó matas perennniales, lampiñas, alampiñadas, pubescentes, peludas ó pinchudas, con tallos ramosos, derechos ó desparramados. sub-cilíndricos ó de ordinario tetrágonos, con hojas elíptico-lanceoladas ó lanceoladas, oblongo-lanceoladas, elíptico-oblongas, aovadas , lanceoladas , linear-lanceoladas,

lanceolado-lineares, lineares, aguzadas, agudas, puntiagudas ú obtusas, sentadas, subsesiles ó cortamente pecioladas, lampiñas, pubescentes, peludas, escabrosas, pestañosas, cuyas venas son 5, 1, 7, 5, 1, 2, 4, 2, 3 yugadas; cerdas estipulares setáceas mas largas, casi tan largas ó mas cortas que su vaina mas ó menos proeminente, lampiñas ó ásperas, ó lineares pestañudas y mas largas que su vaina. Flores en verticilos axilares, en cabezuelas y raras veces cimosas no muchas ó á veces solitarias involucradas ó no, blancas ó lijeramente teñidas de rosado, y de cáliz monosépalo adherente con 4 dientes diminutos iguales, aovados, lanceolado-subulados, ó deltoídeo-lanceolados iguales, mucho mas cortos, casi tan largos ó 1[4, 1[3 tan largos como el fruto; con 2 ó 4 dientes lanceolados obtusos ó aguzados 1[2, 1[3 tan largos como el fruto, en fin con 2 dientes solamente lineares y por fin apenas notables, deltoídeos ó lanceolados 1[4 ó 1[3 tan largos como el fruto diminuto; corola infundibuliforme, con 4 lóbulos valvares. Estigma escotado ó bífido. Fruto septícido por encima del medio, con el tabique persistente debajo de él, ó de dehiscencia septícida por la base, con el tabique desvanecido : *borreria*, F. 62, Or. I, T. VIII, G. XII.

705. Planta herbácea anual de tallo obtusangular, pubescentita ó alampiñada, con hojas lanceoladas ó á veces lanceolado-lineares, aguzadas, de cara superior escabrosa ó solo hácia la márjen, opuestas simples, subsesiles ó pecioladas; cerdas estipulares filiformes, mas largas que su vaina. Flores en grupos axilares pauci o plurífloros, y de cáliz con 4 dientes diminutos, deltoídeos, mucho mas cortos que los carpidios, de los cuales 3 corresponden al cerrado y uno solo al abierto, ó apenas notables; fruto obaovado-oblongo, con semillas diminutamente rugosas : *spermacocce*, F. 62, Or. I, T. VIII, G. X.

706. Una cápsula, 707.— Una baya apenas carnuda, 708.

707. Plantas herbáceas anuales lampiñas ó alampiñadas, de tallo delgado mas ó menos ramoso, con hojas lanceoladas, lineares ó linear-lanceoladas, 1-nervias, aguzadas, sentadas, opuestas, enteras y largas de 1″-2″; cerdas estipulares 3, algunas ó reducidas. Flores pediceladas en umbelas y corimbos ó sub-solitarias, pedícelos de ordinario mas cortos que los pedúnculos ó fasciculados cuando faltan aquellos, otras veces sub-solitarios, filiformes y mas cortos que las hojas; cáliz adherente con 4 dientes distantes del fruto; corola corta infundibuliforme ó enrodada, con los lóbulos tan largos ó mitad de lo largo del tubo, valvares; estambres insertos en ó hácia la garganta de la corola, ó dioicamente cerca de la base de la corola, cuyas anteras son ovoídeas. Cápsula delgada, loculícida por el ápice, troncada, sub-globosa ó globosa y contraida por la comisura, con dientes lanceolado-aguzados; semillas diminutas, angulares y no cóncavas : *oldenlandia*, F. 62, Or. II, T. VIII.

·708. Plantas herbáceas ó matas muy ramosas, de tallos rastreros mas ó menos largos, pubescentes ó velludos, con hojas simples, opuestas, pecioladas, enteras, aovado-subagudas ó aovado-redonditas subagudas ó mucronadas, con las venas arqueadas; estípulas pronto caducas linear-aguzadas ó cerdáceas mucho mas cortas ó tan largas como los peciolos, situadas sobre un ribete membranoso que une los dos peciolos. Flores azules ó purpurinas, mas ó menos pedi-celadas, en grupos axilares, y de cáliz adherente 4-partido, acompañado de dos brácteas lineares, tan largas ó mas cortas que él, con los segmentos lineares tan largos como la baya globosa ó lanceolado-lineares y mas cortos que ella; corola infundibuliforme; estambres insertos en el tubo de la corola, inclusos y de anteras oblongas. Estilo simple tan largo como los estambres terminado por un estigma bífido, cuyas divisiones diverjentes, cilíndricas y glandulosas son un poco espesas y dobladas hácia fuera, y que sale del ápice de un ovario verdusco y velludo 2-locular, poliovulado y sentado sobre un disco verdoso algo 4-lobo. Baya globosa, algo comprimida y coronada, poco carnuda, azul, bilocular polisperma : *coccocypselum*, F. 62, Or. II, T. IV.

709. Cinco estambres, 710. — Mas de cinco estambres.

710. Fruto capsular, 711. — Fruto carnudo abayado ó drupáceo, 724.

711. Lóbulos de la corola valvados, 712.—Segmentos de la corola imbricados, 713.

712. Arbol bajito ó arbusto de 10' á 15' de alto, lampiño, con hojas simples, opuestas, grandes, pecioladas, obaovadas, casi tan largas como los pedúnculos axilares, y que tienen 6" á 10" de largo ; estípulas interpeciolares grandes y decíduas. Flores fragantes, en corimbos terminales ó en panojas axilares pedunculadas, y de cáliz adherente 5-dentadito, cuyos dientecitos son distantes ; corola infundibuliforme con 5 lóbulos cortos, pubescentes por dentro, verdoso-blanca, de tubo claviforme, largo de 6''', con los segmentos reduplicados en el boton, aovado-redondeaditos y largos de 1 1¡4'''. Estambres inclusos, insertos en el tubo de la corola, de filamentos velludos y con anteras recostadas. Estigma bilamelado. Cápsula oblonga loculícida desde el medio por arriba y por abajo, las valvas quedándose unidas por el ápice, conteniendo semillas diminutas, paralelas á la placenta, abroqueladas, comprimidas, marjinales y coludas por ambos estremos ; larga de 1" : *macrocnemum*, F. 62, Or. II, T. V, G. XVI.

713. Cáliz con 6 ó raras veces 5 y 7 segmentos profundos subulados y filiformes ; semillas ceñidas por una ala grande, entera y oblonga, 714. — Cáliz 5, 4-partido solamente, 715.

714. Arbol no muy grande ó arbusto de ramitas lampiñas, con hojas aovadas ó eliptical-oblongas, sub-agudas por la base, de cara superior lampiña, mientras la inferior es alampiñada, puntiagudas ú obtusas, variables y largas de 1"-3". Flores grandes rosado-pálidas, ternado-solitarias y terminales, y de cáliz adherente ; corola infundibuliforme, desigual inferiormente, con lóbulos imbricativos, aovados, puntiagudos, mucho mas cortos que el tubo, arqueado, claviforme y lampiño, que tiene 1"-2", mientras ellos son largos de 4''' solamente ; estambres esertos, libres de la corola, de anteras lineares, erguidos y largos de 6'''. Cápsula septícida y por fin loculícida por arriba, sub-comprimida, de ordinario negra, con puntitos

blancos y larga de 8'''-12''': *coularea*, F. 62, Or. II, T. VI, G. XVIII.

715. Cáliz 5 ó 4-partido y semillas mas ó menos aladas, 716. — Cáliz siempre de limbo 5-partido y semillas sin ala, 721.

716. Estambres esertos mas ó menos; semillas aladas, 718.—Estambres inclusos ó raramente semi-esertos é insertos en el tubo de la corola; semillas diminutas y apenas aladas, 717.

717. Arbustos y raras veces árboles bajitos, con hojas simples, opuestas, eliptical-oblongas, elípticas, aovadas, lanceolado-elípticas, lanceolado-oblongas, obaovadas, obaovado-oblongas, oblongas, espatuladas, oval-oblongas, espatulado-oblongas, puntiagudas por el ápice y á veces por ambos estremos á la par, con una punta obtusita, cuspidadas, obtusas y obtusitas, cortamente aguzadas ó redondas y obtusas por la base, membranosas, cartáceas ó coriáceas, lampiñas, peludas por la cara superior y tambien por la inferior, que es además pubescentita, alampiñada ó pelierizadita sobre las nervaduras solamente, etc.; estípulas subulado-deltoídeas, deltoídeas, deltoídeo-subuladas, subuladas, velludas, lanudas, peludo-pubescentes, pinchudas, pubescentes por dentro. Flores en panojas ó en cimas simples ó en grupos, raramente solitarias, con el último brazo de la cima frecuentemente 3-floro, y de cáliz adherente de ordinario bracteado por la base, con los segmentos del limbo diminutos, dientiformes y mucho mas cortos que el tubo, ó estrechos tan ó mas largos que el tubo, en fin aovados ó lanceolados, tan ó mas largos que el tubo; corola infundibuliforme, raramente enrodada, con un anillo calloso en la garganta, cuyos 5, 4 lóbulos redondeaditos son imbricativos. Estigma 2-fido ó escotado. Cápsula sub-globosa, loculícida, con las valvas por fin frecuentemente 2-fidas : *rondeletia*, F. 62, Or. II, T. VI.

718. Cáliz 5, raramente 4-partido ó 5-fido, 719.—Cáliz 4 y raras veces 5-partido, y frecuentemente con algunos dientes ó segmentos accesorios; estambres ordinariamente semi-esertos é insertos cerca de la garganta de la corola, 720.

719. Cáliz 5 y raramente 4-partido ; estambres esertos y libres de la corola, 719 *bis.*—Cáliz de limbo apeonzado, con el limbo 5-fido y persistente. Arboles á veces muy grandes, de hojas alternas, simples, coriáceas, cortamente pecioladas, llanas por la márjen, acompañadas de estípulas aovadas ú oblongas, foliáceas, libres y decíduas. Flores terminales apanojado-corimbosas, blancas ó rosadas, teñidas de púrpura; corola de tubo rollizo con el limbo 5-partido, de lóbulos oblongos, cuya estivacion es valvar; filamentos de los estambres cortos insertos por la parte media del tubo, con anteras lineares enteramente inclusas. Estigma bífido sub-claviforme. Cápsula aovada ú oblonga con un surco visible por cada lado, bilocular, coronada por el cáliz y de dehiscencia septícida, cuyos mericarpios se separan de la base hácia el ápice, quedándose la parte introflexa disjunta. Placentas oblongas con muchas semillas erguidas y empizarradas hácia arriba : *cinchona*, F. 62, Or. II. T. V, G. XVII.

719 *bis.* Arboles altos, bajitos ó arbustos de 10' á 15', muy ramosos y lampiños, de hojas simples, opuestas, enteras, mas ó menos

pecioladas, elípticas ú oblongas, obaovadas, lanceolado-oblongas ó lanceolado-elípticas, cartáceas, lustrosas y lampiñas, largas de 4"-6"-3"-2". Flores en corimbos terminales á veces apanojados ó axilares, pediceladas, cuyos pedícelos son tan largos como el tubo calizinal cilíndrico, aovado, y por fin tan largos ó los inferiores mas largos que él; cáliz adherente; corola hipocrateriforme, con el tubo filiforme y muy largo, casi tan largo como los lóbulos ó dos veces tan largo como ellos; estilo filiforme tan largo como los estambres y eserto tambien, terminado por un estigma un poco espeso. Cápsula septícida, con las valvas enteras y por fin bífidas, conteniendo semillas ovales y aladas : *exostemma*, F. 62, Or. II, T. VI, G. XIX.

720. Arbustos sarmentosos ó matas lampiños, pubescentes ó pelierizaditos, de hojas simples, opuestas, enteras, aovadas con una punta tiesa ó aguzadas, membranosas ó cartáceas, subsesiles ó cortamente pecioladas; estípulas cortamente subuladas, sub-troncadodentaditas ó deltoídeas y dentaditas. Flores en cimas acorimbadas axilares, paucífloras, sub-sentadas ó mas ó menos largamente pediceladas ó solitarias y de cáliz adherente, cuyos 4 segmentos lanceolado-lineares alternan con 4 dientes diminutos, 4, 5 aovados ó aovado-lanceolados y puntiagudos desprovistos de dientes alternando con ellos, en fin 8 subiguales, lanceolado-lineares y sin dientes accesorios; corola hipocrateriforme azul, carmesí pálido ó roja, con 4, 5 lóbulos imbricativos, de tubo sub-cilíndrico, con pelo esparcido por dentro, la garganta siendo lampiña ó barbuda, ó claviforme por el ápice un poco peludo interior y esteriormente; estambres de filamentos cortos con anteras oblongo-lineares ó lineares y semi-esertas, otras veces inclusas. Estigma bífido. Cápsula contraida por la comisura y septícida : *manettia*, F. 62, Or. II, T. VI, G. XXII.

721. Todas las divisiones calizinales quedándose semejantes; estambres inclusos, libres de la corola, de anteras lineares y erguidos, 722. — Uno de los lóbulos del cáliz en el corimbo transformándose en una hoja grande y peciolada; estambres esertos, insertos en la garganta de la corola y de anteras incumbentes, 723.

722. Arbustos de 3' á 12' de altura, lampiños, de hojas cortamente pecioladas, simples, opuestas, enteras, coriáceas, elípticas, eliptical-oblongas, oblongas ó aovadas, con una punta, lustrosas, venosas; estípulas deltoídeas ó aovadas, subulado-redondeaditas. Flores grandes blanquecinas ó carmesí, solitarias ó ternadas, cortamente pedunculadas y axilares; de cáliz con los segmentos foliáceos elíptico-lanceolados, linear-aguzados ó lanceolado-aguzados; corola infundibuliforme, cuyo tubo largo se va gradualmente aguzando hácia la base estrecha, con lóbulos plegados y recargativos redondeado deltoídeos, de los cuales uno es esterior, larga de 8"-7"-5"-3". Anteras largas de 2"-14"'-8"'-6"'. Estilo filiforme con un estigma espesito. Cápsula loculícida, elíptica, 5-costilluda ó lisa, otras veces oblonga y aguzada por la base, larga de 1"-2"-8"'-10"', conteniendo semillas comprimidas, diminutamente hoyosas y sin ala : *portlandia*, F. 62, Or. II, T. VI, G. XI.

723. Arboles de hojas obaovado-oblongas, simples, opuestas, enteras, puntiagudas, lijeramente pelierizadas sobre los nervios de la

cara inferior y largas de 12,18''', anchas de 6'''. Flores en corimbos contraidos y dispuestos en panojas largas, racemiformes, y de cáliz adherente cuyo lóbulo transformado es oval, obtuso por el ápice, cortamente aguzado por la base, reticulado, encarnado y largo como el peciolo, largo de 3'' y ancho de 1 1[2''-1 1[4''; estigma bilobado. Cápsula septícida, conteniendo semillas fusiformes y no aladas : *warszewiczia*, F. 62, Or. II, T. VI, G. XX.

724. Fruto abayado, 725.— Fruto drupáceo, 748.

725. Baya con las celdillas polispermas, ó un nuculanio, 726. — Baya con las celdas monospermas, 735.

726. Siempre una baya ; hojas simples estipuladas, 727. — Un nuculanio, hojas compuestas y sin estípulas, 734.

727. Lóbulos de la corola retorcidos y recargativos ; placentas parietales con algunas semillas, 728. — Segmentos de la corola recargativos ó retorcidos ó valvados ; muchas semillas, 729.

728. Arboles bastante altos, ramosos y coposos, ó arbustos, con hojas simples, opuestas, pecioladas, enteras, cartáceas, lanceolado-oblongas ú obaovadas, á veces sub-troncadas por el ápice, lampiñas ó de cara inferior pubescente ó alampiñada, largas de 5''-10''-6''-8''-4''-2''. Flores amarillas ó blanquecino-amarillentas, en cimas terminales pediceladas y cuyos pedícelos son mas cortos ó tan largos como el cáliz, y de cáliz con el limbo campanudo, troncado ó 5-dentado, á veces ondeado ó 5-fido con los segmentos lineares y distantes ; corola hipocrateriforme, de tubo cilíndrico, cortamente eserto y tan largo como los lóbulos en número de 5 y torcidos por la izquierda, sedosa y de garganta pelierizada, pinchudo-tomentosa por ambos lados, ó lampiña, larga de 1''-6'''-8''' ; estambres insertos por debajo de la garganta de la corola ó en ella con las anteras semiesertas ó salientes del todo, lineares y subsesiles. Estigma claviforme ó 2-fido con los lóbulos lanceolado-cerdosos ; ovario 1-locular, con dos placentas, casi tocándose el uno y el otro en el eje. Baya pareciendo 2-locular por ser contiguas ó enredadas las placentas, ovoídea, larga de 2''-3'', troncada y de ápice ombilicado, cuyas semillas horizontales son contenidas en la pulpa, de endospermo cartilajinoso : *genipa*, F. 62, Or. II, T. I, G. II.

729. Lóbulos de la corola recargativos ó torcidos ; óvulos muchísimos ó dos solos anidados en las placentas centrales y espesos, 730. —Segmentos de la corola recargativos solamente ; muchísimos óvulos superficiales sobre las placentas centrales, 731.

730. Arbustos muy ramosos, derechos, altos de 6' á 10', espinosos ó inermes, espinas opuestas y supra axilares ó por á 4 y situadas por debajo del vértice de las ramitas ; hojas obaovadas ó elípticas, lanceoladas ó lanceolado-elípticas, simples, opuestas, enteras, pecioladas, membranosas, membranáceas y por fin á veces coriáceas, lampiñas del todo, alampiñadas, ó de cara inferior algo pubescente, largas de 1''-2''-3'' ; estípulas interpeciolares subuladas, pequeñas, casi escamosas, solitarias. Flores blancas, fragantes, subsesiles ó pediceladas, solitarias, ternadas ó agrupadas, axilares ó terminales ; cáliz adherente, de limbo campanudo con los dientes distantes, lanceolados, obtusitos y recorvados, 5-partido ó 5-fido con los segmen-

tos lineares abiertos ó subulado-cerdosos, erguidos y distantes: corola hipocrateriforme, de tubo sub-cilíndrico ó cilíndrico muy largo, 4 ó 2 veces tan largo como los lóbulos aovado-oblongos ó aovados, aovado-lanceolados, velludo interiormente ó á veces esteriormente, de garganta lampiña ó velluda; torcidos ó torcido-recargativos. Estambres esertos, con anteras sentadas en la garganta de la corola. Ovario ovoídeo 2-locular poliovulado, de cuyo ápice sale un estilo simple tan largo como la corola, terminándose por un estigma bífido, cuyos dos lóbulos desiguales y oblongos son espesos. Baya bilocular globosa ú ovoídea, coronada, algo corticosa, conteniendo muchas semillas comprimidas, sin alas y paralelas á las proyecciones de las placentas: *randia*, F. 62, Or. II, T. II, G. XIV.

731. Baya con 5 surcos, 732.—Baya con 10 surcos, 733.

732. Arboles ó arbustos lampiños ó pubescentes, muy ramosos, con los ramos opuestos ó verticilados, de hojas simples, opuestas ó verticiladas por á 3 ó por á 4, enteras, membranosas, mas ó menos pecioladas, elípticas, lanceolado-elípticas, cuneiformes y elípticas á la par, con una punta ó cortamente aguzadas, lampiñas por ambas caras ó alampiñadas y pubescentes por la inferior, siendo con frecuencia lustrosa la superior, largas de 2″-3″-4″; estípulas interpeciolares triangulares, algo foliáceas, derechas, aplicadas al tallo ordinariamente de 4 caras, con la punta frecuentemente vuelta hácia fuera. Flores rojas ó amarillas en cimas terminales, de las cuales algunas están situadas lateralmente por el lado interno en los brazos racemiformes y escorpioídeos de las cimas, y de cáliz adherente, comò campanudo, de tubo turbinado por la base, aovado, aovado-sub-globoso ó campanudo, mucho mas largo que el pedícelo muy corto, de lo largo de él, ó solo del de las flores laterales, con 5 lóbulos ó dientes iguales, derechos, persistentes y puntiagudos; corola tubular ó campanuda por encima de la base, de tubo plegado, estrechado por encima de la base, lampiño ó lijeramente dilatado por encima de ella, sub-cilíndrico pubescentito ó alampiñado, en fin campanulado-tubular por encima de ella, cilíndrico y 6 veces mas largo que los segmentos del limbo sub-erectos, ó redondos y abiertos, otras veces aovados; y largo de 18‴-12‴-8‴-6‴, con los lóbulos recargativos. Estambres insertos por encima de la base de la corola y hácia la garganta, inclusos, de filamentos muy cortos que llevan anteras lineares, erguidas, con el vértice algo eserto. Ovario único, oval, 5-locular, poliovulado y de cuyo ápice sale un estilo tan largo como los estambres y que se termina por un estigma entero, claviforme y 5-asurcado. Baya 5-locular, con 5 surcos, elevándose por encima del tubo calizinal, ovoídea ú oblonga y ancha de 6‴-5‴-2‴, y larga de 8‴-6‴-3‴, coronada por el limbo calizinal y de ápice umbilicado: *hamelia*, F. 62, Or. II, T. III, G. XV.

733. Matas cilíndricas, ramosas, derechas, algo nudosas, de como 2′-3′ de alto algo mas ó menos, con hojas simples, opuestas, aguzadas por ambos estremos, ovalo-lanceoladas, puntiagudas, enteras, coriáceas, cortamente pecioladas; estípulas interpeciolares, membranosas, con 2, 4 dientes, triangulares y puntiagudas, de base trabada con las hojas. Flores pequeñas blancas ó rosaditas en panojas

terminales, cuyos pedícelos están acompañados hácia la insercion de 2 brácteas escamosas, largas y agudas, y de cáliz monosépalo adherente algo campanudo, cuyo tubo oval lleva un limbo 5-partido, con segmentos iguales, estrechos, largos y puntiagudos, acompañado de 3 escamas estrechas, largas y puntiagudas situadas por la base; corola infundibuliforme de tubo algo crecido y giboso, con 5 divisiones iguales, estendidas y agudas ; estambres de filamentos cortos insertos en el tubo de la corola é inclusos. Ovario redondo, cuyo ápice está adecuado con 5 glándulas amarillentas, de cuyo centro sale un estilo simple terminándose en un estigma bífido ú obtuso. Baya 10-estriada : *nonatelia*, F. 62.

734. Arbol bajito, ramosísimo, ó arbusto de ramos rollizos, estendidos y que parecen como algo nudosos, de corteza color ceniciento y con muchas grietas y estomas, centro del tronco y de los ramos con médula abundante en los tiernos. Hojas opuestas, con la base del raquis trabada en los ramos floríferos, imparipinadas y formadas de 4 pares de hojuelas opuestas, mas ó menos pecioladas, segun su posicion, ovales, aguzadas por ambos estremos y cuyo ápice se termina por una punta, con los bordes algo ondeados, aserrados por encima de la base, largas de 2-2 1[2″ sobre 1 1[2-1″ de ancho, del todo lampiñas y lustrosas superiormente ; la impar mayor y mas oval tiene el peciolo mas largo; raquis acanalado y estriadito. Flores blanco-amarillentas en cértulos ó cimas terminales formadas de algunas cimas parciales, ordinariamente 5, cuyos últimos pedícelos se terminan por 3 flores pediceladas : una bracteita acompaña á la insercion de los brazos del cértulo. Cáliz pequeño de limbo 4, 5-lobo, con los segmentos ovales de bordes algo membranosos; su base está acompañada de dos bracteitas opuestas; corola enrodada 4, 5-fida, con las divisiones iguales, obtusas y algo convexas; estambres 5 y á veces 4 insertos en la base de la corola, con cuyos segmentos alternan, un poco mas cortos que ellos y enderezados, con anteras casi mediifijas, de celdas diverjentes por la base, mientras la parte media está soldada á favor de la punta del filamento. Ovario oval cuyo ápice cónico y libre del cáliz lleva 3 estigmas formando una masa glandulosa verdusca y tríloba. Nuculanio unilocular 3-espermo, liso, globoso, coronadito y prieto ó mejor morado oscuro, cuyos huesecitos arrugados y enderezados son pegados en el eje : *sambucus*, F. 61, T. I.

735. Corola recargada y empizarrada ó torcida, 736. — Corola de estivacion valvar, 739.

736. Ovulos pendientes; embrion pequeño incluso en el endospermo; corola recargada ó imbricada, 737. — Ovulos pegados lateralmente; embrion contenido en el endospermo; corola torcida, 738.

737. Arbustos sarmentosos cuyos tallos ramosísimos, delgados y largos salen de una raiz tortuosa bastante gruesa, con hojas simples, opuestas, cortamente pecioladas, lampiñas, enteras, elípticas ó aovado-lanceoladas, aovadas ó aovado-oblongas, con una punta obtusa ó sin ella y cortamente cuneiforme por la base; estípulas mucronadas de punta mas corta que su vaina ó subuladas, con la punta mas larga que la vaina, trabadas con los peciolos. Flores amarillento-blancas

en cimas racemiformes, axilares y de cáliz adherente algo campanudo, de tubo aovado, 5-dentado y persistente, cuyos dientes son iguales y deltoídeos; corola infundibuliforme, con 5 lóbulos iguales aovado-lanceolados ó lanceolados; estambres insertos en la base del tubo de la corola, algo monadelfos, de filamentos peludos, cuyas anteras son enteramente inclusas ó un poco esertas. Ovario globoso. algo comprimido, bilocular, cada celda monosperma, de cuyo ápice sale un estilo filiforme mucho mas largo que los estambres, terminándose por un estigma claviforme, con dos lóbulos pegados ó dinerjentes. Baya redondeadita, comprimida, blanca, casi dídima, coronada por las divisiones calizinales, con 2 ó 3 huesecitos ó pirenas; semillas comprimidas, cuyo embrion axil está contenido en el endospermo cartilajinoso : *chiococca*, F. 62, Or. I, T. III, G. III.

738. Arbusto ó arbolito primoroso, de tronco recto, bastante ramoso, que se eleva de 15' á 25' de altura, con hojas simples, opuestas, cortamente pecioladas, enteras y como algo undulosas por la márjen, lampiñas, coriáceas. oblongas, algo aguzadas por los dos estremos, con una punta, largas de como 3"-4" y anchas de 1 1[2" á 2", de cara superior lustrosa y de un hermoso color verde oscuro; estípulas subulado-lanceoladas, solitarias y muy pronto caducas. Flores blancas, lindas y muy fragantes, en grupos axilares en los ramos del año anterior, cortamente pediceladas, cuyo pedúnculo comun lleva en su apéndice de ordinario 3 flores, con el pedicelo corto provisto de dos bracteitas situadas por su base, y de cáliz turbinado, de limbo con 5 dientes iguales. muy chiquitos y apenas marcados; corola hipocrateriforme, de tubo cilíndrico-infundibuliforme mucho mas largo que el cáliz, cuyo limbo torcido está partido en 4, 5 lóbulos estendidos, iguales y oblongo-lanceolados; estambres salientes ó inclusos insertos hasta la parte mediana y un poco superior del tubo, alternando con las divisiones de la corola, cuyos filamentos cortos y derechos llevan anteras lineares, dorsifijas y vacilantes. Ovario ovoídeo 2-locular, con un huevecillo en cada celda, de cuyo ápice sale un estilo simple, filiforme, mas largo que los estambres, terminándose en un estigma 2-fido. Baya cerasiforme lisa, lustrosa, ovoídea, 2-locular, con las semillas pegadas en la parte mediana del tabique y con un surco lonjitudinal por el medio de su cara interna llana, mientras la esterna es convexa, envueltas en una concha apergaminada: embrion recto de raicilla ínfera y con los cotiledones foliáceos; endospermo cartilajinoso : *coffea*, F. 62, Or. I, T. V.

739. Flores en cabezuelas y agrupadas sobre un receptáculo; fruto con ó sin pirenas, 740. — Flores nunca dispuestas en cabezuelas ni provistas de receptáculo tampoco; fruto siempre con pirenas, 743.

740. Ovario bilocular; receptáculo involucrado y pajoso; baya con 2 pirenas ó huesecitos, 741. — Ovario 2 ó 4-locular; receptáculo sin invólucro, globoso y no pajoso; baya con una semilla en cada celda, 742.

741. Arbustos, matas ó plantas herbáceas, con las ramitas nudositas, tetrágonas, sub-tetrágonas ó cilíndricas entre los nudos, á

veces velludas y con mayor frecuencia lampiñas y que llevan hojas
opuestas, simples, sentadas, subsesiles ó cortamente pecioladas,
elípticas, eliptical-oblongas, lanceolado-oblongas, con una punta
mas ó menos obtusa ó aguzada, largas de 8"-6"-5"-4"-3"; estípulas
mas largas que su vaina, 2 de cada lado, lanceolado-subuladas y
largamente subuladas ó axilares, redondeadas, obtusamente bílobas
y abiertas, otras veces tan largas como su vaina, aovadas y bílobas,
por fin vaina estipular troncada y abierta, á veces bífida, con algunas aristas tiesas y decíduas. Flores en cabezuelas solitarias, de
ordinario terminales, pedunculadas ó subsesiles, alguna que otra
vez axilares y sentadas, de invólucro cuyos lóbulos son mucho mas
largos que las flores, acorazonados ó aovados, puntiagudos ú obtusos, otras veces mas corto que las flores y formado de brácteas aovado-redondeadas, cuadrado-oblongas y troncadas por el ápice ó
redondeaditas; pajas del receptáculo redondeadas ó algo lobadas,
cuadrado-oblongas y troncadas, y en fin obaovadas, laciniadas y pestañosas por el ápice; cáliz con limbo persistente, elongádito y diminutamente 5-dentadito; corola hipocrateriforme y cuyo limbo es lijeramente reduplicado; estambres inclusos, insertos en el tubo de la
corola y con anteras oblongas. Ovario ovoídeo, 2-locular, con un
huevecillo erguido en cada celda, de cuyo ápice sale un estilo terminándose por un estigma bífido. Baya casi lisa, de endospermo y
pirenas llanos ó lijeramente encorvado por las comisuras, otras
veces pirenas, obtusamente 5-costilludas é involutas por las comisuras, cuyo endospermo es campilospermo ó siguiendo á la proyeccion de las pirenas : *cephælis*, F. 62, Or. I, T. VII, S.-T. II, G. VI.

742. Arbusto ó mata de tallo cilíndrico, muy ramoso y como nu-
doso, alto de 1'-1 1|2', arrastrándose por entre las raices de los de-
mas vejetales, lampiño ó alampiñado, con hojas simples opuestas,
cortamente pecioladas, lanceolado-oblongas, con una punta y largas
de 3"-2"; estípulas subuladas, membranosas y obtusas. Flores blancas olorosas en cabezuelas solitarias, axilares ó terminales, pedunculadas, pequeñas y mas largas que su corto pedúnculo, formadas
de muchas flores, de cáliz adherente, de limbo corto, dentadito ó
sub-entero, con los lóbulos coherentes; corola infundibuliforme, de
tubo cilíndrico y á la vez un poco cónico, cuyo limbo está partido en
5, raras veces 4, 7 segmentos iguales y abiertos; estambres insertos en el tubo de la corola, inclusos y de filamentos cortísimos.
Ovario de ordinario hexágono, bilocular, con un solo óvulo erguido
ó pegado por encima de la base en cada celda, de cuyo ápice sale un
estilo simple bastante largo y eserto, terminándose en un estigma
bífido. Baya globoso-hexágona mas ó menos angulosa ó comprimida, algo coronada, ancha de 4'''-6''' : *morinda*, F. 62, Or. I, T. VI,
S.-T. II, G. VII.

743. Corola hipocrateriforme, segmentos del cáliz recorvados,
estrechos y abiertos, 744. — Corola infundibuliforme; cáliz dentadito ó con segmentos, raras veces entero, 745.

744. Primorosa planta herbácea, vivaz, pequeña, de tallo filiforme, rastrero y arraigante, mas ó menos ramoso, alampiñado, con
hojas simples que salen opuestas de trecho en trecho y como á unas

4″ de distancia, y de la parte inferior del tallo correspondiente á su insercion nacen algunas raices que penetran en el suelo y mas tarde uno ó dos ramos, largamente pecioladas, acorazonadas, tan anchas como largas, redondeadas ú obtusitas por el ápice, con el seno basilar estrecho, de cara superior alampiñada, lustrosa y de color verde oscuro, mientras la inferior, mas pálida, es velluda y algo teñida de moradusco, como de 1′ 1|2″ de largo sobre 3|4″ á 1″ de ancho; peciolo erguido largo de 1′ 1″ 1|2, morado, con la cara esterior convexa y lampiña, mientras la interna, plana, lleva en ambos lados una hilera de pelo blanco y glanduloso; de su ápice cuelga el limbo de tal manera, que el ápice toca casi al suelo; estípulas interpeciolares bastante grandes, triangulares, cuya punta se desprende asaz pronto, quedándose la base membranosa; de entre las dos hojas sale del tallo rastrero otro tallo derecho, alto como de 2″, con 2 ó 4 hojas opuestas, de las cuales 2 están en su base y son caducas, mientras las del vértice persisten y de entre ellas sale un pedúnculo simple, recto, largo como de 1|2″ hasta 1″, moradito, cuyo ápice lleva de 2 á 6 flores que florean sucesivamente, pediceladas ó subsesiles, acompañadas de una especie de involucro formado por 3 brácteas foliáceas, linear-lanceoladas, aguzadas y casi tan largas como los pedícelos ó los cálices; flores preciosas y blancas, de cáliz adherente, cuyas divisiones lanceoladas, puntiagudas y de punta morada, son pubescentes y verduscas interiormente; corola hipocrateriforme un poco tubulada, cuyos 5 segmentos espesitos, aovado-lanceolados, iguales, son pubescentes y un poco doblados hácia fuera, garganta peluda; estambres inclusos é insertos en el tubo de la corola, que es dos veces mas largo que las divisiones del cáliz, con filamentos cortísimos; estilo simple, filiforme, mucho mas largo que los estambres, terminado por un estigma bífido, cuyos lóbulos bastante largos, diverjentes, cilíndricos y glandulosos son algo doblados hácia fuera, saliendo del ápice de un ovario bilocular, de celdas uniovuladas. Baya lisa, lustrosa y de un primoroso color encarnado, coronada por las divisiones calizinales verdes, aovada, conteniendo dos pirenas ó huesecitos lijeramente angulosos, de cara interna un poco en espiral y llana, mientras la esterior es convexa y con 3 crestas lonjitudinales : *geophilla,* F. 62, Or. I, T. VI, S.-T. II, G. VIII.

745. Corola infundibuliforme, de tubo corto y derecho, 746. — Corola tambien infundibuliforme y de tubo corto, pero oblícua, con frecuencia gibosa por la base ó con los segmentos desiguales, 747.

746. Arbustos mas ó menos grandes ó matas, ordinariamente lampiños y algunas veces velludos ó pubescentes, mas ó menos ramosos, de 2′ ó 3′ de alto hasta 12′-15′ y aun 25′. Hojas simples, opuestas, obaovadas, elípticas, oblongas, lanceolado-oblongas, lanceolado-elípticas, aovado-oblongas, lanceoladas, eliptical-oblongas, espatulado-lanceoladas, aovado-lanceoladas, mas ó menos aguzadas ó con una punta, de ordinario cartáceas y algunas veces coriáceas, bastantes veces costilludas, mas ó menos pecioladas y largas de 15″-10″-8″-6″-4″-3″, ordinariamente lampiñas; estípulas solitarias interpeciolares de base trabada con los peciolos y persistentes, mientras la parte libre es de ordinario decídua y otras veces persistente,

de tamaño y figura muy variados. Flores blancas, rojo-pálidas, color pajizo solo ó verdusco á la vez, amarillas, comunmente en panojas terminales ó á veces axilares ó en cimas terminales pedunculadas, acompañadas con frecuencia de bracteitas diminutas, y de cáliz adherente, de limbo persistente y con 5,. 4 dientecitos ó segmentos, raramente sub-entero; corola infundibuliforme ó casi así, de tubo corto y con 5, 4 lóbulos, con bastante frecuencia velluda en la garganta ó por debajo de ella; estambres insertos en el tubo de la corola, tan pronto inclusos como esertos y de anteras oblongas. Ovario aovado, bilocular, con un solo óvulo erguido en cada celda, y de cuyo ápice sale un estilo filiforme terminado por un estigma bífido. Baya ovoídea ó globosa, carmesí, amarillenta ó roja, larga de 3'''-4''' y ancha de 2'''-3''', con las pirenas sea comprimidas por el dorso, 3-crestadas, cuyas crestas laterales son contiguas por los ángulos de las comisuras, sea semi-rollizas, 5, 3-crestadas, con las crestas equidistantes, otras veces lisas é involutas por las comisuras, alguna vez provistas de un surco largo situado por la comisura y 5, 3-crestadas ó angulosas, y por último separadas la una de la otra en el eje, lijeramente encorvadas por la comisura, apenas 5-crestadas ó 5-aguzadas por el dorso; endospermo cartilajinoso, llano, comprimido y sin surcos, otras veces con surcos situados entre las crestas, plano, con dos surcos diminutos situados sobre el lado de la comisura ó campilospermo y siguiendo á la proyeccion de las pirenas, ó en fin sin surcos sobre el lado cóncavo ó llano de la comisura : *psychotria*, F. 62, Or. I, T. VI, S.-T. I, G. IV.

747. Arbustos lampiños, ramosos, de 3' á 10' de altura, de ramos nudosos y tetrágonos ó cilíndricos entre los nudos; hojas simples, opuestas, enteras, pecioladas, eliptical-oblongas, aovadas, elípticas, lanceolado-oblongas, oval-oblongas, con una punta, lampiñas por ambas caras ó algunas veces pubescentes ó alampiñadas por la inferior, membranosas; estípulas sea cortas, subuladas y tan largas como su vaina, sea diminutas y sub-distintas ó de tamaño regular, mas largas que su vaina, lanceolado-lineares ó linear-aguzadas. Flores en panojas corimbiformes ó tirsoiformes, terminales, cuyos pedúnculos y brazos, ordinariamente bastante largos, son del color de las flores, blancas, azafranadas ó rosadas, y de cáliz adherente, de limbo persistente, y con 5, 4 dientecitos ó segmentos, rara vez sub-entero; corola infundibuliforme, tubulada, mucho mas larga que el cáliz, alampiñado-pulverulenta, con el tubo claviforme y cilíndrico, sub-cilíndrico y giboso por la base ó filiforme y claviforme á la par, con la garganta lampiña, de limbo 5-partido, con los segmentos aovados, oblongos y abiertos, oblongo-sub-agudos, iguales ó desiguales, ordinariamente mas cortos que el tubo, estambres insertos en el tubo, un poco esertos, pero algo mas cortos que las divisiones del limbo; estigma 2-fido; ovario 2-locular, con un solo óvulo erguido en cada celda. Baya con 2 pirenas 5-crestadas é involutas por la comisura ó llanas por la comisura y casi lisas; endospermo de ordinario campilótropo y siguiendo la proyeccion de las pirenas, raras veces orthospermo : *palicurea*, F. 62, Or. I, T. VI; S.-T. I, G. V.

748. Corola unilabiada; hojas alternas sin estípulas, 749. — Corola nunca labiada, enrodada y de segmentos recargativos; hojas opuestas y con estípulas interpeciolares; óvulos pendientes, 750.

749. Arbusto de las orillas del mar, poco ramoso y que se eleva á 2' ó 3' de alto, cuyo tallo de base tendida y de vértice derecho que lleva 9, 12 hojas simples, alternas, obaovadas ó espatuladas, bien enteras, cuyo peciolo muy corto y blanco-amarillento es un poco mas ancho por la base, con barbas en la axila, carnudas, dobles, quebradizas y cuyas nervaduras son representadas por estrías lijeras visibles por ambas caras, lampiñas, lustrosas y un poco color verdemar, largas de 3"-4" y anchas de 2"-3". Flores en cimas axilares trífloras, cuyo pedícelo largo de como 2"-3", simple, derecho, un poco comprimido y de vértice algo mas grueso, que lleva 4 brácteas, de las cuales 2 son laterales, mas largas y lanceoladas, con una puntita amarillenta y carnuda, cóncavas interiormente y convexas esteriormente, la del medio al contrario es muy corta, redondeada y obtusa, la cuarta es rudimentaria, y de la axila de las dos laterales sale un pedícelo semejante al pedúnculo mas corto, mas delgado y unífloro; cáliz adherente, de limbo troncado y ondeado ó lijeramente dentadito; corola irregular largamente tubulada, hendida por el lado superior y representando los semi-flósculos de las synantéreas, de manera que el limbo horizontal que forma el labio es 5-lobado, con segmentos iguales, ovales, puntiagudos, cuyos bordes están provistos en su cara superior de una membrana petaloídea, ondulosa, blanca y erguida, que no alcanza hasta el ápice, reemplazado en la base por apéndices blancos, filiformes, que ocupan tambien la garganta y el tubo que son amarillentos; estambres inclusos insertos entre la corola y la base del estilo, de los cuales uno sale por la hendidura, á veces hay uno rudimentario, son libres, con los filamentos tan largos como el estilo, de cara interna, llana y estriada, mientras la esterna es convexa, de ápice mas ancho, cuyos dos lados llevan cada uno una celda de la antera, y despues de su insercion se termina en punta obtusa, y para que se efectue la fecundacion tales anteras se aplican sobre la copita ó indusio que acompaña al estigma. Ovario adherente 2-locular, con un óvulo en cada celda, globoso y de cuyo ápice sale un estilo derecho, largo, blanco, con la base verdusca y velluda, cuya parte superior, arqueada, sale por la hendidura, terminado por un estigma endusiado, verdusco, comprimido, glanduloso y lobado. La fecundacion se verifica en el boton antes de abrirse la flor. Fruto drupáceo subgloboso, amarillo, con un hueso, y cada celda es monosperma: *scævola*, F. 58, T I.

750. Semillas sin endospermo, ordinariamente cilíndricas, operculadas por el cordoncito dilatado; raicilla larga; cotiledones cortos; lóbulos de la corola ordinariamente imbricativos, 751. — Semillas con endospermo; embrion pequeño encerrado; lóbulos de la corola siempre imbricativos, 753.

751. Limbo calizinal 5-partido, persistente; corola enrodada, profundamente 5-partida, de segmentos lijeramente imbricativos; anteras subsesiles adheridas entre sí y casi libres del tubo de la co-

rola, y formando una columna aovado-oblonga, membranácea por el ápice, algo mas corta que los segmentos de la corola; estilo bífido con los brazos contiguos; estípulas persistentes; hojas verticiladas por á 3, 752. — Limbo del cáliz troncado, lacerado-repando, repando ó lacerado y por último decíduo; corola hipocrateriforme con 6, 4 y á veces 9 lóbulos bien imbricativos, de tubo cilíndrico lijeramente encorvado y ancho, mas largo que el cáliz, filiforme ó claviforme, tomentoso, pubescente, velludo-tomentoso; estípulas de ordinario decíduas; hojas opuestas. Arboles bajitos, á veces de 30'-40' ó arbustos de 8' á 12' de altura; hojas simples, enteras, mas ó menos pecioladas, cuyo capullo ó yema está raras veces cnvuelto en una sustancia resinosa blanca, que se halla sobre los peciolos, ramitas y hojas, aovadas, acorazonadas ó sub-cordiformes, elípticas, oblongo-elípticas, elíptico-redonditas ó lanceoladas, á veces festoneadito-repandas, lampiñas del todo, alampiñadas ó de cara superior lampiña, mientras la inferior es plateado-sedosa, tomentosa, pubescente, á veces solamente á lo largo de las nervaduras, de base acorazonada ú obtusa y con el ápice mas ó menos puntiagudo ú obtusito; con las venitas aproximado-reticuladas ó apenas marcadas; largas de 8-5″, 3-6″, 5-2″, etc., sobre 5-3″, 2-4, 3-1″, etc. de ancho; estípulas aovado-lanceoladas, deltoídeo-subuladas, alesnadas, lanceoladas ó aguzadas, raras veces persistentes. Flores pequeñas blancas sentadas en la cara interior de los brazos especiformes ó contraidos, frecuentemente unilaterales, ó una entre ellos mas ó menos diverjentes; anteras lineares subsesiles por debajo de la garganta de la corola, enteramente inclusas y raras veces sub-inclusas; estigma cabezudo. Drupa globosa ó cortamente oblonga, con ángulos agudos o sin ellos, tomentoso-venosa, pubescentita y lijeramente asperita, aterciopelada, alampiñada, asperita ó lisa y ancha de 3-2‴, con 6, 3 y á veces 9 celdillas: *guettarda*, Aquilon, F. 62, Or. I, T. II.

752. Arbusto alto de 2'-3', ramoso y con muchas hojas simples, subsentadas, espesitas y lineares, revueltas por la márjen, pubescentitas, decíduas y largas de 4‴-8‴. Flores blanquecinas, pubescentes, en grupos axilares y acompañadas de brácteas; cáliz adherente, con el tubo aovado y el limbo 5-partido y persistente; corola enrodada, profundamente 5-partida, con segmentos oblongo-lanceolados, blanca y pequeña. Anteras subsesiles. Drupa elipsoídea 2, 1-locular, conteniendo semillas ovoídeo-oblongas, colgantes y operculadas por un arilo basilar: *strumpfia*, F. 62, Or. I. T. II.

753. Arbustos resinosos ó arbolitos bajitos, lampiños, ramosos y altos de 2'-3' hasta 8'-15', con hojas simples opuestas, enteras, cortamente pecioladas, coriáceas, obaovadas, espatulado-lanceoladas, elíptico-lanceoladas ó solamente lanceoladas, obtusas ú obtusitas, aguzadas por los dos estremos, lustrosas, largas de 4″-3″-2″; estípulas persistentes, apiculadas, de vaina trabada entre los peciolos. Flores blancas en cimas pedunculadas, axilares ó estraxilares, tricótomo-fastijiadas, cáliz adherente, de tubo aovado, con el limbo corto, sub-troncado, onduloso ó con 5 dientecitos deltoídeos, persistente; corola enrodada, profundamente 5-fida con los segmentos

oblongo-lineares ó lanceolado-oblongos y aovado-lanceolados; estambres 5 ó 10 esertos. Drupa globosa, asurcada, con 5, 10, 20 pirenas comprimidas, así como las semillas que contienen; embrion situado en el ápice de un endospermo carnudo : *erithalis*, F. 62, Or. I, T. III, G. II.

754. Flores compuestas ó agrupadas en número mayor ó menor sobre un receptáculo comun de forma muy variada, 755.

755. De ovario libre ó súpero; flores siempre monoicas, 756. — De ovario adherente ó ínfero; flores ordinariamente hermafroditas, 759.

756. Arboles de suco lechoso, 757. — Plantas herbáceas ó matas de savia nunca lechosa, 758.

757. Mas ó menos grandes, con hojas simples, coriáceas, de flores muy pequeñas, incompletas y contenidas en el interior de un invólucro mas ó menos desarrollado, piriforme, casi cerrado por el ápice, y situadas en su pared interna; 3 estambres solamente : *ficus*, 111.

758. Yerba de cuyo rizoma salen las hojas y los pedúnculos florales mas ó menos cortos, simples y terminados por un receptáculo llano mas ó menos cuadrilátero, sin invólucro y cuya parte plana lleva muchas flores muy pequeñas incompletas, situadas en sus alvéolos. Fruto capsular : *dorstenia*, 167.

759. Estambres libres; hojas simples opuestas, con estípulas interpeciolares; fruto abayado ó capsular, 760.—Estambres 5, soldados por las anteras; hojas compuestas, alternas, sin estípulas, raras veces simples y opuestas; un aquenio, 763.

760. Estambres 4; fruto capsular, 761. — Estambres 5; fruto abayado, 762.

761. Flores amarillentas en cabezuelas, largamente pedunculadas, axilares ó terminales, sesiles, en un receptáculo esférico, 695.

762. Receptáculo involucrado y pajoso; cáliz de limbo persistente con 5, 4 dientes pequeños ó segmentos, raramente sub-entero; corola infundibuliforme ó casi así y de tubo corto, lóbulos 5, 4 valvados. Baya con 2, 3 pirenas, mas veces asurcadas y 3, 5-crestadas, 742. — Receptáculo ni involucrado ni pajoso tampoco ; limbo calizinal corto, dentadito ó sub-entero; tubos calizinales concretos; corola infundibuliforme, de limbo con 5, 4, 7 lóbulos. Baya conteniendo una semilla en cada celda y no pirenas, 741.

763. Corola tubulada ó ligulada, pero solamente en las florecitas de los radios, 771. — Corola nunca tubulada, pero sí bilabiada ó ligulada, 764.

764. Corolas bilabiadas ó liguladas, pero solo en las florecitas de los radios, 765. — Corolas todas liguladas ó flores homógamas, 766.

765. Plantas herbáceas anuales, con todas las hojas radicales y arrosetadas, simples, pero mas ó menos lobadas, de manera que las unas son liradas, con el segmento terminal grande y aovado-oblongo ó lirato-espatuladas, con el segmento terminal contraido en la última sinuosidad, otras veces espatuladas ó espatulado-lanceoladas, aguzadas por la base, enteras y regularmente sinuosas por arriba ó puntiagudas, con algunos dientecitos distantes ó enteras, de cara

inferior blanco-tomentosa. Del medio de la roseta sale un pedúnculo largo de 6″ á 10″, que se termina por una cabezuela solitaria heterógama; radios apenas esertos, con flores blancas ó purpurinas, cuyas flores femeninas son dispuestas en algunas séries, las esteriores liguladas, mientras las del centro son bisexuales ó hermafroditas; invólucro lijeramente imbricado, con pocas séries de escamas lanceolado-lineares y aguzadas ó cortas, otras veces lineares y aguzadas; receptáculo desnudo; anteras coludas; brazos del estilo pubescentitos; aquenio sub-comprimido, con las caras costilludas, cuyo ápice se aguza en pico filiforme 2 ó 3 veces mas largo, tan largo ó mas corto que él, con un penacho peludo y ordinariamente color pajizo teñido de purpuráceo : *leria*, F. 59, T. III.

766. Semillas de penacho sentado, 767. — Semillas de penacho subsesil ó pediceladito, 770.

767. Flores amarillas, 768. — Flores azules, 769.

768. Plantas herbáceas anuales mas ó menos ramosas, de tallo derecho, con frecuencia estriado, pubescentes ó alampiñadas, lampiñas ó velludas, de savia lechosa; hojas simples, alternas, sentadas, mas ó menos laciniadas ó partidas, runcinado ó sub-entero-dentadas. Flores ó mejor cabezuelas, dispuestas en corimbos, sin glándulas, con invólucro imbricado, algo ventrudo por la base y formado de hojuelas estrechas; receptáculo desnudo; aquenio cilíndrico, estriado, transversalmente rugoso ó liso, troncado por el ápice, que lleva un penacho blanco con pelos simples : *sonchus*, F. 59, T. I.

769. Plantas herbáceas bisanuales, de tallo en zig-zag, derecho, estriado y velludo, de 2′ á 3′ de alto, poco ramoso, con hojas alternas, simples, sentadas, runcinadas y á veces laciniadas, las radicales un poco pecioladas. Flores algunas veces blancas, cuyas cabezuelas, dispuestas en especies de espigas están en el ángulo saliente formado por el zig-zag del tallo, con invólucro doble ó formado de uno esterior compuesto de 5 hojuelas algo dobladas hácia fuera y mas cortitas, y otro interno con 8 hojuelas soldadas entre sí por la base, erguidas y mucho mas largas; receptáculo alveolado y pajoso, plano; aquenio troncado, coronado por muchos dientecitos : *chicorium*, F. 59, T. I.

770. Plantas herbáceas anuales, tambien de savia lechosa, cuyo tallo derecho se eleva hasta 3′ de alto, de ordinario no ramoso, con hojas simples, alternas, sentadas, cuyas radicales algo pecioladas son grandes, oval-redondeadas, algo cóncavas y ondulosas, enteras, lampiñas, á veces manchadas de moradusco, otras veces dentadas ó enteras, cuyas inferiores, de ordinario roncinadas, tienen algunos lóbulos puntiagudos ó lanceolado-oblongos, un poco abrazadoras por la base aguzada, superiores, lanceoladas, aguzadas y sesiles; cabezuelas en cimas ó panojas grandes abiertas, con los brazos racemiformes; invólucro imbricado, cilíndrico, cuyas hojuelas en pocas séries son algo membranosas por los bordes; receptáculo desnudo, plano, punteado, con 12 á 15 flores; aquenio comprimido, ovoídeo, blanco ó prieto, liso ó estriado, abruptamente picudo y coronado por un penacho simple y estipitado : *lactuca*, F. 59, T. I.

771. Sin receptáculo lejítimo, bien que á primera vista parezca

existir; invólucro falso formado por las dos hojas mas superiores; florecitas saliendo de la axila de una bráctea escamiforme; estilo simple terminado por un estigma obtuso; aquenio liso, lustroso, desnudo y como ombligado por el ápice, 772. — Receptáculo lejítimo, acompañado de un invólucro formado de un número variado de hojitas escamiformes mas ó menos desarrolladas, mas ó menos foliáceas; flósculos ó florones y semi-flósculos pegados en un receptáculo de forma y tamaño muy variados, desnudo ó pajoso, peludo ó pubescente, plano ó convexo, liso ó alveolado; estilo siempre bífido; aquenio ordinariamente coronado, 773.

772. Del ápice de una raiz perpendicular, vivaz, bastante gruesa, mas ó menos ramosa, y de entre los restos de los tallos del año anterior salen tallos derechos, delgados, en número variable, bastante resistentes, pero no leñosos propiamente dicho, lampiños, de color que varia del rojizo al verdoso pálido y al gris pálido por la base, que es cilíndrica, mientras que no tardan en volverse comprimidos y algo estriados á lo largo de las caras llanás y no por las convexas, y de seccion elíptica; se ramifican por á tres, como á 6″ del suelo, cuya division central, que es la continuacion del tallo, no tarda en morirse y en desaparecer, mientras que las dos laterales salen opuestas de la axila de dos hojas correspondientes y de una especie de nudo crecido ó comprimido: siguen así hasta la altura de 8″ á 10″ y vuelven á ramificarse de igual modo, haciéndolo dos ó tres veces mas, de tal suerte que la parte superior del tallo se encuentra bastante ramosa; siempre la division del medio, cuando existe, es mucho mas corta que las laterales, pues que no alcanza sino á 3″ ó 4″ de largo, terminándose por un grupo de flores. Hojas simples, opuestas, como connadas ó trabadas por la base, sentadas, lanceoladas, coriáceas, de base redonda y aguzado-puntiagudas por el vértice, enteras y algo membranosas por los bordes apergaminados y ondulosos, lampiñas por ambas caras, cuya superior, de un hermoso color verde pálido, es lustrosa, mientras la inferior, mas pálida y no lustrosa, tiene las nervaduras y venas muy pronunciadas, largas como de 3″-4″ y anchas como de 1″-1 1|2″, basinervias; la costilla va acompañada de dos nervaduras principales, saliendo una de cada lado, paralelas á ella, las cuales á su vez están acompañadas de venas afectando igual disposicion, las cuales se anastomosan con venitas, sin seguir entónces simetría alguna; las nervaduras son un poco visibles por la cara superior, cuyas dos mitades se doblan algo hácia arriba y á lo largo de la costilla, de manera que se vuelve cóncava y con figura de barca ó curiaza. Flores blanquecinas terminales dispuestas en grupos algo globosos ó en cabezuelas algo comprimidas, en número de 3 en el ápice de cada ramita ó pedúnculo, cuya disposicion tricótoma afecta tambien, cortamente piceladas y formadas de muchas florecitas saliendo de entre dos escamas grandes, cóncavas y opuestas, cuyo ápice se va apartando un poco : están contenidas en una especie de invólucro falso formado por las dos hojas mas superiores. Cada florecita blanca, con el centro morado, sale de la axila de una escama espatuliforme cóncava por la cara interna que corresponde al flósculo y casi acucharada, con una puntita en el

ápice y algunos pelos blancos por sus bordes y hácia su parte superior escariosita, mientras la cara esterior convexa, blanco-verdusca, con 5 estrías verdosas paralelas, cuya mediana alcanza la puntita, mientras las laterales siguen por par paralelo á lo largo de la escama. No hay receptáculo lejítimo,'sino solamente su simulacro; en efecto, despues de desprendidos los florones y de caidas las semillas, se quedan en el ápice de las ramitas 5 á 6 alvéolas, que no son otra cosa sino el ápice de los pedúnculos que sostenian los grupos florales ó cabezuelas en igual número y provisto de una especie de involucro monófilo y trílobo simulando una salvilla. Corola infundibuliforme tubulada, blanco-verdusca inferiormente, de limbo con 5 divisiones profundas, oval-puntiagudas y blancas; estambres 5, reunidos por las anteras morado-oscuras y un poco esertas, y alternando con los segmentos de la corola. Ovario pequeño, inversopiriforme, pegado con la corola, unilocular, uniovulado y de cuyo ápice sale un estilo filiforme cuya parte superior saliendo por el ápice del tubo formado por las anteras es peluda y se termina por un estigma obtuso. El fruto es una especie de aquenio negrusco, liso y lustroso, inverso-piriforme, enteramente desnudo y de ápice ombligado. Las hojas y tallos estrujados entre los dedos exhalan un olor algo aromático particular y característico que nos ha parecido análogo al del andrósemo oficinal de Europa: *jarilla*, Nobis; *ichthyothere*, Mart.; *ichthyothere curvifolia*, F. 59, T. II, S.-T. VI.

774. Brazos del estilo ordinariamente largos y subulados, casualmente cortos y obtusos, con la cara esterior enteramente pelierizada, 805. — Brazos del estilo nunca subulados, pero sí lineares ó claviformes, 775.

775. Siempre mas ó menos lineares, 781.—Nunca lineares, pero sí claviformes y de cara esterior papilosa, 776.

776. Cabezuelas ó calátides discoídeas, compuestas de flósculos en número de 8, 12 y hasta 25, y raras veces de 4; involucro imbricado 2, 1-seriado; receptáculo desnudo, ordinariamente lampiño; corola claviforme ó campanuda, 777. — Cabezuelas discoídeas con 3 á 5 florones nada mas, 778.

777. Arbustos, matas ó plantas herbáceas, algunas veces como sarmentosos, muy ramosos, pubescentes, velludos y alampiñados; hojas ordinariamente opuestas y raras veces alternas, simples, enteras ó mas ó menos lobadas, laciniadas ó dentadas, pecioladas ó subsesiles, aovadas ó aovado-lanceoladas, elíptico-oblongas ó lanceolado-oblongas, aovado-redondeaditas ó deltoídeas, lanceolado-lineares, acorazonadas ó acorazonado-aovadas, oblongo-lanceoladas, romboídeo-aovadas, deltoídeo-aovadas, mas ó menos aguzadas, puntiagudas ú obtusas, aserradas ó sub-enteras, con frecuencia 3-nervias, pubescentes, velludas, alampiñadas ó lampiñas. Flores en cabezuelas, cuyo involucro cilíndrico es formado de algunas séries de escamas apretadas y alampiñadas ó tambien cilíndricas, y por fin turbinado, pluriseriado, con escamas abiertas ó desparramadas por el ápice, alampiñadas, otras veces abierto tambien, 1, 3-seriado y con frecuencia provisto de escamas esteriores mas cortas, las escamas de la principal série siendo sub-iguales; receptáculo forman-

do un cilindro corto que se eleva entre las escamas del involucro y aparece convexo ó llano por encima de ellas, ó un poco dilatado entre las escamas del involucro y de ápice llano que aparece por encima de ellas, otras veces es deprimido ó diminuto por encima de las escamas del involucro y por fin deprimido y de ordinario diminuto. Aquenios 5, 3-gonos, con un penacho peludo : *eupatorium*, F. 59, T. II, S.-T. IV, G. III.

778. Cabezuelas con 3, 5 flósculos, de involucro imbricado ; receptáculo diminuto y convexo; corola claviforme; aquenio cortamente estipitado, 5-gono, aquillado por los ángulos, 779. — Cabezuelas ordinariamente con 4 florones; involucro 1-seriado, formado de 4 hojuelas ó con una bráctea accesoria; receptáculo diminuto y desnudo ; estilo provisto de un crecido lampiño y discoídeo situado por la base; aquenios 5-gonos y sentados, 780.

779. Arbustos muy ramosos, lampiños.ó pubescentes, que se elevan de 6' hasta 16' de altura, con hojas opuestas, simples, aserradas, lanceoladas ó elíptico-lanceoladas, aovadas, elípticas, aovado-lanceoladas, aguzadas por ambos estremos, puntiagudas ó aguzadas, largas de 6″-8″-4″-3″-7″ y anchas de 4″-2″-1″-6‴-18‴, cabezuelas en grupos sentados ó subsesiles y dispuestas en corimbos compuestos terminales, cuyas flores son blancas ó blanquecinas; involucro 4, 3-seriado, con escamas estriadas ó sub-estriadas, obtusas, las interiores oblongas y las del medio gradual ó bruscamente mas cortas y aovadas, mientras las esteriores son muy cortas. Aquenios pelierizaditos ó alampiñados : *critonia*, F. 59, T. II, S.-T. IV, G. IV.

780. Arbustos ó matas abejucados, de tallos delgados, muy ramosos y muy largos, con hojas opuestas, pecioladas, simples, lampiñas, alampiñadas ó pubescentes, alabardado-deltoídeas, aovadas, elíptico-oblongas, ovales, oval-redondeaditas, aovado-lanceoladas, acorazonadas ó sub-cordiformes, bien enteras, sub-enteras, dentadas, dentaditas, sub-sinuado-repandas ó repando-enteras; aguzadas, puntiagudas, obtusitas ú obtusas, de cara superior mas ó menos lustrosa, mientras la inferior es alampiñada ó pubescente; mas ó menos pecioladas; 3-nervias, triplinervias, quintuplinervias, 1-nervias, 5-nervias 3, 5-nervias, con las nervaduras mas ó menos pronunciadas, membranáceas ó coriáceas, largas de 3″-4″-5″-2″-2 1¡2″. Cabezuelas en espigas ó racimos compuestos y alargados, en corimbos racemosos cortos ó en corimbos ramosos y terminales, en fin pediceladas ó la del centro sola sentada, con ó sin bracteitas por la base del involucro, cuyas escamas son oblongas, oblongo-lineares, espatulado-lanceoladas, elíptico-oblongas, obtusas, obtusitas, puntiagudas ó mucronadas, lisas, estriadas ó sub-estriadas, lampiñas, alampiñadas ó pubescentes. Flósculos de corola con el limbo 5-fido, á veces mas corto que el tubo, como infundibuliforme, sub-claviforme ó campanuda. Aquenios ordinariamente lampiños, algo pubescentes ó glandulosos : *mikania*, F. 59, T. II, S.-T. IV, G. V.

781. Continuándose lineares hasta el vértice sin volverse planos, con apéndices cubiertos de pelo esteriormente, 782. — Estilo perfectamente cilíndrico, con los brazos lineares troncados por el vér-

tice, adornado de un grupo de pelos, despues del cual se prolonga
en un cono ó apéndice, 783.

782. Matas ó plantas herbáceas olorosas, cuyo tallo derecho y ramoso se eleva á como 3'-4' y hasta 6' de altura, de ramos herrumbroso-pubescentes ó tomentosos, con hojas simples, alternas, pecioladas, oblongas ó elíptico-oblongas, oblongo-lanceoladas ó lanceoladas, bien enteras ó dentaditas, repandas, glanduloso-pubescentitas
superiormente y blanquecino-pubescentes ó tomentosas inferiormente ó desigualmente aserradas, repandas, suavemente pubescen-
tito-sub-tomentosas ó alampiñadas; cabezuelas purpúreas, corimbosas, pediceladas y hemisféricas ó sub-globosas, con el invólucro
imbricado, de escamas aovadas ó aovado-oblongas, obtusitas y tomentosas: las de la série interior oblongo-lineares, aguzadas y escariosas ó herrumbroso-pubescentes y abiertas; las de la série esterior
aovadas, obtusitas, gradualmente pasando á las de la interior, aovado-lanceoladas y puntiagudas. Flores esteriores de las cabezuelas
discoídeas, femeninas, dispuestas en algunas séries y sub-troncado-
filiformes, mientras las del centro, masculinas, campanudas, tienen
el estilo sub-entero; anteras coludas; receptáculo desnudo. Aquenios
sub-cilíndricos, con vilano peludo : *pluchea*, F. 59, T. II, S.-T. II,
G. II.

783. Flores todas unisexuales, sea dioicas ó monoicas, heterocé-
falas; receptáculo con mas frecuencia paleáceo; anteras sin cola;
vilano nunca peludo; pelos colectores de los estigmas faltando con
bastante frecuencia, 784. — Flores nunca jamas unisexuales y flores del disco hermafroditas, 785.

784. Planta herbácea anual, de tallo ramoso superiormente, alto
de 1 1r2' á 3', pelierizadito, con hojas alternas, bipinatipartidas,
cuyas superiores son enteras, simples y bastante grandes. Cabezuelas dispuestas en corimbos ó panojas abiertas, pequeñas y solamente de 1 1r2''' á 2''' de diámetro, blancas, heterógamas, con 5
florecitas femeninas situadas esteriormente, diminutas y. anchamente liguladas, mientras las interiores, mucho mas numerosas y
flosculosas, son masculinas; invólucro 2-seriado; anteras pálidas;
estilo simple y pubescente; receptáculo pajoso, de pajitas dilatadas
por el vértice, mellizas, contra los aquenios comprimidos, cuyo
vilano sale de dos escamas ó es apenas notable : *parthenium*,
F. 59, T. II, S.-T. VI.

785. Aquenios siempre con vilano y nunca desnudos; 786. —
Aquenios desnudos, coronados ó aristados, 794.

786. Vilano peludo ó formado de escamas solamente, 787. — Vilano peludo ó formado de escamas indistintamente; receptáculo
desnudo, 793.

787. Vilano peludo, 788. — Vilano formado de escamas distintas,
791.

788. Cabezuelas homógamas ó heterógamas discoídeas, rarísimas
veces radiadas, á veces unífloras; anteras coludas; aquenios con vilano peludo ó cerdoso, raramente calvos; estilo de las flores hermafroditas de brazos troncados sin apéndices, pero con un pincelito
de pelo; el de las masculinas frecuentemente indiviso; de corolas, tu-

bulosas, 5-dentadas, mientras las de las hermafroditas son filiformes y rarísimas veces liguladas, 789. — Cabezuelas homógamas y mas veces heterógamas, radiadas ó no, con las flores del disco hermafroditas, lígulas con frecuencia uniseriadas ; anteras no coludas ; receptáculo paleáceo; estigmas recorvados y terminados por un estípite calloso ; vilano uniseriado con cerdas tiesas, ásperas y persistentes, 790.

789. Plantas herbáceas anuales ó matas blanco-tomentosas, muy ramosas y altas de 1 12′ á 3′, con hojas simples, sentadas, alternas, linear-lanceoladas, sub-enteras, aguzadas por ambos estremos, tomentosas por ambas caras y blancas inferiormente ó lanceoladas, cortamente aguzadas, desigualmente festoneadas, de cara superior áspera y verde, mientras la inferior es blanco-tomentosa, y por último espatulado-lanceolada, las mas inferiores espatuladas solamente, de cara inferior blanco-tomentosa, con pelito muy apretado, anchas de 1″-2″. Cabezuelas heterógamas en grupos terminales acorimbado-apanojados, escamas del inwólucro blancas, aovadas ú oblongas, obtusitas ú obtusas: flores femeninas 20, 30, hermafroditas algunas ó en grupos dispuestos en corimbos arramilletados, con las escamas del invólucro blanco-pajizo, aovadas ó aovado-oblongas, obtusitas ú obtusas; flores femeninas 50, 60, hermafroditas 7, 8 solamente, en fin en espigas, con los grupos inferiores de ordinario cortamente pedunculados y distantes; invólucro formado de pocas séries de escamas, cuyas interiores oblongas, puntiagudas ú obtusitas son parduscas ó blanquecinas. Aquenios sub-comprimidos ó cilíndricos, á veces lijeramente ásperos : *gnaphalium*, F. 59, T. II, S.-T. VII.

790. Arbustito ó mata de tallo muy ramoso, pubescente, que se eleva de 4′ á 7′ ó algo mas de altura, asperita, con hojas simples, alternas, aguzadas por la base, muy variables, oblongo-lanceoladas ó aovado-lanceoladas, cuneiformes por debajo de los lóbulos, aserradas ó trífidas, pubescentes y de cara inferior escabrosa ó tomentosa, un poco cartáceas. Cabezuelas amarillas dispuestas en corimbos apanojados, discoídeas y homógamas; invólucro imbricado, cuyas escamas interiores son coloridas; receptáculo algo plano y pajoso ; brazos del estilo cónicos por el ápice. Aquenio rollizo, cortamente estipitado, cuyo vilano peludo es áspero : *neurolæna*, F. 59, T. II, S.-T. VIII.

791. Todos los aquenios conformes, lampiños ó pubescentes, 792. — Aquenios no conformes, de tal suerte que los del disco, ob-comprimidos, están encerrados entre las escamas interiores y las pajitas esteriores, mientras los de la circunferencia son sub-trígonos, todos de base aguzadita ó adelgazada, sub-pubescentes. Sub-arbusto de como 6′ de altura y muy ramoso, de hojas simples, cortamente pecioladas, esparcidas ó espiralmente alternas, aovado-lanceoladas, acuñadas por la base y aguzadas por el ápice, aserraditas, peninervias y pelierizaditas. Flores amarillas en grupos poco fornidos, cuyos pedúnculos, saliendo de la dicotomía, llevan una sola cabezuela sin brácteas, sub-globosa, con el invólucro lampiño y formando panojas flojas, cuyas cabezuelas heterógamas tienen el invólucro hemisférico

con 5 brácteas dispuestas espiralmente y en 2 séries, ovales y mu-cronaditas; receptáculo convexo con pajitas ó paleas membranosas muy angostas, cuyas esteriores son mayores. Flores radiadas con pocas lígulas ó semi-florones en una série única, escondidas entre las escamas del invólucro y las pajitas derechas esternas y mayores del receptáculo. Florones del disco tubuloso-5-dentados; estilo corto incluso. Vilano de los aquenios formado de paleas variadas; en efec-to, las de la circunferencia son cerdosas y pequeñas, mientras las 5 del disco, ovales, derechas, aserrado-pestañosas y agudas son 3 ve-ces mas largas que la corola : *vargasia*, F. 59, T. II, S.-T. X.

792. Plantas herbáceas ó matas mas ó menos ramosas, pubescen-tes ó alampiñadas, con hojas opuestas, simples, escabroso-pubes-centes, triplinervias, pecioladas, aovadas ó aovado-lanceoladas, puntiagudas ó aguzadas, aserradas ó sub-aserradas, enteras ó sub-enteras, de cara superior escabroso-pubescente, mientras la inferior es pubescente ó alampiñada y glandulosa, redondeadas ó cuneifor-mes por la base, largas de 2″-3″-1″. Cabezuelas discoídeas ó radia-das, con los radios femeninos, dispuestas en corimbos terminales ó axilares, con flores purpúreas ó amarillas ; invólucro imbricado, con las escamas aovadas ó aovado-oblongas y obtusas ú oblongo-lanceo-ladas, aguzadas y obtusas por el ápice ; lóbulos de la corola sin ve-nas entre las nervaduras marjinales ; brazos del estilo sub-troncados ó con un apéndice cónico diminuto. Receptáculo cónico y pajoso. Aquenios lampiños ó pubescentes, lijeramente angulosos; penacho formado de 20, 10, 5 escamas cerdosas, uninervias, pinatífido-es-triadas y aserraditas : *calea*, F. 59, T. II, S.-T. X.

793. Planta herbácea, lampiña y verde mar, de tallo derecho muy ramoso superiormente, tieso y que se eleva á 2′-3′ y hasta 4′: todas sus partes exhalan un olor fuerte muy desagradable, debido á la presencia de una esencia contenida en las muchísimas glandulitas transparentes que se ven en sus hojas y demas órganos. Hojas sim-ples, ordinariamente alternas, glaucas, largamente pecioladas, oblongo-lanceoladas ú oblongas, puntiagudas ú obtusitas, festonea-das ó enteras, largas de 1 1¡2″, sin el peciolo que lo es otro tanto, y anchas de 1″. Cabezuelas cilíndrico-cónicas, largas de 10 á 12‴ y anchas de 4″ largamente pedunculadas, purpúreas y formando como una cima terminal abierta ó floja; invólucro uniseriado con 5 escamas oblongo-lineares, valvadas, al principio cóncavas y por fin distintas, membranosas por los bordes y de ápice calloso ; brazos del estigma con apéndices pelierizaditos. Aquenio elongado, aguzado superior-mente, linear, comprimido y pelierizadito; penacho peludo y for-mado de pelo suave : *porophillum*, F. 59, T. II, S.-T. IX.

794. Disco las mas veces hermafrodito ; receptáculo peludo ; aquenio desnudo ; hojas alternas, 797. — Disco siempre hermafro-dito ; receptáculo paleáceo; aquenios coronados: hojas de ordinario opuestas, 795.

795. Cabezuelas radiadas ó discoídeas, 796. — Siempre mas ó menos radiadas y nunca discoídeas, 800.

796. Radiadas ó discoídeas, con las flores de los radios estériles ; invólucro 2-seriado; receptáculo llanito; aquenio de pajitas decíduas

cuando se desprende, 798. — Discoídeas ó cortamente radiadas, con las flores de los radios femeninas; invólucro 1, 2-seriado; receptáculo cilíndrico ó cónico; aquenios del disco comprimidos, frecuentemente con la márjen pestañuda, mientras los de los radios son comprimido-angulosos, todos desnudos ó coronados por 2, 3, 1 aristas ó cerdas, 799.

797. Plantas herbáceas ó matas bisanuales, sub-leñosas ó pereniales, de tallo derecho, ramosísimo, pubescente-blanquecino, alto de 3' á 4'; hojas alternas cuyas radicales bi ó tripinatisectas, con los lóbulos algo obtusos, mientras las caulinares y ramales son pinatífidas; con las divisiones mas ó menos largas y lanceoladas, pecioladas todas, las florales al contrario sentadas, son mucho mas pequeñas; todas tienen la cara inferior pubescente, blanquecina, y la superior lampiña y verde. Calátides globosas ó sub-globosas, heterógamas, pendientes y pedunculadas, en espigas simples y axilares, cuya reunion forma panojas bastante grandes, flojas y piramidales; invólucro imbricado de hojuelas obtusas, pubescentes, con la márjen membranosa; flores de la circunferencia ó de los radios femeninas, mientras las del disco son hermafroditas y todas fértiles, aquenio obaovado : *absinthium*, F. 59, T. II, S.-T. antemídeas.

798. Plantas herbáceas, lampiñas ó alampiñadas, con tallo derecho y tetrágono ó cilíndrico y trepador; hojas opuestas, simples, aserradas ó mas ó menos profundamente partidas, pinatisectas, 1, 3-yugas, rarísimas veces enteras, de segmentos aovado-lanceolados ó aovados, oblongo-lanceolados ó cuneiforme-oblongos y lanceolados, aguzados. Cabezuelas dispuestas en corimbos ó largamente pedunculadas; flores de la circunferencia ó radios estériles, blancas ó amarillas; invólucro 2-seriado, còn las escamas de la série esterior apretadas, lanceoladas y pestañudas ó pubescentitas, ó abiertas, lineares y desparramadas. Brazos agudos; receptáculo algo llano y pajoso; aquenios comprimidos ó tetrágonos, lampiños ó pelierizaditos superiormente, 2, 4-aristados, de aristas diverjentes esteriormente, erguidas y mas largas por el centro : *bidens*, F. 59, T. II, S.-T. XI.

799. Yerbas anuales ó vivaces, de tallos desparramados, membreados ó enderezados desde la base arraigante, alampiñadas ó escabroso-pubescentitas, con hojas opuestas, simples, pecioladas ó subsesiles, aovado-lanceoladas, lanceoladas ó aovadas, festoneadorepandás, triplinervias, contraidas ó aguzadas por la base; otras veces lanceoladas ó lineares, bien enteras, aguzadas hácia la base. Cabezuelas largamente pedunculadas, solitarias ó casi así, ovoídeas y por fin cónicas, radiadas ó cónico-discoídeas y raras veces radiadas sub-globo-as, y por último oblícuamente cónicas y discoídeas; invólucro de 5, 6 escamas ó con 5 solamente, otras veces cuyas escamas 6, 7 son dispuestas en dos séries ; receptáculo cilíndrico ó conico-cilíndrico : *spilanthes*, F. 59, T. II, S.-T. XI, G. I.

800. Muy cortamente radiadas; flores de los radios femeninas é inclusas; corola de los florones del disco 4-dentadas, 801. — Radios mas ó menos cortos y femeninos, pero nunca inclusos ; corola de los flósculos del disco 5-dentada, 802.

801. Yerba anual, escabrosa, desparramada ó derecha y alta de 1' á 2', muy ramosa, alampiñada, con hojas simples, opuestas, lanceoladas ó elíptico-lanceoladas, aserradas ó sub-enteras, triplinervias y con las venas arqueadas, subsesiles y largas de 3 á 4''. Cabezuelas axilares ó terminales y como apanojadas, pedunculadas, solitario-ternadas y blancas; invólucro 2-seriado. Brazos del estilo obtusitos y peludos; aquenios del disco comprimidos, desnudos ó apenas coronados y los de la cirounferencia sub-tetrágonos, tuberculados, coronados por dientes diminutos ó pelo, otras veces desnudos ó sub-troncados. Receptáculo pajoso y cuyas pajitas son lineares : *eclipta*, F. 59, T. II, S.-T. XI.

802. Brazos del estilo sub-cilíndrico-obtusitos, peludos desde el vértice casi hasta la base; aquenios del disco comprimidos y 4-gonos, cortamente coronados y 4-dentados, 803. — Brazos del estilo cortamente cónicos y pelierizaditos. Aquenios de la circunferencia comprimido-callosos, 3-asurcados de cada lado, mientras los del disco, comprimidos, están provistos de alas estrechas, dentado-pestañudas, ó todos comprimidos, desnudos, 804.

803. Arbustos ó matas marítimas, muy ramosos, plateado-sedosos ó alampiñados, altos de 1' á 4', con hojas simples, opuestas, sentadas, bastante espesas y algo carnoso-suculentas, espatuladas ó lanceoladas, mucronaditas, bien enteras, como sub-conadas por la base, en la cual se halla una especie de lígula ó membranita triangular. Cabezuelas solitarias, pedunculadas y terminales bastante grandes y anillosas, con los radies femeninos y cortos, ligulados y uniseriados, con los semiflósculos de divisiones obaovadas ú oblongas, siendo los flósculos del disco hermafroditas y 5-fidos; invólucro hemisférico, imbricado, con las escamas de la série esterior de ordinario foliáceas, aovadas ú oblongas y agudas, un poco aBiertas, tan largas ó mas cortas que las interiores, obtusísimas y membranosas por la márjen. Receptáculo casi plano con pajitas lanceoladas : *borrichia*, F. 59, T. II, S.-T. XI.

804. Yerba anual desparramada y lampiña, echada, ramosa y con hojas simples, alternas, cuyas inferiores son arrosetadas, cuneiformes, aserradas ó cortadas, las superiores solas pecioladas. Cabezuelas pequeñas, amarillas y pedunculadas, solitarias; invólucro 2, 1-seriado. Flores de los radios de 10 á 12, mientras las del disco son pocas. Aquenios de la circunferencia cilíndricos, y los del disco comprimidos; receptáculo plano y pajizo : *chrysanthellum*, F. 59, T. II, S.-T. XI.

805. Cabezuelas paucifloras, discoídeas, pequeñas, reunidas en grupos, con invólucro doble, cuyo especial es dístico y comprimido, con escamas alternativamente conduplicadas; corolas desigualmente 5-fidas, 806. — Cabezuelas pluri ó 1-floras, discoídeas; invólucro único imbricado, con las escamas superiores mas largas; corola 5-fida, de segmentos iguales; hojas frecuentemente glandulosas, 807.

806. Yerbas vivaces de tallo simple ó ramoso, tieso, derecho, hojoso, con hojas simples, bastantes veces arrosetadas, alternas, espatulado-festoneadas, de cara inferior con pelo largo y sedoso, supe-

riores, lanceoladas, y las florales acorazonado-deltoídeas ú obaovado-oblongas ó elípticas, aserrado-festoneadas, velludas inferiormente, las superiores oblongo-lanceoladas y las florales acorazonado-del-toídeas y peludas, en fin lanceolado-oblongas, pubescentes ó alam-piñadas. Glomérulos formados de algunas cabezuelas, largos de 4'''-6'''-10''' y cónicos, sostenidos por un invólucro general, pedun-culados, distantes y dispuestos en corimbos ó panojas delgadas, ó sentados y en espigas interrumpidas, cuyas flores son morado-pur-púreas ó á veces blancas. Aquenios claviformes, costilludos, con el vilano uniseriado y formado de 5 cerdas ó 1, 2-seriado y con algunas cerdas dilatadas por la base. Receptáculo desnudo : *elephantopus*, F. 59, T. II, S.-T. V.

807. Arbustos pequeños, matas ó plantas herbáceas anuales, mas ó menos ramosos, aterciopelados, pubescentes, velludos ó alampiña-dos, altos de 2'-4' hasta 8', con hojas simples, alternas, obaovado-redondeaditas ó lanceoladas, elípticas, aovadas ó àovado-oblongas, aovado-lanceoladas, elíptico-oblongas, ovales ó lanceolado-oblongas, lanceoladas, enteras ó repando-dentaditas, mucronadas, puntiagu-das, aguzadas ú obtusas, de base aguda, obtusa ó redondeada, mem-branáceas ó cartáceas, pecioladas, de cara superior lampiña ó alam-piñada, bastantes veces lustrosa y no raras veces escabrosa, mientras la inferior es pubescente, velluda ó pelierizado-escabrosa. Cabezue-las solitarias y sentadas por el ápice de las ramitas hojosas, ó en cimas sea dicótomas y sin hojas, sea escorpioídeas y tambien áfilas ó en fin escorpioídeas y hojosas. Aquenios cilíndricos ó claviformes, con vilano ordinariamente doble, de manera que la série interior es peluda, mientras la esterior es de ordinario formada de escamas diminutas; receptáculo desnudo : *vernonia*, F. 59, T. II, S.-T. V.

808. Vejetales de corola polipétala, 809.

809. Ovario libre ó súpero, 810. — Ovario ínfero ó adherente, 1036.

810. Estambres hipojínicos, es decir, insertos en derredor del disco y por debajo del ovario, que en tal caso está siempre libre.

811. — Estambres perijínicos ó insertos en el cáliz, cualquiera que sea por otra parte la posicion relativa del ovario, 978.

811. Estambres siempre libres, 812. — Estambres raramente libres, pero soldados entre sí y formando uno solo ó algunos andró-foros, 901.

812. Estambres siempre en número definido y fijo, mas ó menos constante, 813. — Estambres siempre en número indefinido, 868.

813. Cinco estambres ó menos, 814. — Seis estambres ó mas, 821.

814. Cuatro estambres, 815. — Cinco estambres, 816.

815. Vejetales sarmentosos de tallos y ramos delgados y larguísi-mos, á veces algo nudosos, bastante blandos y casi herbáceos ó sub-leñosos, conteniendo en ciertas especies una savia abundante y pota-ble; no rara vez echan raices adventivas muy largas. Hojas alternas, sencillas ó compuestas, y entónces de tres en rama, enteras, mas ó menos grandes, enteras ó mas ó menos dentadas; las simples son de ordinario anchas, redondeadas y bastante dobles, enteras y aco-razcnadas por la base ; zarcillos simples, nunca enrollados en espiral

y opuestos á las hojas. Flores muchas, pequeñas, blancas ó verdoso-amarillentas, á veces coloradas, en racimos ó en cimas axilares ó terminales, con los brazos bastante largos y ramificados, pedicela-das y de cáliz monosépalo pequeño y 4-dentado; corola de 4 pétalos estendidos y caducos, distintos; estambres enderezados y opuestos á los pétalos, saliendo de un disco 4 ó 5-lobo. Ovario único, bilocu-lar, con 2 huevecillos en cada celda, de cuyo ápice sale un estilo simple, cortísimo y á veces nulo; estigma algo bilobulado. Baya prieta ó morada, pisiforme, con 1 ó 2 semillas por causa del aborto de algunos óvulos : *cissus*, F. 122.

816. Siempre 5 estambres, 817. — Estambres 4, 5, 3 ó 2, 821.

817. Vejetales sarmentosos, provistos de zarcillos ramosos, rolla-dos en espiral y opuestos á las hojas, 818. — Vejetales nunca jamás sarmentosos, mas ó menos herbáceos, ó matas y frutices; fruto cap-sular, 819.

818. Tallos leñosos, mas ó menos delgados, larguísimos y ramo-sísimos, con hojas simples, alternas, largamente pecioladas, mas ó menos lobuladas y undulosas á la par, con 2 estípulas caducas acom-pañando á la insercion del peciolo. Flores pequeñas, muchas, ver-doso-amarillentas, en racimos ó umbelas opuestos á las hojas y que ocupan el lugar de los zarcillos, que á veces las llevan, de cáliz muy pequeño, corto, sub-entero ó apenas 5-lobo; corola de 5 pétalos ad-herentes por el ápice, despegándose pues por la base y cayendo de una sola pieza á manera de gorro empujado por los estambres opuestos á ellos é insertos en la parte esterior del disco 5-lobo. Ova-rio único bilocular con 2 óvulos en cada celda, esférico, y de cuyo ápice sale un estigma grueso, sentado y un poco cuadrílobo. Baya bilocular, suculenta, con 2 ó 4 semillas, de forma, color y tamaño muy variados : *vitis*, F. 122.

819. Estilo único, terminado en un estigma mas ó menos cabezu-do, 819 *bis*. — Estilos 3, apincelado-multifidos por el vértice. Plan-tas herbáceas, matas ó frutices, mas ó menos ramosos, de 6" hasta 18-24" de alto y á veces algo mas 3', velludos, pelierizados ó pu-bescentes, de hojas alternas, simples, pecioladas, mas ó menos fes-toneadas, aserradas ó inciso-aserradas, oblongas, aovadas, lanceo-ladas ú oblongo-lanceoladas, aguzadas ú obtusas, con dos glándulas amarillas situadas por la base ó sin ellas, estipuladas. Flores solita-rias, axilares, bastante grandes y amarillas, con los pedícelos fre-cuentemente acrescentes hácia el peciolo, de donde sale bastantes veces, y bracteado, otras veces están sentadas en el vértice del pe-ciolo, pero siempre acompañadas de brácteas; cáliz 5-fido ó 5-parti-do; corola con 5 pétalos de ordinario mas grandes que el cáliz, en cuya garganta se insertan; estambres 5, de anteras alargadas y er-guidas. Ovario sentado, con 3 placentas parietales pluriovuladas. Cápsula 3-valve por el vértice y medianícida, con semillas hoyosas: *turnera*, F. 145.

819 *bis*. Corola simétrica; 5 escamas petaliformes opuestas á los pétalos y separadas de ellos por un verticilo de filamentos estériles dilatados por el ápice; anteras sin conectivos, abriéndose por una rajadura lateral, 820. — Corola no simétrica, formada de 5 pétalos,

cuyo anterior, mayor y labeliforme, está provisto de una uña cóncava ó cortamente gibosa; anteras conniventes cuyas 2 anteriores
tienen una glándula situada por la base, mientras el vértice está
con frecuencia adornado con un apéndice, que es una prolongacion
del conectivo. Plantas herbáceas ó matas leñosas, ramosas, de tallos
derechos ó tendidos, mas ó menos ramosos y desparramados, de raiz
ordinariamente perpendicular, mas ó menos ramosa, lampiños, pubescentes ó tomentosos. Hojas simples, alternas, pero cuyas inferiores son no rara vez opuestas, bastante estrechas, sentadas ó muy
cortamente pecioladas, dentaditas ó aserradas, lampiñas, pubescentes ó tomentosas, acompañadas de 2 estípulas membranosas, lineares, mas ó menos ovales y aguzadas. Flores á veces bastante grandes y blancas ó pequeñas y moraduscas, solitarias, axilares, cuyo
pedícelo bastante largo está articulado por encima de su parte media, de cáliz con 5 sépalos; corola de 5 pétalos asimétricos. Ovario
globoso, algo trígono, unilocular, con muchos huevecillos insertos
en 3 placentas parietales, de cuyo ápice sale un estilo simple terminado por un estigma cabezudo algo lateral. Cápsula frecuentemente acompañada de las envolturas florales marcescentes, unilocular, polisperma, de dehiscencia medianícida, cuyas 3 valvas llevan
consigo las placentas pegadas lonjitudinalmente por su medio, semillas mas ó menos globosas, tiradas con elasticidad al abrirse las
cajitas : *jonidium*, F. 86.

820. Arbustillos, matas sub-leñosas ó plantas herbáceas, de tallos
derechos, mas ó menos ramosos y lampiños; de hojas simples, alternas, mas ó menos aserradas, mas ó menos pecioladas ó subsesiles, oblongo-lanceoladas, elíptico-lanceoladas ó lanceoladas, aguzadas ó puntiagudas, acompañadas de estípulas fimbriadas ó franjeadas.
Flores blanco-rosaditas, muy bonitas, en racimos terminales, axilares, solitarias ó fasciculadas, cuyo pedícelo bastante largo y filiforme
es articulado por encima de la base, de cáliz persistente con 5 sépalos, cuyo ápice se termina por una ó algunas cerdas. Estambres alternos con las escamas y de anteras oblongas. Ovario trilocular con
algunos óvulos anátropos, de cuyo vértice sale un estilo simple terminado por un estigma pequeño algo cabezudo. Cápsula trilocular,
polisperma, marjenícida, con 3 placentas, trivalve, cuyas semillas
tienen el embrion axil y cilíndrico : *sauvagesia*, F. 85.

821. Fruto capsular; corola siempre polipétala lejítima; 822. —
Fruto drupáceo; corola seudo-monopétala ó las mas veces polipétala.
Arboles bastante grandes, altos de 30' á 40' ó mas bajitos, muy
ramosos, de hojas simples, alternas, pecioladas, coriáceas, bien enteras, festoneadas ó aserradas y lampiñas. Flores de ordinario fasciculadas ó en corimbos, frecuentemente polígamo-dioicas ó hermafroditas, pedunculadas y blancas, pequeñas, y de cáliz pequeño, aorzado,
4-dentado, mas rara vez 5, 6-dentado y persistente; corola hipojínica enrodada 4, 5, 6-partida, ó con los pétalos sub-distintos, ó lijeramente reunidos por los filamentos, de estivacion imbricada; estambres en número igual á los pétalos ó segmentos de la corola
seudo-gamopétala, alternos con ellos é insertos en su parte mas inferior, cuyos filamentos filiformes llevan anteras introrsas, bilocu-

lares y lonjitudinalmente dehiscentes. Ovario sentado 4-locular, con los óvulos solitarios en las celdas ó á veces mellizos, colaterales, pendientes del ápice del ángulo interno, anátropos. Drupa abayada, sub-globosa, coronada por el estigma subsesil, con tantos lóbulos cuantas celdas hay, con 4 pirenas ó huesecitos, monospermos y venosos, con la semilla inversa, tríquetra, de testa delgadísima y membranácea; embrion situado por el ápice de un endospermo carnoso, pequeño, lonjitudinalmente partido por un surco; raicilla súpera : *Ilex*, F. 83.

822. Plantas herbáceas anuales, de tallo delgado enderezado ó tendido por el suelo, muy ramoso, altas de 8 á 16″, con hojas simples, opuestas, cortamente pecioladas ó sentadas, linear-lanceoladas ú orbiculares, sub-acorazonadas por la base, pequeñas y lampiñas. Flores pequeñas, blancas y en panojas terminales flojas, de cáliz con 5 sépalos, abiertos, mas cortos que los pétalos, aovado-lanceolados, aguzados, lampiños ó pubescentitos y largos de 1 1⁄2‴; corola de 5 pétalos con el ápice bífido, inclusos; estambres 3 ó 2 á veces 5 opuestos á los sépalos. Ovario oval unilocular con algunos huevecillos, de cuyo ápice salen 3 estilos. Cápsula oval igualando al cáliz, conteniendo 8 ó 2 semillas pequeñas y abriéndose por 3 valvas : *drymaria*, F. 148.

823. En número fijo y constante, 824. — En número variable, 834.

824. Seis estambres, 825. — Mas de 6 estambres, 839.

825. Siempre tetradinámicos; corola de 4 pétalos unguiculados y dispuestos á manera de cruz; una silicua ó silícula, 826. — Nunca tetradinámicos; corola con 4 pétalos nunca dispuestos en cruz; cápsula silicuiforme sostenida por un podójino largo. Plantas herbáceas ó matas, de tallo de ordinario derecho, mas ó menos ramoso, algunas veces aguijonoso, desparramado y mas ó menos tendido, lampiñas ó pubescentes y bastantes veces glandulosas; hojas de ordinario palmatisectas y largamente pecioladas, acompañadas de estípulas con bastante frecuencia aguijonosas, así como los peciolos. Flores de ordinario blancas ó rosadas, bastante grandes en racimos terminales saliendo ordinariamente de la axila de una hoja floral, de cáliz con 4 sépalos; corola de 4 pétalos, cuya estivacion es abierta ó imbricativa; estambres insertos sobre el ginóforo filiforme, ó en un disco cónico y por debajo del ginóforo filiforme ó del ovario, con anteras largas y alabardadas. Ovario único, cilíndrico, elongado, mas ó menos fusiforme y sostenido por un podójino mas ó menos largo y filiforme, unilocular, poliovulado, cuyo vértice lleva un estigma sentado y cabezudo. Cápsula bivalve, cuyas ventallas están separadas de la placenta intervalvular y parietal : *cleome*, F. 88, T. I.

826. Una silicua, 827. — Una silícula, 833.

827. Con 4 glándulas situadas en el disco que sostiene el ovario, de las cuales dos están entre los estambres menores y el pistilo, mientras las dos otras se hallan entre las mas largas y el cáliz, 828. —Con dos glándulas en el disco ó sin ninguna, 831.

828. Silicua dehiscente, ni torulosa, ni articulada tampoco, 829.

—Silicua indehiscente, torulosa, algo avejigada, cónica y casi como articulada; plantas herbáceas anuales ó bisanuales, de raiz napiforme, perpendicular mas ó menos gruesa, cuyo color, tamaño y forma varian mucho, siempre carnuda, de la cual sale un tallo derecho poco ramoso, cilíndrico, con algunos pelos tiesos, alto de 2' á 3', con hojas alternas, pecioladas, simples, mas ó menos enteras, ondulosas y pelierizaditas. Flores blancas ó rosadas en espigas terminales, de cáliz con 4 sépalos conniventes y casi cerrado, enderezados, algo cerdosos, cuya base es un poco con figura de saco. Las dos glándulas correspondientes á los estambres mayores son casi ovales, algo deprimidas ó de ápice achatado, mientras las que corresponden á los menores son irregularmente cuadradas y con dos depresiones en el vértice. Estigma casi oval, onduloso por la circunferencia, con un surco mediano y cabezudo. Silicua que parece como bilocular por causa de un estrechamiento y cuyas semillas están envueltas en una sustancia blanca y como esponjosa : *raphanus*, F. 89, T. II.

829. Silicua cuyo ápice se termina en pico corto, cónico, rollizo ó comprimido, estéril ó monospermo, con las valvas siempre convexas, 3, 5-nervias, 830.—Silicua sin pico, con las valvas mas frecuentemente convexas y sin nervios. Plantas herbáceas anuales ó bisanuales, cuyos repollos son frecuentemente muy desarrollados y comestibles, de tallo lampiño y verde mar, alto de 3 ó 5', de ordinario muy poco ramoso ; hojas grandes, simples, alternas, pecioladas, enteras, ondulosas por la márjen, lampiñas y glaucas. Flores blancas ó amarillas en espigas largas y flojas ó apanojadas, terminales, y de cáliz con 4 sépalos enderezados, conniventes y cerrados por el vértice, iguales y gibosos por la base, caducos, tan largos como las uñas de los pétalos. Las glándulas que corresponden á los estambres mayores son pequeñas, erguidas, mientras las correspondientes á los menores son anchas, achatadas, casi con figura de herradura, algo petágonas y con dos depresiones en su ángulo esterno ó inferior. Estigma hemisférico glanduloso, con una depresion transversal por el centro. Silicua cilíndrica, alargada, algo comprimida ó tetrágona, algo torulosa, con el tabique elevado y las semillas esféricas : *brassica*, F. 89, T. II.

830. Planta herbácea anual, lampiña, de tallo derecho poco ramoso y alto de 2' á 3', con hojas rajadas por la base ó no partidas, dentadas, ondulosas por la márjen, cuyas inferiores bastante grandes y cortamente pecioladas son obaovadas, mientras las superiores casi sentadas son lanceoladas, simples y alternas todas. Flores amarillas en espiga terminal á veces apanojadas, cuyos pétalos igualan al cáliz abierto. Las glándulas correspondiendo á los estambres mayores son algo salientes, ovales, de ápice redondeado y casi llanas inferiormente, mientras las que corresponden á los menores son mucho mas anchas, menos pronunciadas y de ápice con una depresion irregular. Estigma cabezudo, casi hexágono y glanduloso. Silicua cilíndrica, torulosa, uninervia y con venas proeminentes, cortamente picuda, algo derecha sobre el pedícelo estendido, pico filiforme y sin semillas : *sinapis*, F. 89, T. II.

831. Planta herbácea perennal, acuática, ó de los lugares húmedos, lampiña, de tallos largos, ramosos, tendidos y de ápice erguido, con hojas alternas simples pinatisectas, con los segmentos aovados y ondulosos, desiguales y cuyo terminal es de ordinario mayor. Flores blancas en espigas terminales, de cáliz cerrado; corola abierta cuyos pétalos tienen las uñas cortas dos veces mas largos que el cáliz; 4 glándulas hipojínicas. Silicua estendida igualando el pedícelo que la lleva, oblongo-linear, con las valvas convexas y casi sin venas; semillas dispuestas en dos séries con los cotiledones acumbentes : *nasturtium*, F. 89, T. II.

832. Silícula comprimida lateralmente, con las valvas aquilladas y de ordinario aladas; semillas una en cada celda; seis glándulas hipojínicas, 833. — Silícula lomentácea, separándose transversalmente en 2 artejos indehiscentes, monospermos; 4 glándulas hipojínicas. Planta herbácea anual que se halla en las orillas del mar, de tallo como de 10 á 12″ de alto, algo mas ó menos, lampiña; hojas simples, alternas, lanceoladas, sub-enteras, algo pecioladas. Flores blanquecinas algo teñidas de rojizo, en espigas terminales, de cáliz con los sépalos erguidos, cuyos laterales son gibosos por la base, y casi cerrados por el ápice. Estilo simple ó nulo terminándose por un estigma obtuso á veces sentado. Silícula lanceolada algo tetrágona, provista de dos dientes por su parte media, formada de dos artejos, cuyo superior ó pico lanceolado-ensiforme terminado por el estilo, contiene una semilla erguida, tres veces tan largo como el inferior cuneiforme con una semilla colgante : ambos son de igual anchura : *cakile*, F. 81, T. I.

833. Plantas herbáceas anuales, lampiñas, de tallo recto mas ó menos ramoso superiormente, alto de 1, 2 y hasta 3′; hojas inferiores pecioladas, simples, alternas, lanceoladas, mas ó menos aserradas. Flores blancas, pequeñas, cuyos pétalos faltan algunas veces, en espigas largas y delgadas, cuya reunion forma panojas ó cimas terminales, de cáliz pequeño entreabierto; corola de pétalos iguales espatulados y con uñas largas; estambres casi iguales; las 6 glandulitas están sentadas en el disco : *lepidium*, F. 89, T. III.

834. Estambres en número variado, 834 *bis*. — Siempre 5 estambres; vejetales polígamos, 229.

834 *bis*. De 4 hasta 8 estambres, 835. — De 5 hasta 10 estambres y mas, 836.

835. Arbustos ó árboles bajitos, mas ó menos ramosos, aguijonosos, cuyos aguijones son estipulares; hojas alternas, compuestas, imparipinadas, con hojuelas sentadas, cuya terminal ó impar está raras veces abortiva; raquis alado. Flores pequeñas en grupos axilares ó cimas, de cáliz 4 ó 5-lobo, persistente y monosépalo; corola con 4 ó 5 pétalos insertos en el fundo del cáliz; tantos estambres mas largos que los pétalos y cuyas anteras amarillentas son esertas. Ovario formado de 2 á 3 carpidios distintos; estilo único terminado por dos estigmas puntiagudos. Folículos 2, 3, 1 abriéndose por fin en 2 valvas, monospermos : *fagara*, F. 114, G. I.

836. Fruto formado de 5 ó á veces 4 carpidios mas ó menos sepa-

rados y secos, 837.—Fruto mas ó menos drupáceo ó cuyos carpidios son casi drupas al principio, 840.

838. De 8 á 10 estambres, de los cuales algunos abortan; 5 ovarios cuya base está reunida al favor del disco ; 5 estilos ginobásicos distintos ó reunidos por la base, 838. — De 5 hasta 8-10 estambres sin abortar ninguno, 839.

838. Arbol alto de como 20′ á 30′, recto, cuyo tronco no pasa de 4 á 6″ de diámetro, con la corteza color ceniciento, ramoso superiormente, cuyos ramos derechos están algo desparramados, terminándose por ramitas cilíndricas pubescentes y como empolvoradas á la par, con dos estrías lineares, verticales, bastante pronunciadas y opuestas, saliendo de la base de la insercion de los peciolos. Hojas alternas compuestas, de tres en rama, con el raquis largo como de 6 á 7″ comprimido por la insercion y de base algo triangular, rugoso y del color de las ramitas, casí cilíndrico, con la cara superior achatadita y acanalada, como empolvorada, mientras la inferior ó esterna es convexa y escamosa ; vértice dilatándose sensiblemente para volverse el ápice un triángulo aplanado anteriormente, cuyos lados laterales dan insercion á una hojuela grande y sentada, y en el ápice troncado se halla la tercera. Tales hojuelas, que forman la hoja trifoliolada de ese vejetal, son un poco desiguales, de tal suerte que la del medio es algo mayor que las laterales óvalo-lanceoladas con el ápice terminado en punta y la base aguzada, enteras, un poco ondulosas por la márjen y algo inequilaterales por la base, de manera que el lado ó mitad interna es mas estrecha de como 1½″ que la esterna, son largas de 8 á 10″ y anchas de 3 1½″-4″-4 1½″, con la márjen algo revuelta ; la hojuela mayor ó impar casi oboval puntiaguda por el ápice y aguzada por la base, es tambien inequilateral, larga de 10 á 12″ y anchas de 4 á 4 1½″ ; son coriáceas con la cara superior de un hermoso color verde manzana, lustrosa y casi alampiñada, porque con el lente se la ve muy finamente pubescente, y con muchas papulitas que corresponden á glándulas transparentes ; la costilla y nervaduras son visibles por causa de su color mas pálido y amarillento á la par, mientras la inferior de color verde amarillento algo aceitunado con la costilla, nervaduras y venas bastante pronunciadas, pubescente, como empolvorada y papulosa; tienen muchos puntitos transparentes visibles solo con el lente ; se hallan en la base de la hojuela mayor algunos pelos negros ; raquis casi derecho y formando con la ramita un ángulo agudo, mientras las hojuelas son casi horizontales, ó algo inclinadas hácia abajo, tiernas son blanquecinas, enteramente pubescentes, escamositas, las ramitas que las llevan entónces herbáceas son oval-estriaditas y tambien pubescentes y escamosas á la par. Las hojas de las ramitas floríferas son de ordinario mas pequeñas que las demas. Flores blancas en racimos especiformes y terminales, cuyo pedúnculo pubescente leproso y derecho es largo de 10, 12″, cilíndrico inferiormente y oval-anguloso superiormente, terminándose por un racimo largo de 6 á 8″, con brazos laterales esparcidos é irregularmente dispuestos, de manera que los unos son opuestos y los otros alternos pero sin simetría ninguna, largos solamente de 6 á 8‴ con una brac-

teita foliácea verde, lanceolada, saliendo de la cara inferior en donde
se vuelven dicótomos, del medio de la horquilla sale una flor sentada
y solitaria, y cada brazo secundario, tan largo como el principal, se
termina por tres flores, cuya mediana es sub-sentada, mientras las
dos laterales son pediceladas, con una bracteita en la insercion del
pedícelo y otra como á 1''' del cáliz; los grupos florales ocupando el
vértice del racimo, son simplemente pedunculados, trífloros y con
las dos bracteitas caducas ya señaladas; los pedúnculos, pedícelos y
cálices son pubescentes, empolvorados y de color gris algo pardusco.
Cáliz monosépalo algo campanudo, con 5 divisiones profundas, ovales, tomentosas y cuyo pelo está dispuesto por grupitos, leproso y
mucho mas corto que la corola formada de 5 pétalos iguales, blan-
co-amarillentos, bastantes veces soldados por la base, de manera
que la corola parece monopétala, asaz espesos y quebradizos, como
aterciopelados esteriormente, con glandulitas transparentes, verdoso-amarillentas, de ápice como mucronadito, al principio derechos, se doblan mas luego hácia fuera, largos de 18''', mientras el
cáliz persistente lo es solamente de 4 á 5'''. Estambres 7, 6, 5, derechos y escrtos, pero dos solos son de ordinario fértiles y anteríferos;
con el filamento ancho petaliforme ó estrecho, lamcliforme y triangular, alargado y cuyo ápice puntiagudo está pegado en la base de
la antera, larga como la mitad de él y de cara franjeada; los estériles
ó estaminodios son generalmente mas largos, tambien petaloídeos y
parecen á primera vista otras tantas divisiones de la corola, pero
su ápice algo mas estrecho se termina por un cuerpecillo glanduloso,
redondo y amarillo, que no es otra cosa sino la antera abortada, cu-
yos 2|3 inferiores son finamente lanudos, mientras el 1|3 superior es
lampiño; prefloracion de la corola semi-imbricada. Todo el fundo
de la flor está ocupado por un disco hipojínico muy desarrollado,
pero que no adhiere al fundo del cáliz y envuelve enteramente el
ovario que aparece en el centro como 5 puntitos rojizos, es con figura de corona y con 12 estrías que lo hacen parecer como lobadito,
amarillo y largo de como 1|2''', de 5 carpelos muy pequeños, de ápice
rojizo hoyoso y rugosito, mientras la base es lisa y amarillo-pálida;
del centro y base sale un estilo único filiforme, cilíndrico, blanco,
tan largo como la corola y terminado por un estigma grueso, amarillento, cabezudo, oval, cóncavo y 5-lobo. Fruto formado de 5 carpidios ó cajitas dispuestos á manera de estrella, adheridos solamente
por una parte de la base, oval-comprimidos y á la vez irregularmente cuadrangulares, pubescentes, cuyo pelo está en grupitos y
blanco sucio ó blanquecino, con muchas glandulitas transparentes;
se abren superiormente por el ángulo obtuso ó interno hasta el ápice; entónces sus paredes se despegan en dos partes, una interna
blanca y como apergaminada, mientras la esterior verde y mas espesa se abre la primera; contienen dos semillas casi esféricas, negras, lustrosas y pegadas junto en la parte media del ángulo interno, del tamaño de un grano de mijo : *bonplandia* ó *galipea*, F. 111,
T. I.

839. Matas ramosísimas de como vara y media de alto, con hojas
alternas compuestas y hasta descompuestas, pecioladas, pero cuyas

superiores están casi sentadas, lustrosas, lampiñas y de olor fuerte y fétido, con muchas glandulitas transparentes. Flores amarillas y bastante grandes en cimas ó panojas terminales, de cáliz monosépalo, plano, abierto y decíduo, con 4 ó 5 divisiones lanceoladas; corola de 4 á 5 pétalos cóncavos, acucharados, undulosos por la márjen, denticulados ó pestañosos, abiertos y algo estendidos, unguiculados y mucho mayores que el cáliz; estambres derechos, diverjentes, esertos é insertos por la base y en derredor de un disco hipojínico amarillo y de ordinario mas ancho que el ovario, con tantas glándulas redondas cuantos estambres hay. Pistilo formado de 4 á 5 carpidios, rugositos y reunidos entre sí á favor del disco en que está pegada su base; el ovario es pues compuesto y ginobásico; de entre ellos salen 4 á 5 estilos distintos inferiormente, cada uno correspondiendo al ángulo interno de un carpelo. pero reunidos entre sí superiormente y volviéndose un estilo único cuyo ápice se termina en un estigma con 4 ó 5 surcos; dos óvulos colaterales hay en cada carpidio. Fruto formado de 4 ó 5 carpelos ó cajitas, separadas inferiormente y reunidos por el vértice y formando así una especie de cápsula : *ruta*, F. 112.

840. Estambres ocho, 841.—Estambres diez ó mas, 856.

841. Hojas simples siempre y sin zarcillos, fruto drupáceo, 842. —Hojas compuestas, con ó sin zarcillos, fruto capsular, abayado ó drupáceo, 844.

842. Plantas herbáceas, de hojas abroqueladas, y cuyo fruto como algo drupáceo es formado de 3 carpelos monospermos, 843. — Arbustos ó árboles bajitos, espinosos ordinariamente, ramosos, con hojas simples, alternas, elípticas ú oval-oblongas, enteras, obtusas, como de 1″ de ancho sobre 2″ de largo, lustrosas, verdes por ambas caras, lampiñas del todo y apenas pecioladas, coriáceas y ordinariamente acompañadas de una espina, corta y derecha, situada por la base. Flores en racimos, corimbos ó grupos axilares, reunidas 6 á 8 en el vértice de un pedúnculo comun espinoso, pediceladas, pequeñas, blancas y embalsamando el aire de un olor como de gerofle; de cáliz monosépalo, corto, lampiño, con 4 divisiones poco profundas y puntiagudas ; corola con 4 y á veces 5 pétalos distintos, oblongos, verduscos por afuera, mientras su cara interna está cubierta de un vello blanco. sedoso, de uñas muy cortas que se insertan entre las divisiones del cáliz, de ápice obtuso y algo doblado hácia fuera. Estambres de filamentos cortos, con anteras dorsi y basifijas á la par, biloculares. Ovario oblongo, redondeadito, 4-locular, á veces 3, 5-locular, con un huevecillo colgante de una placenta central en cada celda, del ápice sale un estilo corto que se termina por un estigma puntiagudo. Drupa amarilla, carnosa, oval ú oblonga, á veces globosa, del tamaño de una ciruela y conteniendo un hueso monospermo : *ximenia*, F. 116.

843. Tallos largos como volubles ó trepadores, lampiños, con hojas alternas, largamente pecioladas, discoídeas, bastante dobles, lampiñas y lustrosas. Primorosas flores axilares y de ordinario solitarias, cuyos pedúnculos largos se enrollan á manera de hélice y así sirven á sostener las ramas; de cáliz monosépalo, con 5 divisiones

desiguales, cuya superior se alarga en espolon ; corola con 5 pétalos largamente unguiculados, pegados en el fundo del cáliz, desiguales, mas ó menos franjeados ó barbudos, cuyas dos superiores son mayores. Ovario trílobo, trilocular, de cuyo vértice y de entre los lóbulos sale un estilo único terminándose por tres estigmas. Fruto formado de una especie de drupa con tres lóbulos ó carpidios convexos, apenas carnudos, algo arriñonado-triangulares, asurcados, monospermos y desprendiéndose los unos de los otros : *tropæolum*. F. 109.

844. Plantas abejucadas, provistas de zarcillos ; corola cuyos pétalos son provistos de apéndices ; disco formado de glándulas distintas sentadas entre los pétalos ; fruto seco capsular, formado de carpidios á veces samaroídeos, 845. — Arboles ó arbustos sin zarcillos ; corola cuyos pétalos nunca están apendiculados ó sin escamas, pero algunas veces glandulosos ó barbudos por la base é interiormente ; disco anular ó formado de glándulas soldadas entre sí y dispuestas á manera de anillo. Fruto drupáceo ó abayado, otras veces capsular, 850.

845. Fruto formado de 3 sámaras pegadas en el eje y por fin separándose las unas de las otras, 846. — Fruto capsular, 848.

846. Ala ciñendo el carpelo ó celda ; semillas crustáceas con arillo bastante pronunciado; cotiledones espesos y derechitos, 847. — Ala basilar, escurrida á lo largo del carpóforo, celdillas velludas interiormente; semillas crustáceas, cuyo arilo es de ordinario diminuto; cotiledones encorvados. Arbustos sarmentosos ó bejucos sosteniéndose por medio de zarcillos pedunculares ó axilares, cuyas ramitas lampiñas, alampiñadas ó pubescentes llevan hojas alternas biternadas, ordinariamente punteadas, con las hojuelas aovadas ó elípticas, aserradas ó sub-enteras, á veces con algunos festones hácia el vértice, lampiñas, con la cara superior mas ó menos lustrosa; raquis desnudo y triangular ó provisto de una márjen estrecha, otras veces tiene una ala estrecha, acompañada de estípulas. Flores pequeñas, blanquecinas, en racimos simples ó compuestos y entónces apanojados, pediceladas y saliendo de la axila de una bráctea ; de cáliz con 5 sépalos obtusos y pubescentes ; corola de 4 pétalos cada uno con una escama; estambres 8, acompañados de 4 ó 2 glándulas situadas esteriormente á ellos. Ovario triangular, trilocular, de cuyo ápice salen tres estilos ó quizás un estilo único tripartido, terminado cada uno por su estigma correspondiente : *serjania*, F. 121, T. II, G. I.

847. Bejucos muy ramosos cuyas ramitas son pubescentes ó alampiñadas, con hojas ternadas, alternas, estipuladas, pubescentes ó alampiñadas, con las hojuelas aovadas, aserradas ó incisas, cuneiformes desde el medio hasta la base. Flores pequeñas blancuzcas en racimos justa-axilares, cuyo pedúnculo está provisto de dos zarcillos fuertes enrollados en espiral y situados por el ápice ; pedícelos fasciculados y articulados hácia la parte media ; cáliz con 5 sépalos ; corola de 5 pétalos provistos de escamas ; estambres 8 situados mas interiormente que las 4 ó 2 glándulas que les acompañan, y cuando son dos, solamente una es inferior y la otra superior y ambas escotadas. Ovario triangular, trilocular y formado de 3 carpelos, de

cuyo ápice salen 3 estilos ó 1 único muy profundamente 3-partido, cada cual con su correspondiente estigma : *urvillea*, F. 121, T. II, G. II.

848. Disco redondeadito ó cilíndrico glanduloso ; cápsula vesicular é hinchada á la par, por fin loculícida, con semillas globosas, crustáceas, provistas de un arilo y con el embrion enroscado, 849. —Disco reemplazado por 2 ó 4 glándulas mas esteriores que los estambres ; cápsula nunca avejigada, 3-locular ó 1-locular por causa de aborto, septícida, con semillas crustáceas y provistas de un arilo. Arbustos samentosos ó bejucos sosteniéndose á favor de los pedúnculos ó por medio de zarcillos axilares, muy largos y ramosísimos, con hojas alternas, estipuladas, biternadas, imparipinadas, con las divisiones mas inferiores, ternadas ó simplemente imparipinadas, punteadas ó no ; raquis desnudo, marjinado ó alado. Flores blanquecinas, pequeñas, en racimos axilares ó justa-axilares y á veces apanojados, pediceladas y saliendo de la axila de una bráctea ; de cáliz con 5 sépalos aovados, distintos, ó de los cuales 2 están reunidos ; corola de 4 pétalos cuya base lleva inferiormente una escamita. Ovario algo escéntrico, trígono, trilocular, de cuyo ápice sale un estilo único inferiormente , y de vértice tripartido, terminándose por unos tantos estigmas. Cápsula de forma variada enteramente desnuda ó algunas veces provista de tres alas situadas hácia el eje y por la base, otras veces por el ápice, ordinariamente pubescente interiormente : *paullinia*, F. 121, T. II, G. II.

849. Plantas herbáceas anuales y abejucadas ó perennales subleñosas y trepadoras, pubescentes, velludas, alampiñadas ó lampiñas, de tallos mas ó menos largos, delgados y muy ramosos; hojas biternadamente compuestas, alternas, sin estípulas y de hojuelas biternado-incisas y obtusamente aserradas ó solamente biternadas, aovadas y dos veces aserradas. Flores pequeñas blancas, en corimbos axilares pedunculados, cuyos pedúnculos tienen dos zarcillos situados hácia el ápice, pedícelos articulados hácia la parte media ; cáliz con 4 sépalos, cuyos dos interiores son mayores; corola de 4 pétalos asimétricos provistos de escamas, largos de 1-1 1/2''', 2-3''', 6''' ; glándulas formando el disco, redondeaditas ó cilíndricas, de las cuales 2 están opuestas á los pétalos superiores mas cortos que el superior. Cápsula sub-globosa, larga de 1'', turbinado-redondeadita y larga de 4''' ó por fin eliptical-angulosa y larga de 3'' : *cardiospermum*, F. 121, T. II, G. IV.

850. Fruto capsular, 851.—Fruto abayado ó drupáceo, 853.

851. Pétalos sin escamas, estambres ordinariamente 8, pero algunas veces 10, cápsula seca 3 ó 1-locular, loculícida, con las semillas crustáceas y ariladas, 852.—Pétalos provistos de escamas ; siempre 8 estambres ; cápsula de pericarpio algo carnudo, dehiscente, 3-locular, con las semillas bastante gruesas, negras, lustrosas, crustáceas y envueltas en un arilo blanco, carnudo, muy desarrollado y comestible. Arbol bastante alto, ramoso, de hojas alternas, pinadas, formadas de 3 á 4 pares de hojuelas obaovado-oblongas, bien enteras y largas de 3''. Flores blanquecinas, pubescentes, pediceladas en racimos axilares, y de cáliz con 5 sépalos im-

bricativos; corola con 5 pétalos,. oblongos, con las escamas grandes y bilobas; estambres esertos, peludos inferiormente é insertos én un disco entero. Estilo 3-fido. Fruto rojo, lustroso, obaovado–oblongo, obtusamente trígono, largo como de unas 4″, obtuso por ambos estremos : *blighia*, F. 121, T. I, G. III.

852. Arboles ó arbustos con hojas alternas, pinadas y compuestas de 2, 4, 5, 6, 8 pares de hojuelas; flores blanquecinas, pequeñas, pediceladas y en racimos axilares; de cáliz con 5 sépalos imbricativos; corola de 5 pétalos redondeados ó acogullado-cuneiformes, desnudos; estambres esertos; estilo mas ó menos cortamente trífido. Cápsula lampiña ó tomentosa, trígono–turbinada ó sub-globosa mas ó menos obtusamente 3-aquillada, semillas globosas, sub–comprimidas ú ovoídeo-globosas, mas ó menos envueltas por el arilo amarillento, brunas ó negras y lustrosas : *cupania*, F. 121, T. I, G. IV.

853. Fruto drupáceo, 854.—Fruto como abayado ó mejor formado de 3 carpidios, con el pericarpio carnudo, conteniendo una semilla globosa, gruesa, prieta, huesosa, no llenando enteramente la celda que contiene un poco de líquido hácia la madurez; entónces el pericarpio mas ó menos amarillento es semi-transparente, conteniendo una sustancia como mucilajinosa, mas luego se vuelve seco, arrugado esteriormente, bruno, lustroso y color como acanelado interiormente. Arboles .bastante altos, coposos y asaz corpulentos, lampiños, de hojas alternas paripinadas y con 5-4, 5-3 ó 1 pares de hojuelas oblongo-lanceoladas, mas ó menos aguzadas, lampiñas ó de cara inferior pubescente, cuyo raquis está anchamente alado, ó solamente marjinado y hasta desnudo. Flores blanquecinas, pequeñas, en racimos apanojados, pediceladas, y de cáliz con 5 ó 4 sépalos imbricativos; corola con tantos pétalos cuantos sépalos hay, pestañosos y con una escamita diminuta; estambres de ordinario 8, pero á veces 4 y hasta 10 : *sapindus*, F. 121, T. I, G. I.

854. Baya corticosa de un hermoso color ponceau cuando madura, tuberculosa y monosperma, 855.—Baya verde amarillenta, larga de 1 á 1 1[2″, esférica, 2, 1-esperma. Arbol muy ramoso que se eleva á 40 y 50′ de altura, bastante corpulento, con hojas paripinadas, cuyas hojuelas biyugadas son elípticas ó elíptico-lanceoladas, bien enteras y lampiñas, alternas y con raquis algo alado. Flores pequeñas, blancas algo verdositas en racimos ramosos terminales, de cáliz monosépalo, 5–partido, con segmentos imbricativos; corola de 4 pétalos desnudos. Ovario globoso bilocular, con un óvulo enderezado en cada celda; del ápice sale un estigma sub-sentadu y abroquelado. Drupa globosa del tamaño de un huevo de paloma, conteniendo una pulpa que parece como miel y es comestible : *melicocca*, F. 121, T. I, G. II.

855. Arbol alto de como 25 á 30′, con ramos largos y estendidos horizontalmente, de corteza pintadita; hojas alternas paripinadas y formadas de 2 á 3 pares de hojuelas lanceoladas, lampiñas, lisas y algo lustrosas, marcadas de un surco lonjitudinal. cortamente pecioladas y puntiagudas por ambos estremos. Flores pequeñas en panojas axilares ó terminales, aterciopeladas esteriormente, así como los pedícelos que las llevan; de cáliz monosépalo como troncado, con ·

5 divisiones muy cortas ó dientes ; corola de 5 pétalos reflejos y algo velludos interiormente; estambres 7 : ovario globoso unilocular y uniovulado, en cuyo ápice hay un estigma bífido : *euphoria,* F. 121, T. I, G. VII.

856. Diez estambres, 857. — De 10 hasta 30 y raras veces solamente 5 estambres ; fruto aqueniforme agarabatado, 867.

857. Fruto siempre seco, 858. — Fruto drupáceo ó algo carnudo, 862.

858. Fruto formado de 5, 10 y hasta 12-cocos, cuyos carpidios indehiscentes son tuberculados ó espinosos 861. — Fruto no formado de carpidios, 859.

859. Fruto capsular, 860.—Una legumbre ó vaina. Bejucos grandes, muy altos, muy ramosos, de tallo bastante grueso que parece una cadena chata, de ramitas lampiñas ó alampiñadas , con ó sin zarcillos; hojas alternas, pecioladas, simples, acorazonado-redondeaditas algo bílobas por el ápice, anchas de 5, 4, 3″ y largas de 6 1 12–4 1 12–3″, palmatinervias y con 9 á 11 nervaduras ó formadas de dos hojuelas distintas, semi-aovadas, aguzadas ó puntiagudas, subsemi-acorazonadas por la base, paralelas, 3, 4-nervias. anchas de 8-4″, con peciolo largo de 6-3-2-1″, y acompañado de dos estípulas muy pronto caducas. Flores blancas en racimos terminales, pedunculadas y cuyos pedúnculos bastante largos salen de la axila de una bráctea; de cáliz monosépalo cuyo tubo es campanudo y el limbo bilabiado y á la par 5-fido ; corola de 5 pétalos insertos junto con los estambres hácia la base del tubo calizinal. Ovario sentado, terminándose en un estigma cabezudo y ordinariamente oblicuo. Legumbre bivalve ó abriéndose tardíamente , llano - comprimida : *schnella*, F. 130, S.-F. 2, T. IV, G. II.

860. Plantas herbáceas ó árboles altos, frondosos y corpulentos. con hojas alternas, compuestas y paripinadas, acompañadas de estípulas. Flores solitarias ó en grupos axilares y á veces terminales ; de cáliz monosépalo, 5-partido, con las divisiones casi iguales : corola de 5 pétalos iguales al cáliz y con uñas ; estambres algo desiguales y de ordinario tan largos como los pétalos. Ovario 5-locular, con dos óvulos en cada celda, pentágono, colocado por encima de un disco corto, cóncavo ó convexo y envuelto por las escamitas de los filamentos estaminales ; del ápice sale un estilo simple terminado por un estigma muy pequeño. Cápsula pentágona ó con 5 alas é indehiscente, 5-locular y ordinariamente de dehiscencia loculícida : *zygophyllum*, F. 113, T. II, G. II.

861. Plantas herbáceas, de tallos ramosos, desparrados y tendidos por el suelo, con hojas alternas ó á veces opuestas, paripinadas, formadas de 8-3 ó de 3-4 pares de hojuelas, cortamente oblongas, oblícuamente oblongas ú ovales, de cara inferior sedosa ó peluda ; con dos estípulas bastante largas, enderezadas y lanceoladas. Flores bastante grandes, solitarias, axilares y pedunculadas ; de cáliz con 5 á 6 divisiones profundas ó sépalos abiertas y lanceoladas, deciduo ó persistente ; corola con 5 pétalos mas ó menos grandes y con uñas cortas; estambres insertos en el disco. Ovario pentágono ó con 10 á 12 estrías y con tantas celdas uniovuladas ; estigma sentado y 5-

fido. Carpidios 5, divididos interiormente por un seto transverso, formando así celdillas monospermas, ó 10 á 12 carpidios monospermos y separándose del eje central : *tribulus*, F. 113, T. I.

862. Fruto drupáceo, 863. — Pericarpio un poco carnudo, 5, 2-locular, de dehiscencia tardía y septícida, comprimido y aquillado, con las celdas monospermas por causa de aborto. Arboles de mediana altura, cuyo tronco recto está cubierto de una corteza pardusca, cuyas muchas grietas dan salida á una resina verdusca; hojas opuestas, paripinadas, coriáceas, lampiñas, lustrosas, con 2, 5, 4 pares de hojuelas obaovadas ú ovales, otras veces oblicuamente lanceolado-elípticas, obtusas ó puntiagudas. Primorosas flores azules, pedunculadas, en grupitos axilares en la sumidad de las ramitas ; de cáliz con 5 sépalos ovales, pubescentes ó lampiños y mas cortos que los pétalos ; corola de 5 pétalos espatulados ú obaovados, largos de 6''' y azules ; estambres con las anteras corvas y de base bífida ; ovario estipitado comprimido, con 2 ó 5 ángulos, 5 ó 2-locular, con 8, 10 huevecillos colgantes en cada celda ; del ápice sale un estilo simple corto, terminado por un estigma cabezudito. El fruto es una especie de cápsula de pericarpio algo carnudo, lampiña, lustrosa y amarillenta, con 2, 3 ó 5 celdas formando tantos ángulos, monospermas por causa de aborto, con semillas casi globosas cuyo embrion está encerrado en un endospermo agrietado : *guajacum*, F. 113, T. II, G. I.

863. Fruto drupáceo lejítimo, proviniendo de un ovario único, 865. — Fruto formado de carpidios drupáceos, proviniendo de un ovario multiple, 864.

864. Flores carmesí con los pétalos torcidos y derechos, estam - bres 10, siempre esertos y procediendo cada uno de una escama basilar, 865. — Flores nunca carmesí, pero de un color blanquecino sucio, con 4 ó 5 pétalos no torcidos pero sí derechos; estambres 8 á 10 inclusos y procediendo cada uno de una escama larga y escotada. Arboles de mediana altura, ramosos hácia el vértice, con hojas alternas pinadas ó ternadas, de ordinario grandes, con las hojuelas bien enteras, lampiñas y coriáceas. Flores en panojas terminales, de brazos muy largos y horizontales, ó en racimos; de cáliz monosépalo pequeño 4, 5-partido ; corola de 4 á 5 pétalos mucho mas largos que el cáliz y ambos decíduos; 4 á 5 ovarios distintos, uniovulados, insertos en un ginóforo; estilo único y comun. Carpidios sub-drupáceos, cuya semilla tiene un embrion derecho y sin endospermo : *simaba*, F. 110, G. III.

865. Arbol bajito, lampiño, ramoso, con hojas alternas imparipinadas, de raquis alado y formado como de dos piezas ó artejos, cuyo inferior es largo de 3 1|2, 3, 2 1|2'', y el segundo ó superior de 20 ó 15''', anchos de como 4''' en la parte superior ó mas ancha, separados por un estrechamiento ó mejor por un trecho en donde el raquis está desnudo y de donde salen las dos hojuelas inferiores opuestas y sub-sentadas, ó muy cortamente pecioladas, mientras las tres otras salen del ápice, la impar que sigue al raquis tiene el peciolo algo mas larguito, son elíptico-lanceoladas, con una punta obtusa bastante larga, y aguzado por la base, bien enteras pero undulosas por

los bordes, largas de 3″-2″ y anchas de 14 á 15‴. Flores bastante grandes y primorosas, en espigas terminales, pedunculadas y saliendo de la axila de una bracteita; de cáliz monosépalo 5-partido y pequeño, largo de 1‴; corola de 5 pétalos largos de 16‴; estambres tan largos como la corola ó lijeramente esertos. Cinco ovarios distintos, uniovulados; estilo simple, filiforme, mucho mas largo que los estambres y terminado por un estigma apenas distinto y muy pequeño. Drupitas biangulares y ovoídeas á la par, largas de 4-6‴, negras y con una mancha mas pálida situada por la base; endocarpio crustáceo: *quassia*, F. 110, G. 4.

866. Arbusto muy ramoso siempre verde que se eleva á 10 ó 15′ de altura, cuyo tronco y ramas son cubiertos de una corteza bastante rugosa y agrietada color blanco sucio ó ceniciento, mientras las ramitas son de un hermoso verde lustroso, enteramente lampiñas. Hojas alternas imparipinadas, formadas de 7 hojuelas ovales, obovales ú óvalo-lanceoladas, enteras, algo desiguales, con el ápice redondo, obtuso ó un poco puntiagudo, pecioladas, alternas y largas de 1 á 1 1⁄2″, la impar es siempre mayor y un poco espatuliforme, lustrosas, coriáceas y con muchos puntitos transparentes; la hoja entera tiene como 3 á 3 1⁄2″ de largo. Flores blancas, con olor de azahar, en racimos axilares ó terminales, pedúnculos pubescentes provistos de una escamita por la base; cáliz muy pequeño campanudo, monosépalo 5-partido y persistente; corola de 5 pétalos obóvalo-lanceolados, sin uña, doblados hácia fuera y algo enrollados, largos de 8-10‴ ó algo mas, insertos en la parte esterior de un disco que ocupa todo el fondo del cáliz; prefloracion un poco imbricada; estambres desiguales de los cuales 5 son mayores y 5 menores alternativamente, derechos, blancos con las anteras como dídimas y de un color amarillento verdoso sucio. Ovario poco pronunciado amarillento verdoso, con algunas glándulas que parecen tuberculitos, saliendo del centro del disco, y que parece continuarse en un estilo grueso, cilíndrico, blanco-amarillento, largo de como 4 á 5‴ y terminándose por un estigma cabezudo, grande, oval, glanduloso y amarillo. Drupa roja, oval, del tamaño de un guisante, con glandulitas, conteniendo un hueso oval puntiagudo, de color acanelado claro, no muy duro y con un surco lateral: *murraya*, F. 115, T. III.

867. Matas ó arbustillos muy ramosos, raras veces plantas herbáceas, aterciopelados, pubescentes, peludos y á veces cerdosos, cuyo pelo está de ordinario dispuesto á manera de estrella; hojas alternas, pecioladas, simples, aserradas, festoneadas ó lobadas, rarísimas veces sub-enteras; dos estípulas pronto caducas, lanceoladas y colgantes acompañan á la insercion del peciolo. Flores pequeñas, amarillas, pediceladas opuestas á las hojas ó en racimos terminales; de cáliz con 5 sépalos caducos y ordinariamente con un apéndice situado por debajo del ápice; corola de 5 pétalos opuestos á unas tantas glándulas hipostémones, ó á veces nula; estambres de base ceñida por una cúpula corta. Ovario único, esférico, polierizado, 2, 5-locular con las celdas biovuladas y divididas por un tabique falso: del ápice sale un estilo simple algo mas largo que los estambres, terminado por un estigma cuyas divisiones ó lóbulos son

diminutos ó apenas visibles. El fruto es un aquenio agarabatado ; embrion rectito de cotiledones foliáceos : *triumfetta,* F. 99, T. I, G. I.

868. Un pistilo único, 869. — Algunos pistilos en la misma flor y por consiguiente algunos ovarios y un fruto compuesto, 840.

869. Vejetales con suco propio, sea lechoso sea resinoso, 870. — Vejetales sin suco propio alguno, 878.

870. Fruto capsular, 871. — Fruto drupáceo ó abayado ; vejetales polígamos ó no, 875.

871. Planta herbácea, espinosa, con suco lechoso amarillo, cápsula seca unilocular; hojas alternas, 872. — Arboles ó arbustos, á veces parásitos, cápsula algo carnosa 4, 5, 12-locular; suco resinoso rojizo ; hojas opuestas; flores polígamas, 874.

873. Yerba anual que se eleva á como unos 3' de altura, de tallo derecho y poco ramoso; hojas simples, sentadas y un poco abrazantes, irregularmente sinuosas y lobuladas, con aguijones por sus bordes, glaucas y con manchas blancas largas de 6,5,4,3″ sobre 2 1/2,3″ de ancho. Flores grandes amarillas cuyos pedúndulos axilares y unífloros forman una especie de panoja terminal ; de cáliz con 2 á 3 sépalos, cóncavos, oval-puntiagudos y pronto decíduos ; corola de 4, 6 pétalos anchos, de vértice obtuso y redondeado, algo cóncavos y con uñas muy cortas ; ovario único, ovoídeo, oblongo y algo cónico, anguloso y con puas, cuyo ápice está coronado por 4, 6 estigmas sentados, dispuestos á manera de los radios de una rueda y opuestos á las placentas. Cápsula espinosa, unilocular, membranosa, algo pentágona, aovada, polisperma, dehiscente por el vértice á favor de 5 ó 6 valvas pequeñas ; placentas intervalvulares no salientes interiormente y reunidos por el ápice ; semillas esféricas, pequeñas, prietas, rugosas y con muchos hoyuelitos é insertas en placentas lineares, verticales y parietales, con embrion axil en un endospermo oleajinoso : *arjémone,* F. 90.

874. Arboles mas ó menos bajitos que á veces se elevan hasta 30 ó 40' de altura, muy ramosos, ó arbustos con hojas simplemente pecioladas, coriáceas, enteras, con las nervaduras lineares y paralelas, ó peninervias, ob-aovado-cuneiformes. Flores bastante grandes, solitarias y axilares ó en cimas terminales; de cáliz con 4 hasta 16 sépalos dispuestos ordinariamente en 2 verticilos foliáceos, cuyo esterior es sucesivamente mas pequeño; corola de 4 á 8 pétalos imbricativos ; estambres muchos ó algunas veces en número definido en las flores hermafroditas, con anteras lineares y estrorsas. Ovario globoso, 4, 5, 12-locular, de celdillas poliovuladas, de ápice con estigmas, deprimidos, sentados y en igual número que las celdas. Cápsula cuyo pericarpio es algo carnudo, dehiscente en tantas valvas cuantas celdas tiene, con muchas semillas ariladas, cuyo embrion pequeño tiene los cotiledones plano-convexos y distintos : *clusia,* F. 96, T. I.

875. Anteras introrsas ó reventándose lateralmente ; ovario 4-locular, con las celdillas multi-ovuladas, con un estigma deprimido, sentado y 4-lobo ; drupa á veces muy gruesa, de carne amarilla y comestible : sale por las cortaduras hechas en su corteza una espe-

cie de goma-resina no aromática, 876. — Anteras introrsas pero nunca reventándose lateralmente ; ovario 1, 2-locular con un solo huevecillo erguido en cada celda; estilo distinto terminado por un estigma abroquelado y lobado ; drupa globosa verdusca y de como 1″ de diámetro : por las grietas ó heridas de la corteza sale una resina aromática, 877.

876. Primoroso árbol que se eleva á 50 ó 60′ de altura, muy coposo y bastante corpulento, enteramente lampiño ; hojas opuestas, simples, pecioladas, coriáceas, obaovado-oblongas. redondeadas por el ápice, muy enteras, lustrosas, con venitas proeminentes por ambas caras, largas de 8-4″ sobre 5-3″ de ancho. Flores pedunculadas, solitarias ó fasciculadas, blancas teñidas de color de rosa, saliendo del tronco ó de las ramas gruesas ó en grupos axilares, de como 1″ de diámetro y de olor muy agradable ; de cáliz con 2 ó 4 sépalos, muy pronto decíduos, iguales, cóncavos y bastante grandes, alcanzando hasta la mitad de los pétalos , corola de 4, 6 pétalos imbricativos, obaovados, un poco cóncavos, redondeados, obtusos, casi iguales y largos de 6-8‴ : *mammea*, F. 96, T. III.

877. Primorosísimo árbol, muy coposo y bastante corpulento, que se eleva á una altura de 50′ á 70′, resinoso, cuyas ramitas lampiñas y parduscas son tetrágonas; hojas peninervias, opuestas, simples, coriáceas, eliptical-oblongas ú oblongas, obtusitas ó escotadas, cuya base se aguza hasta el peciolo, de tamaño muy variado y largas por consiguiente de 3″ hasta 10″ sobre 1 á 3″ de ancho ; con venas delicadas, densamente aproximadas, derechitas y visibles, especialmente por la cara inferior, lustrosas y cortamente pecioladas. Flores pequeñas, blancas, algo rosadas y con olor agradable, en cimas arracimadas ó apanojadas axilares y mas cortas que las hojas ; de cáliz con 2, 4 sépalos decíduos; corola con tantos pétalos, largos de 3‴, ovales, cóncavos, abiertos y cuyos esteriores son algo menores ; estambres algunas raras veces en número definido : *calophyllum*, F. 96, T. II, G. I.

878. Estambres ordinariamente en número indefinido ó á veces y á la par definido, 879. — Estambres siempre en número definido, 892.

879. Estambres en número definido ó indefinido, 880. — Estambres siempre muchos y por consiguiente en número indefinido, 884.

880. Estambres muchos ó definidos, 881. — Siempre en número definido, 20, 6. Arboles bajitos ó bastante grandes, ramosos y cuyas ramitas son escamosas; hojas alternas, simples, lampiñas, coriáceas, enteras, lustrosas. oblongas ó elípticas, concolores ó discolores, largas de 4-6″ ó de 3-2″, pecioladas. Flores en corimbos paucífloros y cortamente pedunculados, formadas de un cáliz cerrado en el capullo ovoídeo y monófilo, reventándose, y entónces bífido ó 4-fido ; corola de 4 pétalos blancos, escamosos esteriormente y peludos interiormente. Ovario estipitado, 4-locular á favor de tabiques falsos, estriado lonjitudinalmente, estrechado por debajo del estigma grande, redondo y umbilicado. Baya globosa del tamaño de una naranja pequeña : *morinsonia*, F. 88, T. II, G. III.

881. Corola de estivácion abierta ; baya estipitada y siempre glo-

bosa; hojas ternatisectas, 882.—Corola de prefloracion imbricativa; fruto sostenido por un ginóforo mas ó menos largo, casi siempre silicuiforme y raras veces ovoídeo ; hojas siempre enteras, 883.

882. Arboles bajitos que no alcanzan mas de 20′ á 30′ de altura ; hojas alternas, simples, pecioladas, con los segmentos aovados, puntiagudos ó aguzados. Flores en racimos terminales, frecuentemente polígamas, de cáliz con 4 sépalos muy pronto decíduos; corola de 4 pétalos ; estambres de 20 á 24 ó de 8 á 16, mas largos que la corola é insertos en un disco cónico. Ovario casi globoso, sostenido por un ginóforo delgado tan largo como los estambres, cuyo ápice lleva un estigma sentado y cabezudo : cratœva, F. 88, T. II, G. I.

883. Arbustos ó árboles bajitos que se elevan lo mas á 30′ de altura, muy ramosos y no muy corpulentos; hojas alternas, pecioladas, mas ó menos coriáceas, lanceoladas, lanceolado-oblongas, elípticas, oblongo-lanceoladas, aguzadas, puntiagudas, escotadas ú obtusas por el ápice, de base redonda ó á veces acorazonadita, lampiñas por la cara superior, mientras que la inferior es con bastante frecuencia pubescente ó escamosa, ó con glándulas axilares ; estípulas caducas. Flores blancas de ordinario bastante grandes, en grupos paucifloros, axilares ó en racimos terminales: de cáliz con 4 sépalos cóncavos y pronto decíduos, ó 4-partido ó 4-fido, con los segmentos valvares, otras veces imbricados : en el fundo tiene 4 glándulas opuestas á los sépalos ; corola de 4 pétalos muy pronto decíduos ; estambres muchos ó á veces 8, de ordinario muchísimo mas largos que la corola y de filamentos capilares derechos ; ovario largo, cilíndrico, unilocular poliovulado, sostenido por un ginóforo filiforme muy largo : del ápice sale un estilo simple cortísimo, terminándose en un estigma cabezudo. Fruto á veces ovoídeo y abayado, pero de ordinario es silicuiforme, alguna que otra vez seco y reventándose, y con mayor frecuencia abayado y tambien reventándose, con dos placentas y conteniendo muchas semillas : capparis, F. 88, T. II, G. II.

884. Cáliz con 3 sépalos; estambres muchísimos dispuestos en algunas séries, cuyas anteras ovales, sentadas y grandes se abren por poros situados en la parte mediana de ambas caras; baya corticosa muy gruesa, unilocular, con muchísimas semillas horizontales, semillas aromáticas bastante gruesas y de endospermo ruminado, 885. —Cáliz con 5, 7 sépalos; estambres muchos nunca dispuestos por séries, cuyas anteras no sesiles se abren por una grieta; baya globosa, roja, pequeña y solo con 6-8′′′ de diámetro, plurilocular, polisperma. Arbol que se eleva á como unos 30′, ó arbusto de solo 10′ de altura, muy ramoso y de ramitas velludas ó glandulosas; hojas simples, alternas, pecioladas, enteras, oblongas ú oblongo-lanceoladas, aguzadas por el vértice y de base semi-acorazonada, algo inequilaterales, de cara superior aterciopelada, mientras la inferior es peludo-tomentosa, largas de 6-2′′ sobre 3′ 1/2′′ de ancho, con el peciolo largo de 3-1′′′ é igualando casi las estípulas lineares que lo acompañan. Flores blancas bastante grandes, cuyos pedícelos axilares en la sumidad de las ramitas son solitarios ó fasciculados, largos de 1-1 1/2′′ y de ápice dilatado á manera de disco, y de cáliz con

5, 7 sépalos; corola de 5, 7 pétalos obaovados, largos de 6''' y escediendo un poco la punta filiforme de los sépalos lanceolados; disco
peludo sosteniendo un ovario 5, 4, 6-locular y multiovulado, de cuyo
ápice sale un estigma sentado, piramidal y con algunos ángulos.
Baya polisperma, cuyas semillas muy diminutas y ovoídeas están
insertas en unas placentas lameliformes que dividen las celdas; embrion cilindrico axil con cotiledones casi igualando la radícula :
muntingia, F. 99, T. I, G. III.

885. Arbol no muy grande, pero que se eleva hasta 30' de altura,
muy ramoso y de tronco bastante grueso; hojas simples, alternas,
enteras, oblongas, coriáceas, muy enteras, lustrosas y cortamente
pecioladas, lampiñas. Flores solitarias, grandes, blanquecinas, olorosas, cuyos pedúnculos laterales ó casi opuestos á las hojas, largos
de como 4-6'' é inclinados, llevan dos brácteas situadas hácia su
parte media; cáliz con 3 sépalos; corola con 6 pétalos, cuyos esteriores oblongos, undulosos, amarillos y disciplinados, de manchas
purpúreas, son como mitad mas cortos que los interiores, tomen-
toso-pestañosos y blanquecinos esteriormente, acorazonados, coherentes por la base y conniventes. Estambres inclusos y dispuestos
en 10 á 12 séries sobre el disco. Ovario esférico unilocular con muchos huevecillos, de cuyo ápice sale un estigma sesil y aplanade.
Baya esférica muy gruesa, como de unas 5 á 6'' de diámetro, lampiña, corticosa, cuya única celda contiene muchas semillas ovales ú
oblongas, largas como de 1'' engastadas en pulpa poco abundante :
monodora, F. 95, T. II, G. III.

886. Cápsula esférica, erizada, cuyas celdas contienen alguna
pulpa, 887.—Cápsula lejítima ó siempre sin tripa alguna, 888.

887. Arbol muy ramoso superiormente, de tronco bastante grueso
y que se eleva hasta 25 á 30' de altura; hojas simples, alternas,
pecioladas, situadas hácia la sumidad de las ramitas cilíndricas y
cubiertas de una peluza aleonada que las hace parecer como sedosas, oblongo-ovales, un poco aguzadas por el vértice, mientras la
base es algo acorasonada, finamente aserraditas, de cara superior
aterciopelada y lustrosa, de color amarillento-verdoso, mientras la
inferior, algo mas pálida, con reflejo dorado y sedoso á la par, es to-
mentoso-sedosa, con la costilla, nervaduras, nervios y venas bastante pronunciados y cubiertos de pelo sedoso-aleonado; el vello
está dispuesto á manera de estrella; largas de 6, 8, 12 y hasta 15'' y
anchas de 4 1¡2, 6 y hasta 8''; peciolo bastante grueso, largo de 1
1¡2 á 2 1¡2'', cuya insercion está acompañada de dos estípulas triangulares largas de como 4''' y anchas de 2''', muy pronto caducas.
Primorosas flores color de oro muy olorosas, en racimos paucifloros,
cuyo eje ó pedúnculo es lateral ú opuesto á la hoja correspondiente,
muy pelierizado, así como los brazos, los pedícelos y cálices, con dos
brácteas situadas por su insercion y otras á lo largo de los brazos
cada vez que de ellos sale un pedícelo, muy pronto decíduas; cáliz
monosépalo profundamente 5, 4-partido, cuyas divisiones son como
mitad mas largas que los pétalos, lanceoladas, abiertas, lampiñas
interiormente y largas de 6-8''' sobre 2''' de ancho, de prefloracion
valvar; corola con 5 pétalos ó á veces 4, obovales, derechos y al-

ternando con las divisiones calizinales; estambres dispuestos en
muchas séries, cuyas anteras son pegadas en el ápice de un filamento blanco, tan largo como ellas y velludo : tienen el ápice adornado de un apéndice membranoso entero ó escotadito, tan largo
como la mitad de las celdas que principian por abrirse por el ápice
adherido y por fin por una rajadura lonjitudinal, oblongas é introrsas. Ovario 8 ó plurilocular y pluriovulado, de cuyo ápice sale
un estilo eserto simple y terminándose en un estigma ensanchado y
encorvado : *apeiba*, F. 99, T. II, G. II.

888. Silicuiforme, 891.— Nunca silicuiforme, 889.

889. Cápsula erizada rojo-moradusca; muchas semillas pegadas
de dos placentas parietales y con arilo suministrando tinte amarillo
rojizo; flores color de rosa, 890. — Cápsula pubescente, ovoídea y
del tamaño de un huevo de gallina, cuyas semillas sin arilo pero con
pelo blanco y sedoso están pegadas de 5 placentas parietales; flores
grandes y amarillas. Arbol alto de 20 á 30', de tronco derecho y de
6 á 8" de diámetro, con ramos derechos; hojas grandes alternas ó
quizas mejor esparcidas, largamente pecioladas, simples, de base
acorazonada y 5-lobas, con los dos lóbulos de la base menores, y
todos ovales, puntiagudas, lampiñas por ambas caras, y lustrosas
por la superior, undulosas, anchas de 4-5" sobre 5-6" de largo, sin
contar con el peciolo que lo es de 6" y cuya insercion está acompañada de dos estipulitas, subulado-triangulares, pronto caducas y
pubescentes por la cara esterior,·derechas y casi aplicadas al tallo ;
muy tiernas las hojas están pubescentes y moraduscas. Flores primorosas, grandes, en panojas terminales saliendo antes que las hojas y floreándose sucesivamente principiando la florescencia por las
mas inferiores, los brazos que las llevan son largos como de 6" y
tanto mas pubescentes cuanto mas tiernos, pedúnculos bastante
gruesos pubescentes, moraduscos superiormente é inclinados, salen
de la axila de una bráctea caduca y llevan una flor que se desprende
con mayor facilidad, y de cáliz monosépalo, profundamente 5-fido,
cuyos segmentos dispuestos como en dos séries parecen casi imbricados; la série esterior es formada de dos mas pequeños, mas cortos, oval-lanceolados, puntiagudos, largos de como 10''' y anchos de
4''' por la base, son opuestos; los tres interiores, mucho mayores,
son casi petaloídeos, ovales, redondeados y obtusos por el ápice,
amarillentos, valvar-torcidos y largos de 14-16''' sobre 10''' de ancho; todas las divisiones son pubescentes esteriormente y tambien
interiormente y como plateadas y con manchitas rojas, que nos han
parecido glandulitas llenas de un tinte análogo al onoto, cuyo olor
tiene, de bordes pestañosos y algo membranosos; limbo marcescente, mientras la base del cáliz se vuelve como una cúpula que envuelve la base de la cápsula : el ápice del pedúnculo participa tambien un poco de ese desarrollo; corola de como 3-4" de diámetro, de
5 pétalos ob-acorazonados, undulosos, un poco cuneiformes por la
base, largos de como 2 1|2" y anchos de 2" por el vértice y de 1 1|2"
por la parte media, con manchitas rojas, especialmente por la cara
interna y hácia la base, marcescentes ; estambres de filamentos al
principio arqueados y mas luego derechos, largos de 10 á 12''', con

anteras basifijas, enderezadas, de un color amarillo mas subido que ellos, casi cónicos, largas de como 1 1¡2''', con un surco lonjitudinal situado por la parte media de la cara, pero abriéndose por dos poros situados por el ápice. Del centro de un disco que llena todo el fundo del cáliz y que da insercion á los estambres y pétalos, sale el ovario ovoídeo, cubierto de pelo sedoso y como plateado, unilocular, poliovulado, de cuyo ápice sale un estilo filiforme, cilíndrico, largo de 15''', arqueado, con el vértice doblado por arriba y terminándose en un estigma lateral con forma de boca algo franjeada. Cápsula ovoídea ó casi redonda, como membranosa, algo pentágona, pubescente y de un color sea moradusco, sea aleonado y algunas veces gris amarillento : se abre por los ángulos en 5 valvas en cuyo medio se hallan las placentas verticales, membranosas y bastante desarrolladas, de manera que simulan tabiques; su parte interna y libre, mas desarrollada y como esponjosa, lleva muchas semillas dispuestas en dos séries laterales y pegadas por medio de un podospermo bastante pronunciado que ocupa la parte mas delgada y mas derecha de la semilla cilíndrica, arqueada, prieta por la parte convexa cubierta de pelo blanco, suave y bastante largo, mientras la parte cóncava es color blanquecino amarillento y lampiña; no todavía maduras contienen el tinte ya señalado, que se halla tambien en la parte interior de la cápsula todavía verde : *coclospermum*, F. 87, T. II, G. II.

890. Primorosos árboles que se elevan de 15, 25' y hasta 30' de altura, ó que se quedan arbustos de 8 á 10' de alto, muy ramosos, lampiños, con hojas simples, alternas, pecioladas, aovadas, acorazonadas por la base, en donde hay un punto morado oscuro correspondiente al ángulo y al ápice del crecido del peciolo, y de vértice con una punta bastante larga, lisas, lustrosas, de color verde oscuro algo teñido de morado, enteras, con puntitos, lampiñas, anchas de 3'' y largas de 4'', sin el peciolo, que lo es de 2''. Flores primorosas bastante grandes, color de rosa pálido ó blancas, en corimbos terminales, cuyos pedícelos ob-cónicos, largos de 6''', están acompañados por la insercion de dos brácteas opuestas, cóncavas, ovallanceoladas, caducas, cuya base persistente se vuelve un tuberculito, achocolatadas, los pedúnculos y pedícelos son aterciopelados ; cáliz con 5 sépalos, distintos, imbricados, caducos y alternando con otras tantas glándulas esteriores ; corola de 5 pétalos obovales, cóncavos, abiertos, de vértice unduloso y obtuso, cuyos bordes no tardan á doblarse hácia dentro, con uña muy corta; estambres mas cortos que los pétalos, de filamentos flexuosos, con anteras basifijas color de lila, acuñadas y abriéndose por dos poros ó rajaduras muy cortitas situadas por el ápice de las celdas, insertos por la superficie de un disco pentágono bastante desarrollado, color de carne con puntitos rosados, de cuyo centro deprimido sale un ovario oblongo, pelierizado, algo comprimido y de cuyo ápice nace un estilo de base cilíndrica, mientras el vértice es mucho mas ancho, comprimido y como espatuliforme, terminándose por un estigma en forma de boca oval, glandulosa, con dos labios redondeaditos; el estilo, doblado al principio y escondido entre los estambres, se endereza mas tarde y es mas largo que ellos. Cápsula colorada ó algunas veces verduzca,

oval-comprimida, algo puntiaguda por el vértice y acorazonada por la base, cubierta de puas, unilocular, abriéndose por dos valvas cargando còn las placentas situadas verticalmente en su parte media, llevando muchas semillas apeonzadas y casi enteramente cubiertas por el arilo : *bixa*, F. 87, T. II, G. I.

891. Plantas anuales sub-frutescentes ó matas leñosas, á veces arbustos, ramosísimos, de tallo derecho ó á veces desparramado, mas ó menos pubescentes, peludos ó lampiños, de hojas simples, alternas, pecioladas, aovado-oblongas ó aovadas, oblongas, aguzadas ú obtusas por el ápice, ó con una punta, aserradas ó festoneadas. Flores amarillas solitarias ó en grupos cuyos pedúnculos cortos uni ó paucífloros son opuestos á las hojas, de cáliz con 5, 4 sépalos caducos ; corola de 5, 4 pétalos espatulados ó á veces obaovado-oblongos igualando al cáliz ó algo mas cortitos que él ; estambres hipójinos ó insertos en el ápice de un ginóforo corto y ceñidos por una cúpula undulosa situada por la base. Ovario elongado, cilíndrico 2, 5-locular, con muchos huevecillos, de cuyo ápice sale un estilo simple terminándose en un estigma algo dentado ó trífido. Cápsula loculícida de ordinario elongada ó silicuiforme, lampiña ó pubescente, cuyo ápice es raras veces entero, pero que se termina por 5, 3 cuernecillos, 5, 3-locular, con muchas semillas, cuyo embrion encorvado tiene los cotiledones foliáceos : *corchorus*, F. 99, T. I, G. II.

892. Vejetales nunca acuáticos, frutices, arbustos ó matas, **892** *bis*. — Vejetales herbáceos y siempre acuáticos, 415.

892 *bis*. Fruto mas ó menos seco, 893. — Fruto carnudo, 899.

893. Del todo y siempre seco, 894.— Fruto formado de carpidios abayados y por fin secos y dehiscentes, 898 *bis*.

894. Cuyos muchos carpelos 1, 2-espermos dispuestos en espiga y por fin coherentes forman un estróbilo ; 894 *bis*. — Carpidios, cajitas ó carpelos nunca dispuestos en estróbilo, 896.

894 *bis*. Arbol grande y coposo que se eleva con frecuencia hasta 80′ de altura, con hojas alternas, pecioladas, simples, enteras, coriáceas, lustrosas, del todo lampiñas, con puntitos transparentes, redondeadas ó cuneiformes por la base, cuyo tamaño es bastante variado y largas de 5-3-6″, acompañadas de estípulas caducas y envainadoras. Flores grandes y primorosas, blancas y muy fragantes, terminales y solitarias, de cáliz con 5 sépalos coloridos y decíduos : corola de 6, 12 pétalos; muchísimos estambres. Estróbilo abriéndose por medio de la rotura irregular de los carpelos que lo forman : *talauma*, F. 94, T. II.

895. Fruto formado de carpidios ó carpelos mas ó menos numerosos, foliculares ó no, 895 *bis*. — Muchísimos aquenios agrupados en cabezuela redonda ó mas ó menos conica, 898.

895 *bis*. Carpelos estrellados, no foliculares, abriéndose por la cara superior, siempre monospermos y muy aromáticos, 896. — Carpelos nunca estrellados, siempre foliculares, con una sola ó algunas semillas ariladas, 895 *bis*.

896. Arbol que se eleva á 15-25′ de altura, muy ramoso y bastante copudo, con hojas simples, alternas, del todo lampiñas, agru-

padas ó como apiñadas hácia el vértice de las ramitas, cortamente
pecioladas, elípticas, alargadas y de ápice aguzado en punta, coriáceas, largas de 2 á 2 1/2 sobre 1 1/2 de ancho, con 2 estípulas caducas. Flores amarillentas, solitarias, cuyos pedúnculos largos salen
de la axila de las hojas superiores; cáliz decíduo de 3, 4 sépalos escamosos y desiguales; corola con 16, 20 pétalos dispuestos en 3 séries, cuyos mas interiores, lineares y obtusos, son erguidos, mientras los mas esteriores, estendidos y mas anchos, son doblados
hácia fuera y abajo á la par; estambres de filamentos cortos insertos en un disco hipojínico bastante desarrollado, con las anteras
pegadas al filamento por su cara interna. Ovarios 8, 16, uniloculares
y monospermos; estilo lateral corto saliendo de la cara esterna del
carpelo correspondiente y terminándose por un estigma asurcado
situado en su cara interna: *illicium*, F. 94, T. I.

896 *bis*. Arilo completo; los 2 sépalos interiores máximos, conca-
vos, volviéndose.endurecidos despues de la florescencia y encerrando el fruto ruptil, 897. — Arilo no enteramente completo y lacerado; todos los sépalos iguales y ninguno de ellos se vuelve endurecido
despues de la florescencia; carpelos dehiscentes. Arbustos abejucados y trepadores, muy ramosos y largos, con hojas simples, peninervias, alternas, rugosas, pecioladas, obaovadas ú obaovado-oblongas, aserradas ó enteras, con los dientes apartados, terminándose
por 8, 16 ó 12 venas equidistantes adelgazándose hácia la base de la
hoja, mas ó menos proeminentes inferiormente. Flores á veces polígamas en panojas terminales ó laterales, flojas, con los brazos mas
ó menos cortos y arracimados; cáliz con 5 sépalos abiertos, de los
cuales uno es esterior, dos internos, sub-valvados, pero que no son
mas largos que los demas, obaovados y sedosos por la cara interna;
corola de 4, 6 pétalos y algunas raras veces menos; estambres indefinidos, cuyas celdillas de las anteras diminutas son diverjentes.
Carpelos 3, 5, mas rara vez 1, 2, aguzados, dehiscentes por la parte
interna, con muchos huevecillos dispuestos en dos séries: *tetracera*,
F. 95, G. I.

897. Arbustos abejucados y trepadores, muy ramosos y bastante
largos, con hojas simples, alternas, ásperas, aovado-oblongas, sub-
enteras ó serpeadas, peninervias y con las venas dispuestas por el
estilo de las de la tetracera, de peciolo marjinado por el ápice. Flores amarillas suave olientes, en panojas terminales ó mas veces axilares y paucifloras, saliendo en especial sobre los ramos del año anterior; cáliz con 5 sépalos desiguales, de los cuales 2 son esteriores
y 2 interiores, sub-valvados; corola con 1 á 6 pétalos; estambres
indefinidos cuyas celdillas de las anteras son diminutas y diverjentes. Carpelo 1, 3; estigma abroquelado. Folículo solitario ruptil,
monospermo por causa de aborto del otro óvulo: *davilla*, F. 95,
G. II.

897 *bis*. Flores hermafroditas ó polígamas; aquenios lonjitudinalmente ribeteados ó encrestados; hojas simples, siempre enteras,
898. — Flores siempre hermafroditas y de ordinario amarillas;
aquenios lisos, estriados ó tuberculados; hojas de ordinario multífidas y algunas veces enteras, siempre simples. Plantas herbáceas

anuales ó vivaces, bastantes veces con la raiz fasciculada; hojas radicales y algunas solamente caulinares, alternas y correspondiendo á la insercion de los pedúnculos ó salida de los ramos. Flores á veces bastante grandes y vistosas, algunas veces blancas, amarillas, terminales y solitarias ó apanojadas y raras veces sentadas en la bifurcacion de los ramos; cáliz con 3, 5 sépalos caducos, foliáceos y de estivacion imbricada; corola de 5 á 15 pétalos hipojínicos, cuya base presenta por su parte interna un hoyito nectarífero ó está provista de una escamita; estambres mas cortos que los sépalos y pétalos, ordinariamente muchísimos, pero no rara vez son pocos en las flores pequeñas. Ovarios muchos, libres, uniloculares, con un solo óvulo erguido y ascendente de la base de la celda; carpelos muchísimos volviéndose aquenios en cabezuelas ó espigas, sub-comprimidos, cuyo ápice se termina en un cuernecillo ó rejon, de semilla erguida : *ranunculus*, F.

898. Plantas herbáceas de los lugares anegadizos y pantanosos, con hojas simples, radicales, largamente pecioladas, de limbo entero, erguidas ó nadantes, acorazonado-redondeaditas, con 9, 5 nervaduras, que saliendo de la base alcanzan al vértice, ó alabardado-ovales, con las orejitas á veces puntiagudas. Flores blancas siempre, hermafroditas ó á veces polígamas, en umbelas ó verticilos en el vértice de un bojordo mas ó menos alto, de 6″ hasta 12″; cáliz con 3 sépalos policostilludos, algo mas cortos que la corola, de tantos pétalos blancos é imbricados; estambres de ordinario definidos y entónces 6, 12. Aquenios formando cabezuela, muchos, picudos ó no, monospermos, distintos ó adheridos un poco por la base; semilla sin endospermo, de embrion ordinariamente encorvado, con la raicilla delgada : *echinodorus*, F. 30.

898 *bis*. Arboles bajitos de 20, 25 ó 30′ de altura, con los ramos largos y de ordinario horizontales, ó arbustos con hojas simples, alternas, dísticas, cortamente pecioladas, coriáceas, lanceolado-lineares, oblongo-lanceoladas ó lanceoladas, aguzadas en punta por el vértice, obtusas por la base, de cara superior lustrosa y lampiña, mientras la inferior está á veces pubescente ó alampiñada, enteras. Flores axilares, solitarias ó fasciculadas, de ordinario sedosas, cortamente pedunculadas, con brácteas cuya superior envuelve mas ó menos al tubo calizinal cupulifórme, trílobo ó tridentado; corola de 5 pétalos lineares, espesos, esteriores, cóncavos, mientras los interiores, algo mas cortos, son aquillados por la cara interna ; estambres insertos en un disco amarillo encerrando los ovarios, con anteras de conectivo truncado. Ovarios 2 ó muchos, distintos, con 2, 6 huevecillos suturales ; estilos conniventes y formando un cuerpo cónico : *xylopia*, F. 95, T. II, G. I.

899. Baya lejítima y sincárpica, 900. — Carpidios abayados estipitados, con semillas hoyosas. Arbol alto, ramoso, de hojas simples, alternas, membranosas, alampiñadas, pecioladas, oblongas, cuyo vértice se termina en punta; flores grandes, pecioladas, fasciculadas y axilares, de cáliz con 3 ó á veces 4 segmentos reunidos por la base y puntiagudos ; corola de 6 pétalos dispuestos en 2 séries, cuya interior es mas cortita, estambres con un conectivo que se prolonga

mas allá del ápice de las celdillas de las anteras estrorsas en apéndice aovado y puntiagudo; muchos ovarios insertos en un disco acubileteado, distintos, algo comprimidos, con muchos huevecillos dispuestos en dos séries, terminados por un estigma agudo : *canarra*, F. 95, T. II, G. II.

900. Arboles bajitos, mas ó menos frondosos y altos de 25 á 30', ó arbustos de ordinario lampiños, con hojas simples, alternas, mas ó menos punteadas, cortamente pecioladas, coriáceas, enteras, oblongas, elípticas, lanceolado-oblongas ú oblongo-lanceoladas, de vértice puntiagudo ú obtuso, lampiñas, pubescentitas y por fin lampiñas, ó de cara inferior peluda ó aterciopelada, cara superior de ordinario lustrosa. Flores solitarias, terminales ó laterales y opuestas á las hojas, ordinariamente bastante grandes y de cáliz pequeño monosépalo, con 3 divisiones; corola con 6 pétalos distintos en 2 séries, cuyos 3 esteriores mayores, son espesos, mientras los 3 interiores son de ordinario mas pequeños y mas delgados ; estambres de filamento muy corto, con un conectivo que se prolonga mas allá de las celdas de las anteras, largas y estrorsas. Muchísimos ovarios uniloculares y uniovulados, terminados por un estigma sesil y obtuso. Baya mas ó menos gruesa, de forma variada, lisa, rugosa, escamosa ó tuberculada, formada de muchísimos carpidios reunidos en un sincarpio carnudo ; semillas de epispermo como crustáceo, con un endospermo ruminado, conteniendo un embrion pequeño situado por el ápice : *anona*, F. 95, T. I.

901. Estambres monadelfos ó diadelfos, 902. — Estambres poliadelfos, 977.

902. Siempre monadelfos, 903. — Diadelfos siempre, 973.

903. En número siempre definido, 858. — En número indefinido, mas ó menos numerosos, 951.

904. De 3 hasta 5, 905. — De 5 hasta 12, 20 ó muchos, 912.

905. Tres estambres, 906. — Cinco estambres, 907.

906. Arbustos sarmentosos ó bejucos, mas ó menos altos y ramosos, con hojas simples, opuestas, pecioladas, lampiñas, elípticas, oblongas, eliptical-oblongas ú oval-oblongas, aserraditas ó enteras y acompañadas de dos estípulas. Flores en panojas ó en cimas dicótomas, pedunculadas, de cáliz 5-fido persistente y pequeño ; corola con 5 pétalos ; estambres transversalmente dehiscentes y de celdillas confluentes, insertos en la parte interna de un disco grande, á veces cupuliforme. Ovario trígono, trilocular, con óvulos ascendentes y definidos, de cuyo ápice sale un estilo trífido terminado por tantos estigmas cabezudos. Fruto formado de carpidios estriados, coriáceos, navicular-comprimidos, medianícido-bivalves, con 4, 6 semillas pegadas por la base ordinariamente á favor de un ala. *Hippocratea*.

907. Columna ó andróforo pegado por su parte superior á los pétalos por medio de glándulas ; anteras solitarias insertas entre los lóbulos de la columna, 908.—Columna ó andróforo de vértice libre, pentandro y sin lóbulos estériles, anteras opuestas á los pétalos, 909.

908. Arbustos sarmentosos ramosísimos, que se elevan hasta 20'

y mas de altura, aguijonosos y algunas veces inermes, con el tallo y las ramitas angulosos ó cilíndricos; hojas simples, alternas, pecioladas, mas ó menos tiesas, lineares, lanceolado-lineares, ó asaz grandes y acorazonado-aovadas, mucronadas ó con una punta, enteras ó con algunos dientes. Flores pequeñas, en grupos axilares ó laterales hácia el vértice de las ramitas y de ordinario colgantes, teñidas de rojizo, de cáliz 5-partido, coloradito, cuyos segmentos son mas largos que la corola, lanceolados; corola de 5 pétalos subsesiles ó cortamente ungüiculados y de cuyo ápice sale un ápendice estrecho, pegados á los lóbulos estériles de la columna por la márjen del limbo; columna 5-loba, anteras subsesiles en los senos entre los lóbulos. Ovario 5-locular, mas ó menos esférico y erizadito ó glanduloso, con 2 huevecillos en cada celda, cuyo superior es ascendente, mientras el inferior está colgante; estilo simple terminado por un estigma de 5 lóbulos globosos. Cápsula pentácoca, erizada, cuyos carpidios monospermos se abren á lo largo del lado interno; embrion derecho contenido en un endospermo; cotiledones convolutos, foliáceos y bílobos: *buettneria*, F. 104, T. II.

909. Cáliz provisto de un invólucro lateral formado de 3 hojuelitas caducas; ovario formado de un carpelo solitario, con un estilo simple, lijeramente lateral y terminado por un estigma de ordinario apincelado, caja ó carpidio bivalvado y monospermo, 910.

— Cáliz sin invólucro alguno ó á veces con uno que acompaña á las flores y es de 3 hojuelas persistentes; cápsula 5-locular con 5, 10 semillas; hojas peninervias, 911.

910. Arbustillo ó mata de como 4 á 5' de altura, derecho, no muy ramoso, aterciopelado-tomentoso y blanquecino, ó alampiñado, con hojas aovadas, oblongas ó lanceolado-oblongas, plegadas, festoneadas ó dentadas, largas de 2"-5" sobre 5-7''' de ancho, pero cuya figura varia mucho, así como la disposicion y tamaño de los grupos florales estipulados. Flores fasciculadas en grupos de ordinario axilares, pedunculados ó sentados, amarillas ó blanquecinas y de cáliz 5-fido, lanudo ó lampiño, con los lóbulos subulados; corola con 5 pétalos derechos é iguales; columna adherente á la base de las uñas de los pétalos, entera ó dividida en 5 filamentos: *waltheria*, F. 104, T. III.

911. Arbustitos, matas ó plantas herbáceas que se elevan á 4-5' de altura lo mas, mas ó menos ramosos y derechos, lampiños, pubescentes, peludos ó tomentosos, con hojas simples, alternas, pecioladas, estipuladas, oblongo-lanceoladas, oval-redondeadas, aovadas, aovado-oblongas, festoneado-aserradas, aserradas ó festoneadas solamente, á veces aserradas dos veces, de ápice obtuso ó terminado por una punta, lampiñas, tomentosas, peludas ó velludo-lanudas Flores fasciculadas sin invólucro alguno, axilares ó terminales, otras veces en grupos espiciformes y ceñidas por un invólucro de 3 hojuelas; cáliz 5-fido, ordinariamente mas corto que la corola, con los lóbulos lanceolado-aguzados, ovales con una punta, deltoídeos con una punta ó lanceolado-puntiagudos; corola de 5 pétalos cuyas uñas están reunidas con la base de la columna dividida superiormente en 5 filamentos ó entera, con anteras biloculares; estilos 5, distintos ó

reunidos por la base. Cápsula loculícida, con los tabiques coherentes, pero que por fin se separan del eje filiforme, ó septícida y loculícida; en fin otras veces está formada de 5 cocos : *melochia*, F. 104, T. III.

912. En número variable, 913.—En número fijo y constante. 937.

913. Filamentos reunidos en una columna mas ó menos larga, 914. — Nunca formando columna, 924.

914. Columna muy larga y reunida con el carpóforo que contiene y que tiene el ovario casi junto á su ápice, terminado por 10 ó por muchos estambres, cuyos filamentos son monánteros, y cuyos esteriores son estériles, con anteras biloculares cuyas celdas están reunidas por los estremos. Carpidios foliculares, ordinariamente torcidos en hélice y formando una especie de cápsula cónica, 915. — Columna no muy larga, atravesada por el estilo solamente, 916.

915. Arbustos que se elevan de 4-8-10-12 y hasta 15' de altura, bastante ramosos, furfuráceo-tomentosos ó tomentosos solamente, raras veces lampiños ó alampiñados, con hojas alternas, simples, mas ó menos pecioladas, acorazonadas, aovadas ó acorazonado-redondeaditas, con ó sin punta, festoneadas, aserradas, sinuado-dentadas ó á veces algo lobadas, de cara superior lampiña ó alampiñada, mientras la inferior es aterciopelado–peluda ó peludo-tomentosa : acompañada la insercion del peciolo por dos estípulas. Flores blancas ó rojizas, ordinariamente fasciculadas y axilares ó en corimbos terminales; en el primer caso son mellizas en el ápice de un pedúnculo comun, con el pedícelo envuelto por la base en una estípula envainadora caduca, de cáliz 5-fido, de ordinario bilabiado y campanudo; corola con 5 pétalos enderezados y casi aplicados al andróforo, mas largos que el cáliz y de base orejuda ó desnuda, ordinariamente asimétricos. Ovario que aparece en el ápice de la columna y de base envuelta en los filamentos, 5-locular, oval ú ovoídeo, con algunos óvulos en cada celda, mas ó menos pubescente y de cuyo ápice sale un estilo quinque-partido con estigmas sub-cabezudos. Fruto formado de 5 carpidios torcidos en espiral ó á veces rectos, por fin distintos, foliculares, abriéndose á lo largo de una línea ventral, polispermos y cuyas semillas son lampiñas : *helicteres*, F. 103, T. II.

916. Anteras uniloculares, 917. — Anteras biloculares, 920.

917. Columna dividida en 5 filamentos, cuyo ápice de cada uno lleva 2, 3 anteras; cáliz sin inrólucro; hojas palmeadas, 918. — Columna tubulosa cuya parte superior está cubierta esteriormente por las anteras lineares, adnadas, contiguas y dispuestas en espiral, de ápice 5, 10-fido; cáliz acompañado de un involucro caduco y trífilo, 919.

918. Arbol muy grande y muy corpulento, que se eleva á mas de 60' de altura, de tronco con aguijones cuando tierno, los cuales desaparecen con la edad; con ramas gruesas estendidas horizontalmente y dispuestas casi por grados, dándole un semblante particular y característico. Hojas grandes, alternas, compuestas de 5, 7 hojuelas lanceoladas ú oblongo-lanceoladas, enteras ó dentaditas hácia la punta, pecioladas ó subsesiles, de tamaño bastante variable,

saliendo del ápice de un pedúnculo comun muy largo. Flores en grupos saliendo primero que las hojas, en las ramitas tiernas, de una especie de tubérculo, en número de 10 á 15, cuyos pedúnculos, largos de 10 á 12''', se van ensanchando por el ápice hasta desaparecer confundidos con la base del cáliz, algo grandecitas, tomentosas y amarillentas ó rosaditas esteriormente, de cáliz cortamente 5-lobo, y á la vez unduloso, algo campanudo y largo de 6 8'''; corola de 5 pétalos obaovados, lampiños interiormente, largos de como 20''', igualando á los órganos sexuales y abriéndose las anteras desde la parte mediana, anfractuosas y sostenidas por filamentos de vértice subulado; estilo terminado por 5, 6 divisiones, cada una con su estigma correspondiente, algo cabezudo y ensanchado. Cápsula 5-locular, loculícida, bastante gruesa, ovoídea ó casi globosa, del tamaño de un huevo de pava á lo mas, con muchas semillas algodonosas : *eriodendron*, F. 103, T. I, G. II.

919. Arbol alto de 30 á 50', no muy corpulento, bastante ramoso superiormente, con hojas grandes, alternas, simples, acorazonadas por la base y aguzadas por el vértice, redondeadas, angulosas ó apenas 5, 7-lobas, sub enteras ó dentadas, de cara superior lustrosa y lampiña, mientras la inferior es pubescentita, largas de 10 á 12'', sin el peciolo, que lo es de 6 á 8'' sobre 9 á 11'' de ancho, con dos estípulas caducas por su insercion. Flores solitarias, grandes, terminales en las ramitas nuevas, derechas, amarillentas, y como acampanadas, de cáliz cortamente 5-lobo, de cuyos lóbulos desiguales dos son puntiagudos é imbricativos por la base, mientras los tres otros, redondeados y bastante grandes, son induplicativos, largo de 2 1|2 á 3'', pubescente interiormente, como sedoso y amarillento ; corola de 5 pétalos largos de 4-5''-6'' y anchos de 15-20''', con uñas oblongo-lineares é iguales al cáliz, un poco mas larga que la columna, de cuyo ápice salen 5 estigmas lineares torcidos en espiral y formando así un cuerpo cilíndrico. Cápsula 5-locular, polisperma, loculícida, cuyas muchas semillas, pequeñas, ovoídeas, lustrosas y prietas, están envueltas en un algodon de color algo aleonado oscuro, larga de 8-10 y hasta 12'' sobre como 2'' de ancho por la base, es cilíndrico-pentágona, y cónica : *ochroma*, F. 103, T. I, G. III.

920. Columna libre de los pétalos, 10 fida, de cuyas divisiones las unas son estériles y las demas fértiles, 921.— Columna soldada con la base de los pétalos, filiforme, apenas 5-loba por el ápice, con 10-15 anteras sentadas en el dorso, cuyas celdillas ovoídeas están unidas por los estremos. Arbol de 25-35' y hasta 50' de altura, cuyos ramos ó vástagos son muy derechos, con hojas simples, alternas, cortamente pecioladas, enteras, lampiñas y con 2 estípulas muy pequeñas. Flores en racimillos cortos, axilares ó laterales, pedunculados, pedícelos 1-floros casi del largo de los peciolos ; cáliz dentado ú operculado, ovoídeo y por fin apeonzado, reventándose irregularmente, de manera que el tubo se queda partido en algunos lóbulos desiguales, casi tan largos como los órganos sexuales; corola con 5 pétalos oblongo-espatulados, mas largos que el cáliz, blancos y lijeramente estriados á la derecha. Ovario sentado, 2, 3-locular, cuyas celdillas son biovuladas, de cuyo ápice sale un estilo filiforme, bífi-

do, terminándose por estigmas sub-cabezudos. Pericarpio ó fruto leñoso y como coriáceo á la par, indehiscente, de ordinario unilocular y monospermo : *myrodia*, F. 103, T. I, G. IV.

921. Cáliz 3, 2, 4-partido; lóbulos fértiles de la columna, con 3 anteras; especie de nuez tuberculosa, 5-locular y de celdas polispermas, 922. — Cáliz siempre 5-partido y colorido; lóbulos fértiles de la columna bianteríferos. Baya grande, corticosa, 5-locular, pulposa y polisperma, 923.

922. Arboles bastante frondosos, que se elevan á 25-40 y hasta 50' de altura, ramitas pubescentes, con vello dispuesto en estrella ó pulverulento-rojizas y alampiñadas; hojas simples, alternas ó dísticas, pecioladas, aserradas, ordinariamente de base oblícua, oblongo-lanceoladas ó aovadas, aguzadas ó con una punta, de base semi-acorazonada, ásperas ó alampiñadas y otras veces lampiñas por la cara superior, mientras la inferior es pubescente y de ordinario blanca ó pulverulenta cuando tiernas. Flores pequeñas amarillentas, fragrantes, en corimbos ordinariamente axilares en el vértice de las ramitas nuevas; de corola con 5 pétalos largos de 1 1⟨2''', de limbo cuculiforme, con un apéndice terminal, linear, bífido y tan largo como él. Ovario mas ó menos globoso, 5-locular, con muchos óvulos en cada celda, de cuyo ápice salen 5 estilos contiguos, cada cual con su correspondiente estigma, un poco cabezudo. Fruto sub-drupáceo, purpúreo-negrusco, largo de 12-8''' sobre 9-6''' de diámetro, ó globoso y con 5 surcos lonjitudinales, cuyas semillas contienen un embrion encorvado en un endospermo delgado: *guazuma*, F. 104, T. I, G. I.

923. Arbol de 25 á 30' de altura, bastante ramoso, con hojas simples, alternas, pecioladas, muy grandes, enteras, oblongas, aguzadas, lampiñas, largas de 6, 8'', 10'' sobre 3 à 4'' de ancho. Flores pequeñas fasciculadas ó solitarias, caulinares ó rameales, otras veces laterales, pediceladas y de cáliz 5-partido coloradito ó rosadito, con los segmentos lanceolados, aguzados y un poco mas largos que la colora amarillenta; corola de 5 pétalos, cuyo limbo acogollado se termina por un apéndice espatulado; lóbulos fértiles de la columna opuestos á los pétalos y cargando con dos anteras cada uno. Ovario único oval, 5-locular, cuyas celdas contienen muchos huevecillos y de cuyo ápice sale un estilo simple 5-fido, con tantos estigmas cabezuditos. Fruto abayado bastante grande, indehiscente, amarillo ó rojo-moradusco, coriáceo oval-oblongo, ó quizás mejor como fusiforme, de superficie desigual abollada, con 10 surcos lonjitudinales, cuyas 5 celdas contienen muchas semillas y pulpa, largo de 6-8-10'' sobre como 3 á 4'' de diámetro por la parte media; embrion sin endospermo, con los cotiledones gruesos, mantecosos y arrugados: *theobroma*, F. 104, T. I, G. II.

924. Pero sí reunidos en tubo los filamentos, 925. — Nunca formando tubo y mas ó menos soldados por la base; una legumbre, 933.

925. Fruto abayado, 926. — Fruto capsular, 928.

926. Sépalos 7, de los cuales 2 son esteriores y menores; tubo estaminal desnudo, 927. — Sépalos 3, distintos, imbricativos y per-

sistentes, iguales; tubo estaminal cerrado esteriormente por 5 escamas petaloídeas alternando con los pétalos, 936.

927. Arbol bajito, de 10 á 15′ de altura, con hojas esparcidas, enteras, coriáceas, cortamente pecioladas, eliptical-oblongas, redondeadas por la base, y de ápice puntiagudo ú obtuso, largas de 2-3″ sobre 1-1[2 de ancho, con el peciolo ensanchado por el ápice. Flores en corimbos axilares, ó por fin laterales, encojidos, apenas mas largos que el peciolo, de cáliz con 3 sépalos distintos, imbricativos, persistentes, largos de 1‴, anchamente redondeados, diminutamente pestañosos, mitad mas cortos que los pétalos derechos, obaovado-oblongos, carnudos, 5 ó 4 é imbricativos; tubo estaminal algo mas cortito que la corola, ceñido esteriormente por 5 escamas petaloídeas, hipojínicas y alternas con los pétalos; 10, 20 anteras contiguas, abriéndose por dos rajaduras lonjitudinales y situadas en la parte esterior y superior del tubo. Ovario unilocular con 4, 5 placentas parietales y lonjitudinales, llevando muchos huevecillos horizontales, campilótropos, provistos de dos tegumentos y dispuestos en algunas séries: del ápice sale un estilo corto, terminándose en 4, 5 estigmas globulosos y contiguos. Baya globoso-ovoídea, llena por las placentas que por fin envuelven enteramente las semillas ovoídeas, brunas, lustrosas, largas de 1‴, muchas, de testa crustácea, con endospermo carnudo y aceitoso, 3 veces mas largo que el embrion; larga de 3-6‴ sobre 4-6‴ de diámetro, sostenida por el cáliz abierto y coronada por los estigmas persistentes: *cinnamodendron*, F. canelláceas.

928. Cápsula muy gruesa, de pericarpio algo carnudo, pero que se vuelve seco y al fin se abre por 4, 5 valvas; semillas gruesas y sin arilo alguno, 929. — Cápsula nunca de pericarpio carnoso, pequeña, loculícida y cuyas semillas están cubiertas de un arilo pulposo, 930.

929. Primoroso árbol que se eleva á 45-50′. y mas de altura, muy frondoso y corpulento, con hojas pinadas, largas de 18 á 24″, compuestas de 8, 10, 6 pares de hojuelas coriáceas, elíptico-lanceoladas, con una puntita, lampiñas, opuestas, cortamente pecioladas, un poco desiguales, las inferiores siendo algo menores, largas de 3-4 1[2-6-9-11″ sobre 2-3-3 1[2″ de ancho, con el raquis grueso, cilíndrico y largo de 15″; peciolos gruesos de 3 á 4‴ de largo. Flores pequeñas, blanquecinas, en panojas arracimadas, axilares ó terminales, en grupos paucifloros, pedunculados ó cimas pequeñas esparcidas á lo largo de los brazos, largos de 8 á 15″; cáliz con 4, 5 sépalos distintos, cóncavos y mas cortos que la corola, con 4 hasta 15 pétalos coriáceos, aovado-oblongos, torcidos y abiertos; tubo estaminal 8, 10-festoneado, con tantas anteras sentadas interiormente y alternando con los festones. Ovario 4, 5-locular, con 4 óvulos biseriados en cada celda, sentado en un disco bastante espeso y llevando en el ápice un estilo corto terminado por un estigma ancho, discóideo ó troncado y asurcado por la circunferencia. Cápsula globosa, de vértice algo puntiagudo, cuyo diámetro es de 3 á 5″, como corticosa, algunas veces con gotas de goma blanquecina en su superficie lam-

piña y de un color gris algo sucio; semillas gruesas, angulosas y oleajinosas : *carapa*, F. 117, T. II, G. IV.

930. Corola de pétalos aovado-oblongos é imbricativos; tubo estaminal 10, 8-partido, cuyos segmentos subulado-oblongos y obtusos llevan cada cual una antera terminal y ovoídea, 931. — Corola de pétalos valvares adheridos por la base ó distintos; tubo estaminal entero, con 8, 10 dientes y filamentos muy cortos insertos entre los dientes, con anteras terminales subuladas y lampiñas, 932.

931. Arboles bajitos que se elevan á 20-25' de altura, muy ramosos, con hojas ordinariamente imparipinadas, formadas de 5, 10, 7 pares de hojuelas bien enteras, elípticas, oblongo-lanceoladas ú aovado-oblongas, lampiñas, desiguales y cuyas inferiores son menores. Flores en panojas arracimadas, axilares, pedunculadas, pubescentitas, 2, 4 veces mas cortas que la hoja, con pocas divisiones ó brazos 10-paucífloros ó con 11, 3 flores, de cáliz 5, 4-fido; corola de pétalos blanquecinos ó verdoso-amarillos, lampiños y largos de 1-2'''; tubo estaminal corto y peludo, interiormente. Capsula subglobosa con 5-6''' de diámetro, cuyas semillas ovoídeas están cubiertas de un arilo rojo : *trichilia*, F. 117, T. II, G. I.

932. Arbol bajito que alcanza á 20-30' de altura, á veces bastante corpulento, muy fragrante y resinoso, bastante ramoso y coposo, con hojas pinadas formadas de 9, 3 hojuelas eliptical-oblongas, bien enteras, largas de 4-3'' y anchas de 2-1'', sea alternas con la terminal á veces abortiva, ó en el mismo raquis opuestas é imparipinadas, lampiñas. Flores en panojas axilares, flojas, racemiformes, pubescentitas, con las divisiones acorimbadas y cortamente pedunculadas; cáliz 4, 5-dentado ; corola de pétalos amarillento-blancos. Ovario 3-locular, de celdillas con 2 óvulos colaterales. Cápsula globosa : *moschoxylum*, F. 117, T. II, G. III.

933. Cáliz encerrado en una vaina bracteolar de ordinario bífida; legumbre comprimida polisperma y estipitada, 934. — Cáliz enteramente desnudo; legumbre leñoso-coriácea, oblonga, monosperma por causa de aborto, 935.

934. Arboles de ordinario bajitos, que se elevan á 25 ó 30' de altura, pero algunos alcanzan hasta 45 y 50', muy ramosos y coposos, no muy corpulentos, de hojas alternas, paripinadas y compuestas de 2, 4, 6 y mas pares de hojuelas elípticas, eliptical-oblongas ó lanceolado-oblongas, cuspidadas, de base redondeada, sub-acorazonada ó sub-aguzada, lustrosas, lampiñas y como papiráceas. Flores grandes, ordinariamente color carmesí, fasciculadas ó en racimos grandes y colgantes, mas ó menos pediceladas, con brácteas grandes y caducas, de cáliz colorido 4, 5-fido; corola con 5 pétalos iguales mas cortos ó mas larguitos que los estambres en número de 11, 10 y á veces 15, insertos en el vértice del tubo calizinal. Ovario estipitado y cuyo ginóforo está adherido con el tubo del cáliz: *brownea*, F. 130, S.-F. 2 T. IV, G. III.

935. Arbol que se eleva hasta 50' ó 60' de altura, bastante coposo y asaz corpulento, con hojas paripinadas, alternas, compuestas de 4, 3 pares de hojuelas oblongas, lampiñas, largas de 8-5'' y obtusas. Flores en espigas densas y elongadas, compuestas por la base y

como arracimadas, largas de 6-10" y formadas de grupos de flores, cuyo cáliz campanudo es 5, 6-dentado: corola con 5, 6 pétalos iguales, obaovados, pestañosos, largos de 2''', dos veces mas que el cáliz: estambres 10, 12, alternativamente estériles y cubiertos de vello deciduo, esertos: *mora*, F. 130, S.-F. 2, T. V, G. IV.

936. Arbol grande que se eleva á 90'-100' de altura, muy coposo y bastante corpulento, con hojas simples alternas, cortamente pecioladas, lanceoladas ó lanceolado-elípticas, peninervias y con venas delicadas, de vértice con una punta obtusa y aguzadas por la base, lampiñas, de forma y tamaño muy variados; yema globosa. Flores color de escarlata, en cimas umbeliformes, ordinariamente 3, 9-floras, pedícelos delgados y tan largos como las flores, de cáliz con 7 sépalos; corola de 5 pétalos torcidos; estambres 15. 20, de tubo 5, 3-fido, con los lóbulos anteríferos rectos, anteras lineares estrorsas. Ovario sin líneas espirales, 5-locular, con dos ó algunos óvulos en cada celdilla; estilo cilíndrico con 5 estigmas lanceolados y recorvados: *moronobea*, F. 96, T. IV.

937. Cuyos filamentos son soldados en tubo, 938. — Filamentos reunidos mas ó menos por la base, pero no formando tubo nunca, 944.

938. Fruto abayado ó drupáceo, 939. — Fruto capsular, 942.

939. Baya llena de pulpa jelatinosa; cáliz con 3 sépalos distintos, imbricativos; vejetal muy aromático; hojas simples, 940. — Drupa pequeña amarillenta; cáliz 5-partido; vejetal no aromático, hojas bipinadas, 941.

940. Arbol de 50' de altura, ó arbolito de 10-15', con hojas siempre verdes esparcidas, coriáceas. enteras, lampiñas y lustrosas, espatuladas, redondeadas por el ápice y de base aguzada hasta volverse peciolo corto, de cara inferior mas pálida, largas de 2 3" y anchas de 1". Flores en corimbos terminales, cuyos pedícelos son mucho mas largos que ellas, moradas y con las anteras amarillas, de cáliz persistente, con los sépalos largos de 1''', anchamente redondos, diminutamente pestañosos; corola con 5, 4 pétalos carnudos, imbricativos, erguidos, obaovado-oblongos y mitad mas largos que el cáliz; tubo estaminal sin escamas esteriores, con 10 anteras contiguas en la parte superior y esterior, abriéndose por dos rajaduras lonjitudinales desde su ápice y alcanzando hasta la parte media: iguala al estilo incluso y es un poco mas corto que la corola. Ovario con 2 ó 3 placentas parietales, puntiformes, situadas debajo del medio de la pared, llevando cada una dos óvulos colaterales, campilótropos y ascendentes, aunque sostenidos por un funículo colgante; estilo corto terminándose en 2, 3 estigmas globulosos y contiguos. Baya negra, globosa, con 4''' de diámetro, conteniendo pocas semillas, de testa crustácea, negras, lustrosas, orbiculares, anchas de 2''' y convexas por ambos lados, cuyo tegumento interior adhiere á un endospermo carnudo mitad mas largo que el embrion que contiene y cuya radícula corta es inferior: *canella*, F. canelláceas.

941. Arbol bajito que se eleva á 25' de altura, no muy ramoso, de ramos largos y medio desnudos, cuyo tronco tiene como 4 á 6"

de diámetro lo mas, muy primoroso cuando es todavía arbusto; hojas alternas bipinadas bastante grandes, lampiñas y de un hermoso verde oscuro, con hojuelas aovado-lanceoladas ó lanceoladas, aguzadas, profundamente aserradas por debajo de la punta. Primorosas flores azules disciplinadas, en cimas apanojadas axilares ó terminales, de cáliz 5-partido; corola de 5 pétalos oblongo-lineares, convolutivo-imbricativos; tubo estaminal 20, 30-dentado y con 10 anteras sentadas en su garganta. Ovario 5-locular, con óvulos sobrepuestos, inferior, fértil. Drupa amarilla globosa, muy poco carnuda, largamente pedunculada, larga de 4-6''' sobre 4''' de ancho: *melia*, F. 117, T. I.

942. Tubo estaminal entero, 10-dentado, con las anteras insertas interiormente entre los dientes; cápsula abriéndose desde la base, 943. — Tubo estaminal enteramente confundido con el ginóforo, de cuyo ápice salen 5 filamentos largos y fértiles. Arbol alto que se eleva á 50 ó 70' y mas de altura, muy coposo y muy corpulento, con hojas alternas, imparipinadas y compuestas de 8, 5 pares de hojuelas oblongas, oblícuas por la base, muy variables, tan pronto mas anchas como mas estrechas, corta ó largamente pecioladas, enteras, lampiñas. Flores en panojas grandes pendientes, con frecuencia largas de como 1', pediceladas, amarillo-pálidas y de cáliz 5-lobo; corola de 5 pétalos imbricativos, oblongos, pubescentes, cuya costilla está por la cara interna provista de un pliegue que adhiere con el ginóforo. Ovario 5-locular, y cada celda contiene 8, 12 óvulos. Cápsula ovoídeo-sub-costilluda; semillas con un ala terminal y conteniendo un endospermo delgado : *cedrela*, F. 118, G. II.

943. Arbol alto de 50' á 70', muy frondoso y corpulento, con hojas alternas paripinadas, lampiñas, compuestas de 6, 10 hojuelas, inequilaterales, aovadas ó aovado-lanceoladas, con una punta, de ordinario largas de 2'' sobre 1-1 1|2 de ancho. Flores en panojas áxilares, cuyos pedúnculos llevan cimas acorimbadas, de cáliz 5-fido; corola de 5 pétalos torcidos; ovario 5-locular, cuyas celdas contienen cada una como unos 12 óvulos. Cápsula leñosa larga de 3-4'', cuyas valvas se abren por la base, quedándose pegadas por el vértice, de semillas con endospermo y provistas esteriormente de un ala terminal oblonga: *sweitenia*, F. 118, G. I.

944. Fruto seco, capsular ó leguminoso, 945. — Fruto carnudo abayado ó drupáceo, 947.

945. Una cápsula, 946. — Una legumbre. Arbustos ó árboles bajitos muy ramosos, con mayor frecuencia aguijonosos, á veces inermes, de ramitas alampiñadas, tomentosas ó pubescentitas, con hojas simples alternas, pecioladas ó quizás mejor compuestas de dos hojuelas ordinariamente reunidas por la márjen interna y formando una hoja bíloba de cara superior lampiña y lustrosa, mientras la inferior es alampiñada sobre las nervaduras, aterciopelada ó pubescentita, con 9, 7, 11 nervaduras, bien pronunciadas. Flores en racimos ó solitarias y opuestas á las hojas, bastante grandes, blancas, á veces teñidas de color de rosa, de cáliz monosépalo, con el tubo cilíndrico y el limbo ligulado-espatiforme, raramente 5-partido, pero de ordinario entero; corola de 5 pétalos bastantes veces un-

güiculados y mas largos que el cáliz; estambres 10, á veces distintos, todos fértiles, de los cuales algunos son estériles, insertos junto con los pétalos en el ápice del tubo calizinal. Ovario estipitado cuyo ginóforo es libre del cáliz, terminado por un estigma infundibularlamelado ó cónico. Legumbre bivalve ó indehiscente : *bauhinia*, F. 130, S.-F. 2, T. IV, G. I.

946. Bonitas plantas herbáceas, de ordinario anuales, á veces vivaces y con la raiz tuberculosa, y alguna que otra vez vejetales frutescentes, de hojas compuestas de 3 hojuelas saliendo horizontales del ápice de un pedúnculo largo, sesiles ó algo pecioladas, alternas, lampiñas ó pubescentitas y con dos estípulas situadas en la insercion del peciolo comun. Flores amarillas ó rosadas en cimas umbeliformes ó en racimos terminales paucifloros, de cáliz persistente 5-partido ó con 5 sépalos distintos; corola torcida y de 5 pétalos; estambres 10, algo desiguales. Ovario ovoídeo, mas ó menos cónico ó alargado, con 5 celdillas pluriovuladas, de cuyo ápice salen 5 estilos terminados cada uno por un estigma cabezudo ó apincelado. Cápsula 5-locular, loculícida, con 5 ángulos, polisperma, cuyas semillas pequeñas, cubiertas de una testa carnosita ó especie de arilo, que se separa del tegumento interior ó lejítimo, contienen un embrion derecho, de cotiledones foliáceos y un endospermo delgado : *oxalis*, F. 262, G. I.

947. Fruto drupáceo, 948. — Baya redonda ó alargada y como fusiforme, pentágona, polisperma, 5-locular y muy ácida. Árboles bajitos, muy ramosos superiormente, lampiños, con hojas alternas. imparipinadas, bastante grandes y de hojuelas opuestas, ovales. Flores caulinares ó ramales, en racimitos axilares ó en grupos, pedunculadas, rojizas y de cáliz monosépalo pequeño y 5-fido, con los segmentos un poco desiguales. lanceolados ú óvalo-lanceolados, obtusos ó puntiagudos; corola mucho mas grande que el cáliz, de 5 pétalos desiguales mas ó menos abiertos; estambres 10, desiguales, alternativamente mas largos y mas cortos. Ovario redondo ú oval, 5-locular, pluriovulado, de cuyo ápice salen 5 estilos de estigma oblícuo y como espatulado. Semillas negras,. lustrosas, pequeñas y como lentiformes : *averrhoa*, F. 108, G. II.

948. Drupa con un hueso único, 949. — Drupa con 3 pirenas ó huesecitos encrestados por el dorso, muy rara vez con uno solo ; arbustos ó raramente árbol bajito, muy ramosos, con hojas simples, opuestas, mas ó menos pecioladas, aovadas, elípticas, oblongas, lanceoladas ó aovado-lanceoladas, linear-lanceoladas, obtusas ó con una punta, mas ó menos coriáceas, enteramente lampiñas, ó de cara superior lampiña y lustrosa, mientras la inferior está provista de pelo en forma de huso, pegado por su medio y por consiguiente bicuspidado, muy punzante y cuya picadura abrasa, bien enteras ó dentadas: dos estípulas caducas acompañan á la insercion del peciolo. Flores de ordinario rosadas, en umbelas ó corimbos axilares y mas rara vez solitarias ó mellizas, largamente pediceladas, de cáliz 5-fido con 10, 6 glándulas situadas esteriormente por la base y correspondiendo mas ó menos con las divisiones; corola de 5 pétalos largamente ungüiculados. Ovario casi esférico, de cuyo ápice salen

3 estilos de ápice ganchudo y troncado : *malpighia*, F. 120, T. I, G. II.

949. Cáliz sin glándula situada esteriormente y por la base. Arboles bastante grandes, de los cuales algunos se elevan hasta 40' y mas de altura, ó arbustos, con hojas opuestas, simples, mas ó menos pecioladas, obaovadas, ovales, elíptico-lanceoladas, mas ó menos coriáceas, enteramente lampiñas, del todo tomentosas ó de cara superior lampiña y lustrosa, mientras la inferior es alampiñada, pubescente ó tomentosa; dos estípulas persistentes. Flores las mas veces amarillas, en racimos terminales, y de cáliz 5-partido; corola con 5 pétalos de ordinario ungüiculados; estambres 10, con las anteras adheridas. Ovario con 3 celdas 1-ovuladas, 3 estilos distintos puntiagudos. Drupa de hueso 3-locular, ordinariamente amarilla : *byrsonima*, F. 120, T. I, G. I.

950. Arbolitos, arbustos ó frutices muy ramosos, algunas veces espinosos, cuyas ramitas lampiñas ó provistas de escamitas llevan hojas simples, alternas, de ordinario membranáceas, algo coriáceas, caducas, lampiñas, mas ó menos pecioladas, bien enteras, obaovadas, ovales, elípticas ú obaovado-oblongas, largas de 1 á 3", de ápice redondo-entero, escotado ó con una punta; estípulas persistentes. Flores pequeñas blancas ó blanquecinas, mellizas ó amanojadas, axilares y precoces, raras veces solitarias, de cáliz 5-partido, persistente; corola de 5 pétalos iguales, interiormente provistos de una escama doble, de estivacion imbricada; estambres 10, con anteras introrsas. Ovario 3, 1-locular por causa de aborto, de óvulo solitario colgante; 3 estilos distintos ó unidos por la base. Drupa pequeña, ordinariamente roja y lustrosa, cuya semilla está formada de un embrion recto en el eje de un endospermo cartilajinoso : *erythroxylum*, F. 119.

951. Filamentos reunidos formando una columna en el centro de la flor, 952.—Filamentos nunca reunidos en columna, pero formando un tubo dividido superiormente en muchos filamentos, con las anteras uniloculares é incumbentes. Arboles bajitos ó bastante altos y que se elevan algunos hasta 40'-50' de altura, muy ramosos y asaz corpulentos, de hojas alternas, compuestas, palmeadas y con 5, 9, 7 hojuelas eliptical-oblongas, obaovado-oblongas ó elíptico-lanceoladas, subsesiles, en el ápice de peciolo largo. Flores primorosas, grandes, blanquecinas ó rojas, solitarias, axilares y de cáliz troncado ó sinuoso, pequeño y aterciopelado, campanudo; corola muy grande de 5 pétalos libres, caducos, lineares, largos de 6 á 8" y anchos de 6 á 8''', tomentosos. Ovario ovoídeo, aterciopelado, 5-locular, polispermo, de cuyo ápice sale un estilo muy largo filiforme, terminado por un estigma 5-lobo. Cápsula gruesa, redonda ú ovoídea, 5-locular, loculícida, con muchas semillas lampiñas y gruesas : *pachira*, F. 103, T. I, G. V.

952. Fruto abayado, 953. — Fruto capsular seco, 956.

953. Hojas compuestas y dijitadas, baya corticosa muy gruesa, 954. — Hojas simples y punteadas; baya colorada y no gruesa, 955.

954. Hojas siempre compuestas; fruto que parece capsular, pero indehiscente y lleno de una pulpa farinácea. Arbol mas grande, mas

corpulento y mas frondoso que los demas vejetales conocidos, no muy alto sin embargo, con ramas muy gruesas, muy largas y horizontalmente estendidas. Hojas alternas con 5 á 7 hojuelas elípticas, algo aguzadas, lampiñas y en la punta de un peciolo bastante largo, cilíndrico y pubescente. Flores solitarias, axilares, colgantes, blancas, con las anteras purpúreas, cuyo pedúnculo, largo de 4-6" y pubescente, está provisto de 2 brácteas lineares, y de cáliz ancho y con figura de copa, decíduo y de 5 divisiones ; corola de 5 pétalos reunidos entre sí casi hasta la parte media y seudo-monopétala, doblados hácia arriba; muchísimos estambres en el ápice de un andróforo muy largo. Ovario oval, 10-locular, con estilo filiforme mas largo que los estambres y terminado por 10 estigmas estrellados. Fruto grueso con 10 celdas polispermas, cuyas semillas, huesosas, son arriñonadas y desnudas en la pulpa : *adansonia*, F. 103, T. I, G. I.

955. Arbustos ó arbolitos de hojas alternas, palmatinervias, estipuladas, pecioladas, acorazonadas, mas largas que, anchas, festoneadas ó sub-enteras, algunas veces algo 3-lobas, con una punta por el ápice, alampiñadas, del todo lampiñas, ó de cara superior lampiña, mientras la inferior tiene' vello agrupado en las axilas de las venas; peciolo peludo, velludo ó pubescente. Flores pediceladas, axilares, rojas, y de cáliz 5 fldo, ceñido por la base de un involucro con 7, 12 hojuelas lineares, enderezadas ó sub-derechas y casi igualando al cáliz, otras veces pestañudas abiertas ó reflejas·por el ápice; corola de pétalos convolutos por la base y orejudos de un lado; columna dos veces tan larga como la corola. Baya amarilla : *malvaviscus*, F. 100, T. III, G. IV.

956. Fruto formado de algunas cajitas ó carpelos agrupados circularmente en la base persistente del estilo ó del lecho, 957. — Una cápsula única; columna 5-dentada por el ápice, 968.

957. Base del cáliz envuelta en un calículo, 958. — Base del cáliz sin involucelo alguno, 964.

958. Tantos carpidios cuantos estigmas cabezudos hay, ordinariamente separándose por fin del eje central; columna anterífera por el ápice, 959.—Carpidios monospermos mitad menos numerosos que los estigmas; columna de ordinario 5-dentada por el ápice, 961.

959. Carpidios dehiscentes, 960. — Carpidios indehiscentes, 20, 5, monospermos, corvos, ciñendo al lecho central y por fin separándose de él. Vejetales sub-leñosos, pubescentes, blanquecinos ó algo pinchudos, con hojas deltoídeas ó aovadas, · aovado-lanceoladas ó romboídeo-lanceoladas, aserradas ó festoneado-aserradas por arriba de la base, estipuladas. Flores en espigas oblongas terminales ó axilares y reducidas, otras veces fasciculadas ó solitarias-axilares, cortamente pediceladas ; involucro con 3 hojuelas lanceoladas ó lineares igualando al cáliz, ó por fin mas cortas que él ú obsoletas; cáliz de lóbulos aovados ó aovado-lanceolados, puntiagudos, tan largos como el tubo ó un poco mas largos que él ; pétalos color anaranjado ó amarillos obacorazonados y un poco esertos. Carpidios sin arista, lampiños y pubescentes por el ápice inclinado, llanos por el

dorso ó tricuspidados, pelierizados por arriba y con el dorso estriado : *malvastrum*, F. 100, T. II, G. I.

960. Planta herbácea anual, pelierizada, de tallo delgado, ramosísimo, desparramado ó tendido por el suelo, con hojas alternas, pecioladas, palmatífidas y dentadas, estipuladas. Flores axilares, rojas, de pedícelos mas largos que los peciolos. Pétalos largos de 3'''; carpidios 20, 14, bispermos, separándose los unos de los otros y del lecho central, pelierizados, con dos picos y abriéndose entre ellos; semillas separadas por un tabique transversal; estambres 10, 20; involucro de 3 hojuelas y persistente : *modiola*, F. 100, T. II.

961. Carpidios siempre indehiscentes, agarabatados y por fin separándose los unos de los otros; involucro 5-partido ; hojas ordinariamente provistas de 3 glándulas elípticas y rajadas situadas por la cara inferior en la base de las nervaduras, 962. — Carpidios dehiscentes á lo largo de una línea dorsal ó indehiscentes, nunca agarabatados y por fin separándose los unos de los otros ; involúcelo de 5-15 hojuelas distintas ó reunidas; hojas sin glándula alguna, 963.

962. Vejetales sub-leñosos ó arbustillos muy ramosos, altos de 3 á 5', con las ramas delgadas, largas y algo estendidas, de hojas alternas, pecioladas, palmatinervias tan pronto trífidas como algo lobadas ó enteras, otras veces 5, 3-lobas, color verde mar y pubescentes á la par por la cara inferior; lóbulos aovados ú oblongos, diminutamente aserrados, otras veces romboídeos, contraidos por la base y desigualmente aserrados, con estípulas lineares y pronto caducas. Flores sub-solitarias, axilares rosadas bastante grandes; corola de pétalos tres veces mas largos que el cáliz y de 6-8'''. Segmentos del involúcelo igualando al cáliz mas ó menos ó exactamente. Carpidios pubescentes, tomentosos ó pelierizados : *urena*, F. 100, T. III, G. I.

963. Arbustos ó vejetales sub-leñosos, muy ramosos, de hojas alternas, pecioladas, acorazonado-redondeadas, oblongo–elípticas, elíptico–lanceoladas, acorazonadas, sub-cordiformes ú ovales, mas ó menos aserradas ó festoneado-aserradas, lampiñas del todo ó solamente por la cara superior, ó con vello esparcido y estrellado, punteadas ó no, estipuladas. Flores aglomeradas ó fasciculadas y cuyos glomérulos ó fascículos axilares son acompañados de un invólucro, ó en fin racimosas ó corimbosas, pedunculadas y de ordinario amarillas; cáliz de ordinario mas corto que el involúcelo y raras veces igualándole ; corola seudo-monopétala, con 5 pétalos mas ó menos grandes y por consiguiente mucho mas largos que el cáliz. Carpidios lampiños aristados ó espinosos por el vértice ó sin aristas ni espinas tampoco : *pavonia*, F. 100, T. II, G. III.

964. Sin involúcelo ni invólucro comun tampoco, 965. — Sin involúcelo acompañando á la base del cáliz, pero con un invólucro de 3 hojuelas acorazonadas ó alesnadas, de ordinario con una mancha blanca por la base y situadas en el pedúnculo corto de los glomérulos pauciflores. Plantas herbáceas ó sub-leñosas, muy ramosas, de las cuales algunas se elevan hasta 5 y 6' de altura, pero por lo comun de 2 á 3' solamente, de ordinario pelierizadas, cuyo pelo blanco y tieso es á veces punzante ; hojas alternas, pecioladas, punteadas,

frecuentemente palmatílobas, redondeaditas, lobuladas ó enteras, aovadas obtusitas y aserrado-dentadas, otras veces 3-fidas de los lóbulos oblongos y puntiagudos con estípulas cerdáceas. Flores amarillas, blancas á veces teñidas de purpúreo, en glomérulos axilares, paucífloros, pedunculados, pediceladas ó sub-sentadas, y de cáliz 5-fido ó 5-partido, y dos á 3 veces mas corto que la corola, estilo 10-fido ; carpidios 5 por fin separados los unos de los otros, alampiñados, lampiños, pubescentitos ó velludos, mas cortos, mas largos que el cáliz ó igualándole : *malachra*, F. 100, T. III, G. II.

965. Carpidios monospermos, 966.— Carpidios con 3, 9 semillas, dehiscentes superiormente por la sutura ventral ó á la par por la línea dorsal, por encima de la base ó por ella. Arbustitos, arbustos ó vejetales sub-leñosos, pubescentes, alampiñados, aterciopelado-tomentosos ó aterciopelados solamente, con hojas cordiformes, acorazonado-redondeaditas ó redondeadas, bien enteras, festoneadas ó rara vez desigualmente dentadas ó sub-trílobas, del todo pubescentes, ó alampiñadas, de ordinario con una punta, pecioladas y estipuladas. Flores de ordinario amarillas y algunas raras veces rosadas ó blancas, en panojas terminales, en racimos ó corimbos axilares, otras veces sub-solitarias, de pedícelo articulado hácia el ápice ó por debajo de él ; otra vez hácia la parte media mas ó menos largo ; cáliz 5-fido ó 5-partido, de ordinario dos veces mas corto que los pétalos ; estigmas 5 ; carpidios 5, biarticulados y estrechados por un anillo calloso ó un tabique incompleto, no inflados ; 5 ó 10 ni inflados ni contraidos tampoco, con dos picos, y 2, 3 semillas, dehiscentes entre los picos y segun la línea dorsal, ó 12, 30 membranáceos, inflados, redondeados por el ápice, separándose tarde y bivalves por la base, con 4, 5 ó 1 semilla por causa de aborto : *abutilon*, F. 100, T. I, G. II.

966. Dehiscentes hácia el ápice ó indehiscentes, separándose tarde del lecho central, en número de 5, 15, 967. — Siempre indehiscentes, deprimidos, con el pico ó el ápice puntiagudo por la parte interna. Planta herbácea anual peluda ó alampiñada, muy ramosa, con los ramos inferiores estendidos por la base y de vértice ascendente, con hojas alternas, pecioladas largamente, alabardadas ó lobadas por la base, largas de 2 1/2-3 1/2", estípulas bastante grandes. Flores morado-azuladitas, axilares, solitarias, cuyos pedícelos son largos de 3-4" ; cáliz profundamente 5-fido, con los segmentos aovados y puntiagudos, tres veces mas corto que la corola bastante grande : *anoda*, F. 100, T. II, G. II.

967. Arbustillos ó vejetales de ordinario sub-leñosos y raras veces herbáceos, derechos, ramosos, pubescentes, alampiñados, peludos, tomentosos y muy rara vez lampiños ; hojas alternas, pecioladas, elíptico-lanceoladas, lanceoladas, oblongas, aovadas, romboídeo-lanceoladas, cordiformes, acorazonado-triangulares ó aovadas, mas ó menos aserradas, festoneadas-aserradas, con una punta en el vértice, á veces aguzadas, pubescentes ó tomentosas y aterciopeladas con estípulas. Flores de ordinario amarillas sub-solitarias ó fasciculadas, axilares, apanojadas ó racemosas, terminales ó axilares, con el pedícelo tan pronto articulado como sin articulacion ; cáliz

5-fido ó 5-dentado, de tubo de ordinario anguloso, con 5 ó 10 ángulos, á veces cilíndrico ó sub-cilíndrico, por lo comun mas corto que la corola; carpidios biarrejonados ó bipicudos, raras veces obtusos ó desprovistos de aristas y de pico : *sida*, F. 100, T. I, G. I.

968. Involúcelo mas ó menos caduco, 969. — Involúcelo siempre persistente, 971.

969. Caduco ó sub-persistente; cápsula loculícida, 970. — Siempre caduco y de 3 hojuelas lanceoladas, igualando al cáliz; cápsula indehiscente y coriácea. Arboles altos de 25 á 30', pero que algunas veces alcanzan hasta 50', bastante corpulentos entónces, muy frondosos, lampiños; hojas alternas, largamente pecioladas, coriáceas, acorazonadas, enteras, con una punta por el vértice, con dos estípulas pronto caducas, lampiñas y lustrosas. Flores solitarias axilares, mas ó menos largamente pedunculadas, amarillas algo teñidas de púrpura ó purpúreas grandes y primorosas, derechas ó colgantes, de cáliz campanudo con 5 rejones y troncado; corola campanuda grande, seudo-monopétala y 5-pétala. Cápsula globosa, con 5 celdas plurispermas, cuyas semillas largas de 4''', trigonal-obaovadas, estriadas y alampiñadas, pero velludas por la base y los ángulos : *thespesia*, F. 100, T. IV, G. V.

970. Vejetales herbáceos y sub-leñosos, pelierizados ó peludos, con hojas alternas, pecioladas, alabardadas é irregularmente dentadas ó 5-lobas é irregularmente aserradas. Flores solitarias, axilares, grandes, pedunculadas, de cáliz espatiformes, cuya base está acompañada de un involúcelo con 6, 10, 9, 22 divisiones mas cortas que el cáliz y lineares; corola amarilla dos ó tres veces mas larga que el cáliz. Cápsula alargada 5-locular, loculícida, cuyas celdillas contienen muchas semillas lampiñas y estriadas ó peludo-sub-estriadas : *abelmoschus*, F. 100, T. IV, G. I.

971. Cáliz 5-fido ceñido por un involúcelo con 7 á 12 divisiones mas ó menos lineares, 972.—Cáliz cortamente 5-dentado, mas corto que el involúcelo tripartido y cuyas divisiones foliáceas acorazonadas y muy grandes, aguzadas, undulosas por los bordes que se juntan, hacen parecer el cáliz como triangular y alcanzan hasta la mitad de la corola. Arbustos ó plantas herbáceas alguna vez, con hojas alternas, pecioladas, grandes, acorazonadas, 3 á 5-lobuladas, con estípulas caducas, lanceolado-alesnadas, largas de 1''. Flores amarillas ó volviéndose algo purpurinas, en racimos ó cimas pauciflores en el vértice de ramitas axilares, pedunculadas, de cáliz campanudo 5-dentado y abierto; corola grande. Cápsula 3, 5-locular, loculícida por el ápice, cuyas semillas, bastante gruesas y verduscas, llevan algodon : *gossypium*, F. 100, T. IV, G. III.

972. Cáliz siempre 5-fido, cuyo invólucro es 8, 10-fido ú 8, 10-dentado, 972 *bis*. — Cáliz 5-fido ó 5-dentado, cuyo invólucro es formado de hojuelas distintas, simples, ensanchadas ó no por el ápice. Arbustos ordinariamente, ó á veces arbolitos y plantas herbáceas, pubescentes, aterciopelados, escabrosos, aguijonosos y lampiños, muy ramosos, de hojas simples, alternas, largamente pecioladas, acorazonadas, mas ó menos lobuladas y á la par festoneadas, aserradas ó ni el uno ni el otro. Flores bastante grandes y de ordi-

nario hermosas coloradas, rosadás, amarillas, color carmesí, etc.,
axilares, pedunculadas, solitarias y de cáliz mas ó menos aplicado á
la cápsula, algunas veces ventrudo y hasta carnudo ; corola seudo—
monepétala grande, con 5 pétalos iguales. Cápsula 5-locular, loculícida, con las celdillas conteniendo algunas semillas lampiñas, á
veces pubescentes y hasta algo algodonosas : *hibiscus*, F. 100, T.
IV, G. III.

972 *bis*. Arboles bajitos que se elevan á 15-25', ó arbustos grandes, con hojas alternas, pecioladas, bastante grandes, acorazonado-
redondeadas, mas ó menos cuspidadas, bien enteras ó apenas festo—
neadas, de cara superior lampiña y lustrosa, mientras la inferior es
pubescente, con 1 ó 3 de las nervaduras glandulosas por la base ;
estípulas anchas y decíduas. Flores amarillas y cuyo color es cam-
biante y que varia del amarillo pálido al anaranjado y hasta al rojo
bastante subido, terminales y axilares cuyos pedúnculos son 1, 3—
floros ; cáliz 5-fido, envuelta la base por un involúcelo 8, 10-fido
ú 8, 10-dentado, largo de 6 á 12''', mientras el cáliz lo es de 10,
18, 24''' ; corola grande con los pétalos largos de 2-2 1|2''-4''. Estilo
grueso y pubescente por el vértice, cortamente 5 fido, con los estigmas dilatados. Cápsula 5-locular, loculícida, cuyas celdas plurispermas, son divididas lonjitudinalmente por tabiques falsos, incompletos
y que se separan en dos membranas cuando se abre : *parilium*, F.
100, T. IV, G. IV.

973. Estambres siempre diadelfos ; cápsula comprimida, bilocular, loculícida, con semillas carunculadas, 974. — Estambres tan-
pronto diadelfos como monadelfos, 975.

974. Plantas herbáceas ó sub-leñosas, muy ramosas, derechas,
estendidas ó desparramadas, altas de 6 á 12'' alcanzando á veces
hasta 3' ; hojas simples, alternas, sub-sentadas ó cortísimamente
pecioladas, enteras y de ordinario lineares. Flores bonitas, pequeñas, rosadas ó blancas, en racimos ó espigas terminales, cuyos pedícelos ordinariamente articulados llevan 3 bracteitas por ó hácia la
base, irregulares, casi amariposadas y de cáliz con 5 sépalos, cuyos
2 laterales y mayores son colorados ; corola de 3 pétalos por causa
de aborto, en parte adheridos, cuyo anterior ó quilla es diforme ó
encrestado ó sin cresta, y en ese último caso adhiere con los estambres y con el pétalo superior por la base ; estambres 8, 6, adherentes con la corola, de anteras uniloculares abriéndose por un poro
terminal. Ovario pequeño ovoídeo, 2-locular, de cuyo ápice sale un
estilo simple mas ó menos largo, terminándose por un estigma
hueco y bílobo, cuyo labio superior acogullado es barbudo por el
ápice encorvado, otras veces es papiliforme. Semillas con una carúncula bipartida de segmentos aplicados á la testa, diminuta ó distinta de las semillas, triloba y galeiforme ; endospermo abundante :
polygala, F. 107, G. I.

975. Estambres 8 ; fruto samaroídeo, 976. — Estambres 4 ; fruto
globoso erizado, especie de nuececita ; arbusto formado de muchos
tallos derechos, saliendo de una especie de cepa, pero que no tardan en doblarse por el vértice que lleva muchas ramitas que son
ascendentes y erguidas, largos de 1 1|2 á 2', pubescentes, así como

las ramitas cuando tiernos. Hojas simples, alternas ó esparcidas, elíptico-lanceoladas, arrejonadas, largas de 4-7-10''', sin el peciolo tan largo como el limbo, y anchas de 1 1|2-2''', espesitas, pubescentes por ambas caras, algo tiesas y tanto mas pequeñas cuanto se acercan mas del vértice de las ramitas en donde se vuelven bracteiformes para acompañar á las flores, algo purpúreas, axilares ó arracimadas, solitarias en el ápice de un pedúnculo casi horizontal, moradusco, largo de 1-1 1|2''', con dos bracteitas opuestas situadas hácia su parte media, casi sesiles, lanceoladas, moraditas por la base; cáliz de 4 sépalos petaloídeos, convexos, pubescentes esteriormente, moraduscos, casi iguales, óvalo-lanceolados, poco puntiagudos y de base casi redondita; corola de 5 pétalos mucho menores que los sépalos, desiguales, no simétricos, cuyos tres posteriores son ordinariamente reunidos por las uñas; estambres posteriores, de anteras adheridas al ápice del filamento y apenas distintas de él, abriéndose por dos poros. Ovario unilocular con dos óvulos mellizos colgantes de la parte superior y algo lateral de la celdilla, horizontal en el ápice del pedúnculo, algo ovoídeo, velludo; estilo alesnado enderezándose pronto para llegar á la altura de los dos estambres mayores que le acompañan; se dobla un poco por el vértice y se termina por un est'gma bílobo y algo enderezado. Fruto globoso del tamaño de un guisante, moradusco, con muchas puas delgaditas, diverjentes y con la punta agarabatada : *krameria*. F. 107, G. III.

976. Arbustos ó vejetales sarmentosos, á veces bastante altos, lampiños, con hojas simples, alternas, cortamente pecioladas, coriáceas, pequeñas, lampiñas y lustrosas por la cara superior, mientras la inferior es pubescentita ó alampiñada, aovado-lanceoladas, aovadas ú oblongas, redondeaditas ú ovales, enteras, articuladas por la base y provistas de dos glándulas estipulares. Flores primorosas rosadas ó moraditas en racimos ó panojas axilares y terminales, de cáliz con 5 sépalos decíduos, cuyos dos laterales mayores y petaloídeos forman alas; corola de 5 pétalos, cuyos dos laterales son escamiformes, el anterior ó quilla bilobado, con un apéndice que se dobla y se estiende por el dorso junto y entre los lóbulos. Anteras biloculares abriéndose por dos poros introrsos. Ovario unilocular por causa de aborto del carpelo anterior, oval, comprimido, cuyo ápice se prolonga un poco á manera de cresta muy poco desarrollada : en el lado opuesto á ella se percibe una línea poco marcada que parece el principio del estilo que sigue elevándose y se termina en un estigma crestado y verde : la parte opuesta al estilo se prolonga despues de la fecundacion con la cresta para formar un ala. Samara con una semilla sin carúncula ni endospermo tampoco : *securidaca*, F. 107, G. II.

977. Arboles bajitos ó arbustos muy ramosos, espinosos frecuentemente, con hojas alternas, coriáceas, lampiñas, lustrosas, compuestas y ordinariamente unifolioladas, cuya hojuela grande se articula con el ápice del peciolo desnudo, marjinado ó alado, con puntitos ó glandulitas transparentes. Flores preciosas blancas, mas ó menos teñidas de rosado ó de púrpura, en grupos axilares ó terminales paucífloros ; de cáliz acubileteado 5, 3-fido, con los lóbulos

decíduos; corola con 5, 8 pétalos, mucho mas largos que el cáliz, derechos ó algo doblados hácia fuera; bastante espesos y casi carnudos, sin uñas, con glandulitas amarillentas transparentes, prefloracion algo imbricada; estambres muchos, de 20 á 60, insertos en un disco hipojínico bastante desarrollado, de anteras oblongas, terminales y basifijas. Ovario aovado ó esférico, plurilocular, con óvulos biseriados, de cuyo ápice sale un estilo bastante grueso, cilíndrico, corto y terminándose en un estigma espeso, algo deprimido y esférico: el fruto es una hesperidia ó naranja mas ó menos gruesa, de forma variando entre el esférico y el óvalo; de color mas ó menos amarillo, cuya concha contiene muchísimas glandulitas llenas de esencia, con 7, 9 celdas mono ó paucispermas, de paredes membranosas: *citrus*, F. 115, T. I.

978. Cáliz no adherente y ovario súpero, 979. — Cáliz mas ó menos adherente y ovario mas ó menos ínfero, 1086.

979. Estambres libres, 980. — Estambres nunca libres pero sí mono, di ó poliadelfos, 1025.

980. En número definido mas ó menos constante, 981. — Indefinidos y muchos, 1023.

981. Cinco estambres ó menos, 982. — Mas de 5 estambres, 991.

982. Menos de 5 estambres, 983. —Cinco estambres, 986.

983. Siempre 4 estambres, 985. — De 3 á 4 estambres, 984.

984. De 3 estambres y algunas veces de 4; vejetales lechosos; fruto drupáceo, 275.—Siempre 3 estambres; vejetales nunca lechosos, fruto seco. Arbustos ó bejucos muy ramosos y á veces bastante altos; hojas simples, opuestas, pecioladas, lampiñas, elípticas, eliptical-oblongas, oblongas ú oval-oblongas, bien enteras ó aserraditas, estipuladas. Flores amarillentas mas ó menos verduscas, en cimas ó panojas axilares mas cortas, iguales ó mas larguitas que las hojas, de brazos con bastante frecuencia dicótomos, herrumbroso-puinosós ó aterciopelados, otras veces peludo-aterciopelados ó lampiños cargando á veces con pedícelos estériles mas ó menos numerosos y entremezclados con las flores pediceladas, de cáliz 5-fido; corola con 5 pétalos; estambres insertos por adentro de un disco grande cuyas anteras, transversalmente dehiscentes, tienen las celdillas confluentes. Ovario 3-locular, cuyos estilos son coherentes inferiormente, de óvulos definidos, ascendentes, cuyo embrion no tiene endospermo. Fruto formado de carpidios estriados, coriáceos, que por fin se separan, aquillado-comprimidos, medianícido-bivalves, con las semillas pegadas por su base, ordinariamente por medio de un ala inferior y alargada: *hippocratea*, F. 123.

985. Arbustos bajitos, ramosos y con las ramitas tetrágonas, lampiñas y de hojas simples, opuestas ó verticiladas, cortamente pecioladas, obaovadas, ovales, oval-oblongas ó espatuladas mas ó menos aserradas, del todo lampiñas ó de cara inferior pubescentita, coriáceas y estipuladas. Flores en cimas axilares, pedunculadas y mas cortas que las hojas; cáliz 4-partido; corola de 4 pétalos redondeados, planos y abiertos; estambres insertos por la márjen del disco en que está anidado el ovario, de 4 celdillas uniovuladas, de cuyo ápice sale un estilo corto terminado por un estigma 4-denta-

do; á veces está coronado el ovario por 4 estigmas sesiles. Drupa colorada, pequeña, pisiforme, monosperma; semilla enderezada, de testa membranosa y provista de un arilo diminuto : *mygenda*, F. 83, G. II.

986. Fruto drupáceo, 987.—Fruto capsular, 942.

987. Hojas compuestas, 988. — Hojas simples, 989.

988. Arbol de 15-40′ de altura, ramoso, con hojas compuestas de 2, 3, 1 pares de hojuelas, oval-redondeaditas, de ápice escotado ó redondo, bien enteras, largamente pecioladas, lampiñas y largas de 1-1 1{2″. Flores pequeñas, apanojadas, axilares, y de cáliz 5 partido ó 5-lobo ; corola con 5 pétalos; ovario unilocular, cuyo óvulo cuelga de un cordoncito central y ascendente: 3 estigmas subsesiles. Drupa ovoídeo-oblonga encarnada: *rhus*, F. 128, G. I.

989. Flores nunca polígamas ; todos los estambres fértiles ; árbol bajito, de ramas tortuosas y estendidas ó arbusto de hojas alternas, pecioladas, trinervias, aovado-sub-redondas, algo aserradas, con la cara inferior tomentoso-blanquecina, así como los peciolos, ramitas y flores ; espinas estipulares mellizas, cuya esterior está encorvada. Flores en corimbos axilares, de cáliz abierto, 5-fido, circunciso hácia la parte media del tubo despues de la florescencia, y la parte que queda es sub-adherente con la base del fruto; disco glanduloso adherido al cáliz que lleva 5 pétalos insertos en él ; así como los estambres, pero mas interiormente. Estilos simples 2, 3. Drupa sub-globosa, lampiña, de hueso sin valvas, bilocular, 2-espermo, mas rara vez 1, 3-locular, y entónces 1, 3-espermo, con semillas sub-orbiculares, comprimidas, no asurcadas y sin endospermo : *zizyphus*, F. 124, G. I.

990. Primorosos árboles que se elevan á 40-50′ de altura, etc., 273.

991. En número de 8 ó de 10. Fruto capsular ó leguminoso, 992. — En número variable de 6 á 10. Fruto drupáceo, 994.

992. Siempre 8 estambres. Fruto capsular, 993. — Siempre 10 estambres, alguna rara vez menos por causa de aborto. Fruto leguminoso ó capsular, 999.

993. Arbusto lampiño y ramoso, que se eleva á como 15′ de altura lo mas, pero de ordinario de 4 á 5′ nada mas, con hojas alternas simples, algunas veces opuestas, pecioladas, elíptico-lanceoladas, con una punta, enteras ó á veces dentaditas, largas de 2-21,2″ sobre 10-14‴ de ancho. Flores blanco-amarillentas, en corimbos terminales, multífloros, muy olorosas, pequeñas, y de cáliz 4-partido sin apéndices ; corola de 4 pétalos ungüiculados, aovados, abiertos y mucho mas largos que las divisiones calizinales, insertos junto con los estambres salientes y dispuestos en 4 pares, de anteras redon-deaditas. Ovario 4, 3-locular ovoídeo, poliovulado, de cuyo vértice sale un estilo simple y alesnado. Cápsula de 4 celdas conteniendo muchas semillas diminutas, globosa y con el estilo persistente : *lawsonia*, F. 135.

994. Ovario 5, 1-locular, cuyas celdas contienen 2 óvulos cada una, 995. — Ovario 5, 1-locular con un solo huevecillo en cada celda. El fruto es una especie de nuez coriácea, indehiscente, de

color gris oscuro, arriñonada, larga de 12 á 15''' sobre 7 á 9''' de ancho situada en el vértice del pedúnculo carnudo piriforme y que parece una pera bastante gruesa, roja ó amarilla, lustrosa. (Véase 277.)

995. Flores polígamas, de 6 á 10 estambres con las anteras oblongas, 274. — Flores nunca polígamas, 996.

996. Cáliz 4, 5-fido ó 4, 5-dentado; corola 4, 5-fida ó con 4, 5 pétalos, 997. — Cáliz diminuto siempre 4-fido; corola con 4 pétalos imbricados. Arbustos ó árboles bajitos, resinosos, lampiños, con hojas alternas ú opuestas á la par, provistas de puntitos transparentes imparipinadas ó 1 folioladas, formadas de 3, 5, 7 pares de hojuelas aovadas ó deltoídeo-redondeaditas, aovado-oblongas, aovado-lanceoladas ó elípticas, enteras ó mas ó menos festoneaditas y lampiñas. Flores en corimbos apanojados, blancas y pequeñas; estambres hipójinos 8. Ovario unilocular, con 2 óvulos colgantes; estigma sentado y cabezudo. Drupa pequeña de 4''' de diámetro á lo mas y ordinariamente de 2 solamente : *amyris*, F. 127.

997. Corola de 4, 5 pétalos valvados, 998.—Corola 4, 5-fida. Arbol grande, corpulento, frondoso, de corteza blanquecina que deja chorrear una resina líquida que no tarda en volverse sólida, de olor muy agradable, se eleva hasta 60' y mas de altura. Hojas alternas, compuestas, imparipinadas, bastante grandes, largas de 6-8'', formadas de 3, 4 pares de hojuelas elíptico-lanceoladas, con una punta, bien enteras, lampiñas, casi sentadas, inequilaterales, el lado superior siendo mayor, opuestas, algo undulosas por los bordes, algo desiguales y largas de 4-4 1[2'' sobre 20-24''' de ancho. Flores pequeñas blanquecinas, pedunculadas, en racimos terminales, y de cáliz 4, 5-dentado ; estambres 8, 10, con anteras oblongas. Ovario 4, 5-locular con un estilo simple, de ápice 4, 5-lobo. Drupa globosa, coriácea, abriéndose tarde, con 5, 1 huesecitos, con un surco á lo largo de la línea por donde debe abrirse, lampiña : *hedwigia*, F. 125, G. III.

998. Arboles resinosos bastante grandes, lampiños, con hojas alternas, compuestas, imparipinadas ó trifolioladas, con 5, 7 hojuelas bien enteras, ordinariamente coriáceas, pecioladitas, elíptico-lanceoladas, aguzadas, largas de 4-2'' sobre 12'''-6''' de ancho. Flores en racimos ó corimbos axilares, 2 á 3 veces mas cortos que la parte desnuda del raquis, de ordinario ternadas y cuyo pedícelo es dos veces tan largo como ellas ; de cáliz 4, 5-dentado ; corola con 4, 5 pétalos valvados, revueltos por el ápice y pubescentes por la márjen ; estambres 8, 10, con anteras oblongas. Ovario 4, 5-locular, con un estilo de ápice 4, 5-lobo. Drupa coriácea, abriéndose tarde y con 5-1 huesecito : *icica*, F. 125, G. I.

999. Una legumbre lejítima, 1002.— Una cápsula, 1000.

1000. Cápsula muy larga, con las semillas huesosas y alaJas, 1001. —Cápsula no muy larga ni con semillas huesosas ni aladas, 1020.

1001. Cápsula como siliquiforme, medianícida, 3-valve y larga de 8 á 11''. Arbol bajito, bastante coposo y bonito, que se eleva solo á 15-25' de altura, con primorosas hojas alternas, descompuesto-pinatisectas, tres veces pinatisectas, largas de 18 á 24'', con los segmentos ú hojuelas espatulados ó elípticos, obtusos, con glándulas estipitadas, pubescentitas, muy caducas y situadas por la cara superior del raquis comun, de los ráquises secundarios y tambien de los terceros entre la insercion de los de cada par de hojas compuestas ó en la de los peciolulos de las hojuelas, verde subido y lampiñas ó alampiñadas cuando adultas y algo glaucas, pero de cara inferior pubescente cuando tiernas; de cada lado de la insercion del raquis hay un tuberculito que parece reemplazar á las estípulas que faltan. Flores preciosas, blancas, olorosas, en grandes panojas axilares en el vértice de las ramitas, derechas, de brazos pubescentes con una bracteita aterciopelada por la insercion, de cáliz con 5 segmentos desiguales, petaloídeos, lanceolado-estrechos, casi tan largos como los pétalos; corola con 5 pétalos desiguales, sentados, un poco espatulados; 10 estambres insertos junto con los pétalos en la garganta del cáliz, de filamentos alesnados, pubescentes, de los cuales 5 son estériles, desiguales. Ovario fusiforme, pubescente, estriado y algo hexágono, verdoso y sostenido por un podójino, unilocular, poliovulado y de cuyo ápice sale un estilo blanco, simple, arqueadito, alesnado, pubescente, tan largo como los estambres, terminándose por un estigma pequeño, glanduloso y puntiforme. Cápsula tríquetra, colgante, larga de 8 á 12", con semillas como huesosas, prietas, con tres ángulos poco marcados, turbinadas y con tres alas membranosas saliendo de los ángulos, pegadas por un podospermo muy corto en una especie de celdilla como corchosa: *moringa*, F. 130, S.-F. 2, T. V, G. III.

1002. Legumbre indehiscente, 1003.—Legumbre dehiscente.

1003. Llena de pulpa mas ó menos abundante, 1004.—Sin tripa ó pulpa alguna, 1007.

1004. Legumbre cilíndrica ordinariamente muy larga, con tabiques membranosos transversales que la separan en celdas monospermas, 1005.—Legumbre gruesa como romboídeo-redondeada, de cáscara leñosa, unilocular, conteniendo una sustancia como farinácea en lugar de tripa lejítima, 1006.

1005. Árboles bajitos ó á veces bastante grandes y asaz corpulentos, muy ramosos, con hojas alternas, compuestas, estipuladas, paripinadas, cuyo raquis es ó no glandulífero, formadas de 4, 8, 10, 20 pares de hojuelas, opuestas, pecioladas, algo coriáceas, aovadas, oblongas ó aovado-oblongas. Flores en racimos colgantes, amarillas ó rosadas, pediceladas, y de cáliz con 5 sépalos sub-distintos y decíduos; corola de 5 pétalos, algo ungüiculados, abiertos, un poco desiguales, redondos, obtusos, cóncavos y algo undulosos por las bordes; estambres 10, todos fértiles ó de los cuales 3 abortan y son diformes, con anteras largas, aovado-oblongas, reventándose superiormente por rajaduras incompletas ó hácia la base por poros. Ovario largo, cilíndrico, sostenido por un podójino, y de cuyo ápice sale un estilo simple, arqueado, terminado por un estigma glandular puntiforme: *cathartocarpus*, F. 130, S.-F. 2, T. V, G. II.

1006. Arbol muy grande y muy corpulento, frondosísimo, que se eleva á mas de 50' y 60' de altura, resinoso; hojas alternas compuestas de dos hojuelas coriáceas, lustrosas y lampiñas, subsesiles, largas de 3"-1¡4 sobre 18-20''' de ancho, inequilaterales, oblícuamente oblongo-lanceoladas, enteras, obtusas; hay dos estípulas. Flores blanquecinas en cimas terminales, con pedículos cortos cuya base está acompañada de dos brácteas membranosas y decíduas, de cáliz 4, 5-partido, pubescente, de limbo decíduo, mientras el tubo casi leñoso es persistente, acompañado de dos bracteitas; corola con 5 pétalos mas largos que el cáliz, algo desiguales, ovales, ungüiculados, puntiagudos, abiertos, con puntitos transparentes; estambres 10, cuyos filamentos, blancos, alesnados, largos de 15''' y filiformes, son arqueados por la parte media algo crecida y llevan anteras oblongas y esertas; se insertan junto con los pétalos en el vértice del tubo del cáliz. Ovario estipitado, unilocular, con algunos óvulos comprimidos ; estilo simple, filiforme, mucho mas largo que los estambres, arqueado y terminado por un estigma cabezudo: *hymenea*, F. 130. S.-F. 2, T. III, G. II.

1007. Samaroídea ó con un ala, 1008. — Nunca samaroídea y siempre sin ala, 1009.

1008. Arboles resinosos grandes, coposos y corpulentos, que se elevan á 40 y 50' de altura, con hojas alternas compuestas é imparipinadas, de hojuelas membranosas, pecioladas, alternas, oblongas ú ovales, obtusas y con muchas glandulitas transparentes. Flores blancas ó rosaditas, en racimos axilares en el vértice de las ramitas, mas largos que las hojas, pediceladas, y de cáliz troncado apenas 5-dentado, campanudo; corola amariposada mayor que el cáliz; 10 estambres estendidos y algo inclinados, mas cortos que los pétalos y con anteras arrejonadas. Ovario estipitado, estrecho, delgado, arqueado, oblongo. mas largo que los estambres, terminado por un estigma comprimido y apenas distinto. Legumbre samariforme, membranosa con 1 ó 2 semillas arriñonadas ocupando el vértice, envueltas en un líquido balsámico amarillento, que mas tarde se vuelve resina, ó sin ese líquido, que se halla en el pericarpio, colgante del pedícelo y pegada por el ala, larga como de 2 1[2-2" y ancha de 5''' : *myrospermum*, F. 130, S.-F. 1, T. II.

1009. Legumbre erizada ó espinosa, 1010. — Legumbre nunca erizada ni espinosa, 1011.

1010. Arbustos sarmentosos de las orillas del mar, muy ramosos, de tallos larguísimos y aguijonosos, con hojas alternas, grandes, con estípulas grandes y pinatífidas, paripinadas y formadas de 5, 8 pares de hojuelas pubescentes ó alampiñadas, ovales, oval-oblongas ó aovadas, arrejonadas y con puntitos transparentes; raquises primarios y secundarios, pubescentitos y con aguijones corvos. Flores amarillas en racimos axilares en el vértice de un pedúnculo comun largo y aguijonoso, con pedícelos cortos que salen de la axila de una bráctea lanceolada, decídua y mas larga que la flor ; de cáliz 5-partido, campanudo ; corola de 5 pétalos casi iguales, cóncavos, lanceolados ; 10 estambres inclusos, de filamentos peludos inferiormente y con anteras mediifijas. Ovario larguito y oval, cuyo ápice lleva un estilo simple mas largo que los estambres, terminado por un estigma algo cabezudo. Legumbre anchamente aovado-oblonga, convexo-comprimida, bivalve, con pocas ó 1 sola semilla, cortamente estipitada; semillas grandes, huesosas, lustrosas, blancas ó

amarillentas, sub-comprimido-globosas : *guilandina*, F. 130, T. II,
G. II.

1011. Legumbre como torulosa y linear, 1012.—Legumbre nunca torulosa ni linear, pero mas ó menos comprimida, 1013.

1012. Arbol bajito, bastante frondoso y de ramas algo estendidas, que se eleva á 15 ó 20′ de altura, con hojas alternas, bipinadas con las pínulas apiñadas; peciolos primarios abortivos, mientras los secundarios, alargados, alados y linear-aguzados, son paripinados, con hojuelas diminutas, oblongas ó aovadas, obtusas, desiguales, las inferiores mayores y largas de 2‴ sobre 1⁣2‴ de ancho : las superiores suelen abortar, son muy numerosas y hay de 8 hasta 28 pares de ellas en las pínulas de los individuos jóvenes, mientras que en las de los adultos hemos contado hasta 80. Flores amarillas en racimos axilares ó terminales, pedunculadas, y de cáliz 5-partido, cuyos segmentos lanceolados se doblan por abajo aplicándose al pedícelo, caducos y amarillentos, pero de base persistente y verde. Corola de 5 pétalos algo desiguales, ungüiculados, ovales, abiertos, con el superior ó estandarte mas ancho que los demas, con una mancha rojiza, pero no tarda en tomar ese matiz, unduloso por los bordes, algo pubescente interiormente; 10 estambres salientes, algo corvos, pero sin embargo enderezados, con anteras rojizas enderezadas, ovales y mediifijas, de filamentos peludos por la mitad inferior é interna. Ovario elongado, comprimido, moradito y con puntitós blancos, algo cuadrangular; estilo bien distinto casi alesnado, cilíndrico, larguito y arqueado, terminado por un estigma poco distinto, oblícuo, algo franjeado por los bordes y con una boca ó abertura central. Legumbre linear, larga de 4 á 5″, casi cilíndrica, pero comprimida entre las semillas, puntiaguda, bivalve, con algunas ó pocas semillas oblongo-cilindricas, de color aceitunado, con manchitas irregulares mas pálidas, lustrosas y muy duras, con una línea mas oscura saliendo del estremo ombilical y que se estiende á lo largo de la cara y divide la semilla en dos partes iguales : *parkinsonia*. F. 130, S.-F. 2, T. II.

1013. Muy comprimida, aguzada por ambos estremos, membranáceos sin ventallas, pero que se revienta lonjitudinalmente, segun el surco que se ve á lo largo de sus caras chatas, con 2 semillas solamente, 1014 —Mas ó menos comprimida y de dehiscencia bivalve, polisperma, 1015.

1014. Arbol de tronco tortuoso y anfractuoso, bastante corpulento, poco largo, pero con ramas gruesas y derechas mas largas que él : se eleva á 30-40′ de altura, bastante frondoso, de ramitas con frecuencia espinosas ; hojas alternas, paripinadas y compuestas de 3, 4 pares de hojuelas obaovadas, remalladas y lampiñas ; base del raquis con una espina estipular. Flores amarillas en racimos axilares erguidos casi tan largos como las hojas y de 2 á 2 1⁣2″, pedicelados, y de cáliz 5-partido, con los segmentos reflejos, desiguales, membranáceos, algo purpúreos y decíduos, mientras persiste el tubo corto, campanudo y verde ; corola con 5 pétalos, casi iguales, dos veces mas largos que el cáliz, abiertos, obovales y un poco puntiagudos; estambres 10, salientes, de filamentos alternativamente desiguales, con pelo por la base, de anteras ovales, insertos junto con los pétalos en la parte superior del tubo del cáliz. Ovario lanceolado, comprimido y con un surco lonjitudinal en cada cara, 3-ovulado, cortamente estipitado, con estilo capilar, recto y algo mas corto que los estambres, terminado por un estigma cabezudo. Legumbre larga de 20, 22''', sin el pedícelo, que lo es de 2 1|2–3''', y ancha de 5''' : *hematoxylon*, F. 130. S.–F. 2. T. II, G. I.

1015. Siempre 10 estambres, cuyas anteras no se abren por dos poros en su ápice, 1016.—Estambres 10, pero de los cuales 3 abortan siempre y son mas ó menos diformes ; anteras abriéndose por dos poros ó grietas incompletas por el ápice; legumbre comprimida ó cilíndrica, seca ó á veces con alguna pulpa, con frecuencia plurilocular por causa de seudo-tabiques membranosos, 1019.

1016. Legumbre siempre comprimida, 1017. — Legumbre comprimida, oblonga, seca y bivalve ó como abayada, indehiscente é hinchado comprimida; estigma cóncavo, diminutamente pestañoso ; árboles bajitos ó arbustos ordinariamente aguijonosos, lampiños ó pubescentes, con hojas paripinadas, alternas, estipuladas, compuestas de 2, 3, 6, 10, 4, – 4, 5, 1 pares de pínulas, con 2, 1 - 8, 12 – 5, 3, 9 pares de hojuelas lampiñas, alampiñadas ó pubescentes. Flores amarillas ó blancas, en racimos axilares ó terminales, de pedícelos sin brácteas y articulados, de cáliz apeonzado persistente, de limbo colorido 5-partido, cuyo segmento inferior mayor está abovedado ; corola con 5 pétalos desiguales, ungüiculados ; 10 estambres de filamentos lanudos por la base, arqueados y ascendentes. Ovario oblongo con estilo filiforme, terminado por un estigma cóncavo y diminutamente pestañoso : *cæsalpinia*, F. 130, S.–F. 2, T. IV, G. I.

1017. Legumbre anchamente oblonga, lateralmente encorvada, llano comprimida, convexa por el lado esterior y cóncava por el interior, con algunas semillas separadas las unas de las otras por un tejido celular, 1018. — Legumbre plano-comprimida, oblícuamente redondeadita por el ápice, estipitada, prieto-lustrosa, algo torulosa por causa de las semillas, separadas por tejido celular, larga de 4–5'' sobre 8-10-12''' de ancho y 2''' de diámetro. Primoroso arbusto de 10 á 15' ó árbol de hasta 25 á 30' de altura, muy ramoso y aguijonoso, lampiño, con hojas alternas, paribipinadas, largas de 18 á 20-25'', compuestas de 9, 3 pares de pínulas con 10, 5 pares de hojuelas tan pronto opuestas como alternas, largas de 8 á 10''' y anchas de 3''', cuyos peciolulos son acompañados de dos estipulitas aguijonosas y pronto caducas, oblongas ó espatulado-oblongas, redondeadas ó sub-trancadas por el ápice arrejonado ; dos estípulas muy pequeñas, triangulares y muy pronto caducas acompañan á la insercion del raquis, cuya base crecida está acompañada de 3 aguijones cónicos, de los cuales 2 son laterales y el tercero situado en la cara superior. Flores en racimos apanojados, piramidales y terminales, largamente pedunculadas, bastante grandes, preciosas, amarillas ó rojizo-anaranjadas, con pedícelos muy largos y articulados hácia el ápice, de cáliz 5-fido con 5 divisiones desiguales y casi petaloídeas, caducas y cuya inferior es mayor y obaovado-aquillada ; corola con 5 pétalos ungüiculados mucho mas largos que el cáliz, unduloso-festoneados por los bordes y largos de 1"; estambres 10 inclinados y mucho mas largos que la corola, de filamentos encarnados lanuditos por la base, con anteras mediifijas. Ovario verde comprimido mas ó menos estipitado, con estilo filiforme tan largo como los estambres, terminado por un estigma discoídeo, cóncavo y pestañositó. Semillas obovales, comprimidas, de ápice acorazonado, mientras la base mas estrecha y oval tiene una cicatriz correspondiendo con el podospermo triangular y bastante desarrollado : *poinciana*, F. 130, S.-F. 2, T. II, G. III.

1018. Arbol bastante grande que se eleva á 30 ó 40' de altura, inerme y lampiño, muy ramoso y coposo, de tronco corto asaz corpulento, que se termina por ramas muy gruesas cuyas inferiores son estendidas. Hojas bipinadas, compuestas de 15, 5, 9 pares de pínulas imparipinadas, un poco desiguales, las superiores siendo mas largas, formadas de 24, 20, 16 pares de hojuelas oblongo-lineares, ó quizas mejor elípticas, opuestas, sentadas, obtusas, del todo lampiñas, de cara inferior mas pálida y provista de puntitos negros dispuestos en dos séries paralelas y lonjitudinales á lo largo de la parte mediana de cada mitad ; raquis principal y los raquises secundarios cilíndrico-velludos, parte tierna de las ramitas finamente pubescente. Flores pequeñas blanco-amarillentas, en racimos compuestos contraidos, cuyos brazos cargan con 8, 12 flores, estriados y pubescentes, pedícelos filiformes cortos, saliendo de una depresion correspondiente, sin brácteas y articulados por el ápice, solitarios y con una sola flor, de cáliz con el tubo persistente y apeonzado, de limbo 5-partido, cuyas divisiones casi iguales son valvares; corola de 5 pétalos un poco espatulados, cóncavos y rizados por los bordes, iguales á las divisiones del cáliz, largos de 2'''; estambres 10. Ovario comprimido color rojizo-morado, así como el estilo grueso que se termina en un estigma verde pálido, cabezudito, cóncavo y lampiño. Legumbre larga de 2-1 1|2", ancha de 9-10''' y espesa de 3 á 4''' redondeada por el ápice y con 8, 6 semillas : *lebidibia*, F. 130, S.-F. 2, T. II, G. IV.

1019. Plantas herbáceas anuales, matas sub-leñosas y leñosas ó arbustos, mas ó menos ramosos, lampiños, alampiñados, pubescentes ó velludos; hojas alternas, estipuladas, compuestas, paripinadas y de hojuelas opuestas ; raquis con ó sin glándulas vasculares situadas por su cara superior sea por encima de la base, sea entre las hojuelas. Flores ordinariamente amarillas, axilares, supra-axilares ó terminales, en racimos, cimas y panojas, á veces solitarias ó mellizas, pediceladas, y de cáliz con 5 sépalos sub-distintos y decíduos, mas ó menos desiguales y bastantes veces algo petaloídeos ; corola de 5 pétalos algo desiguales, redondeados, undulosos por los bordes, obtusos y con uñas muy cortas, abiertos y por lo comun bastante grandes; estambres 10, cuyos 3 superiores abortan con frecuencia, con anteras oblongas, biporosas por el ápice, otras veces son 5, 10, todos fértiles; de anteras lineares, reventándose por el ápice á favor de dos rajaduras cortas, pubescentitas á lo largo de un áurco lonjitudinal que presentan ; los 3 estambres inferiores son de ordinario mucho mas largos que los demas, con los filamentos arqueados, las anteras enderezadas é inclinados, mientras los 4 del centro son derechos y de filamentos cortos. Ovario mas ó menos estipitado, mas ó menos comprimido, largo con un estilo mas ó menos largo y arqueado, terminado por un estigma discoídeo, glanduloso y oblicuo en el ápice algo crecido. Legumbre de forma y tamaño muy variados, sea cilíndrica ó casi así, leñosa ó coriácea, plurilocular, á veces llena de pulpa, con semillas comprimidas y paralelas á los tabiques, sea plano-comprimida, bivalve, con semillas comprimidas paralelas á las valvas y cuyo diámetro mas largo está transverso á ellas, sea membranácea, comprimida, por fin biconvexa ó sub-cilíndrica, bivalve, plurilocular, seca y con semillas comprimidas y por fin paralelas á los tabiques, algunas veces comprimido-tetrágona y linear, con semillas comprimidas paralelas á las valvas, cuyo diámetro mas largo está igualmente paralelo á ellas, otras raras veces llano-comprimida, indehiscente, crecida en las partes correspondientes á las semillas obacorazonadas, mas cortas que el podospermo, comprimidas, paralelas á las valvas, y cuyo diámetro mas largo está transverso á ellas; en fin llana, comprimida, bivalve, con semillas comprimidas, paralelas á las valvas y con podospermo deltoídeo : *cassia*, F. 130, S.-F. 2, T. II, G.

1020. Estambres 10, cuyas anteras, provistas de un apéndice con forma de espolon cónico, posterior y situado por la base, se abren por 1, 2 poros terminales; hojas con tres nervaduras principales, reunidas por un sinnúmero de venas transversales, 971. — Estambres 12, 13 ó mas; cáliz tubular con 12 estrías, giboso ó espolonado por la base; ovario desigualmente bilocular con una glándula en su lado superior, 1022.

1021. Arbusto ó árbol de 25, 30′ de altura, bastante ramosos, con hojas simples, opuestas, pecioladas, coriáceas, lustrosas, lampiñas, con ó sin tumorcitos por la base, elípticas ó aovado-lanceoladas con una punta mas ó menos larga, con ó sin dientecitos glandulosos por los bordes, largas de 5 á 6″ sobre 3 á 4″ de ancho. Flores blancas con la base de los pétalos carmesí ó rosada, ó rosado-purpúrea, bastante grandes y primorosas, en cimas terminales ó solitarias, sostenidas por 2, 4 brácteas algo distantes del cáliz, con limbo abierto, 5-lobo, de lóbulos saliendo por debajo de la márjen ondeada. Ovario siempre libre 5-locular cuyas semillas muchas no están acaracoladas : *meriana*, F. 136, T. III.

1022. Plantas herbáceas anuales ó matas sub-leñosas, con hojas simples, opuestas, mas ó menos cortamente pecioladas ó subsesiles, enteras, lampiñas ó algo pubescentes, aovadas, aovado-lanceoladas, oblongo-lanceoladas ú oblongas. Flores pequeñas, rosadas, alternas, pediceladas, solitarias, axilares, estra-axilares ó interaxilares, otras veces opuestas y en racimos terminales; de cáliz monosépalo tuboloso ; corola con 5 pétalos desiguales. Estilo simple con estigma algo bífido. Cápsula membranosa cubierta por el cáliz marcescente, reventándose lateralmente, de dos celdas con muchas semillas pequeñas y lentiformes : *cuphea*, F. 135, G. I.

1023. Estambres muchos ó á veces 10, 20; drupa mas ó menos carnuda, de hueso liso ; hojas sin estípulas, 1024. — Estambres muchos, de los cuales como 20 son fértiles, unilaterales; estilo basilar. Fruto drupáceo-carnudo, pero volviéndose por fin seco y separándose en valvas; hojas con estípulas. Arbustos muy ramosos, de 6' á 15' de alto, muy ramosos, lampiños, con hojas simples, coriáceas, alternas, pecioladas, lampiñas del todo, ovales ú oval-redondeadas, obaovadas ú obaovado-redonditas, de base redondeada ó algo aguzada. Flores pequeñas en cimas corimbiformes, axilares, mas cortas que las hojas y pubescentes, pediceladas, y de cáliz campanudo 5-fido, cuyos segmentos un poco doblados hácia fuera son decíduos : la base sola persiste; corola con 5 pétalos pequeños enderezados, espatulados é insertos en la garganta del cáliz; estambres desiguales, veltudos, con anteras dorsifijas. Ovario sostenido por un ginóforo muy corto adherido al tubo calizinal, oval, lampiño inferiormente y pubescente por la mitad superior, unilocular con 2 óvulos colaterales, basilares y anátropos; estilo mucho mas largo que los estambres. Drupa oval ú obaovada costilluda, del tamaño de como una ciruela, cuyo color varia bastante, blanco-amarillenta, morada, etc. : *chrysobalanus*, F. 131.

1024. Arboles altos ó bajitos, siempre verdes y lampiños, de hojas bien enteras, conduplicadas en el boton, alternas, pecioladas, oblongas ó aovado-oblongas. elípticas ó eliptical-oblongas, lustrosas superiormente y provistas inferiormente de dos puntos glandulares situados por la base, ó un poco distantes de ella y marjinales, los cuales faltan en ciertas especies. Flores en racimos axilares ó laterales, pedunculadas, y de un cáliz 5, 4-fido ; corola con 5, 4 pétalos, rosácea ; ovario ovoídeo unilocular, con dos óvulos colaterales; estilo terminal. Drupa monosperma ovoídea ó globosa, arrejonadita ó troncada por el ápice ; almendra y corteza con olor prúsico ó que huelen á almendras amargas : *prunus*, F. 132, grupo IV.

1025. Estambres monadelfos ó diadelfos, 1026.—Estambres poliadelfos.

1026. Siempre monadelfos ó siempre diadelfos, 1027.—Monadelfos ó diadelfos, 1078.

1027. Monadelfos, 1028.—Diadelfos, 1053.

1028. Fruto seco ó una legumbre, 1029.— Fruto carnudo abayado, 1085.

1029. Corola papilionácea ó amariposada , 1030. — Corola no amariposada, 1046.

1030. Legumbre indehiscente, 1031. — Legumbre dehiscente ó á veces indehiscente, 1040.

1031. Samaroídea ó con un ala, 1032.—Nunca samaroídea, 1035.

1032. Legumbre de ordinario muy dura, comprimida, redondeada, adelgazada por ambos estremos, ó con un ala estrecha, llevando las semillas en la parte media, 1033.—Sámara muy grande, erizada en toda la parte inferior en donde se hallan las semillas, 1034.

1033. Arboles de 25 á 30' de altura, lampiños, con hojas alternas, estipuladas, imparipinadas y compuestas de 7, 5, 9 hojuelas alternas, reticuladas, oblongas, obtusitas ó con una punta, lustroso-lampiñas. Flores amarillas, en racimos ordinariamente compuestos, con pedícelo provisto de dos bracteitas, y de cáliz desigualmente 5-dentado, con la base apeonzada, lampiño ó tomentoso y mas largo que el pedícelo; tubo de los estambres abierto por ambos lados ó por el superior solamente. Ovario con algunos ó un óvulo solo, sostenido por un poójino : *pterocarpus*, F. 130. S.-F. 1, T. I, G. I.

1034. Arboles bastante grandes y corpulentos, asaz coposos, que se elevan á 40-50' de altura, pubescentes; hojas alternas ó esparcidas, grandes, imparipinadas y de raquis velludo ó bozoso, algo colgantes y compuestas de 7, 9, 11 y raras veces de solo 3 hojuelas sub-coriáceas, peninervias, pecioladas, opuestas y alternas en la misma hoja, desiguales, las de la base siendo siempre mucho menores, todas aovado-oblongas, redondas por la base y un poco aguzadas por el ápice, largas de 6-5" las mayores, y anchas de 3-2 1¡4, y las menores de 4-3 1¡2" de largo sobre 2 1¡2-2" de ancho, de cara superior convexa alampiñada, mientras la inferior abovedada es bozosa ó velluda, con ó sin escamitas discoídeas color de oro; las hojas enteras, largas de 12-14" están acompañadas por la insercion del raquis de dos estípulas bastante grandes, palmatinervias. Flores amarillas y olorosas en racimos tirsoídeos terminales, de brazos acompañados de brácteas, cuyos pedícelos, largos de 18''' y aterciopelados, salen de la axila de una bráctea espatiforme ; cáliz campanudo, como bilabiado y 5-fido á la vez, con los segmentos superiores mayores ; corola pequeña apenas eserta, con el estandarte orbicular, las alas oblongas y mas largas que la quilla dipétala; estambres monadelfos ó á veces diadelfos en las flores del mismo racimo; filamentos desiguales y con anteras ovoídeas, dorsifijas é introrsas. Ovario comprimido, irregularmente cuadrilátero, cortamente estipitado al principio, peludo, con 2 celdas uniovuladas; estilo lateral con estigma terminal muy pequeño. El ovario, vuelto fruto, es ovoídeo, ancho de 2" con las puas y de 15''' sin ellas, y parece una castaña o bola erizada de puas fuertes, punzantes, aterciopelado-escamosas, color bruno achocolatado, largos de 8-10''', con una espina mas fuerte en el vértice y al lado del ala, proviniendo del estilo, ala larga de 5-6" y ancha de 2 1¡2-3", undulosa por la base que sale del vértice del fruto y prolongándose hasta la base, pero de un solo lado, membranosa y estriado-venosa, la cual, en lugar de hacer cuerpo con el pericarpio, sale de adentro de él, despues de haber formado en su interior una especie de saco fibroso de dos celdas con una ó dos semillas pequeñas y lentiformes : nos parece pues una prolongacion aliforme de la placenta : *centrolobium*, F. 130, S.-F. 1, T. I.

1035. Como drupácea, 1036. — Nunca drupácea, pero con ó sin pulpa. 1038.

1036. Como drupáceo-ovoídea, redondeadita, monosperma y sin carne ó con alguna pulpa esteriormente; semillas sin olor. 1037. — Drupácea, ovoideo-oblonga, de color como aceitunado, lisa, lijeramente comprimida, cortamente peduncuíada, con semilla muy aromática; epicarpio como coriáceo, quebradizo, fácilmente separable de una poca pulpa contenida en un tejido esponjoso que sale del hueso á que está muy adherido. Arbol grande corpulento y coposo, lampiño, con hojas alternas, compuestas de 4 hojuelas alternas, co-

riáceas, óvalo-lanceoladas, algo puntiagudas por el ápice y redondeadas por la base un poco inequilateral, enteras y algo undulosas
por la márjen, largas de 4″ y anchas de 18 á 22‴, de cara superior
lustrosa y lisa, peciolo muy corto, situado y contenido en una especie de cavidad á propósito en los lados del raquis, largo de 4″, deprimido, como alado y ancho de 1‴; esa especie de ala estrecha está
arrollada hácia abajo, formando así como un ribete interrumpido en
el lugar correspondiente con la insercion de la hojuela y despues de
haber echado un apéndice que tapa la foseta de insercion, se estiende un poco sobre la cara superior y desaparece, la última hojuela
parece situada en el ápice del raquis, cuya ala lateral se va prolongando como de 1 1¡2‴, terminándose en lengüeta ensiforme. Flores
rosado-moraduscas en racimos terminales, pero cuyo brazo mas inferior sale de ordinario de la axila de la última hoja, de pedúnculo
y brazos finamente aterciopelados y de color acanelado; pedícelo
de las flores saliendo de un hoyo de insercion, acompañado de una
bráctea decídua, y con dos bracteitas acompañando á la articulacion, pronto caducas y que envuelven al capullo. Cáliz un poco
comprimido, algo carnoso, con 5 divisiones muy desiguales, cuyas
2 superiores, mayores, son petaloídeas y moraduscas; estandarte
sin uña, cuyas dos mitades están casi aplicadas la una á la otra;
quilla cuyos dos pétalos están soldados entre sí hácia el 1¡3 superior; estambres con anteras basifijas, pequeñas, globosas é inclusas.
Ovario algo estipitado, comprimido, lampiño, con figura de ∞, de
podójino morado, con un estilo blanco algo alesnado, terminado por
un estigma cabezudo y glanduloso. Fruto largo de 2 1¡2-2″ y 1¡2″
de diámetro : *cumaruna*, F. 130, S.-F. 1, T. I, G. VII.

1037. Arboles de hojas imparipinadas; flores purpuráceas, apanojadas, de cáliz cortamente 5-dentado ó troncado; pétalos de la
quilla distintos, 1082.

1038. Con pulpa siempre. Corola no lejítimamente papilionácea
por causa de aborto, 1039.—Siempre sin pulpa alguna, 1040.

1039. Primoroso árbol bastante corpulento y muy coposo, que se
eleva á 45 ó 50′ de altura, lampiño, con hojas alternas paripinadas,
largas de 5 á 6″, estipuladas y formadas de 10, 15, 18 pares de hojuelas opuestas, casi sesiles, oblongas, retusas ó redondeadas por el
ápice, decíduas, lampiñas, de base inequilateral y un poco desiguales. Flores amarillento verduscas, disciplinadas, en racimos axilares, pendientes, paucifloros; pedícelos saliendo de la axila de una
bráctea oboval algo coloradita y decídua; cáliz 4-partido, bilabiado
y apeonzado por la base, decíduo; corola con 3 pétalos undulosos,
enderezados, muy ungüiculados y desiguales, de estandarte oblongo
con la márjen enrollado-rizada : los dos pétalos de la quilla faltan
siempre, pero están reemplazados por dos apéndices subulados que
se hallan por debajo de los estambres, que son 3, inclinados, con los
rudimentos de 4 mas. Ovario estipitado, con el ginóforo adherido al
tubo del cáliz, alargado, velludo, arqueado, de estilo poco distinto,
terminado por un estigma cabezudo. Legumbre morena, rugosa,
algo corva, como torulosa, de cáscara seca y frájil, semi-cilíndrica
y con 3 líneas salientes y lonjitudinales, larga de 4-5 sobre 1 1¡2

de ancho; 6 á 12 semillas negras, lustrosas, irregularmente trapeciformes : *tamarindus*, F. 130, S.-F. 2, T. III, G. I.

1040. Con 4 alas anchas, membranáceas y lonjitudinales, 1041. — Sin ala alguna, 1042.

1041. Arbol ramoso, lampiño, que se eleva á 25, 30' de altura, con hojas alternas imparipinadas, estipuladas, compuestas de 5, 4, 3 pares de hojuelas opuestas, pubescentas ó alampiñadas, oblongas ó elípticas, ú óvalo-lanceoladas, pecioluladas cuya impar mayor que las demas es casi espatulada, puntiagudas, largas de 2 á 3" sobre 1, 1 1|2 de ancho. Flores precoces blanco-rosadas ó purpuráceas, en racimos laterales ó terminales compuestos ; pedícelos unifloros, pubescentes y articulados superiormente; cáliz campanudo, corta y anchamente 5-dentado, pubescente ; corola cuyas alas adhieren con la quilla falciforme; estandarte adherido, con la columna estaminal por encima de la base. Ovario con 4 lados, alargadito, pluriovulado, con estilo alesnado terminado en un estigma puntiagudo. Legumbre linear, larga de 2-4" y ancha de 4''', pubescentita, sostenida por un podójino largo de 5-2''' y de ordinario 3 veces mas que el cáliz, cuyas 4 alas anchas y membranáceas están á lo largo de ambas márjenes, dos por cada una y transversalmente estriadas, laceradas ó undulosas y anchas de 8-6'''. Semillas 6, 8, transversalmente oblongas, negras, sub-comprimidas y largas de 3 1|2''' : *piscidia*, F. 130, S.-F. 1, T. I, G. III.

1042. Subterránea , plantas herbáceas , 1043. — Nunca subterránea, 1044.

1043. Yerba anual , de tallos muy ramosos y desparramados, ascendientes por el vértice, lampiña ó velluda, de raiz con algunos tuberculitos pisiformes; hojas paripinadas, alternas, estipuladas, inequilaterales, lanceoladas y adheridas á la base del raquis, falciformes y largas de 8-10''' sobre 1''' de ancho por la base, compuestas de dos pares de hojuelas oblongo-ovales, opuestas, lampiñas y lustrosas, pero pestañosas, largas de 10-15-20" sobre 5-8-12''' de ancho, con el raquis largo de 3", llevando las hojuelas opuestas y cortamente pecioladas, el primero par á 10''' del ápice que carga con el segundo. Flores amarillas, con pedúnculos muy largos, axilares, paucifloros, y de cáliz de tubo alargado y filiforme, de limbo con 4 segmentos, 3 superiores y 1 inferior ; corola de estandarte redondito aplicado á las alas que no están estendidas. Ovario con pocos óvulos de estilo filiforme larguísimo, con el estigma eserto. Legumbre ovoídeo-cilíndrica, un poco torulosa, de cáscara como apergaminada, de superficie rugosa y como reticulada, terminada por un pico, y con 2, 3 semillas : *arachis*, F. 130, S.-F. 1, T. IV, G. II.

1044. .Legumbre mas ó menos oblonga, como avejigadita, apergaminada y en que las semillas hacen ruido cuando madura, nunca rojas ; 10 estambres, 1045. — Legumbre oblonga, sub-troncada por ambos estremos y dividida por tabiques falsos, semillas globosas, coloradas con una mancha negra, lustrosas; 9 estambres. Mata abejucada, de tallos ramosísimos, muy largos, delgados, alampiñados ó lampiños, con hojas paripinadas, alternas, con una punta terminando el raquis, estipuladas, compuestas de 11 á 15 pares de hojuelas oblongas ó quizas mejor elípticas, obtusas, arrejonaditas por el ápice, de cara superior verde oscuro lustrosa y lampiña, mientras la inferior, mas pálida, tiene pelo esparcido ó es alampiñada, largas de 4-5''' y anchas de 1 1[2, alternas ú opuestas en la misma hoja, larga de 2 1[2'', con el raquis y peciolos pubescentes. Flores rosaditas en racimos axilares ó terminales y fasciculadas en los brazos, de cáliz troncado y unduloso; corola de estandarte casi horizontal, no mas largo que los otros pétalos, alas mas cortas que la quilla, cuyos pétalos están soldados entre sí; andróforo abierto por la parte correspondiente al estandarte con que está algo pegado por la uña. Legumbre desigualmente 4-lateral, oblonga, de color aceitunado y pubescente, larga de 15 á 18''' y ancha de 8''', algo crecida en los lugares correspondientes á la semillas rojas ordinariamente 4, á veces color de carne, siempre lustrosas y con la mancha negra: *abrus*, F. 130, S.-F. I, T. III, G. III.

1045. Plantas herbáceas anuales, matas sub-leñosas ó arbustillos, algunas veces desprovistos de hojas reemplazadas por un filodio simulando una hoja simple, con estípulas mas ó menos desarrolladas y á veces escurridas á lo largo del tallo, ú hojas imparipinadas alternas, estipuladas y compuestas de 3, 5 hojuelas largamente pecioladas. Flores de ordinario amarillas ó amarillentas, en racimos terminales, y de cáliz campanudo, con 5 divisiones profundas, como bilabiado; corola de estandarte grande, quilla falciforme y libre; estambres alternativamente desiguales : *crotalaria*, F. 130, S.-F. 1, T. V, S.-T. III, G. I.

1046. Legumbre con pulpa y mas ó menos indehiscente, 1047. — Legumbre sin pulpa, 1048.

1047. Corola con 3 pétalos; pulpa hallándose en el mesocarpio. Legumbre enteramente indehiscente; estambres 3, 2-fértiles, 1039.

— Legumbre indehiscente ó reventándose por las márjenes espesas y ensanchadas, comprimida ó sub-prismática; semillas encerradas en la pulpa que las tiene envueltas á manera de arilo. Arboles altos y coposos, lampiños ó pubescentes, ásperos ó lisos, inermes ; hojas alternas, estipuladas, pinadas, cuyo raquis está de ordinario provisto de glándulas situadas entre los pares, compuestas de 2,1-2,3-1,4-4,5-4,3 pares de hojuelas mas ó menos grandes, pubescentes ó lampiñas, coriáceas ó membranáceas. Flores blancas en cabezas, umbelas, espigas ó racimos axilares ó terminales, sentadas ó subsesiles, de cáliz 5-dentado; corola tubulosa 5, 4, 2-dentada y pequeña, algo mas larga que el cáliz ; estambres muchos y muy largos, de filamentos filiformes muy esertos : *inga*, F. 130, S.-F. 3, T, II, G. VI.

1048. Corola de 5 pétalos mucho mas grandes que el cáliz, unguiculados, blanca ó roja ; estambres definidos y apenas esertos, 1049. — Corola 5-fida apenas eserta y muy pequeña; estambres muchísimos ordinariamente y de filamentos muy largos y esertos, 1050.

1049. Cáliz 4, 5-fido encerrado en una especie de vaina bracteolar de ordinario bífida; corola roja ; ginóforo adherido al tubo calizinal, legumbre siempre dehiscente ; hojas paripinadas, 934. — Cáliz desnudo de tubo cilíndrico, con el limbo ligulado-espatáceo, raras veces 5-partido ; corola grande abierta y blanca : ginóforo no adherido con el cáliz y libre ; legumbre bivalve ó indehiscente. Hojas simples bifidas, ó quizás mejor formadas de dos hojuelas grandes soldadas por el lado interno, 945.

1050. Estambres muchísimos ó 10, 1051. — Estambres siempre muchísimos ; legumbre acaracolado, ó torcido en espiral con las semillas ariladas ó sin arilo. Arboles grandes ó arbustos armados ó inermes, lampiños ó pubescentes, con hojas bipinadas, alternas, de raquis con glándulas situadas entre las pínulas, y compuestas de un par de pínulas con un solo par de hojuelas, otras veces hay 2,4.-4, 8. 8,16 pares de pínulas con 2,8-3,12-12-20,30 pares de hojuelas. Flores en cabezuelas ó en espigas sésiles ó sub-sentadas, y de cáliz 5-partido; corola 5, 6-dentada : *pithecolobium*, F. 130, S.-F. 3, T. 2, G. V.

1051. Legumbre dehiscente con elasticidad , ordinariamente comprimida y mas espesa por las márjenes, 1052. — Legumbre indehiscente, algo pulposa, ancha, casi con figura de oreja humana, comprimida, hinchada en los lugares correspondiendo con las semillas, con tabiques falsos, coriácea y lustroso-bruna. Arbol primoroso muy alto, muy frondoso y muy corpulento, lampiño y con hojas grandes alternas, cuyo raquis lleva las glándulas situadas entre el primero ó el último par de pínulas 4, 9-yugadas; con 20, 30 pares de hojuelas, inequilaterales, oblongas, con una punta, verde mar por la cara inferior, del todo lampiñas y lustrosas por la superior, largas de 6'''. Flores subsesiles blanco-verduscas en cabezuelas anchas de 6''', con el pedúnculo largo de 1 1|2'', cáliz pubescentito, 5-fido ; corola 5-dentada, raras veces 5, 3-fida; estambres muchísimos y blancos. Legumbre undulosa formando un arco entero, cuyo ápice llega hasta á tocar la base también redonda, ancha de 1 1|2-1 3|4'' y el fruto entero tiene 3-4'' de diámetro : *enterolobium*, F. 130, S.-F. 3, T. II, G. VI.

1052. Arbustos inermes ó armados, algunas raras veces árboles bajitos ó muy grandes, bastantes veces polígamos, 297.

1053. Legumbre cubierta de pelo tieso, cuya picadura abrasa muchísimo, 1054. — Legumbre desnuda, 1055.

1054. Plantas herbáceas ó matas volubles de tallo larguísimo, muy ramoso, con hojas alternas, estipuladas, de tres en rama, cuyas hojuelas, ordinariamente bastante grandes y desiguales, están del todo lampiñas ó sedosas por la cara inferior. Flores grandes fasciculado-racemosas ó amanojadas, amarillas, purpúreas ó azul-oscuras, etc.; de cáliz cortamente campanudo 4-fido ó 4-dentado; corola de estandarte conduplicado-aovado, aovado-lanceolado ó aovado-oblongo, mitad de lo largo ó casi tan largo como las alas y orejudo por la base ; quilla de ordinario cartilajinosa por el ápice lijeramente eserto: estambres de anteras alternativamente desiguales. Estigma terminal. Legumbre gruesa, coriácea, oblongo-linear y sin crestas, ó comprimido-oblonga y con crestas transversales convexas : *mucuna*, F. 130, S.-F. 1, T. VI, S.-T. III, G. V.

1015. Legumbre lomentácea, 1056. — Legumbre nunca lomentácea, 1057.

1056. Comprimida y formada de unos artejos ó de solamente 2, monospermos, separándose y desprendiéndose cuando maduros. indehiscentes ó dehiscentes. Plantas herbáceas tendidas y volubles, ó matas volubles de tallo derecho muy largo y muy ramoso; hojas alternas, estipuladas, ordinariamente de tres en rama, que á veces están unifolioladas por causa de aborto. Flores amarillas, rosadas, blancas ó morado-azuladitas, fasciculado-racimosas, terminales ó axilares, raras veces simplemente fasciculadas, pediceladas, y de cáliz tubulado, cortamente campanudo, como bilabiado y cuya base está acompañada de dos brácteas; corola de estandarte obaovado, con las alas adheridas á la quilla biorejuda; estambre correspondiente al estandarte adherido á la columna ó á veces libre : *desmodium*, F. 130, S.-F. 1, T. IV, G. I.

1057. Legumbre linear, 1058. — Legumbre nunca jamás linear, 1061.

1058. Algo comprimida, larga hasta de 1', estipitada, tumida por ambas márjenes; flores muy grandes de quilla obtusamente falciforme, 1059. — No comprimida, tetrágona, alargada ó mas ó menos cilíndrica, mas ó menos encorvada, pequeña, no estipitada ; flores pequeñas, de quilla con un espolon por cada lado, 1060.

1059. Arbol-bajito, con pocos ramos bastante largos y estendidos, que se eleva á 15 ó 20' de altura, con hojas alternas, paripinadas, largas de 10'' y formadas de muchos pares de hojuelas pubescentes ó alampiñadas, desiguales, cuyas superiores é inferiores son mas pequeñas, cortamente pecioladas, alternas escepto las 4 del ápice, que están opuestas, obovales ó casi elípticas, obtusas y enteras, largas, las mayores, de 14''' y anchas de 5-5 1|2'''. Flores muy grandes, largas de 3 1|2'', blancas ó moraditas, pendientes y ·en racimos paucifloros axilares, pediceladas. y de cáliz campanudo, undulosodentadito ; corola con estandarte oval-oblongo mas corto que las alas libres y que la quilla cuyos pétalos no están soldados entre sí. Semillas separadas por tabiques falsos : *agati*, F. 130, S.-F. 1, T. galégeas, H., G. III.

1060. Plantas herbáceas anuales ó matas sub-leñosas, á veces arbustillos, de tallo derecho y ramoso, mas ó menos pubescentes ó con pelo frecuentemente pegado por la parte media ; hojas imparipinadas, alternas, estipuladas, compuestas de 2,3,1-2,5-6-4,3,1,7 pares de hojuelas opuestas, ovales, obaovado-oblongas, elipticaloblongas y en fin espatulado-oblongas. Flores disciplinado-purpúraceas en racimos axilares derechos mas cortos que las hojas, pedunculadas, y de cáliz 5-fido, con los segmentos abiertos; corola de estandarte redondeadito ; estambres 10, siempre diadelfos, con anteras apiculadas. Legumbre bivalve, arqueadita, larga como de 12 á 18''', con las semillas troncadas y separadas por tabiques falsos : *indigofera*, F. 130, S.-F. 1, T. galégeas, H., G. I.

1061. Mas ó menos comprimida, 1062. — Sub-cilíndrica y sub-comprimida á la par, 1074.

1062. Unicamente comprimida, 1063. — Sub-comprimida solamente.

1063. Cáliz nunca acompañado de brácteas, 1064.—Cáliz siempre con brácteas, disco vainifero, 1067.

1064. Cáliz 4-fido, con el lóbulo superior bidentado; estandarte redondeadito y orejudo; estambres siempre diadelfos; legumbre contraida entre las semillas muchas, 1065. — Cáliz desigualmente 5-fido ó 4, 5 partido; estandarte sin orejas; estambres mas veces diadelfos; legumbre no contraida entre las semillas 1 ó 2, 1066.

1065. Arbusto de 6 á 12' de altura, bastante ramoso y lampiño, con hojas alternas, estipuladas, largamente pecioladas y trifolioladas, cuyas hojuelas coriáceas, cortamente pecioluladas. lanceolado-oblongas, puntiagudas y blanquecino-sub-tomentosas inferiormente, son largas de 2"-2 1|2" sobre 15-18''' de ancho. Flores amarillas en racimos axilares paucífloros, pediceladas, y de corola cuyo estandarte está á veces con manchas anaranjadas. Ovario pluriovulado. Legumbre continua larga de 1 1|2 á 2", con algunas semillas lenticulares : *cajanus*, F. 130, S.-F. 1, T. IV, G. II.

1066. Vejetales sub-leñosos ó mas ó menos herbáceos, volubles, de tallo mas ó menos largo y ramoso, anguloso ó sub-cilíndrico, tomentosos ó alampiñados, con frecuencia provistos de glandulitas amarillas; hojas alternas, estipuladas, compuestas de 3, 1 hojuelas, aovado romboídeas, ó aovadas, con una punta ó sin ella. Flores pequeñas, ordinariamente amarillentas, las mas veces en racimos axilares, pauci ó plurífloros, mas ó menos pediceladas, de cáliz 5-fido, con el lóbulo inferior mas largo. ó 4-partido, casi tan largo como la corola y con el segmento superior bífido; corola de estandarte con venitas ó estrías purpuráceas. Legumbre larga de 6-10''' ó de 10-12''' sobre 3-4''' de ancho, cuyas semillas reniformes ó redondeaditas con un rafe mas ó menos pronunciado tienen 1-2-2 1|2''' de diámetro : *rhinchosia*, F. 130, S.-F. 1, T. VI, S.-T. I, G. I.

1067. Estandarte orejudo por la base y bicalloso por el medio, 1068.—Estandarte orejudo y sin callos, 1071.

1068. Callo de la base semi-lunar ó falciforme agudo; quilla recta, torcida, encorvada ó sub picuda; estambre del estandarte espolonado por la base, 1069. — Estandarte acanalado y con 4 callos, de los cuales 2 son superiores y proeminentes; quilla falciforme encorvada á ángulo recto ó torcida; estambre del estandarte sin espolon y contenido en el canal formado por los callos, 1070.

1069. Plantas herbáceas anuales ó vivaces algunas veces, de tallos muy ramosos, delgados, volubles, mas ó menos largos, lampiñas, alampiñadas ó pubescentes; hojas alternas, estipuladas, compuestas de 3 hojuelas con estipulitas. Flores racimoso-fasciculadas, blancas, amarillas ó purpúreas, pediceladas, de cáliz campanudo cortamente 4, 5-fido; estilo cartilajinoso rollizo ó acanalado algo adelgazado por el vértice y terminado por un estigma terminal cabezudo y pelierizadito. Legumbre con las valvas convexas ó planas, y cuyas semillas, separadas por tabiques falsos y delgados, son comprimidas ó aovado-sub-reniformes, con la estrófila pequeña : *dolichos*, F. 130, S.-F. 1, T. VI, S.-T. III, G. II.

1070. Plantas anuales herbáceas, de tallo larguísimo muy ramoso y voluble, con hojas alternas, estipuladas, compuestas de 3 hojuelas bastante grandes, pecioladitas y estipuladitas por la insercion. Flores blancas ó á veces purpuráceas, en racimos pedunculados acompañados de una hojuela única ó quizás mejor opuestos á un ramo abortado foliáceo; pedícelos semi-verticilados; cáliz campanudo-tubuloso y 4-fido, con la lacinia superior ancha y obtusa, mientras las 3 inferiores son agudas; corola de estandarte abierto ó estendido. Ovario estipitado pluriovulado, terminado por un estilo comprimido con el vértice sub-barbudo y el estigma terminal troncado y lampiño. Legumbre llano-comprimida, acinaciforme y hácia ambas suturas tuberculado-arrejonada, sub-tetrasperma; semillas separadas por tabiques falsos y celulosos, algo comprimidas, ovales y blancas ú oval-redondeaditas, negras ó purpuráceas, con un callo blanco : *lablab*, F. 130, S.-F. 1, T. VI, S.-T. III, G. IV.

1071. Biorejudo y obaovado; cáliz campanudo y como bilavado, 1072. — Uniorejudo y redondeadito; cáliz campanudo 4, 5-fido, 1073.

1072. Planta herbácea ó sub-leñosa, vivaz, de raiz tuberoso-feculenta, bastante gruesa, de tallo muy largo, ramosísimo y voluble, lampiña, con hojas alternas, estipuladas, compuestas de tres hojuelas ordinariamente sinuoso-angulosas, deltóideo-aovadas, de cara inferior pubescente ó alampiñada, largas de 3 1¡4" ó 4 1¡2" y anchas de 4,3", con estipulitas por la insercion. Flores azules teñidas de morado, en racimos espiguiformes, pediceladas y agrupadas por á 3 ó por á 4, de cáliz campanudo ó quizás mejor aorzado, pubescente, bilabiado, con el labio superior mayor algo escotado y obtuso, mientras el inferior, trílobo, es calloso por los senos; corola, con el estandarte obaovado, de ápice escotado, alas oblongas, largamente ungüiculadas y orejudas ó dentadas, quilla de pétalos adheridos por la márjen. Ovario un poco alargado, estipitado y cuya base está envuelta en una vainita membranosa saliendo del disco; estilo grueso, comprimido transversalmente, peludo y con un estigma terminal. Legumbre recta, alampiñada, sub-flexuosa por la márjen, larga de 5-6" sobre 10 á 12'" de ancho, con 7, 8 semillas comprimido-redondeadas, algo arriñonadas, coloradas ó parduscas: *pachyrrizus*, F. 130, S.-F. 1, T. VI, S.-T. III.

1073. Vejetales anuales de tallo mas ó menos largo, ramoso, voluble ó postrado, con hojas alternas, estipuladas y compuestas de 3 hojuelas aovadas ó aovado-lanceoladas, lampiñas, alampiñadas ó peludas por la cara inferior, con estipulitas en la insercion. Flores amarillas á veces disciplinadas de color púrpureo, cuyos pedúnculos axilares llevan cabezuelas umbeliformes ó racimitos, pediceladas. Estilo cartilajinoso y peludo por el vértice, con estigma lateral : *vigna*, F. 130, S.-F. 1, T. VI, S.-T. III. G. VI.

1074. Cáliz siempre acompañado de dos bracteitas, 1075.

1075. Estandarte grande, espolonoso por arriba de la base; legumbre costilluda hácia ambas márjenes, 1076. — Estandarte sin espolon, ni giboso; quilla torcida en espira; legumbre no costilluda, 1077.

1076. Plantas herbáceas ó de tallo sub-leñoso por la base, volubles, muy ramosas, con hojas alternas, estipuladas, compuestas de 3 hojuelas de tamaño y forma variando un poco, segun las especies, cuya insercion lleva una estipulita situada esteriormente, mientras la impar está con dos. Flores primorosas, grandes, inversas, azules, blancas, disciplinadas de purpúreo y de amarillo, axilares y mellizas ó en racimitos paucífloros y tambien axilares, pediceladas y de cáliz infundibuliforme, ordinariamente 5-fido y como bilabiado; corola inversa, de manera que el estandarte, muy ancho y redondeado, está pendiente, mientras la quilla, de una sola pieza, cuyos dos pétalos están soldados, se ha vuelto superior y es muy saliente. Ovario larguito, comprimido, algo arqueado, con dos surcos laterales y pubescente, cuyo estilo dilatado hácia el ápice lleva un estigma espatulado y pestañoso. Legumbre sentada, comprimida, mas ó menos linear y cilindrácea, con falsos tabiques celulosos entre las semillas troncadas : *centrosema*, F. 130, S.-F. 1, T. VI, S.-T. II.

1077. Plantas herbáceas, de ordinario anuales, de tallo mas ó menos largo, delgado, ramoso y voluble, lampiñas, alampiñadas, pubescentes ó sedosas; hojas alternas, estipuladas, compuestas de tres hojuelas, cuyas laterales son de ordinario oblícuas y provistas de estipulitas por la insercion de su peciolo muy corto y como articulado. Flores blancas, amarillas ó purpuráceas, fasciculado-racemosas, pedunculadas y de cáliz campanudo 4, 5 fido ó 4, 5-dentado; corola de estandarte redondito; estilo cartilajinoso por el vértice y con un estigma oblícuo ó lateral. Semillas comprimidas mas ó menos arriñonadas, blancas ó coloradas : *phaseolus*, F. 130, S.-F. 1, T. VI, S.-T. III, G. I.

1078. Estambres monadelfos ó diadelfos, 1079.—Estambres nunca monadelfos, pero sí diadelfos ó triadelfos; legumbre como discoidea, llano-comprimida y monosperma, 1084.

1079. Cáliz acampanado de dos brácteas, 1080. — Cáliz sin brácteas, 1082.

1030. Cáliz campanudo, bilabiado; estandarte redondeadito ; estambre del estandarte adherido á la columna por encima de la base; legumbre bastante grande, tumida-sub-comprimida, llena de tejido celular y con las valvas frecuentemente costilludas á lo largo de las suturas, 1081. — Cáliz campanudo ó espatiforme, nunca bilabiado; estandarte conduplicado muy largo y mucho mas que las alas contenidas con frecuencia en el cáliz; estambres monadelfos por la base, pero cuyo filamento del que corresponde al estandarte está frecuentemente libre por encima de ella. Arboles de ordinario bastante altos y corpulentos, muy coposos y que se elevan á 40-50' de altura, aguijonosos ó inermes, lampiños ó aterciopelados; hojas alternas estipuladas y compuestas de 3 hojuelas pecioladas, aovado-romboidales algo desiguales, siendo la impar siempre mayor. Flores de ordinario de color de escarlata, mas ó menos largas, precoces, fasciculado-racimosas, de cáliz campanudo-troncado, con dientecitos obsoletos ó espatiforme, con 5 dientes diminutos por el ápice y cuya rajadura llega casi hasta la base ; corola con los pétalos de la quilla pequeños y distintos; legumbre torulosa, linear, falsiforme, llena de tejido celular, á veces folicular ó indehiscente; semillas casi globosas, encarnadas y de ordinario con una mancha negra, muy lustrosas y bonitas : *erythrina*, F. 130, S.-F. 1, T. VI, S.-T. III, G. XII.

1081. Vejetales de tallo largo, sub leñoso inferiormente, voluble, muy ramoso, alampiñados ó lampiños; hojas alternas, estipuladas, compuestas de 3 hojuelas bastante grandes. Flores purpuráceas en racimos axilares, pediceladas y de cáliz con el labio superior entero ó bílobo, mientras el inferior es trífido ó entero; corola de quilla encorvada y obtusa. Legumbre siempre dehiscente , larga de 6-9-10-3″ y ancha de 12-10-15‴, con semillas blancas ó bruno-oscuras, ovoídeo-oblongas ó redondeaditas, algo comprimidas : *canavalia*, F. 130, S.-F. 1, T. VI, S.-T. II, G. III.

1082. Legumbre dehiscente, blanco-comprimida, plurisperma, 1083. — Legumbre indehiscente, como drupácea, ovoídeo-redondeadita y monosperma ; árboles bastante grandes y coposos, que se elevan á 40′-50′ de altura, asaz corpulentos; hojas alternas, imparipinadas, compuestas de 4, 8, 3, 4 pares de hojuelas opuestas, lanceolado-oblongas ú oblongas, aguzadas, con una punta ó retusas, del todo lampiñas ó de cara superior lampiña, mientras la inferior es herrumbroso-pubescente. Flores purpúreas en panojas terminales bastante grandes, pediceladas; cáliz cortamente 5-dentado ó troncado; corola con los pétalos de la quilla distintos; estambres monadelfos ó con el filamento del estandarte á veces libre. Ovario estipitado, pauci ó uniovulado, con un estilo corto encorvado, terminado por un estigma diminuto. Semilla pendiente, de raicilla muy corta, recta y súpera : *andira*, F. 130, S.-F. 1, T. I, G. II.

1083. Vejetales sub-leñosos ó matas leñosas y á veces anuales, que se vuelven por fin sub-leñosas, pubescentes, tomentosos ó aterciopelados, de tallo ordinariamente derecho, ramoso ó algunas veces desparramado, con hojas alternas, estipuladas, imparipinadas y compuestas de 4, 7, 9, 11, 20 pares de hojuelas, raras veces son 3, 1-folioladas. Flores purpúreo-azulitas ó blancas, racimosas y terminales ó á veces fasciculadas y hasta solitarias, pediceladas y de cáliz 5-fido, con los segmentos mas ó menos desiguales; corola de estandarte redondito y sedoso esteriormente, con las alas transversalmente rugositas y de ordinario adheridas á la quilla obtusa; estambre del estandarte adherido á la columna por encima de la base ó raras veces distinto. Ovario inserto oblícuamente, larguito, pubescente ó lampiño, terminado por un estigma cabezudo, lampiño ó pestañoso. Legumbre llano-comprimida, sentada, algo coriácea, arqueada y pubescente, con algunas semillas arriñonado-comprimidas, adornadas de manchitas blancas y negras : *tephrosia*, F. 130, S.-F. 1, T. galégeas, H, G. II.

1084. Arbustos de las orillas del mar, muy ramosos , con hojas alternas, estipuladas, imparipinadas ó 1-folioladas y compuestas de 3, 5, 2 hojuelas alternas, aovadas ú ovales, puntiagudas y lampiñas, ó de una sola aovada ó aovado-oblonga y pubescente inferiormente. Flores pequeñas, blancas, en racimos cortos, de ordinario corimbosos y axilares; cáliz corto y desigualmente dentado; estambres 10, 9, de anteras bífido-didínamas. Ovario largamente estípitado y con dos óvulos. Legumbre coriácea, oblícua y casi discoídea, lisa y pubescente, de podójino tan largo como el cáliz ó lijeramente asimétrica, oval-orbicular, lisa y lampiña, de podójino mas largo que el cáliz : *hecatophyllum*, F. 130, S.-F. 1, T. I, G. VI.

1085. Plantas herbáceas ó mas frecuentemente matas ó arbustillos abejucados, muy ramosos, sarmentosos y sosteniéndose por medio de zarcillos axilares, de tallos delgados y muy largos ordinariamente, pubescentes ó lampiños. Hojas simples, alternas, largamente pecioladas, mas ó menos profundamente lobuladas, partidas ó dijitadas, cuyo peciolo tiene bastantes veces una ó algunas glándulas situadas por su cara superior, y de insercion con dos estípulas foliáceas mas ó menos grandes, de forma y tamaño muy variados. Flores solitarias, ordinariamente grandes y primorosas, ó pequeñas, pedunculadas, y de cáliz monosépalo 5, 4-partido ó profundamente lobulado, cuyo tubo está adornado por una corona, de ordinario compuesta de apéndices filiformes pintados de los mas hermosos colores, mas ó menos numerosos y dispuestos en algunas séries : bastantes veces el cáliz está sostenido por un invólucro ancho formado de 3 hojuelas ó 3-fido; la corola suele faltar bastante á menudo y cuando existe tiene 5 pétalos; estambres 5 y á veces 4, insertos en la parte superior del ginóforo, de filamentos achatados, con las anteras movibles y pegadas por la parte media del dorso á favor de un apéndice, oblongas y bastante grandes, las cuales en el acto de la fecundacion dan una vuelta para presentar su cara al estigma. Ovario sostenido por un podójino larguísimo, que suele faltar algunas veces, y que pasa por dentro del andróforo y que lo tiene por encima de los estambres, unilocular, con 3 placentas poliovuladas: del ápice salen 3 estilos bastante largos, gruesos, obcónicos, diverjentes, casi horizontales y algo inclinados hácia abajo, con un estigma cabezudo ó con forma de boca, pero sin estar hueco, redondo y de circunferencia sinuosa. Baya á veces muy gruesa, de forma, color y tamaño muy variados, con muchas semillas hoyosas : *passiflora*, F. 144.

1086. Ovario enteramente ínfero, 1087. — Ovario semi-ínfero ó cáliz semi-adherente.

1087. Estambres perijínicos, 1088. — Estambres epijínicos.

1088. En número definido, 1089. — Muchos é indefinidos, 1094.

1089. Fruto carnudo, abayado, 1090. — Fruto seco capsular ó no, 1091.

1090. Matas leñosas de 2-4′ de altura ó arbustos de 10′, muy ramosos, de ordinario pelierizados, con hojas simples, opuestas, pecioladas, enteras, aserradas ó festoneadas, tripli-5-nervias ó con las nervaduras principales encorvadas y alcanzando al ápice, y las venas y nervios formando con ellas una redecilla : lo que es característico, aovado-oblongas ó aovadas. Flores en cimas subsesiles, axilares, corimbiformes é iguales á los peciolos, blancas ó rosadas y de cáliz campanudo ó semi-globoso, con 5, 4, 6 lóbulos alesnados y ordinariamente abiertos; corola con 5, 4 pétalos torcidos; estambres 8, 10, 12, inclinados en la estivacion, es decir doblados por abajo hácia el ovario ó el fondo del cáliz, y al abrirse las flores se enderezan y se vuelven ascendentes, de anteras anteriores y adheridas al conectivo, reventándose ordinariamente por 1 ó 2 poros terminales y lineares: algunas veces son mas gruesas, tuberculadas por el lado posterior ó la base, con las celdas reunidas. Ovario casi libre en el capullo y adherido solamente por algunas líneas lonjitudinales, pero por fin enteramente pegado con el cáliz, de ápice prolongado en pico largo, cilíndrico y asurcado. Baya azul pelierizada, con semillas ovales ó á veces piramidales : *clidemia*, F. 136, T. I, G. II.

1091. Cápsula lejítima y sin alas, 1092. — Cápsula formada de 3 cocos y de ordinario alada ; arbustos sarmentosos ó trepadores, provistos á veces de zarcillos terminales, 1093.

1092. Plantas herbáceas, algunas veces acuáticas y nadantes, pero casi siempre enteramente terrestres y de los lugares húmedos y hasta pantanosos, matas sub-leñosas ó arbustillos, de tallo de ordinario derecho y muy ramoso, desparramado ó tendido, lampiñas, pubescentes ó velludas; hojas simples, alternas, subsesiles ó cortamente pecioladas, enteras ú ondulosas por los bordes, alguna que otra vez aserraditas. Flores bastante grandes amarillas y alguna vez blancas, solitarias y axilares, en el vértice de las ramitas, de manera que su disposicion simula bastantes veces espigas apanojadas, habiéndose vuelto las hojas muy pequeñas, de pedúnculo mas ó menos corto, cuyo ápice lleva dos bracteitas; cáliz de tubo obtuso-anguloso ó prismatical-obaovado, tan largo como el ovario con que adhiere, con limbo 4, 5, 6-partido ; de segmentos mas ó menos largos, mas ó menos ovales ó lanceolados, puntiagudos, lampiños, pubescentes ó peludos, abiertos y decíduos ; corola con 4, 5, 6 pétalos anchos, mas ó menos redondos y enteros, cóncavos y ungüiculados; estambres en número doble de los pétalos con que los unos alternan, mientras los otros están opuestos á ellos, de filamentos derechos, bastante largos, cuyo ápice alesnado lleva una antera grande, estrorsa y abriéndose por una grieta lonjitudinal ; la insercion de los filamentos opuestos á los pétalos está acompañada de pelo blanco dispuesto como en semi-luna. Ovario muy largo con 4 ángulos, 4, 5 celdas poliovuladas : del centro de su ápice troncado y cubierto por el disco sale un estilo anguloso terminado por un estigma ancho y como hipocrateriforme, cuyo centro está ocupado por un cuerpo glanduloso y oval. Cápsula 4, 6-locular, con muchísimas semillas diminutísimas y brunas, 8, 12-costilludito y abriéndose por la destruccion del pericarpio : *jussiæa*, F. 138.

1093. Mas ó menos altos, muy ramosos, con algunas ramitas volviéndose zarzillos, hojas alternas, simples, estipuladas, pecioladas, peninervias, elípticas, aovadas ó aovado-oblongas, aserradas ó festoneado-aserradas, lampiñas, alampiñadas ó de cara inferior tomentosa ó pubescente. Flores pequeñas, amarillentas, en grupos esparramados á lo largo de pedúnculos pubescentes ó velludo-tomentosos, axilares ó terminales y arracimadas; cáliz de tubo persistente y adherido con el ovario, apeonzado, 5-partido; corola con 5 pétalos convoluto-espatulados; estambres insertos junto con los pétalos á un disco 5-lobo, cuyos lóbulos libres están opuestos á los segmentos del cáliz, con anteras redondas. Ovario redondeado, 3-locular, con 3 estilos. Al madurarse la cápsula los cocos indehiscentes que la forman se desprenden, dividiendo así cada ala en dos, cuya mitad llevan consigo, monospermos: *gouania*, F. 124, G. III.

1094. Cáliz de muchísimas divisiones, cuyas interiores se confunden á veces con los muchos pétalos que forma la corola· y están dispuestos por séries; estambres y estilo de ordinario muy largos, 1095. — Cáliz de 5 divisiones siempre, corola siempre de 5 pétalos, 1105.

1095. Vejetales carnosos mas ó menos ramosos, cuya altura y tamaño varian muchísimo, casi siempre con aguijones mas ó menos numerosos, y que parecen agujas y son muy punzantes, mas ó menos largos, fasciculados y blancos, reemplazados á veces por un pelo tieso y tambien muy punzante, sin hojas lejítimas ó de ninguna clase, 1096. — Arboles bajitos, con aguijones que parecen agujas fuertes en grupos esparcidos y diverjentes; con hojas lejítimas carnosas, 1104.

1096. Parásitas ordinariamente, de tallo cilíndrico ramosísimo, delgado, colgante y que no pasa de 2′ de largo, 1100. — Raras veces y casi nunca parásitas, cuyos tallos anguloso-comprimidos y á veces cilíndricos son mas ó menos derechos, estendidos ó trepadores, mas ó menos largos y mas ó menos ramosos, 1101.

1100. Tallos cilíndricos con ramos tambien cilíndricos ó comprimidos y simulando así alas foliáceas, articulados, alternos, opuestos ó verticilados. Flores pequeñas blanquecinas, sentadas entre los festones de los ramos comprimidos ó laterales en los cilíndricos, de cáliz tubular corto igualando al ovario desnudo, sépalos, pétalos y estambres indefinidos y reunidos entre sí por la base. Ovario inferior unilocular, poliovulado; estigmas distintos. Baya cilíndrica, pisiforme, algo prieta ó blanca: *rhipsalis*, F. 146, G. III.

1101. Tallo mas ó menos articulado, con ángulos mas ó menos proeminentes, en número variado segun las especies, derecho ó tendido por el suelo, mas ó menos ramoso, alguna vez que otra trepador ó rastrero, 1102. — Tallo articulado ó quizás mejor formado de artejos ó piezas mas ó menos grandes, pero que no se separan, comprimidas y provistas de una especie de puas carnudas caducas que son tenidas por hojas abortadas, aoompañadas de pelo blanco y de espinitas situadas encima de tubérculos mas ó menos pronunciados, de los cuales salen flores sentadas mas ó menos grandes y situadas por el vértice y circunferencia de las piezas figurando con frecuencia hojas grandes y muy espesas, 1103.

1102. Superficie ordinariamente dispuesta en redecilla y con areolas desnudas, con pelo ó espinitas mas ó menos largas y numerosas, diverjentes; flores con frecuencia muy grandes y primorosísimas sentadas hácia el vértice de los tallos ó ramos y sobre los ángulos ó laterales, color de rosa ó blancas, algunas veces muy olorosas, de cáliz que se va dilatando por arriba mas allá del ovario y entónces tubuloso, con sépalos esteriores adheridos que lo hacen parecer como escamoso; sépalos, pétalos y estambres muy ramosos, cuyos últimos están dispuestos en muchas séries sobre el tubo del cáliz con que está soldada la corola, cuyos pétalos están tambien por séries. Ovario mas ó menos grueso, espinoso, ovoídeo ó redondeado, unilocular, poliovulado: del centro del ápice troncado sale un estilo único filiforme mas largo que los estambres, los cuales esceden la corola, ó igualándoles, que lo tienen como prisionero en su centro, terminado por tres estigmas distintos ó por un estigma único y trílobo. Baya mas ó menos gruesa, con muchísimas semillas casi sin endospermo, de embrion cuyos cotiledones, de ordinario encorvados, se dirijen hácia el hilo : *cereus*, F. 146, G. I:

1103. Flores solitarias sesiles y laterales, amarillentas, mas ó menos rojizas ó rosadas, de cáliz cuyo tubo iguala el ovario, escamoso y con los sépalos esteriores y caducos; sépalos, pétalos y estambres indefinidos y reunidos entre sí por la base; ovario unilocular poliovulado: del centro de su ápice sale un estilo filiforme igualando casi á los estambres, de ordinario mas cortos que la corola, ó mas corto que ellos, entónces esertos y terminado por 3 estigmas distintos. Baya mas ó menos gruesa, desnuda ó provista de espinitas ó de pelo punzante muy fino, cuyas muchísimas semillas, pequeñas y comprimidas, contienen un embrion cuyos cotiledones están enroscados á manera de espiral en derredor de un endospermo escaso : *opuntia*, F. 146, G. II.

1104. Arbustos ó árboles de 12 á 20' de altura, cuyo tronco, largo de 8 á 12', echa pronto ramos largos y estendidos ó á veces rectos, con hojas simples, alternas, oblongo-elípticas ó algo espatuladas, sub-sentadas, y cuya base del peciolo está acompañada de pelo blanco corto y á la par de 1, 2 espinas cortas, encorvadas ó rectas. Flores sentadas, precoces, esparcidas á lo largo de las ramitas y en especial hácia el vértice, blancas, purpúreas ó amarillas, solitarias ó en cimas racemosas, de cáliz tubulado, cuyo tubo no se prolonga mas allá del ovario, foliáceo porque se queda con los sépalos mas esteriores que simulan hojas y persisten, mientras los interiores, dispuestos por séries, se marchitan y desprenden; corola cuyos muchos pétalos, pluriseriados, se insertan en la parte superior é interior del tubo, calizinal, mientras los estambres lo están por la inferior. Ovario unilocular, poliovulado, con hojas, de cuyo ápice troncado sale un estilo cilíndrico, filiforme, tan largo como los estambres y terminado por un estigma trílobo y glanduloso. Baya redondeada, desnuda solamente por el vértice ombilicado, mientras la mitad inferior está con hojitas esparcidas pequeñas ; muchas semillas de endospermo escaso y cuyo embrion tiene los cotiledones foliáceos : *perescia*, 146, G. IV.

1105. Fruto bastante grueso, que no es ni baya ni drupa, de corteza ó concha corticosa, polilocular, con las semillas envueltas en un arilo carnudo y rosado, coronado por el limbo persistente del cáliz, ó una balausta, 1106. — Fruto abayado, 1107.

1106. Arboles bajitos ó arbustos ramosísimos, con frecuencia espinosos; hojas simples, opuestas ó fasciculadas, sin puntitos transparentes, cortamente pecioladas, lanceolado-oblongas ó linear-lanceoladas, por ambos estremos aguzadas, algo coriáceas, lampiñas y lustrosas, un poco undulosas por los bordes, y especialmente agrupadas hácia el vértice de los ramos largos, delgados, en varita, y terminándose por un grupo de algunas flores encarnadas ó amarillentas muy bonitas. Cáliz infundibuliforme de tubo apeonzado, con el limbo espeso, casi coriáceo y 5, 7-lobo, cuyos segmentos lanceolados se terminan por un tuberculito carnudo y puntiagudo, de estivacion valvar; corola con 5, 7-pétalos insertos en la parte superior del tubo calizinal en una depresion ó surquito que se halla en la parte interna de cada seno que separa las divisiones del cáliz, con que alternan, sesiles, redondeados, enteros, derechos y algo undulosos; muchos estambres libres desiguales, de filamentos encarnados, filiformes, derechos, con el ápice doblado hácia dentro y provisto de una antera amarillenta y dorsifija, insertos en un disco que forra todo el interior del tubo calizinal. Ovario redondeado ó casi esférico, cuyo ápice en forma de cono y saliente en la garganta del cáliz lleva un estilo simple bastante grueso, cilíndrico ó casi con figura de botella, terminado por un estigma discoídeo, glanduloso, con una depresion por el centro y verdusco. Fruto bastante grueso, esférico, manzaniforme, coronado por el tubo calizinal, de cáscara coriácea, colorada ó amarillenta, cuyas muchas celdas irregulares están dispuestas en 2, 3 séries, cuya inferior es 2, 4-locular y la superior 4, 9-locular, conteniendo muchas semillas de embrion oblongo con la raicilla corta, basilar y puntiaguda, los cotiledones foliáceos y enroscados á manera de espiral : *punica*, F. 134.

1107. Cáliz de limbo enteramente cerrado y sin division alguna, pero que se revienta en la estacion de la florescencia, 1108. — Cáliz de limbo ordinariamente con 5 divisiones valvares, 1111.

1108. Limbo calizinal abriéndose circularmente hácia la parte media y á lo largo de la línea de insercion, mucho por encima del ovario : la corola suele faltar con frecuencia, 1109. — Cáliz reventándose por el vértice en 2, 3 lóbulos irregulares y desiguales, uno de los cuales se lleva frecuentemente el ápice separado á manera de gorra, á veces la corola suele faltar, 1110.

1109. Arboles mas ó menos grandes ó arbustos ramosísimos, cuyas ramitas cilíndricas ó comprimidas y como de dos filos, tienen puntos interpeciolares, lampiñas, pubescentes, herrumbroso-sedosar ó velludas ; hojas simples, opuestas, mas ó menos pecioladas, de ordinario lampiñas, lustrosas, ordinariamente con muchos puntos transparentes, elípticas, elíptico-lanceoladas ó eliptical-oblongas ú oblongo-lanceoladas, aguzadas y terminándose por una punta obtusa, lampiñas por ambas caras ó por la inferior pubescentitas, alampiñadas ó sedosas. Flores blancas situadas hácia el vértice de las ramitas, en donde forman racimos compuestos ó simples, otras veces están en grupos axilares, cuyos pedícelos lampiños, pubescentes, tomentosos ó sedosos, mas ó menos cortos, son 2, 3, 5-cótomos ó ahorquillados; cáliz de limbo cerrado y adherente; corola con 2, 5 pétalos mas ó menos abortados y que faltan las mas veces; estambres muchísimos y distintos. Baya de ordinario pequeña, monosperma ó con algunas semillas de testa cartilajinosa, de embrion con los cotiledones espesitos, foliáceos, arrugados ó torcido-plegados, y la raicilla casi tan larga como estos é inflexa : *calyptranthes*, F. 133, T. I, G. I.

1110. Arboles bajitos ó arbustos mas ó menos ramosos, cuyas ramitas lampiñas ó herrumbroso-tomentosas llevan hojas simples, opuestas, cortamente pecioladas, mas ó menos coriáceas, óvalo-lanceoladas, aguzadas por la base y de vértice obtuso y redondo, ó elípticas y obtusamente puntiagudas, enteras ó festoneaditas, con muchos puntitos transparentes, de cara superior lustrosa, lampiña y rugosita, mientras la inferior, mas pálida y tambien rugosita, tiene las costillas y nervaduras pubescentes y bastante pronunciadas, otras veces sin puntos transparentes, lustrosas y lampiñas por la cara superior, mientras la inferior es herrumbroso-pubescente ó tomentosa á lo largo de la costilla, y cuyas nervaduras asaz proeminentes se van reuniendo hácia la márjen, en donde forman un arco continuo y flexuoso. Flores blancas, bastante grandes, solitarias, axilares y largamente pedunculadas, ó en cimas tricótomas, de pedúnculos herrumbroso-tomentosos ; corola de 5, 8 pétalos ó nula ; estambres muchísimos. Ovario con 2, 3 celdas conteniendo 2 ó algunos óvulos, de estilo alesnado mas largo que los estambres y terminado por un estigma cabezudo. Baya globosa mas ó menos gruesa, coronada por los restos del limbo calizinal y aromática : *marliera*, F. 133, T. I.

1111. Cáliz de ordinario cerrado en el capullo ó diminutamente 4, 5-dentado, y por fin reventándose en tantos lóbulos simétricos; pétalos 4, 5; ovario 5, 2, 7-locular poliovulado; embrion anular, de semilla alargada y cuyos cotiledones son muy cortos, 1112. — Cáliz nunca jamás cerrado en el boton, pero con los lóbulos ó divisiones bien marcados y separados; prefloracion valvar, 1113.

1112. Arboles bajitos ó arbustos muy ramosos, cuyas ramitas tetrágonas, comprimido-cilíndricas, son lampiñas, pubescentes ó alampiñadas y llevan hojas opuestas, simples, pecioladas, situadas hácia el vértice, cartáceas ó coriáceas, oblongas ó eliptical-oblongas, lanceolado-oblongas, oval-oblongas ó aovadas. Flores blancas bastante grandes, con pedúnculos axilares pauci ó raras veces multífloros; estilo mas largo que los estambres, alesnado, derecho, decíduo, saliendo del centro del disco que forra todo el fondo del cáliz y en que se insertan los estambres, muchos y desiguales. Baya mas ó menos gruesa, globosa, oval, piriforme, de pulpa rosada ó blanca, umbilicada, con muchas semillas de testa muy aguda ó huesecitos muy pequeños, de un olor particular característico. Hojas aromáticas: *psidium*, F. 133, T. I, G. VI.

1113. Tubo calizinal bastante desarrollado y bien pronunciado, cilíndrico ó apeonzado, 1114. — Tubo del cáliz poco desarrollado ó apenas pronunciado, 1067.

1114. Cilíndrico, cuyo fondo está lleno de una especie de tejido ; ovario 2-locular, poliovulado ; cotiledones semi-ovoídeos, sinuosos, abroquelados y encerrando en parte la raicilla alargada y derecha, 1115. — Apeonzado mas ó menos desarrollado, 1116.

1115. Arbol bajito, frondoso y de copa piramidal, con hojas simples, opuestas, coriáceas, elíptico-oblongas ú óvalo-lanceoladas, de limbo algo escurrido en el peciolo, que tiene hasta 2″ de largo, crecido y como articulado por la base, enteras, lampiñas y lustrosas, con los nervios laterales numerosos saliendo en ángulo recto de la costilla. Flores blancas teñidas de rosado, muy olorosas, en racimos sinuosos, terminales, tricótomos, con los pedícelos cortos y bastante espesos, articulados y provistos de 2 bracteitas; cáliz de limbo con 4 segmentos colorados y persistentes; corola con 4 pétalos, coherentes, redondeados, sentados, algo cóncavos, derechos, abiertos y decíduos; muchos estambres mas largos que los pétalos, que á primera vista parecen libres, pero que están en 4 haces ó grupos situados en una especie de hoyo cuadrangular hácia la base de los dientes del cáliz, con los filamentos amarillos, de anteras oval-acorazonadas y de igual color. Ovario oblongo algo cilíndrico, con 2 celdas conteniendo como 20 óvulos, de los cuales uno ó dos solamente no abortan; estilo filiforme, corto y algo alesnado, saliendo del ápice del ovario y del centro de una especie de disco ó glándula cuadrangular, sin adherir con ella, terminándose por un estigma pequeño y cabezudo. Baya ovoídea coronada por el cáliz, larguita, algo claviforme, con una ó pocas semillas cilíndricas ó casi ovales, oleajinosas y muy aromáticas, cuyo embrion elíptico, grande, espeso, verdusco, con dos cotiledones espesos, carnudos, semi-ovoídeos, abroquelados, desiguales, encerrando la raicilla corta y superior : *caryophyllus*, F. 133, T. I, G. VIII.

1116. Muy desarrollado; embrion nunca enroscado en espira, 1117. — Menos desarrollado; embrion enroscado á manera de espiral, 1120.

1117. Mas largo que el ovario y sin ninguna especie de tejido en el fondo, 1118. — No mas largo que el ovario y provisto de una especie de tejido que llena su parte inferior ; embrion globoso ú ovoídeo, ordinariamente indiviso y de raicilla corta, 1119.

1118. Arbol lampiño, de hojas coriáceas, ovales ú oboval-oblongas, pecioladas y sin puntitos transparentes, largas de 4–3″ sobre 2-2 1|2″ de ancho, sin el peciolo, que es largo de 10 á 6‴, redondeadas por el ápice. Cimas laterales tricótomas, con flores blancas dispuestas en racimitos, de cáliz tubuloso, cuyo limbo es onduloso ó troncado; corola con 4, 5 pétalos coherentes, y sin embargo decíduos. Ovario con dos celdas multiovuladas. Baya con una ó pocas semillas, de embrion con los cotiledones semi-globosos, distintos y abroquelados, encerrando la raicilla corta : *syzygium*, F. 133, T. I, G. IX.

1119. Arboles bastante grandes y coposos que se elevan á 30 ó 40′ de altura, con hojas simples, opuestas, cortamente pecioladas, coriáceas, lustrosas, lampiñas, oblongas, lanceolado-oblongas, obaovado-oblongas ó lanceoladas, mas ó menos aguzadas, largas de 5-8″ y anchas de 2 á 3″, enteras, con muchísimos puntitos transparentes. Flores bastante grandes, primorosas, blancas ó purpúreas, en cimas laterales y terminales á la par, paucífloras, simples y mucho mas cortas que las hojas, de pedúnculos sin brácteas y casi articuladas con el cáliz, de base adelgazada y con el limbo 4-lobo, segmentos obtusos y profundos; corola con 4 pétalos dispuestos á manera de rosa, blancos ó purpúreos, anchos, cóncavos y obtusos, mucho mas cortos que los estambres libres. Ovario 2, 3-locular, con muchos óvulos, de los cuales uno solo ó dos no abortan; estilo simple, filiforme, alesnado y casi tan largo como los estambres. Baya esférica ó pisiforme, amarillenta ó purpurácea, con una ó dos semillas mas ó menos libres dentro del fruto : *jambosa*, F. 133, T. I, G. III.

1120. Cáliz con 4, 5 y hasta 6 segmentos, pétalos en igual número; ovario 4 ó multilocular, algo coronado, de celdillas multiovuladas; baya con pocas semillas, de testa membranácea, cuyo embrion tiene la raicilla alargada y los cotiledones cortos, 1121. — Cáliz con 4, 5 divisiones, pétalos en igual número; ovario cuyas 2 celdas contienen 2 ó algunos óvulos; baya como drupácea con 1, 2 semillas, de testa membranácea, de embrion en espiral ó inclinado, con la raicilla alargada y los cotiledones cortos, 1122.

1121. Arbol bajito muy aromático, ramoso, cuyas ramitas pubescentes y comprimido-cilíndricas, llevan hojas rugositas, simples, opuestas, pecioladas, membranáceas, elípticas, apiculadas, alampiñadas, opacas, largas de 3-2″, sobre 2-1 1¡2″ de ancho, con el peciolo de 4‴; venas primarias pareciendo costillas, arqueadas, distantes y cuya impresion aparece por la cara superior, mientras están algo espesas y bastante pronunciadas por la inferior, con los nervios transversales y mas delgaditos. Primorosas flores blancas, axilares, con pedúnculos solitarios ó fasciculados, algo distantes y largos de 4-12‴, están acompañados de 2 brácteas largas de 3-2‴ y llevan brácteitas de 1 1¡2‴; corola de pétalos obaovados largos de 3″ y dos veces mas que los segmentos del cáliz. Baya globosa y blanca, pequeña como de 3‴ de diámetro : *campomanesia*, F. 133, T. I, G. VII.

1122. Arboles de copa piramidal bastante corpulentos y que se elevan hasta 45-50′ de altura, con las ramitas comprimido-subtetrágonas, alampiñadas ó lampiñas, que llevan hojas simples, alternas ú opuestas, coriáceas, bien enteras, pecioladas, oblongas ó lanceolado-oblongas, obaovadas, ovales ú obaovado-redondeaditas, lampiñas, lustrosas y con puntitos negros por la cara inferior, en donde las venas y nervios son bastante pronunciados. Flores blancas en cimas terminales ó axilares, tricótomas y plurífloras, mas largas ó mas cortas que las hojas; *pimenta*, F. 133, T. I, G. V.

1123. Cáliz 5, 4-lobado; pétalos 5, 2; ovario 2, 4-locular, cuyas celdillas contienen 2 óvulos nada mas; embrion de cotiledones espesito-foliáceos, arrugados ó torcido-plegados, casi tan largos como la raicilla inclinada, 1124. — Cáliz 4, 5-lobo; pétalos 4, 5; ovario con 2, 3 celdas multi ó 2-ovuladas; embrion globoso ú ovoídeo, ordinariamente indiviso, con la raicilla corta, 1125.

1124. Arbustos, árboles bajitos ó á veces arboles grandes y coposos, cuyas ramitas alampiñadas, pubescentes ó herrumbroso-tomentosas, llevan hojas opuestas, simples, enteras, pecioladas, coriáceas, opacas ó con puntitos transparentes, de cara superior lustrosa y lampiña, mientras la inferior, mas pálida, está algunas veces alampiñada, con las venas en redecilla ó diminutamente areoladas, obovales, eliptical-oblongas ó elíptico-lanceoladas, obtusas, escotadas ó con una punta, de tamaño variando entre 1 y 4″ de largo sobre 1-2″ de ancho; sin embargo, las hay hasta de 10-12″ de largo. Flo-

res en cimas de ordinario mas largas que las hojas, cuyo tubo calizinal se prolonga algo mas allá del ovario ó apenas está tan largo
como él; baya con una ó pocas semillas de testa cartilajinosa, con
el ápice cóncavo ó llano, pero siempre mas ó menos coronado:
myrcia, F. 133, T. I, G. II.

1125. Arbustos, árboles bajitos ó á veces bastante grandes, cuyas
ramitas lampiñas, alampiñadas, pubescentes, tomentoso ó sedoso-
herrumbrosas, llevan hojas simples, opuestas, enteras, coriáceas ó
papiráceas, pecioladas, del todo lampiñas, con puntitos transparentes y algunas veces opacas, ovales, cuneiforme-elípticas, elíptico-
lanceoladas, óvalo-lanceoladas, elípticas ú oboval-oblongas, mas ó
menos aguzadas ú obtusas, con las venas mas ó menos delgadas y
pronunciadas por la cara inferior y juntándose para formar un arco
mas ó menos continuo, flexuoso, alguna vez que otra doble y mas ó
menos distante de la márjen. Flores blancas axilares, solitarias ó
fasciculadas, racimosas ó corimbosas, cuyos pedícelos mas ó menos
cortos están provistos de bracteitas ó sin ellas. Ovario casi tan largo
como el tubo del cáliz ó mas corto que él. Baya con una ó algunas
semillas, ovoídea ó globosa, de tamaño y color muy variados y algunas veces comestible : *eugenia*, F. 133, T. I, G. IV.

1126. Estambres 8, 20, semi-epijínicos, 1127. — Estambres enteramente epijínicos, 1128.

1127. Plantas herbáceas, carnudas, de tallos desparramados y
tendidos ó derechitos, en especial por el vértice, largos de 6 á 12",
cilíndricos, mas ó menos moraditos, lampiños, con hojas simples,
alternas ú opuestas, subsesiles ó algo pecioladas, esesas y carnudas,
espatuladas ó sub-cilíndricas, pequeñas, lampiñas, entejérrimas, de
ordinario arrosetadas por debajo de las flores, á las cuales forman
así una especie de involucro. Flores amarillas ó rosadas, terminales y agrupadas, sub-sentadas, de cáliz 2-partido, con el tubo adherido, y cuyo limbo es decíduo; corola con 4, 6 pétalos mucho mas
grandes que las divisiones del cáliz, semi-epijínicos, abiertos y delicados. Ovario esférico, semi-ínfero, unilocular, poliovulado, con
un estilo 3, 8-partido. Pixidio envuelto por el cáliz persistente, con
muchas semillas muy pequeñas, negras y diminutamente granujientas : *portulaca*, F. 148, T. II, G. II.

1128. Estambres muchos é indefinidos; fruto capsular, 1129. —
Estambres 5 : el fruto es un diaquenio, 1130.

1129. Planta herbácea, cuya parte inferior del tallo es sub-leñosa,
ramosísimo, largo, delgado, como articulado, con pelo blanco y asperidades, como sarmentoso y saliendo de una raiz fusiforme del
tamaño del dedo pulgar. Hojas simples, alternas, pecioladas, hasta-
do-trílobas, desigualmente aserradas, pubescentes y largas de 2",
sin el peciolo, que lo es de 1'", sobre 15-18'" de ancho. Flores amarillas axilares, solitares y situadas hácia el vértice de los ramos, de
8-10'" de diámetro ; cáliz de tubo cilíndrico ó claviforme, con pelo
agarabatado, glanduloso y muy pegadoso, cuyo limbo 5-fido, decíduo, se desprende despues de verificada la fecundacion de una sola
pieza y lleva consigo la garganta y los órganos en ella insertos;
corola con 5 pétalos ovales algo esertos, algo espatulados y pubes-

centes esteriormente; estambres de 20 á 30, mitad tan largos como la corola, cuyos 10 mas esteriores tienen los filamentos espatulados, siendo todos mas cortos que la corola, con anteras elípticas basifijas. Ovario oblongo como claviforme, unilocular, con muchos óvulos, de cuyo ápice sale un estilo filiforme bastante largo, derecho y terminado por un estigma algo cabezudo. Cápsula claviforme y cilíndrica á la par, cubierta de mucho pelo glanduloso, claviforme, muy pegadoso y transparente, unilocular polisperma, abriéndose en 3 valvas por el ápice y se desprende del pedúnculo como si fuera articulada: *mentzelia*, F. 142.

1130. Flores siempre en umbela simple ó compuesta, 1132.—Flores nunca en umbela pero en cabeza involucrada, 1131.

1131. Planta herbácea bisanual, lampiña, de tallo dicotómicodesparramadito alto como de 1′; hojas alternas simples espinosas, coriáceas, cuyas inferiores espatulado-lanceoladas, aserradas, con los dientes puntiagudos y punzantes, largas de 4, 4 1|2, 5″, anchas de 11, 15, 20‴, son envainadoras por la base del limbo, mientras las superiores son mucho mas pequeñas, lanceoladas y palmatipartidas, sin vaina por la base. Flores blanquecinas, pequeñas, sesiles y agrupadas sobre un receptáculo cilíndrico-cónico, cubierto de pajuelas espinosas separando las flores, cuyo conjunto forma una cabezuela ovoídeo-oblonga, cortamente pedunculada, cuya base está envuelta por un invólucro de hojuelas espinosas mas largas que la cabezuela, lanceolado-palmatipartidas y de ordinario profundamente aserradas; cáliz de limbo 5-partido, persistente, de tubo corto áspero y con vejiguitas; corola con 5 pétalos, de ápice algo escotado, derechos, converjentes, oblongos ú obovales; 5 estambres cuyos filamentos, arqueados al principio, no tardan en enderezarse. Ovario ovoídeo, algo comprimido, de cuyo centro del vértice salen dos estilos diverjentes. Fruto rollizo ú ovoídeo-oblongo, tuberculado ó escamoso, coronado por el limbo calizinal vuelto espinoso, formado de dos carpidios ó aquenios sin fajas ni costilludo tampoco, enteramente adheridos al carpóforo ó columna : *eryngium*, F. 149, S.-Or. I, T. III.

1132. Umbelas simples ó proliferas ; hojas larguísimamente pecioladas, abroqueladas ó acorazonadas, mas ó menos festoneadas y nunca pinatisectas, 1133. — Umbelas siempre compuestas; hojas siempre pinatisectas, 1134

1133. Plantas herbáceas de los lugares húmedos y hasta pantanosos, de tallo delgado, mas ó menos largo y arraigante, lampiñas, con hojas alternas, simples, de peciolo largo de 6 á 8″ mas ó menos, segun el lugar en donde se cria la planta, cilíndrico, derecho, sosteniendo un limbo orbicular, festoneado ó acorazonado-redondeadito ó cordiforme-aovado con un seno abierto y festoneado-dentado, dentado solamente ó unduloso, lampiño ó alampiñado, de 18 á 24‴ de diámetro, mas ó menos doble y carnoso. Flores en umbela abierta ó recojida con algunas ó pocas flores pediceladas, acompañada por la base y en el vértice del pedúnculo largo de 4 á 6″ y mas de un invólucro de 4 á 5 hojuelas ; cáliz de limbo entero y apenas notable; corola con 5 pétalos aovado-agudos, enteros, iguales y blancos ; estambres 5. Diaquenio lateralmente comprimido, cuyos carpidios sin fajas, con 5 ó 9 costillas, son filiformes : *hydrocotyle*, F. 149, S.-Or. I, T. I.

1134. Fruto ovoídeo, oval ó globoso, mas ó menos comprimido, con ó sin puas, mas ó menos estriado, 1136.—Fruto cilíndrico, bastante largo, estriado y mas ó menos picudo, 1135.

1135. Planta herbácea anual, de tallo derecho, lampiño, lustroso, alto de como 2' algo mas ó menos ; hojas bastante grandes, alternas, envainadoras por la base, cuyas inferiores largamente pecioladas son 3-pinatisectas, mientras las del tallo y ramos van volviéndose mas simples á medida que se acercan del vértice. Flores pequeñas blancas en umbelas terminales y laterales á la par, compuestas de 4 ó 5 radios sin invólucro alguno; cáliz entero ; corola con 5 pétalos de ápice cordiforme y desiguales, ligulados y algo ungüiculados ; estambres 5 salientes y enderezados ; ovario fusiforme terminado por dos estigmas diverjentes : *charophyllum*, F. 149, S.-Or. II, T. III.

1136. Diaquenio pelierizado, cuyo pelo tieso parece puas y con crestas membranosas, 1137.—Diaquenio nunca erizado, 1138.

1137. Planta herbácea bisanual, cuyo tallo derecho, mas ó menos ramoso, estriado y peludo sale de una raiz carnuda, perpendicular, mas ó menos gruesa, alto de 2 á 3' ; hojas alternas, envainadoras por la base, cuyas inferiores son 2, 3 veces pinatisectas, con los segmentos pinatífidos, cuyos lóbulos oblongo-lineares son cuspidados, mientras se vuelven mas simples á medida que se hacen mas superiores, de manera que las últimas se han puesto laciniadas y casi sentadas : todas son velludas. Flores blancas en umbela compuesta ó algo teñidas de color purpúreo por el centro de las umbelas en donde son estériles, mientras las de la circunferencia algo mas grandes son todas fértiles; hojuelas del invólucro foliáceas y multífidas, casi tan larga como la umbela, que por fin se vuelve recojida, mientras las de los involúcelos son muchas, enteras ó trífidas ; cáliz de limbo 5-dentado ; corola con 5 pétalos, inclinados, de ápice acorazonado ó escotado, mayores por la circunferencia que en el centro y pareciendo como radiados. Ovario ovoídeo, con dos estilos diverjentes. Fruto lijeramente comprimido por el dorso, cuyos carpidios con 4 fajas simples ; costillas secundarias aguijonosas y aladas, cuyas puas en una série son casi tan largas como el diámetro del fruto oval-oblongo ; costillas primarias 5, cerdosas ; *daucus*, F. 149. S.-Or. I, T. IX.

1138. Umbela sin invólucro alguno, 1139.—Umbela con invólucro, 1144.

1139. Raiz carnosa bastante gruesa, amarillenta interiormente, feculenta y comestible, 1140.—Raiz poco carnosa, no gruesa, blanca ni feculenta ni comestible tampoco, 1141.

1140. Planta herbácea vivaz, con hojas 1, 3-pinatisectas, cuyos segmentos inferiores están partidos en lóbulos aovado-aguzados y aserrados. Flores blancas en umbelas compuestas, de cáliz cuyo limbo es obsoleto ó apenas notable ; corola con 5 pétalos aovados ó lanceolados, enteros pero con una punta inclinada. Fruto aovado-oblongo, sub-comprimido ; carpidios con 5 costillitas iguales, enteras, obtusas ; endospermo asurcado por el lado comisural : *arracacha*, F. 149, S.-Or. II, T. IV.

1141. Pétalos redondeados, enrollados hácia dentro y con un lóbulo escamoso y obtuso, 1142.—Pétalos sub-redondos, de ápice inflexo ó involuto y sin lóbulo alguno, 1143.

1142. Planta vivaz de tallo derecho, poco ramoso y lampiño, liso, estriado y con hojas alternas, cuyo peciolo, tanto mas corto cuanto mas superior está la hoja, es envainador por la base, bipinati ó 3-pinatisectas, con muchísimos segmentos capilares, de un olor particular característico. Flores amarillas en umbelas compuestas bien fornidas, iguales, de cáliz algo hinchado con el limbo entero y muy poco pronunciado ; corola con 5 pétalos iguales y enteros ; 5 estambres salientes, enderezados y algo diverjentes. Ovario oval, de cuyo ápice salen dos estilos diverjentes. Diaquenio casi oval, de carpidios ó mericarpios con 5 costillas salientes obtusas, cuyas laterales, mas gruesas que las demas, están por los bordes : *fœniculum*, F. 149, S.-Or. I, T. II.

1143. Plantas herbáceas bisanuales , de raiz á veces bastante gruesa y comestible, pero siempre blanca, de tallo bastante grueso, lampiño, estriado ; hojas radicales con largos peciolos estriados esteriormente y con un canal grande y unido por la cara inferior, de base algo envainadora, al principio derechas y mas luego tendidas, pinatisectas, con los segmentos algo cuneiformes, y de ápice dentado ó trífido, alternas en el tallo y ramos, en donde se han vuelto laciniadas y mucho mas pequeñas, de un olor particular característico cuando estrujadas ; flores amarillentas en umbelas compuestas ; cáliz de limbo obsoleto ; disco corto, cónico y á la par escotado ; diaquenio oval, contraido lateralmente, algo dídimo, de carpidios con 5 costillas iguales y filiformes : *apium*, F. 149, S.-Or. II, T. I.

1144. Un involucro y un involúcelo, 1145. — Un involucro solamente ; planta herbácea anual, de tallo ramoso y lampiño, con hojas alternas, cuyas inferiores son bipinatisectas y con segmentos anchos y dentaditos, mientras las ramales son finamente partidas. Flores blancas en umbelas 3, 5-radiadas, desiguales, las de la circunferencia siendo mayores; cáliz con 5 dientes desiguales, agudos y persistentes ; corola de 5 pétalos obaovados, bífidos por el ápice doblado, cuyos interiores son mas pequeños ; estambres 5. Ovario globoso coronado por los dientes calizinales y de cuyo ápice salen dos estilos diverjentes. Diaquenio globoso, 10-costilludo, apenas bipartible ; mericarpios con 5 lomas primarias deprimido-flexuosas, las secundarias, en número de 4, están cerca de la márjen, mas proeminentes y aquilladas ; vallecillos sin fajas ; comisura con dos fajas, olor particular : *coriandrum*, F. 149, S.-Or. III, T. I.

1145. Planta herbácea bisanual, de tallo mas ó menos ramoso, estriado, lampiño y alto de 2' á 3', derecho, saliendo de una raiz perpendicular poco carnuda y del tamaño como del dedo pulgar ; hojas radicales largamente pecioladas, 3-pinatisectas, con los segmentos superiores lanceolados ó trífidos, alternas en el tallo y ramas y volviéndose menos partidas á medida que se hacen mas superiores, de manera que las últimas son lanceolado-trífidas solamente. Flores blanco-amarillentas en umbelas compuestas de invólucro oligófilo, mientras el involúcelo es al contrario polífilo, las del centro estériles y solas fértiles las de la circunferencia; cáliz de limbo obsoleto; corola de 5 pétalos sub-redondos, estrechados en lacinia encorvada; estambres 5, mas largos que la corola; estilos 2, diverjentes ; fruto lateralmente comprimido, aovado, sub-dídimo, de mericarpios 5-yugados ó costilludos, cuyas lomas filiformes iguales son laterales y marjinales ; vallecillos con una faja, mientras la comisura tiene dos; carpóforo bipartido : *petroselinum*, F. 149, S.-Or. II, T. I.

1146. Ovario semi-ínfero, 1147.—Ovarios parietales ; estambres libres insertos en un disco espesito situado en el ápice del tubo calizinal, que se vuelve por fin carnudo y como abayado, conteniendo muchos aquenios huesosos, 1149.

1147. Estambres muchos y poliadelfos insertos por adentro de la garganta del cáliz, con cuyos segmentos alternan, 1148. — Estambres libres y en número definido, 1149.

1148. Arbusto ó árbol bajito, con hojas simples, alternas, aserradas ó sub-enteras, pecioladas, lampiñas, papiráceas , elipticaloblongas, largas de 5-3″ sin el peciolo, que lo es de 2″, sobre 20-22-25‴ de ancho, estipuladas, con dos estipulitas lineares y caducas. Flores verdoso-amarillentas en racimos espiciformes, terminales, mas ó menos pediceladas y anchas de como 8‴ ; cáliz de tubo apeonzado, cuyo limbo es 6, 7-partido, cuyos segmentos llevan una glándula por la base ; corola con 6, 7 pétalos sesiles, cóncavos, obtusos, redondeados y estendidos; de 18 á 24 estambres en 8 andróforos cubiertos de pelo sedoso opuestos á los pétalos y alternando con otras tantas glándulas, llevando 3, 4 anteras cada uno. Estilos 3 ; placentas 3. Cápsula unilocular polisperma de dehiscencia medianícida 3-valve por el ápice : *homalium*, F. 132, páj. 323.

1149. Siempre 5 estambres; 3 estilos y ovario 3-locular ; base del fruto nunca acompañada y envuelta en el limbo calizinal persistente, 1150.—De 8 á 12 estambres;. estilo único; fruto envuelto por encima de la base por el limbo calizinal persistente, cuya semilla germina en su interior, estando todavía colgando del árbol, y cuya radícula lo agujera para salir afuera. Arbol de las orillas del mar, lampiño, con raices adventivas que se vuelven troncos, alto de 15 á 25′ y á veces 30′ de altura, muy ramoso ; hojas opuestas, simples, pecioladas, coriáceas, bien enteras, obaovadas, ovales ú obaovadolanceoladas, obtusas, largas de 5, 4, 3″ sobre 3, 2 1[2, 2″ de ancho, con estípulas intrapeciolares. Flores axilares pedunculadas y casi en racimitos paucifloros, de cáliz 5-partido persistente : corola de 4 pétalos lacerado-lanudos por la márjen y mas cortos que el limbo calizinal. Estambres 8 insertos por adentro del cáliz valvar. Ovario bilocular, cuyas celdas contienen dos óvulos colgantes. Fruto monospermo por causa de aborto de los demas óvulos : *rhizophora*, F. 137.

1150. Arbustos ó árboles bajitos, muy ramosos, de ramitas pubescentes ó tomentosas, con hojas simples, alternas, pecioladas, estipuladas, aovadas ú oblongas, elípticas ó elíptico-lanceoladas, enteras ó aserraditas, del todo lampiñas ó de cara inferior alampiñada ó tomentosa. Flores en glomérulos formando cimitas axilares apenas tan largas como los peciolos, de cáliz adherido por la base persistente, cuyo limbo abierto y de 5 lóbulos aquillados por la cara interior es por fin circonciso; corola con 5 pétalos espatulados y ungüiculados ; estambres 5, saliendo afuera antes de la antesis completa. Ovario mas ó menos globoso ó cónico 3-locular, anidado en el disço llano, con 3 estilos libres ó reunidos por la base. Fruto capsular formado de tres cocos ó cajitas abriéndose por el lado interno, cada uno con una sola semilla, lustrosa, negra y bien pulida : *colubrina,* F. 124, G. II.

1151. Primorosos arbustos de tallo largo, derecho, cilíndrico, mas ó menos aguijonoso, de hojas alternas, compuestas, con estípulas soldadas á la base del raquis, imparipinadas con tres ó mas hojuelas, cortamente pecioladas mas ó menos ovales, aserradas, cuya impar es de ordinario mas grande que las laterales, raquis y costilla no rara vez aguijonosos, cara superior lustrosa y lampiña, mientras la inferior, no lustrosa, es con frecuencia pubescente. Preciosas flores olorosas terminales, tan pronto solitarias como en especies de cimas; cáliz de tubo apeonzado ó urceolado, con limbo partido en 5 segmentos largos, lanceolados, decduos, de los cuales 2 solos están enteros, mientras los demas son laciniados; corola con 5 pétalos obtusos, redondeados, cóncavos, ob-cordiformes algunas veces, de color muy variado y á veces numerosísimos; muchos estambres dispuestos en algunas séries, desiguales, de filamentos alesnados, derechos y con anteras basifijas. Ovarios muchos, uniloculares, pegados en la pared interna del cáliz, mas ó menos ovales y pequeños, peludo-sedosos, terminados por un estilo simple, peludo, un poco lateral, largo y un poco eserto, terminado por un estigma discoídeo algo cabezudo. Aquenios huesosos mas ó menos numerosos, pequeños, sedosos, á veces triangulares y distintos, contenidos en el cáliz vuelto abayado : *rosa,* F. 132, grupo II.

FIN.

FÉ DE ERRATAS

Pájina VII, lín. 34, en lugar de *historia natural; de d'Orbigny*, léase *historia natural de d'Orbigny*.

VIII, lín. 1, en lugar de *knuth*, léase *kunth*.

XI, lín. última, léase *de los rudimentos de las rocas calcáreas y con la incesante accion de los vejetales; hasta que*, y quitarla pues de la páj. VII, línea última tambien.

XXIX, lín. 16, en lugar de *en que nace*, léase *que nace*.

XXXIV, lín. 14, en lugar de *los que se debe*, léase *lo que se debe*.

XXXV, lín. 9, en lugar de *hacen*, léase *hacer*.

XXXVIII, lín. 14, en lugar de *pectórico*, léase *pectósico*.

XLVI, lín. 17, en lugar de *quelastomáceas*, léase *melastomáceas*.

83, lín. 7, en lugar de *retinervias*, léase *rectinervias*.

84, lín. 11, en lugar de *albejaca*, léase *albajaca*.

92, lín. 11, en lugar de *asoldadas*, léase *ó soldadas*.

106, lín. 33, en lugar de *umbelical*, léase *umbilical*.

109, última línea, en lugar de *con mas irecuencia*, léase *con mas frecuencia*.

116, lín. 44, en lugar de *cupiliforme*, léase *cupuliforme*.

129, lín. 46, en lugar de *endoplema*, léase *endopleura*.

131, lín 43, en lugar de *y la iguala*, léase *y les iguala*.

134, lín. 33, en lugar de *que se esperimentando en la*, léase *que se va esperimentando la*.

153, lín. 8, en lugar de *con los cuales*, léase *con que*.

Id., lín. 38, en lugar de *auguria*, léase *anguria*.

Id., lín. 42, en lugar de *roehmeria*, léase *boehmeria*.

157, lín. 23, en lugar de *asparijineas*, léase *asparajíneas*.

Id., lín. 36, en lugar de *superovaridos*, léase *superovariados*.

162, lín. 12, en lugar de *oacao*, léase *cacao*.

181, lín. 15, en lugar de *é interna, del cual se las halla formadas*, etc., léase *é interna del cual se las halla, formadas*, etc.

184, lín. 21, en lugar de *forman*, léase *formar*.

191, lín. 46, en lugar de *carnúcula*, léase *carúncula*.

199, lín. 35, en lugar de *mas ó menos, 5 lobadas*, léase *mas ó menos 5 lobadas*.

202, lín. 9, en lugar de *ú fuera de*, léase *á fuera*.

206, lín. 46, en lugar de *5 senta; dos son*, léase *5-sentados son*.

209, lín. 15, en lugar de 116", léase 16".

215, lín. 9, en lugar de *amento ó estrobiliforme*, léase *amento estrobiliforme*.

226, lín. 30, en lugar de *carpidios*, *drupáceos*, léase *carpidios drupáceos*.
238, lín. 7, en lugar de *son espiguitas*, léase *son en espiguitas*.
241, lín. 44, en lugar de *periantie*, léase *periantio*.
246, lín. 11, en lugar de *acompañadas*, léase *acompañadas*.
250, lín. 44, en lugar de *caroliforme*, léase *coroliforme*.
251, lín. 42, en lugar de *terminada*, léase *terminado*.
260, lín. 41, en lugar de *cebollota*, léase *cebolleta*.
265, lín. 31, en lugar de *tienen al aspecto*, léase *tienen el aspecto*.
292, lín. 22, en lugar de *cápsula*, léase *cúpula*.
302, lín. 12, en lugar de *y de dos cuales* 2, etc., léase *y de los cuales
dos*, etc.
307, lín. 8, en lugar de *aurejitas*, léase *orejitas*.
308, lín. 20, en lugar de *aguzacitas*, léase *aguzaditas*.
310, lín. 12, en lugar de *envueltas*, léase *envueltos*.
Id., lín. 14, en lugar de *vario*, léase *varia*.
Id., lín. 24, en lugar de *esterieres*, léase *esteriores*.
314, lín. 3, en lugar de *adheridas*, léase *adheridos*.
324, lín. 23, en lugar de *apendice*, léase *ápice*.
325, lín, 24, en lugar de *pirenas, obtusamente*, léase *pirenas obtusamente*.
329, lín. 23, en lugar de *especiformes*, léase *espiciformes*.
344, lín. 32, en lugar de *petágonas*, léase *pentágonas*.
346, lín. 45, en lugar de *especiformes*, léase *espiciformes*.
352, lín. 42, en lugar de *desparradas*, léase *desparramadas*.
366, lín. 41, en lugar de *dispues tasen*, léase *dispuestas en*
368, lín. 33, en lugar de *colora*, léase *corola*.

INDICE GENERAL DEL TOMO I.

INDICE DE LOS GÉNEROS

EN EL

MÉTODO DICOTOMICO

Paris. — Imprenta de Poupart-Davyl y Ca., calle du Bac, 30.

Paris. — Imprenta de Poupart-Davyl y C\u2090, calle du Bac, 30.

6971956R00239

Printed in Great Britain
by Amazon.co.uk, Ltd.,
Marston Gate.